国家卫生健康委员会住院医师规范化培训规划教材

预防医学
Preventive Medicine
第 2 版

主　编　朱启星　郝元涛

副主编　张正东　王　彤　宿　庄

人民卫生出版社

·北　京·

图书在版编目（CIP）数据

预防医学 / 朱启星，郝元涛主编. —2 版. —北京：
人民卫生出版社，2022.1
国家卫生健康委员会住院医师规范化培训规划教材
ISBN 978-7-117-32357-4

Ⅰ. ①预⋯　Ⅱ. ①朱⋯ ②郝⋯　Ⅲ. ①预防医学－职
业培训－教材　Ⅳ. ①R1

中国版本图书馆 CIP 数据核字（2021）第 224983 号

| 人卫智网 | www.ipmph.com | 医学教育、学术、考试、健康，购书智慧智能综合服务平台 |
| 人卫官网 | www.pmph.com | 人卫官方资讯发布平台 |

预 防 医 学
Yufang Yixue
第 2 版

主　　编：朱启星　郝元涛
出版发行：人民卫生出版社（中继线 010-59780011）
地　　址：北京市朝阳区潘家园南里 19 号
邮　　编：100021
E - mail：pmph @ pmph.com
购书热线：010-59787592　010-59787584　010-65264830
印　　刷：人卫印务（北京）有限公司
经　　销：新华书店
开　　本：850×1168　1/16　印张：25
字　　数：846 千字
版　　次：2015 年 7 月第 1 版　　2022 年 1 月第 2 版
印　　次：2022 年 2 月第 1 次印刷
标准书号：ISBN 978-7-117-32357-4
定　　价：78.00 元

打击盗版举报电话：010-59787491　E-mail：WQ @ pmph.com
质量问题联系电话：010-59787234　E-mail：zhiliang @ pmph.com

编者名单

编　　委（以姓氏笔画为序）

王　丰　北京大学第六医院

王　彤　山西医科大学公共卫生学院

朱启星　安徽医科大学第一附属医院

任泽舫　中山大学公共卫生学院

任晓晖　四川大学华西公共卫生学院

刘宝花　北京大学公共卫生学院

刘晓芳　大连医科大学公共卫生学院

苏　虹　安徽医科大学公共卫生学院

李　友　大理大学公共卫生学院

杨建洲　长治医学院公共卫生学院

何保昌　福建医科大学公共卫生学院

张　瑶　哈尔滨医科大学附属第二医院

张正东　南京医科大学公共卫生学院

范广勤　南昌大学公共卫生学院

郑频频　复旦大学公共卫生学院

郝元涛　中山大学公共卫生学院

胡晓斌　兰州大学公共卫生学院

姜　晶　吉林大学第一医院

姚　武　郑州大学公共卫生学院

贺莉萍　湘南学院公共卫生学院

徐　刚　江西中医药大学基础医学院

席元第　首都医科大学公共卫生学院

宿　庄　内蒙古医科大学公共卫生学院

谢　娟　天津医科大学公共卫生学院

薛海峰　齐齐哈尔医学院公共卫生学院

魏　晟　华中科技大学同济医学院公共卫生学院

编写秘书　苏　虹　安徽医科大学公共卫生学院

数字编委（以姓氏笔画为序）

王　丰　北京大学第六医院

王　彤　山西医科大学公共卫生学院

朱启星　安徽医科大学第一附属医院

任泽舫　中山大学公共卫生学院

任晓晖　四川大学华西公共卫生学院

刘宝花　北京大学公共卫生学院

刘晓芳　大连医科大学公共卫生学院

苏　虹　安徽医科大学公共卫生学院

李　友　大理大学公共卫生学院

李　刚　齐齐哈尔医学院公共卫生学院

李　璐　山西医科大学公共卫生学院

李海玲　内蒙古医科大学公共卫生学院

杨建洲　长治医学院公共卫生学院

连亚军　长治医学院附属和平医院

吴少敏　中山大学公共卫生学院

何保昌　福建医科大学公共卫生学院

张　瑶　哈尔滨医科大学附属第二医院

张正东　南京医科大学公共卫生学院

陈小玉　郑州大学公共卫生学院

范广勤　南昌大学公共卫生学院

周繁坤　南昌大学公共卫生学院

郑频频　复旦大学公共卫生学院

郝元涛　中山大学公共卫生学院

胡　琳　湘南学院公共卫生学院

胡晓斌　兰州大学公共卫生学院

姜　晶　吉林大学第一医院

姚　武　郑州大学公共卫生学院

贺莉萍　湘南学院公共卫生学院

贾志芳　吉林大学第一医院

徐　刚　江西中医药大学基础医学院

席元第　首都医科大学公共卫生学院

宿　庄　内蒙古医科大学公共卫生学院

储海燕　南京医科大学公共卫生学院

谢　娟　天津医科大学公共卫生学院

薛海峰　齐齐哈尔医学院公共卫生学院

魏　晟　华中科技大学同济医学院公共卫生学院

出版说明

为配合 2013 年 12 月 31 日国家卫生计生委等 7 部门颁布的《关于建立住院医师规范化培训制度的指导意见》，人民卫生出版社推出了住院医师规范化培训规划教材第 1 版，在建立院校教育、毕业后教育、继续教育三阶段有机衔接的具有中国特色的标准化、规范化临床医学人才培养体系中起到了重要作用。在全国各住院医师规范化培训基地四年多的使用期间，人民卫生出版社对教材使用情况开展了深入调研，全面征求基地带教老师和学员的意见与建议，有针对性地进行了研究与论证，并在此基础上全面启动第二轮修订。

第二轮教材依然秉承以下编写原则。①坚持"三个对接"：与 5 年制的院校教育对接，与执业医师考试和住培考核对接，与专科医师培养与准入对接；②强调"三个转化"：在院校教育强调"三基"的基础上，本阶段强调把基本理论转化为临床实践、基本知识转化为临床思维、基本技能转化为临床能力；③培养"三种素质"：职业素质、人文素质、综合素质；④实现"三医目标"：即医病、医身、医心；不仅要诊治单个疾病，而且要关注患者整体，更要关爱患者心理。最终全面提升我国住院医师"六大核心能力"，即职业素养、知识技能、患者照护、沟通合作、教学科研和终身学习的能力。

本轮教材的修订和编写特点如下：

1. 本轮教材共 46 种，包含临床学科的 26 个专业，并且经评审委员会审核，新增公共课程、交叉学科以及紧缺专业教材 6 种：模拟医学、老年医学、临床思维、睡眠医学、叙事医学及智能医学。各专业教材围绕国家卫生健康委员会颁布的《住院医师规范化培训内容与标准（试行）》及住院医师规范化培训结业考核大纲，充分考虑各学科内亚专科的培训特点，能够符合不同地区、不同层次的培训需求。

2. 强调"规范化"和"普适性"，实现培训过程与内容的统一标准和规范化。其中临床流程、思维与诊治均按照各学科临床诊疗指南、临床路径、专家共识及编写专家组一致认可的诊疗规范进行编写。在编写过程中反复征集带教老师和学员意见并不断完善，实现"从临床中来，到临床中去"。

3. 本轮教材不同于本科院校教材的传统模式，注重体现基于问题的学习（PBL）和基于案例的学习（CBL）的教学方法，符合毕业后教育特点，并为下一阶段专科医师培养打下坚实的基础。

4. 充分发挥富媒体的优势，配以数字内容，包括手术操作视频、住培实践考核模拟、病例拓展、习题等。通过随文或章节二维码形式与纸质内容紧密结合，打造优质适用的融合教材。

本轮教材是在全面实施以"5+3"为主体的临床医学人才培养体系，深化医学教育改革，培养和建设一支适应人民群众健康保障需要的临床医师队伍的背景下组织编写的，希望全国各住院医师规范化培训基地和广大师生在使用过程中提供宝贵意见。

融合教材使用说明

本套教材以融合教材形式出版,即融合纸书内容与数字服务的教材,读者阅读纸书的同时可以通过扫描书中二维码阅读线上数字内容。

如何获取本书配套数字服务?

第一步:安装 APP 并登录　　**第二步:扫描封底二维码**　　**第三步:输入激活码,获取服务**

扫描下方二维码,下载安装"人卫图书增值"APP,注册或使用已有人卫账号登录

使用 APP 中"扫码"功能,扫描教材封底圆标二维码

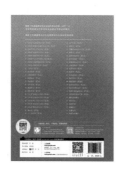

刮开书后圆标二维码下方灰色涂层,获得激活码,输入即可获取服务

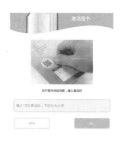

配 套 资 源

➢ **电子书:《预防医学》第 2 版**　下载"人卫电子书"APP 获取

➢ **住院医师规范化培训题库**　中国医学教育题库——住院医师规范化培训题库以本套教材为蓝本,以住院医师规范化培训结业理论考核大纲为依据,知识点覆盖全面、试题优质。平台功能强大、使用便捷,服务于住培教学及测评,可有效提高基地考核管理效率。题库网址:tk.ipmph.com。

主 编 简 介

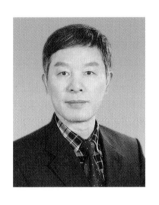

朱启星

医学博士、二级教授，博士生导师。现任安徽医科大学预防医学研究所所长。兼任中华预防医学会常务理事、安徽省预防医学会会长。全国医学考试专家指导委员会公共卫生专业副主任委员。《安徽预防医学杂志》编委会主任，《安徽医科大学学报》《中华疾病控制杂志》《职业卫生与应急救援》杂志副主编，国家住院医师规范化培训基地（安徽医科大学第一附属医院）预防医学学科负责人。

从事公共卫生与预防医学高等教育40余年，多次参与重大突发公共卫生事件控制咨询与决策。担任全国医药高等院校规划教材临床医学本科《卫生学》（第8版、第9版）、护理学本科《预防医学》主编，全国医药高等院校规划教材预防医学本科《职业卫生与职业医学》（第8版）副主编，住院医师规范化培训规划教材《预防医学》主编。在国内外学术期刊发表论文百余篇，先后主持国家自然科学基金面上项目7项；获省级科学技术进步奖二等奖1项、三等奖4项，以及多项省级教学成果；获中华医学会"新中国六十年医疗卫生事业杰出贡献奖"和"中国优秀医院院长"等荣誉称号。

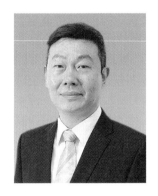

郝元涛

教授，博士生导师。现任中山大学公共卫生学院院长、教育部公共卫生与预防医学类专业教学指导委员会副主任委员、中华预防医学会生物统计分会主任委员、广东省预防医学会副会长。

从事公共卫生与预防医学专业高等教育20余年。担任国家级规划教材《全球健康研究方法》《医学统计学》（英文版）等主编。获"南粤优秀教师""第九届广东省高等学校教学名师奖"等荣誉称号。

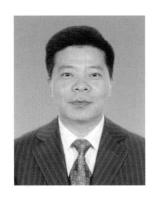

张正东

医学博士,二级教授,博士生导师。现代毒理学教育部重点实验室主任。主要研究方向为环境基因组学,致力于环境健康危害的遗传和表观遗传学机制研究。任中国毒理学会表观遗传毒理专业委员会副主任委员、中国毒理学会遗传毒理专业委员会常务委员、江苏省环境诱变剂学会副理事长、江苏省预防医学会环境卫生专业委员会副主任委员等。副主编《分子毒理学》《预防医学》《卫生学》《预防医学》(双语)等国家级规划教材。先后主持包括国家自然科学基金重点项目、国家重点研发计划课题等项目20余项,在多种国外期刊发表代表性通信作者论文30余篇,总被引5 100余次,高被引3篇。以第一完成人获教育部高等学校自然科学奖二等奖、中华医学科技奖三等奖、江苏省高等学校科技奖一等奖等奖励。先后获江苏省有突出贡献的中青年专家、江苏省高等学校优秀科技创新团队带头人、南京医科大学特聘教授及教学名师等荣誉。

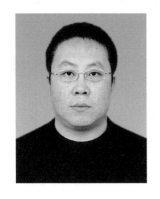

王彤

教授,博士生导师。现任山西医科大学公共卫生学院院长、卫生统计学教研室主任,中国卫生信息与健康医疗大数据学会常务理事、统计理论与方法专业委员会副主任委员,中华预防医学会生物统计分会副主任委员、中国临床肿瘤学会生物统计学专业委员会副主任委员、中国医药教育协会医药统计专业委员会副主任委员等。主持国家自然科学基金、国家统计局重点项目、教育部重点项目等课题;主编研究生规划教材、案例版教材、临床医学应用型本科规划教材等;获全国统计科研优秀成果奖二等奖、山西省教学成果奖特等奖等奖励。为国家级一流本科专业建设点负责人,国家级一流本科课程负责人,获山西省教学名师、山西省高等学校优秀青年学术带头人、山西医科大学优秀导师团队带头人等荣誉。

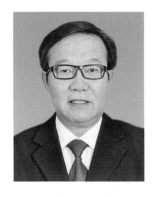

宿庄

教授,从事公共卫生与预防医学教学及科研工作近40年,有较深的预防医学专业基本理论知识和技能。2003年SARS期间任内蒙古自治区防控总指挥部首席专家。参加并指导国家自然科学基金和重大课题的设计及统计分析。曾获世界医学贡献奖、医药卫生预防医学特等奖。近年来参与各级各类科研课题多项,发表学术论文50余篇。参加编写国家级规划教材《预防医学》《流行病学》《医学统计学》《临床流行病学》《医学科研方法》等20余部。主讲本科以及研究生《流行病学》《卫生学》《预防医学》《医学统计学》等多门课程。

前　言

国家卫生健康委员会住院医师规范化培训规划教材《预防医学》(第2版)是在国家卫生健康委员会科教司的指导下,人民卫生出版社组织出版的系列教材之一。根据第2版教材修订原则和指导思想,本次修订由全国20余所医学高等院校的30余名预防医学和临床医学教授参加,以《住院医师规范化培训内容与标准(试行)》为依据,结合时代背景和新时期临床医学生毕业后教育培养要求,广泛征集修改意见,对内容进行了全面的更新。

本教材的编写模式凸显培训特色和实践特色,以便于开展PBL和CBL教学及自学实践。教材编写内容与本科学历教育对接,与执业医师资格考试和住院医师规范化培训考核对接;强化预防医学基本理论与临床实践相结合;注重提高学员预防医学思维的培养和临床防病服务能力。

本教材的编写特色在于贴近临床,介绍与临床医学相关的预防医学新进展、新方法。设计思路为将临床实践中常见的预防医学问题设立成"章","章"下不设"节",而是以案例为引导、以知识点为结构导向提出需要思考的问题,再结合案例的发展,介绍疾病预防控制流程,并引导出解决问题的方法和手段,以培训住培学员科学思维、科学决策以及采用适宜技术解决实际问题的能力。教材设有"知识拓展与问题延伸",介绍案例部分未覆盖但与该疾病防治相关的重要知识和方法;还设有"小结",便于学员对相关知识和防病技术综合记忆与理解。除此之外,本教材设有内容丰富的数字内容,包含微课、视频、图片、案例分析、习题等。

本教材共分"绪论、疾病预防与控制的循证、传染病预防与控制、环境相关疾病预防与控制、慢性非传染性疾病预防与控制"五篇。在第二篇中更新了健康干预计划的制订、实施和评价等内容。第三篇增加了有关新发传染病的知识。第五篇重点介绍恶性肿瘤、高血压、糖尿病、慢性阻塞性肺疾病和脑卒中等常见慢性非传染性疾病的三级预防;鉴于我国当前精神卫生健康防控形势,本次修订新增了抑郁症的三级预防等内容。

现代医学已不仅仅服务患者,其服务范畴也已扩展到健康和亚健康者。因此,对于一名合格的临床住院医师,除应具备临床医学基本理论、基础知识和基本技能外,还应具备预防医学基本理论和知识,以及预防疾病的基本技能。已完成本科学历教育的医学生要成为新时期合格的临床医生,就必须在为期3年的住院医师规范化培训中,进一步夯实临床医学基础理论、基本知识和技能,同时也要提升预防医学理论知识和服务技能。

本教材在编写过程中得到安徽医科大学第一附属医院、中山大学公共卫生学院、南昌大学公共卫生学院等单位的支持,中山大学公共卫生学院吴少敏老师、郑州大学公共卫生学院陈小玉老师参与了本版教材部分编撰工作,一并致谢!鉴于编写时间紧张,疏漏和错误在所难免,恳请读者不吝赐教。

朱启星　郝元涛

2021年12月

目 录

第一篇

绪　论

"健康中国"已成为国家重大发展战略。"健康中国"三个阶段性战略目标是,到 2020 年,国民主要健康指标居中高收入国家前列;到 2030 年,国民主要健康指标进入高收入国家行列;到 2050 年,建成与社会主义现代化国家相适应的健康国家。建设"健康中国",保障全国民众全生命周期健康已成为全国卫生工作者的历史使命。

随着我国医疗卫生体制改革的进一步深入,医疗卫生服务改革重点已不再局限于解决看病难、看病贵的问题,而是如何保障民众全生命周期健康和健康生命的延长。医疗卫生服务内涵和工作目标的调整,要求现代医学服务模式要从生理服务扩大到生理与心理以及社会适应能力保障的综合服务;从单纯治疗疾病转变到疾病综合防治;从针对某些特定时期保健服务拓展到全生命周期健康维护;从单纯医疗卫生服务扩大到全社会的健康促进。

医疗卫生服务内涵和服务模式的改变,对医疗卫生工作者的服务能力、服务水平提出了新要求,其中预防保健服务能力的提升,对于临床医学工作者尤为重要。公共卫生与预防医学理论的充实和实践能力培训已成为临床医学专业毕业后教育不可或缺的内容。我国医疗卫生事业发展的历史已证明,预防保健服务是现代医学服务中最积极、最经济的服务方式,代表着现代医学发展方向。

一、预防医学定义及学科内涵

公共卫生与预防医学是医学门类中一个独立的学科群,公共卫生与预防医学与临床医学、基础医学、医学工程以及医学人文等学科群共同构成了现代医学总体。

预防医学(preventive medicine)是从预防的观点出发,研究人体健康和疾病发生、发展的规律,以及如何消除体内外对健康有害因素、利用有利因素,达到预防疾病、维护和增进健康的目的。公共卫生(public health)是通过社会、团体、社区以及公共与个人的健康知情选择和有组织的行动,以预防疾病、延长寿命、促进健康。预防医学属于自然科学范畴,而公共卫生既是一门科学,也是一类策略。

公共卫生与预防医学涵盖流行病与卫生统计学、职业卫生与环境卫生学、营养与食品卫生学、儿少卫生与妇幼保健学、卫生毒理学、军事预防医学以及健康教育与健康促进、卫生管理等学科。主要工作内容包括五个方面。①疾病预防与控制:涉及传染病与慢性非传染性疾病防治、卫生微生物、食品卫生、临床流行病、精神卫生、工伤事故、车祸、自杀等;②健康促进:涉及食品与营养、运动与体育卫生、劳动生理、人类功效、优生等;③环境改善:涉及环境卫生、放射卫生、服装卫生、建筑卫生、卫生工程等;④健康管理:涉及妇幼卫生、学校卫生、职业卫生、老年卫生等;⑤健康与社会关系:涉及社会医学、保健组织、卫生经济、卫生政策、卫生法、卫生教育、人口学等。

预防医学工作的核心内容是在人的全生命周期三个不同阶段提供连续性预防保健服务,即在生命准备阶段,重点是做好母婴和儿童保健,使儿童具有健康的体格和心理、行为素质;在生命保护阶段,重点是努力改善生活、工作、学习等环境卫生条件,避免或限制接触健康有害因素,以保持体格、心理和社会适应的健康状态;在维护晚年生命质量阶段重点是实现延寿与健康寿命提高的统一。

"三级预防"是预防医学的精髓。"三级预防"既包括防止疾病发生,也包括防止疾病的发展以及阻止或减轻疾病造成的伤残。即分别在疾病的发病前(易感期)、病中(疾病前期)和病后(发病期和康复期)三个不同阶段采取预防保健干预措施。"三级预防"不仅是预防医学工作者的法宝,也是临床医学工作者的重要工作策略。临床医生在医疗卫生服务中,应主动弥合临床医学与预防医学的"裂痕",遵循三级预防策略,在做好第三级预防的同时,应积极开展第二级和第一级预防。

第一级预防(primary prevention)又称病因预防,是指在疾病前期或无病期,针对病因或危险因素采取综合性预防措施,目标是防止或减少疾病发生。

第二级预防(secondary prevention)又称临床前期预防或"三早预防",指在疾病早期做好早期发现、早期诊断和早期治疗,目标是防止或减缓疾病发展,促进其向康复转归。

第三级预防(tertiary prevention)又称临床期预防,即在临床期或康复期,采取积极的治疗和康复措施,目标是防止伤残,促进功能恢复,提高生命质量,延长寿命。第三级预防实质上也是一种"疾病管理"措施。

在医疗卫生服务实际工作中,针对不同类型疾病,应采取以不同级别为重点的综合性三级预防措施。

对病因明确的疾病应重点实施第一级预防，例如对公害病、食源性疾病、营养不良、地方病、职业性病损、传染病等；对特定病因尚不清楚，但危险因素已经明确的疾病，如慢性非传染性疾病，则应第一级预防与第二级预防相结合，努力做好第一级预防；对病因或危险因素均不清楚的疾病，虽然以第三级预防为主，但也应争取做好第二级预防。

二、预防医学形成与发展

预防医学与临床医学一样，也是在人类与疾病作斗争过程中诞生和逐步发展起来的一门自然科学，其历史渊源久远。我国古代预防医学思想有证可考的是《易经》中"君子以思患而豫（同预）防之"；《黄帝内经》中"圣人不治已病治未病，不治已乱治未乱"；而孙思邈在《千金要方》中"上医医未病之病，中医医欲病之病，下医医已病之病"则是我国医学发展史中最早的三级预防思想。

在人类历史长河中，随着商品经济社会的发展，随之而来的城市人口增加以及战乱等都为鼠疫、天花、霍乱等烈性传染病提供了流行基础，传染病的流行严重威胁人类生存与发展，如何预防和控制上述疾病的社会需求为预防医学形成提供了社会需求，而医学实验的探索与发展，则为预防医学的形成与发展提供了理论与实践基础。西方医学奠基人希波克拉底（Hippocrates，公元前 460—公元前 370 年）在其所著《空气、水和地点》中便首次阐述了环境因素与人体健康的关系。

18 世纪末，工业革命席卷欧洲，伴随着工业经济的兴起，出现了城市人口急剧上升，生活生产环境恶化、城市公共卫生形势严峻。霍乱、鼠疫、天花、结核等传染病以及寄生虫病、营养不良性疾病和职业病流行，城市人群病伤率和死亡率迅速上升。许多科学家开始利用基础医学的理论与技术，从病原生物学和细胞病理学探究上述流行疾病。而当时为应对疾病流行所采取的公共卫生措施（包括改善环境、杀虫灭菌、预防接种及卫生法规等），不仅对维护社会稳定、推动生产力进一步发展发挥了巨大作用，而且也为预防医学学科逐渐形成提供了社会基础。

20 世纪初以来，人类社会工业化进程进一步加快，科学技术飞速发展，人口快速增长，人口老龄化问题逐渐凸显，加之人们社会竞争、工作压力加大，体力劳动负荷减轻，摄入能量过剩、运动减少、吸烟、酗酒等不良生活方式增多，造成人类疾病谱由原来的传染病和寄生虫病为主逐渐转变为慢性非传染性疾病和传染病并存。医学模式也由过去的"生物 - 医学模式"转变为"生物 - 心理 - 社会医学模式"。人类健康所面临的挑战重点开始由以传染病为逐渐转变为慢性非传染性疾病。环境污染、社会压力、心理应激事件及不良的生活行为方式等逐渐成为危害健康的重要因素。

进入 21 世纪以来，生物遗传、生物信息、人工智能以及互联网＋的迅速发展，使医学发展进入了精准时代。精准医学的兴起，使循证公共卫生和精准预防成为现代预防医学发展的必由之路。以生命科学理论为指导，以环境科学、基因检测技术和生物信息技术为依托，以人群大数据分析为基础，以干预可改变的危险因素为导向的新型群体与个体相结合的预防保健服务将成为现代医学服务主要发展方向。

三、预防医学与公共卫生的关系

公共卫生与预防医学虽然同属一个学科体系、具有一致的目标和相似的研究手段，但是公共卫生与预防医学不仅仅概念不同，两者在学科内涵、工作主体职能以及工作策略上均有较大差异。

预防医学重点是研究人的内外环境因素对群体健康影响的过程及其规律，进而提出预防方法与手段，以实施群体和个体的预防保健，促进人群健康，延长健康寿命。而公共卫生则是以社会为对象，更加注重实施群体预防保健的策略。公共卫生工作不仅是公共健康事业，更是各级政府职责。

预防医学无论其社会属性多么强，但仍然属于医学的范畴，其主要目标是充分利用物理、化学、地理以及生命等相关自然科学理论和实践，研究预防保健理论与方法，是一门自然科学。而公共卫生则是自然科学与社会科学交叉融合，是从社会治理的角度来研究和落实预防保健工作，更加侧重于实现预防保健工作目标的方法与策略，其学科内涵已大大超越医学范畴。

公共卫生与预防医学是密不可分的两个学科体系。预防医学是公共卫生措施的理论和实践基础，没有预防医学的理论指导，公共卫生便是无源之水；而没有公共卫生实践，预防医学则成空中楼阁。

四、预防医学与临床医学的关系

临床医学是研究疾病的病因、诊断、治疗及预后，以提高临床诊疗水平，促进人体康复的科学。临床医学根据病人的临床表现，从整体出发，结合研究疾病的病因、发病机制和病理过程，进而确定诊断，通过恰当的预防和治疗，最大程度地消除疾病、减轻病人痛苦、恢复病人健康、保护社会劳动力。

临床医学以出现症状的病人个体为研究对象，而预防医学以群体为研究对象，用宏观视角考量医学问题；临床医学关注的是疾病状态，以做好疾病诊断和治愈患者为主要目的，而预防医学不仅关注疾病，更关注人群健康维护和疾病的消长规律，为预防疾病提供科学依据；临床医学重点是研究疾病的病因、诊断、治疗及预后，通过临床干预帮助病人康复、恢复正常生理状态，实现身体、心理和社会功能的良好适应状态，而预防医学则是研究疾病的发生及发展规律，以便消除各类危险因素，制订预防策略和干预措施，达到预防和控制疾病、促进健康的目的。

随着医学科学技术的迅猛发展，临床医学和预防医学学科之间的界限越来越不明显，特别是精准医学时代，两个学科之间的渗透和融合也越来越常见。预防医学理论在临床医学研究中的作用也越来越凸显，其不仅为临床医学研究提供方法，而且在利用大数据制订临床诊疗指南以及科学评价临床疗效等方面发挥越来越重要的作用。

五、预防医学在现代医学中的战略地位

预防医学是现代医疗卫生服务中最经济、最有效的手段。"全世界80%的医疗支出用在了那些可以预防的疾病上"便是最好的证明。医学的发展必将从"旨在治愈疾病的高科技发展"逐渐转移到"预防疾病和损伤、促进和维护健康"上来。医学发展历史已证明，疾病的防与治兼顾，开展全生命周期的健康维护才是人类社会"供得起和可持续性"医学服务模式。

纵观我国医疗卫生发展历程可见，我国卫生与健康工作方针进行过2次重大调整，即从新中国建立初期的"面向工农兵、预防为主、团结中西医、卫生工作与群众运动相结合"到1996年第一次全国卫生工作会议提出的"以农村为重点，预防为主，中西医并重，依靠科技与教育，动员全社会参与，为人民健康服务，为社会主义现代化建设服务"，以及2016年全国卫生与健康大会确立"以基层为重点，以改革创新为动力，预防为主，中西医并重，将健康融入所有政策，人民共建共享"。由此可见，在社会发展不同时期，虽然我国卫生工作面临的形势和任务不断发生变化，但是"预防为主"方针始终没变。70多年来我国卫生工作取得举世瞩目成就，在很大程度上得益于"预防为主"工作方针的坚持，"预防为主"也必将在"健康中国"建设中发挥更大作用。

当前我国居民主要健康指标总体上已优于中高收入国家平均水平。截至2019年（2020年发布），国人人均期望寿命已提高到77.3岁，孕产妇死亡率下降到17.8/10万，婴儿死亡率下降到5.6‰，5岁以下儿童死亡率下降到7.8‰。但我国仍然面临着严峻的疾病与健康问题挑战：我国正处于工业化、城镇化快速推进和人口老龄化快速发展时期，与之相伴的生态环境、生活方式和人群疾病谱的变化，使卫生工作面临多重疾病威胁并存、多种健康影响因素交织的复杂局面。我们既要面对发达国家面临的卫生与健康问题，也面临发展中国家出现的卫生与健康问题。一方面，重大传染病流行和新发、输入性传染病威胁形势依然严峻（如新型冠状病毒肺炎），慢性非传染性疾病和精神疾病对人民健康威胁也日益加大；另一方面，生态环境、生活方式变化以及食品安全、职业病卫生与安全、饮用水安全和环境污染等问题对人民群众健康的影响也非常突出，加之不断发生的自然灾害、事故灾害、其他社会安全事件以及卫生援外等的卫生应急任务繁重，都对临床医学工作者预防医学理论和公共卫生服务能力的提升提出了新要求。

近年来，随着"转化医学""精准医学""循证医学""医学大数据和云计算技术""系统生物学"等领域研究深入以及层出不穷的各种高通量"组学"技术的广泛应用以及"人工智能"技术的发展，临床上对疾病的发生原因的分析和防治手段以及促进康复的理念和方式也都发生了深刻的变化。临床医生在日常诊疗过程中，应该充分利用现代科学技术成果，以"三级预防"为工作导向，开展疾病防治和健康促进工作。

（朱启星）

第二篇
疾病预防与控制的循证

在循证医学兴起之前，医学实践常常以经验和推理为基础，卫生决策者和医务工作者并未意识到科学证据在医学应用中的价值，导致一些陈旧无效的方法被广泛接受，而真正有效的措施得不到及时应用。随着循证思想的兴起，循证医学在指导一线临床医生检索和收集证据、评估证据的可靠性、兼顾证据和现有资源、制订合理方案的过程中得到广泛的应用。随着循证医学的广泛应用，医疗卫生工作者发现，循证医学的价值远不局限于个体患者的决策，在制订医疗卫生政策、临床指南等针对群体的宏观卫生决策过程中，运用循证医学的方法综合考虑现有最好的证据、现有资源和社会需要，能够作出可靠而切合实际的选择。

科学证据解决了医学实践中的普遍性问题，但个体之间存在遗传背景和环境差异。随着生物信息技术和大数据科学的飞速发展，人们对疾病预防和诊治的需求已经向个体化、精准化转变。精准医疗以遗传学最新进展为基础，整合基因、环境、临床信息，对一种疾病的不同状态精确分类。旨在了解疾病的机制，开发靶向治疗，预测疾病的个体风险，最终实现疾病的精准诊断、治疗和预防。精准医疗模式推动了现代医学的发展，对提高人类的整体健康水平具有重要意义。

第一章 疾病病因分析与推断

临床病因研究是疾病诊断、预防和治疗的基础，具有重要的临床意义。临床医生在诊疗过程中经常需要评价某些危险因素是否是某个疾病的病因，从而采取针对性的措施进行干预。例如吸烟是否增加肺癌发病风险？高盐高脂饮食是否影响心血管疾病的风险？要回答这些问题，需要进行病因研究和／或搜集相应的病因学研究证据，通过研究或搜集研究证据，评估病因假说是否成立。在这个过程中，正确的临床病因研究思路与方法十分重要。

本章将以经典的吸烟与肺癌病因学研究为案例，介绍如何描述疾病的分布、如何提出病因假说、如何检验病因假说、进而进行病因推断的全过程。

一、病因假说的提出

在 20 世纪早期，肺癌还被认为是很罕见的疾病。但从 20 世纪 30 年代开始，一些数据显示男性肺癌的发病率在迅速增加。官方的死因统计数据、病理解剖报告和肺部疾病专业医生的观察都显示了这个趋势。如从 1922—1947 年，在英格兰和威尔士地区，因肺癌而死亡的人数从 612 人增加到了 9 287 人，大约增加了 14 倍。显然，肺癌死亡率如此显著地增长并不能全部归因于人口的迅速增长和老龄化。Stocks 对肺癌死亡率进行年龄构成标化后发现，1901—1920 年，每 10 万人中，男性肺癌死亡人数为 1.1，女性为 0.7，而在 1936—1939 年中，每 10 万人，男性肺癌死亡人数为 10.6，女性为 2.5。并且这种增长趋势在瑞士、丹麦、美国、加拿大以及澳大利亚均存在（表 1-1）。如美国康涅狄格州，1935—1939 年的年龄调整的每千人口肺癌发病率为 9.7 人，1940—1944 年为 13.0 人，到了 1950—1954 年增加到了 31.1 人。因此，1952 年 *Lancet* 发表评论说"在过去 30 年内几乎没有任何一种疾病的增加趋势比肺癌更显著"。那么究竟是什么原因导致肺癌发病率增加如此快速呢？

表 1-1　发达国家和地区男性呼吸系统肿瘤的死亡率（每 10 万人年死亡率）的变化

国家和地区	1930—1932 年	1949 年	1952 年
英格兰和威尔士	12.9	49.5	61.4
苏格兰	10.6	41.4	56.3
芬兰	13.6	29.8	38.0
瑞士	12.0	26.1	33.5
新西兰	7.1	21.6	31.5
荷兰	7.2	24.5	30.3
法国	—	21.7	28.2
美国	4.3	21.5	26.1
丹麦	4.5	16.7	24.8
爱尔兰	5.4	15.1	22.2
澳大利亚	6.3	16.7	20.8
加拿大	4.2	16.4	19.0
意大利	3.0	11.3	16.4
挪威	1.8	9.0	11.5
日本	—	3.3	4.9

【问题1】 如何在临床实践中提出病因假说?

思路1:描述疾病分布(distribution of disease)是开展病因研究的起点。由于不同的指标描述了疾病分布的某个方面,因此在疾病分布描述过程中要注意选择合适的指标。疾病分布特征既反映了疾病本身的特性,也反映了与疾病流行有关各种因素的综合效应。因此,了解疾病的分布特征,是进行病因学研究的基础。而疾病的流行特征是通过描述疾病在人群特征、空间、时间上的分布得到体现。因此,通过描述疾病分布,比较所研究人群中不同时间、空间、人群特征分布的差异,并与其他人群中的分布特征进行比较,寻找到病因假设的线索,然后运用假设演绎法、Mill准则等方法提出假设并进行初步的分析验证。

> 知识点
>
> ### 疾病分布的描述
>
> 对疾病分布的描述过程中可以使用多种指标。如发病率指一定期间内一定范围人群中某病新发病例出现的频率,是描述疾病发生强度的指标。而患病率指的是某特定时间内总人口中某病新旧病例所占的比例。患病率与发病率和病程有关。感染率指某时间内被检人群中某病原体现有感染人数所占的比例,其性质与患病率相同。死亡率表示在一定期间内,某人群中总死亡人数在该人群中所占的比例,是反映人群死亡风险的指标。死亡率的高低除了受到疾病风险的影响外,人口的年龄构成也是重要的影响因素。病死率反映一定时期内因某病死亡者占该病患者的比例,反映确诊该病者的死亡概率,该指标既可反映疾病的严重程度又可反映疾病的诊断治疗水平。

思路2:假设演绎法和Mill准则的运用。

对于20世纪30—50年代肺癌发病率大幅上升的可能原因,研究者们曾进行过激烈的讨论。针对当时讨论提出的下列若干原因,采用假设演绎法对这些可能的原因进行分析:

可能的原因1:肺癌发病率的增加可能只是该病诊断水平提高所致。

有研究者认为肺癌发病率的增加主要表现在拥有较好的诊断条件的地区肺癌发病率是显著增加的。根据该假设,可以推出需要检验的若干证据(假设演绎)。由该假设演绎出的证据有:肺癌诊断技术的提高会提高肺癌患者的发现率。相应的事实是20世纪40年代开始,诊断肺癌的技术得到了很大的提高,并且抗生素的广泛使用也使以前常常当作肺炎的病例不再混淆为肺癌。此外疾病报告系统的完善也提高了人群中发现肺癌的比例。例如,1935—1954年,新诊断的男性肺癌患者能够被组织学检查确认的比例从44.8%增加到了68.4%。而死因统计中缺少临床证据的因肺癌死亡的比例从32.2%降到了16.6%。从这些数据来看,该证据似乎是成立的。但同时也存在着相反的证据,即单纯诊断技术的进步很难解释1930—1950年内肺癌发病率增长的幅度。如在1945年以后,英国国内的肺癌诊断技术已经得到了很好的推广,但该国肺癌发病率依旧持续快速增长,这种趋势难以仅用肺癌诊断技术的进步、诊断条件的提高来解释。类似的情况在美国也是如此,1976年,在康涅狄格州肿瘤登记系统中,虽然只有不到1%的肺癌病例是通过死因系统进行报告的,只有12%的病例缺少组织学诊断,但这个时期该州的肺癌发病率依旧快速增长。

可能的原因2:空气污染增加肺癌的风险。

对于肺癌迅速增加的趋势,人们通过分析其分布特征,观察到城镇的肺癌死亡率高于农村(表1-2、表1-3),进而提出肺癌迅速增加的可能原因是城市环境中存在某个或某些因素导致肺癌的发生,或者是城市人群特有的某些特征容易导致肺癌的发生。随着20世纪上半叶西方社会工业化进程的加快,人们很自然地认为来自工业废气、汽车尾气的空气污染物的增加是导致肺癌发病率快速增加的原因(假设演绎)。基于该假设,可以推断出需要检验的若干证据。

证据一,城市的空气与农村的空气相比含有大量的致癌物,如多环芳烃、石棉、砷、氡。相关的研究已经证实空气中的各种致癌物均可能导致肺癌的增加。该证据似乎可能成立。但进一步分析发现单纯大气污染物的增加难以解释为何男性中肺癌发生的增长速度远高于女性。除了某些特殊的工种,男性的大气污染物暴露水平不太可能比女性高出很多。此外,解剖学研究表明女性肺癌与男性肺癌相比并没有明显的漏诊,或者说即使有漏诊也不太可能造成男女间肺癌发病率如此巨大的差异。另外,新西兰毛利人中,女性的吸烟率远高于其他地区的女性人群,其肺癌发病率高于英国女性的2倍。

表 1-2　英格兰和威尔士地区 1950—1973 年不同地区分性别的肺癌死亡率（年龄标化的每 10 万人年死亡率）

地区	肺癌年龄标化的每 10 万人年死亡率							
	男性				女性			
	1950 年	1960 年	1970 年	1973 年	1950 年	1960 年	1970 年	1973 年
大伦敦地区	73.4	117.1	134.8	132.2	10.8	15.9	23.6	25.8
伦敦其他卫星城	63.4	101.8	131.7	133.2	9.8	12.3	19.8	22.5
人口超过 10 万的城镇	59.6	101.8	117.7	121.1	8.2	12.1	17.9	19.5
人口在 5 万~10 万的城镇	46.1	93.6	108.9	113.1	7.0	10.9	16.8	20.6
人口少于 5 万的城镇	42.5	78.5	100.1	101.1	7.1	9.2	16.5	18.0
农村地区	39.7	63.7	89.9	89.7	6.2	9.2	14.8	16.7

表 1-3　1959—1962 年斯堪的纳维亚地区分性别、居住地的肺癌发病率（每 10 万人年发病率）

性别及地区		肺癌每 10 万人年发病率		
		挪威	芬兰	丹麦
男性	首都地区	39.9	99.8	90.7
	其他城镇	23.9	91.6	44.0
	农村地区	10.0	69.9	20.8
女性	首都地区	4.1	6.3	11.6
	其他城镇	—		6.5
	农村地区	3.1	4.3	4.4

证据二，存在空气污染物浓度增加随后肺癌发生率增加的时相关系。但考虑到人类很早就开始大规模使用煤炭，而肺癌并没如此大幅度的增加。大量使用石油产品则是在肺癌发生率开始迅速增加的时候。因此，证据二是否成立也需要进一步考证。

证据三，空气中的致癌物是否可以导致肺癌如此快速增长。通过观察特定致癌物暴露的男性职业人群中肺癌的发病率来估计空气中致癌物的可能影响。表 1-4 总结了不同职业人群有关空气污染物的吸入水平，可见职业暴露人群的空气污染物暴露水平要远高于一般人群。但有关的研究发现煤气制造工人的肺癌死亡率为 306/10 万人年，只比其他非暴露工人的肺癌死亡率高 70%。另一项研究也表明，使用沥青的屋顶工人其肺癌的死亡率比全国平均水平高 59%。从这些特殊职业暴露人群的肺癌增加水平可以看出，单纯的空气污染物暴露水平的增加是不可能导致肺癌发病如此迅速大幅度增加的。通过对该假设演绎出的多个证据进行分析，可以初步得出结论，虽然空气污染物可增加肺癌的发病风险，但考虑到肺癌的快速增长的幅度，单纯空气污染不可能是肺癌发病率快速增长的主要原因。

表 1-4　不同职业肺癌人群苯并芘每日吸入量　　　　　　　　　　　　　　　　　　单位：μg/d

人群	平均每日苯并芘吸入量
煤气工人	20
屋顶工人	17
城市居民（英国）	0.1~1.0
城市居民（美国）	0.03~0.4

注：假定每人每日吸入平均 12m³ 的空气。

可能的原因 3：吸烟导致肺癌的增加。

吸烟导致肺癌假说的提出，是综合了观察性研究和小样本分析性研究的结果。在 20 世纪上半叶，西方国家中的吸烟者特别是吸香烟者的比例持续增长。美国农业部估计，在美国 15 岁以上人口中，从 1900 年至 1960 年，平均每人的吸烟量大概增加了 80 倍。虽然，在 1950 年以前，人们就认识到吸烟可能会导致一系列的疾病，但在此之前只有一些小规模的调查提示吸烟与肺癌风险存在关联。最早关于吸烟与肺癌的研究是德国穆勒 1939 年发表的研究，他发现在 86 名男性肺癌患者中只有 3 名患者是非吸烟者，却有 56 名患者是重度吸烟者，但在相同年龄的健康男性中却有 14 名非吸烟者和 31 名重度吸烟者。美国的研究者也有同样的发现，82 名男性肺癌患者中有 12 名非吸烟者（占 14.6%），而在 522 名其他肿瘤患者中有 125 名非吸烟者（占 23.9%）。另外一项调查中也发现虽然肺癌患者中非吸烟者的人数略低于其他肿瘤患者中非吸烟者人数（9.8% 比 13.4%），但肺癌患者中重度吸烟者占到了 34% 而对照组中只有 17%。虽然这些证据都来自规模很小的研究，无法对吸烟与肺癌的关联作出因果关系的判断，但所有调查的结论都提示吸烟增加肺癌的发病风险。因此，有必要进一步开展研究来检验吸烟导致肺癌的假说。

二、病因假说的检验

> **知识点**
>
> ### 病因和 Mill 准则
>
> 病因（cause of disease）：使疾病发病概率增加的因素即为病因。其水平的变化将导致疾病发病概率的变化，通常表现为不同病因水平的人群中该病的发病风险（发病率）不同。
>
> 假设演绎法（hypothetico-deductive method）：在观察和分析基础上，通过推理提出假说，根据假说进行演绎推理，推出若干条结论或证据，再通过研究进行检验这些结论或证据。如果研究结果与预期结论相符，就证明假说是正确的，反之，则说明假说是错误的。假设演绎法是一种归纳法，从一个假设中可以推出多个具体的证据，多个具体的证据得到验证，则可使归纳支持该假设的概率增加。
>
> Mill 准则（Mill's canon）：是病因研究中常用的因果推理原则，包括了求同法、差异法、同异并用法、共变法和剩余法。但值得注意的是，如果病因假设清单未包括真实的病因，则 Mill 准则不起作用。并且对于观察性研究或者非确定性条件，该准则需要控制相应的混杂或者进行概率性评价。

【问题 2】 如何在临床实践中检验病因假说？

多种研究设计可以用来检验吸烟导致肺癌的假说。常用的研究方法为描述性研究、分析性研究、流行病学实验研究等方法。

思路 1：描述性研究方法。

虽然描述性研究（descriptive study）难以确定暴露与疾病发生的时相关系以及控制各种偏倚的影响，其结果论证因果关系的强度不足。但如同前面关于诊断水平的提高以及空气污染是否是肺癌增加原因的讨论一样，描述性研究可以提供关于疾病及潜在危险因素分布的信息，在暂时无法或者来不及进行分析性流行病学研究时，描述性研究可以提供关于疾病及潜在危险因素分布的详细信息，用于对暴露与疾病关联的真实性进行初步判断。

思路 2：分析性研究方法。

分析性研究方法包括病例对照研究（case-control study）和队列研究（cohort study），它们具有各自的特点。从吸烟是肺癌病因假说的检验过程中来看，各国的研究者广泛使用了这 2 种方法来检验该假说。

（1）吸烟与肺癌的病例对照研究：20 世纪 50 年代先后发表了 2 个在流行病学史上具有重要影响力的吸烟与肺癌的病例对照研究。这 2 个研究结果的发表在历史上第一次引起了科学界、政府、公众对于吸烟健康危害的重视和讨论。关于吸烟与肺癌关系的第一个病例对照研究是 1948 年至 1950 年 Wynder 和 Graham 在全美 11 个州的多家医院开展的多中心病例对照研究。该研究包括美国三大地区的三个独立的病例对照研究人群，不同地区不同医院的研究结果显示出良好的一致性。最终纳入的 605 例确诊的肺癌中 595 例为组织活检、9 例为痰细胞学检查、1 例为胸腔积液细胞学检查。纳入的对照为合作医院不患肺癌的其他患者，年龄和社会经济状况与肺癌组相匹配，共纳入 780 名对照。由于患者到医院就诊时，其吸烟习惯可能因为患病已经发生了变化。因此，研究者采用同样的问题调查病例人群和对照人群的吸烟情况，即所有研究对象被要求估计在他们患病前（或者调查前）的日常吸烟情况（包括吸烟的种类、吸烟量等内容）。在该研究中对于吸烟习惯的评估分级见表 1-5。肺癌组和对照组人群吸烟习惯构成的比较见表 1-6。

表 1-5　Wynder 等人吸烟与肺癌研究中关于吸烟习惯的分级

组别	分级
0 组	非吸烟者（吸烟量少于每日 1 支，持续 20 年以上）
1 组	轻度吸烟者（吸烟量每日 1~9 支，持续 20 年以上）
2 组	中度吸烟者（吸烟量每日 10~15 支，持续 20 年以上）
3 组	中度吸烟者（吸烟量每日 16~20 支，持续 20 年以上）
4 组	过度吸烟者（吸烟量每日 21~34 支，持续 20 年以上）
5 组	"烟鬼"（吸烟量每日 35 支及以上，持续 20 年以上）

表 1-6　肺癌组和对照组吸烟习惯分级构成的比较

吸烟习惯分级	构成比 /%	
	肺癌组（n=605）	对照组（n=780）
非吸烟者	1.2	14.6
轻度吸烟者	2.3	11.6
中度吸烟者	10.1	19.0
重度吸烟者	35.2	35.6
过度吸烟者	30.9	11.5
"烟鬼"	20.3	7.6

该研究的主要结论是：过度长时间的烟草使用，特别是香烟的使用可能是肺癌发生的重要危险因素；在 605 名肺癌患者中，96.5% 为中、重度吸烟者，而对照人群中仅为 73.7%。男性中的非吸烟者或者少量吸烟者发生肺癌的比例小于 2%，96% 的肺癌患者吸烟持续时间超过 20 年。吸烟和肺癌的发生之间约有 10 年以上的时间间隔。

几乎在同时，Doll 和 Hill 在英国也开展了吸烟和肺癌的病例对照研究。1948 年 4 月至 1952 年 2 月，Doll 和 Hill 等人搜集了 3 446 名肿瘤患者纳入研究（包括肺癌、胃癌和大肠癌）。在排除了 75 岁以上以及诊断改变的患者后，剩下的 3 208 名患者，85% 进行了调查，另外 15% 的患者因各种原因无法完成调查。病例组（肺癌组）和对照组（胃癌和大肠癌组）无法完成调查的比例均为 15%。最终纳入研究的有 1 465 病例和 1 465 个年龄、性别、居住地匹配的对照。非吸烟的定义为每日吸烟不足一支并持续 1 年以上，吸烟者根据其吸烟量划分为 5 个组，如有戒烟者其吸烟量根据其戒烟前的吸烟量进行划分。表 1-7 比较了肺癌组和对照组人群中吸烟量分布。男性中肺癌患者与对照人群相比吸烟者和非吸烟者的构成存在统计学差异（χ^2=43.99，P<0.001），在女性中也有类似的发现（χ^2=6.73，P<0.01）。吸烟量构成比在男性中肺癌人群和对照人群的差异具有统计学意义（χ^2=69.74，P<0.001），女性中结果类似（χ^2=8.99，P<0.010）。

表 1-7　肺癌患者与匹配的对照人群患病前的日常吸烟量比较

分组	非吸烟者人数（构成比 /%）	每日吸烟量分组人数（构成比 /%）				
		<5 支	5~15 支	15~25 支	25~50 支	>50 支
男性						
1 357 名肺癌患者	7（0.5）	49（3.6）	516（38.0）	445（32.8）	299（22.0）	41（3.0）
1 357 名对照	61（4.5）	91（6.7）	615（45.3）	408（30.1）	162（11.9）	20（1.5）
女性						
108 名肺癌患者	40（37.0）	14（13.0）	30（27.8）	12（11.1）	12（11.1）	0
108 名对照	59（54.6）	18（16.7）	22（20.4）	8（7.4）	1（0.9）	0

虽然 Doll 等人的研究引起人们对吸烟导致肺癌危险性的广泛认识，但他们的研究为世人所接受的过程并不是一帆风顺。由于当时尚未认识到吸烟过程中产生多种有害物质的危害性。在 Doll 等人发表吸烟与肺癌的病例对照研究结果后，很多批评者都认为病例对照的研究结果只是临床数据堆积而成的数字游戏，还

有批评者认为既然吸烟导致肺癌,为何口腔癌、舌癌或喉癌的发病风险并没有增加(但实际上吸烟也是上述肿瘤的重要危险因素之一)。同时由于病例对照研究方法的先天缺陷(由因及果的研究方向),导致很多批评者认为即使吸烟和肺癌存在着关联,但这种关联并不必然是因果关联。例如 Horn 认为病例对照研究的主要优点是快速和相对便宜,但也存在选择合适的对照、暴露怀疑偏倚、入院率偏倚等多种偏倚的问题,因此有统计学家认为病例对照研究更容易导致错误的结论。有意思的是,在该论文发表 30 年后,Doll 也认为病例对照研究中多种潜在偏倚的存在是该研究设计的固有属性。但即使这样,Doll 等人在 1950 年发表的系列关于吸烟与肺癌关系的研究,引起了世界各国政府、研究者、公众对该问题的关注,推动世界各国学者对于吸烟与肺癌关系开展了大量的研究。而这其中,作为检验因果关系效能更高的观察性研究设计方法 - 队列研究也运用到检验吸烟与肺癌的因果关系假设中来。

> 知识点
>
> ### 病例对照研究
>
>
>
> 选定患有某病和未患某病但具有可比性的人群,分别调查其既往暴露于某个(或某些)危险因子的情况及程度,以判断暴露危险因子与某病有无关联及关联程度大小的一种观察研究方法。病例对照研究适用于广泛探索疾病特别是罕见疾病的病因,深入检验某个或某几个病因假说,为进一步进行队列研究或流行病学实验研究提供病因线索。
>
> 病例对照研究设计基本原理

(2)吸烟与肺癌的队列研究:在 Doll 等人发表关于吸烟与肺癌的病例对照研究报告近 7 年后,先后有 3 个关于吸烟与肺癌的队列研究报告发表了。Doll 等人用队列研究的方法,通过对英国男性注册医生长达几十年的观察回答了吸烟的健康危害这个重大问题。该研究创立了运用队列研究方法进行慢性非传染性疾病病因研究的先河,是医学发展史上的里程碑式的研究之一。

1951 年,Doll 和 Hill 向所有的英国男性注册医生邮寄了一份问卷,最终有 34 439 名男性注册医生完成了调查,约占当时全英国男性注册医生数的 66%。研究者在问卷中要求男性注册医生们根据自身的吸烟状况将自己归入下列 3 类人群之一:①现在是吸烟者;②过去吸烟,但已戒掉;③从未习惯性吸烟(即从未每日吸卷烟 1 支或与其等量的烟斗丝长达 1 年)。对现在吸烟者还询问其开始吸烟的年龄、现在吸烟量及吸烟方式(指吸入深浅)。对已戒烟者也询问戒烟前的类似问题。首次调查发现,完成调查的男性注册医生中约 17% 的人是从未习惯性吸烟者。经过 1957、1966、1971、1978、1991、2001 年共计 6 轮随访,随访应答率从最初的 98% 到最后的 94%。该队列研究中观察的暴露为吸烟及吸烟量。观察的终点为死亡,并且在随访期间 98.9% 的死亡原因得到确认。该研究的主要结果之一见表 1-8。从表 1-8 可以看出在男性注册医生队列中,当前吸烟者的肺癌死亡率是终生不吸烟者的 14.64 倍(2.49/0.17=14.64),即相对危险度(RR)=14.64。而既往吸烟者(已戒烟者)肺癌的风险是终生不吸烟者的 4 倍(0.68/0.17=4),相对危险度(RR)为 4。随着吸烟量的增加,吸烟者患肺癌的风险也迅速增加,标化死亡率的趋势性检验有统计学意义。

表 1-8　按吸烟习惯分组的 34 439 男性注册医生的死因别标化死亡率

死因	1951—2001年的死亡人数	年龄调整标化死亡率(每1000人年)						χ^2[①]
		终生不吸烟者	既往吸烟者	当前吸烟者	当前吸烟量/(支·d^{-1})			
					1~14	15~24	≥25	
肺癌	1 052	0.17	0.68	2.49	1.31	2.33	4.17	394
头颈肿瘤	340	0.09	0.26	0.60	0.36	0.47	1.06	68
其他肿瘤	3 893	3.34	3.72	4.69	4.21	4.67	5.38	32
慢性阻塞性肺疾病	640	0.11	0.64	1.56	1.04	1.41	2.61	212
…								
全死因	25 346	19.38	24.15	35.40	29.34	34.79	45.34	699

注:①标化率的趋势检验,当 χ^2>15 时对应的 P 值<0.000 1。

知识点

队列研究

队列研究是将人群按是否暴露于某种可疑因素及其暴露程度分为不同的亚组,追踪各亚组的结局,通过比较不同亚组之间结局频率的差异,从而判定暴露因素与结局之间有无因果关联及关联大小的一种观察性研究方法。队列研究由于可以观察到先因后果的时间顺序,并且相对于病例对照研究而言偏倚较少,因此具有较强的检验因果关系的能力。但由于队列研究观察时间长,花费的人力物力财力较多,其组织和实施难度较大。

队列研究设计基本原理

思路 3:流行病学实验研究。

虽然实际工作中,较少运用流行病学实验研究(experimental epidemiology study)的方法来确定疾病的病因,但由于流行病学实验研究具有前瞻性研究的属性,并能够很好地控制偏倚,因此如果能够获得这方面的证据,将更有效地确认疾病的病因。

在吸烟可能导致肺癌的假设提出来后,有学者提出对吸烟人群进行干预以减少肺癌发病率的思想。即通过对人群吸烟行为的干预观察人群肺癌发生率是否下降以检验二者之间的因果关系。但前期的研究发现吸烟导致肺癌是一个漫长的过程,中重度的吸烟至少持续 20 年以上才有可能增加肺癌的发病风险。因此,通过吸烟干预来降低肺癌的发生率的流行病学实验研究往往需要进行多年才能观察到干预效果。

以较早的一项通过吸烟干预检验吸烟与肺癌关系的研究为例,该研究在 1968—1970 年间将纳入研究的 1 445 名男性吸烟者(从 16 016 名年龄 40 到 59 岁的男性服务员中挑选出来,属于 Whitehall 第一阶段研究)被随机分配为 2 组。一组为干预组,纳入 714 名研究对象,另一组为对照组(标准干预组),纳入 731 名研究对象。干预组接受了一对一的个人宣教,宣教内容为介绍吸烟对健康的各种危害,宣教结束后大多数人宣布希望戒烟,然后通过 1 年内平均 4 次指导来帮助其戒烟。大约 1 年以后,84% 的随访成功者中有 64% 的人报告已不再吸烟,剩下的约 1/3 的人还在吸烟。在第 1 个 10 年,整个人群的净吸烟量减少了 53%(约每日吸烟量减少了 8 支),在第 2 个 10 年整个人群的净吸烟量减少了 30%,主要原因是标准干预组的吸烟量也在减少(美国 1980 年以后全国大范围内的戒烟宣传所导致的效应)。该研究的主要结果之一见表 1-9。从表 1-9 可见,对于进入研究时年龄为 40～49 岁相对年轻的研究对象而言,通过戒烟的干预其 10 年内肺癌的发病风险与对照组相比下降并不明显($RR=0.91$),但 20 年内肺癌的发病风险约为对照组的一半($RR=0.43$),而年长组(进入研究时为 50～59 岁)戒烟的干预其 20 年内肺癌的发病风险与对照组相比下降并不明显($RR=0.98$)。

表 1-9 进入研究的年限和进入研究的年龄分组的相对危险度

在研究中的年限/年	年龄分组/岁	相对危险度(事件例数)			
		冠心病发病风险	肺癌发病风险	其他肿瘤发病风险	全死因
0～10	40～49	1.72(17)	0.91(4)	2.19(17)	1.75(47)
	50～59	0.76(92)	0.94(43)	1.56(55)	0.92(234)
10～20	40～49	0.95(26)	0.23(5)	2.28(10)	0.87(59)
	50～59	0.96(85)	1.01(44)	0.83(77)	0.94(321)
0～20	40～49	1.18(43)	0.43(9)	2.22(27)	1.18(106)
	50～59	0.87(177)	0.98(87)	1.04(132)	0.93(555)

另外一项进行戒烟干预防治肺癌的流行病学实验研究也取得了类似的效果。肺健康研究开始于 1984 年,研究者在美国和加拿大 10 个临床中心进行,招募了 5 887 名年龄在 35～60 岁的无症状肺功能损害的吸烟者(肺功能轻度到中度损害)。这些吸烟者被随机分成 2 个干预组和一个对照组。2 个干预组由临床医生进行 12 次每次 2 小时的行为干预活动,包括行为矫正和尼古丁口香糖的使用。其中一个干预组使用了异丙托溴铵气雾剂,另外一个干预组使用安慰剂气雾剂。对照组采用的是常规干预措施。大约 85% 的参与者持

续进行了 10 年的随访。通过每 2 年一次的电话访问和第 11～12 年到医院进行体检来完成随访。随访时了解参与者的吸烟情况,患病和死亡情况等信息。当电话随访了解到研究对象死亡的时候,研究者将搜集相应的死亡证明,尸检报告以及相应的医学记录。独立的死因或病因委员会将审查这些报告并对死因进行分类。到 2001 年 12 月 31 日为止,有 98.3% 的死因得到了正确分类。从表 1-10 可见不同干预组间死亡率差异无统计学意义。但生存分析的结果显示在小于 45 岁的研究对象中,不同干预组间的死亡率差异存在统计学意义,但在 45～52 岁以及 53～60 岁的年龄组中差别无统计学意义。在吸烟量超过每日 40 支的人群中,不同干预组间死亡率差异有统计学意义(表 1-11)。

表 1-10　肺健康研究中不同干预组人群的死因构成　　　　　　　　　　　　　单位: n (%)

分组	死因构成						
	冠心病	心血管疾病(包括冠心病)	肺癌	其他肿瘤	呼吸系统疾病	其他死因	未知死因
干预组 + 异丙托溴铵气雾剂	24(10.6)	54(23.9)	74(32.7)	50(22.1)	15(6.6)	26(11.5)	7(3.1)
干预组 + 安慰剂气雾剂	22(9.4)	46(19.6)	77(32.8)	52(22.1)	14(6.0)	42(17.9)	4(1.7)
常规干预措施	31(11.5)	63(23.3)	89(33.0)	52(19.3)	28(10.4)	32(11.9)	6(2.2)

表 1-11　不同干预组间死亡风险比(HR)的分层分析

亚组	HR (95% CI)	P [1]
年龄 / 岁		
34～44	1.88(1.28～2.77)	0.001
45～52	1.07(0.82～1.41)	>0.20
53～60	1.09(0.89～1.34)	>0.20
性别		
男	1.17(0.97～1.40)	0.10
女	1.19(0.92～1.56)	0.19
每日吸烟量 / 支		
<25	1.14(0.86～1.52)	0.20
25～39	1.07(0.82～1.40)	>0.20
≥40	1.30(1.03～1.65)	0.03

注:①特殊干预组与常规干预组相比较。 CI 为置信区间, HR 为风险比。

总结这两个流行病学实验研究结果,我们可以确定吸烟导致肺癌的假说是成立的。特别是在年轻人群开展吸烟干预是预防肺癌的有效手段。值得说明的是,并不是所有吸烟干预的流行病学实验研究都得到了阳性结果,这取决于观察时间的长短以及长时间研究过程中不可控的偏倚。

知识点

流行病学实验研究

流行病学实验研究是指研究者根据研究目的,按照事先确定的研究方案将研究对象随机分配到实验组和对照组,对试验组人为地施加干预措施,然后追踪这 2 组人群中的结局,从而判断干预措施效果的研究方法。流行病学实验研究属于前瞻性研究,多采用随机分组的方法将研究对象分配到实验组和对照组,以控制研究中的偏倚。流行病学实验研究中的对照组和实验组来自同一总体的样本人群,具有较好的可比性。而人为地施加干预措施是其与前面介绍的观察性研究方法的最大不同。但值得注意的是,流行病学实验研究需要经过严格的医学伦理学审查,以确保研究对象的利益。在病因研究的过程中,流行病学实验研究可以通过干预减少目标危险因素的水平,从而验证危险因素的致病作用。

流行病学实验研究基本原理

【问题3】 如何评价不同的研究方法检验假说的效率？

思路：根据研究设计论证因果关系的强度，把各种研究设计提供因果关系论证的证据强度水平进行分级，用于指导临床实践，即证据分级（hierarchy of evidence）。不同的研究机构提出了各种研究设计的证据分级，应用得最广泛的是牛津循证医学中心证据分级（表1-12）。可依据该分级评估研究设计检验病因假说的能力。推荐建议则根据证据质量、一致性、临床意义、普遍性、适用性等将推荐意见分为A（优秀）、B（良好）、C（满意）、D（差）4级。其中A级推荐意见应来自1级水平的证据，所有研究结论一致，临床意义大，证据研究的样本人群与目标人群吻合，因此该推荐可直接应用于各医疗行为中；而B、C级推荐意见则在上述各方面存在一定问题，其适用性受到不同限制；D级推荐意见无法应用于医疗行为。

表1-12 牛津循证医学中心证据分级（2001）

证据水平	描述
1a	同质RCT的系统评价
1b	单个RCT（置信区间窄）
1c	全或无病案系列
2a	同质队列研究的系统评价
2b	单个队列研究（包括低质量RCT，如随访率<80%）
2c	结局研究，生态学研究
3a	同质病例对照研究的系统评价
3b	单个病例对照
4	病例系列研究（包括低质量队列和病例对照研究）
5	基于经验未经严格论证的专家意见

注：Rct为随机对照试验。

三、病因推断的标准

【问题4】 如何搜集和评价病因研究证据？

思路1：如何搜集病因研究的证据？

搜集病因研究的证据和通常的文献检索过程类似，确定主题词，然后在各类数据库中进行检索，利用文献管理软件对检索到的文献进行整理分类。考虑到证据评价的需要，可以根据设计方法进行主要分类，然后根据下列的病因学研究证据的评价标准进行分析评价。具体的文献检索方法可以参考有关的书籍，本章不再赘述。

思路2：病因学研究证据的评价。

病因学研究证据是否可以应用于临床实践，应采用病因学研究文献评价原则进行评价。就病因学研究的真实性、重要性、临床实用性进行评价。

1. 真实性评价标准 真实性评价（validity evaluation）从研究设计是否严谨、有无偏倚、结论是否可信等方面来评价，分为主要标准和次要标准。

（1）主要标准

1）是否采用了论证强度高的研究设计：病因学研究方法的论证强度从高到低分别为随机对照试验、队列研究、病例对照研究、成组病例分析和病例报告。高论证强度的研究设计得到的结论真实性要高于低论证强度的研究设计所得到的结论。

2）实验组和对照组的结果与暴露是否都采用了相同的测定方法？是否采用了盲法？

测量方法的同一性以及盲法的使用等可以有效地控制测量过程中的偏倚，增加研究结论的真实性。

3）随访是否足够长而且完整：由于暴露（或干预）到结局的产生需要一定的时间，因此在队列研究等研究设计中,随访时间的长度较为重要,短了不足以把结局归为暴露(或干预)的效应。但随访时间的延长会增加失访的比例,导致失访偏倚,影响研究结论的真实性。

(2)次要标准

1)因果关系在时间顺序上是否正确:在确定暴露与疾病的关系时,必须明确先有暴露然后有结局的出现。而这通常在前瞻性研究中才能够得到保证,其他类型的设计无法确定这种时间先后关系。

2)有无剂量-效应关系:如果随着暴露剂量的增加,效应或结局出现的机会也增加,即暴露与结局间存在剂量效应关系,那么该关联的真实性也增加。

需要指出的是,这里所列的标准只是用于评价病因学研究的证据,不能等同于后文讨论的病因推断的标准。

2.临床重要性评价

(1)暴露与结局的关联强度:暴露与结局的关联强度(如 RR 或 OR 值)越高,暴露与疾病关联的真实性也越强。但也需要同时考虑研究设计的病因学论证强度。

(2)对作用估计的精度:即关联强度的 95% 置信区间的大小。它不仅反映暴露与结局间关联是否存在,也反映了暴露与疾病关联强度的最大或最小估计。

(3)危险性的大小:即导致 1 例不良结果所需的暴露例数或导致 1 例副作用的发生需要接受治疗措施的患者数(NNH)。如:安慰剂组 10 个月的病死率为 3.0%,而氟卡尼治疗组的病死率为 7.7%,绝对危险增加4.7%,对应的 NNH 为 1/4.7%=21,即给 21 个患者用氟卡尼治疗 10 个月会出现 1 例死亡。

3.临床实用性评价　如果某病因研究既具有良好的真实性,又有临床重要性,那么需要进行临床实用性(clinical applicability)的评价,包括以下内容:

(1)研究纳入的患者是否类似于自己所诊治的患者:即自己的患者是否具有研究中纳入患者相似的年龄、性别、病情等因素,以确定该研究的结果是否可以外推到自己所诊治的患者。

(2)自己所诊治的患者是否应当中止暴露因素:应当考虑研究结果的真实性,不终止暴露是否会增加患者的危险,以及终止暴露的不利结局是什么等因素综合进行判断。

【问题5】　如何进行病因推断?

思路:如何根据观察到的证据进行病因推断(casual inference),是所有研究者要慎重思考的问题。即使一个流行病学研究设计和实施过程十分完美,几乎没有偏倚,也难以就某个因素是疾病的病因作出确定性的回答。因此,要综合不同研究设计、不同人群以及不同领域内的研究证据进行评估,并根据一系列标准作出病因推断。下列病因标准是在病因推断的过程中要考虑的:

1.关联的时间顺序　暴露要在疾病发生之前。即使暴露与疾病状态同时测量的或者暴露是在疾病发生之后测量的,但暴露与疾病的时间顺序应当进行评价,以确认存在这种时间顺序。这是病因推断标准中的首要原则。在各种研究设计中,队列研究设计对于判断关联的时间顺序最好,病例对照研究其次,横断面研究较差。在对吸烟与肺癌的关联进行判断的过程中,多个队列研究都观察到先有吸烟然后肺癌发生的时间顺序,需要指出的是并不是吸烟在前肺癌发生后就一定存在先有暴露后有疾病发生的时相关系,这还涉及暴露-疾病发生的潜伏期长短问题。如平均而言,一个人每日吸烟 20 支至少持续20 年以上,肺癌的风险才大幅度增加。图 1-1 展示了英国人群中香烟的消费量与肺癌死亡率间的关系,图中数据来自英格兰和威尔士的人群。在男性中,吸烟开始于 1900 年,而因肺癌死亡却是从 1920 年后开始;在女性中,吸烟开始较晚,因肺癌死亡率的增加仅从 1960 年才出现。可见香烟的消费量与肺癌死亡率的变化有 20 年左右的时间间隔,存在着香烟消费量增加,20 年后肺癌的死亡率也增加的这种时间顺序。

2.关联的强度　指暴露因素与疾病关联程度指标的大小,通常用 OR、RR 或 HR 值表示。在排除偏倚的情况下,关联强度指标的大小可以反映因果关系的可能性。关联强度指标越大,暴露与疾病因果关系的可能性也越大,其关联由虚假关联或间接关联所导致的可能性也越小。从前面举例中可见,吸烟与肺癌的联系强度是吸烟与其他疾病联系强度的 2～12 倍,提示吸烟与肺癌的关联是因果关联的可能性较大。

3.关联的可重复性　指吸烟与肺癌的关联在不同国家的不同人群中,采用不同的研究方法得到的研究结果有较好的一致性(表 1-13)。

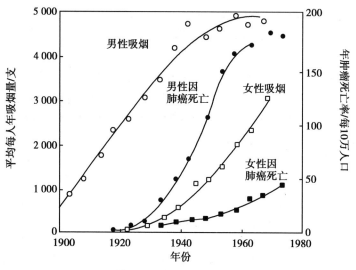

图 1-1　英国人群中吸烟和肺癌患病趋势

表 1-13　针对吸烟与肺癌关系的多个队列研究结果

研究人群	样本	死亡人数	相对危险度（RR）
英国医生队列	34 000 男性	441	14.00
	6 194 女性	27	5.00
瑞典队列	27 000 男性	55	7.00
	28 000 女性	8	4.50
日本队列	122 000 男性	940	3.76
	143 000 女性	304	2.03
美国肿瘤协会 25 个州的队列	358 000 男性	2 018	8.53
	483 000 女性	439	3.58
美国退伍军人队列	290 000 男性	3 126	11.28
加拿大退伍军人队列	78 000 男性	331	14.20
美国加利福尼亚州职业人群队列	68 000 男性	368	7.61

4. 剂量反应关系　即暴露的水平越高，持续的时间越长，出现疾病结局的可能性越大。则暴露因素与疾病之间存在着剂量反应关系。这是暴露因素与疾病间存在因果关系的有力证据。对吸烟与肺癌的关系而言，多个研究均发现吸烟量越大、时间越长，肺癌的发病率、死亡率越高，二者间具有明显的剂量反应关系（表 1-14）。

表 1-14　男性吸烟量与肺癌死亡率的关系

吸烟习惯	每 10 万男性的标化死亡率
终生不吸烟者	7.4
当前吸烟者	
1～9 支 /d	37.1
10～19 支 /d	78.0
20～24 支 /d	116.8
25～29 支 /d	150.0
30～34 支 /d	212.1
>35 支 /d	227.9

5. 关联的生物学合理性　指从生物学机制上可以对暴露与疾病的关联提供合理的生物学解释。但需要说明的是由于知识水平和研究技术的限制，现阶段无法用已有的医学理论解释的因果关系假设，不一定没有成立的可能性。例如 Doll 等人提出吸烟导致肺癌的假设时，当时医学实践并没有发现吸烟导致肺癌的可能机制，而导致很多人对该假说提出了质疑。但现在已经知道吸烟导致肺癌的主要机制。烟草烟雾中含有约 4 800 种化学物质，分为气相和颗粒相两部分，其中气相占烟雾重量的 90%，可能的致癌物质包括异戊二烯、丁二烯、苯、苯乙烯、甲醛、乙醛、丙烯醛和呋喃。颗粒相含有许多致癌物质包括多环芳烃（PAH）、N-亚硝胺、芳香胺和重金属等。1953 年 Wynder 等发表了关于采用烟气冷凝物涂抹白鼠皮肤诱发肿瘤的研究报告，首次揭示了吸烟与癌症的生物学联系。烟雾冷凝物含多环芳烃的组分可直接诱发肿瘤，其他组分具促癌和助癌作用。在小鼠上进行的吸入试验表明烟雾气相组分可重复地诱发肺肿瘤。

烟草中含有的致癌物质主要通过 DNA 加合物的形成而引起目的基因的突变，包括癌基因（如 *RAS*、*MYC*、*ERB-B* 等）和抑癌基因（如 *P*53、*KRAS* 等）突变，导致正常的细胞生长、分化和凋亡等过程失调，从而诱发肿瘤。在此过程中，个体的遗传易感性决定了个体患肺癌的风险大小。

6. 终止效应　指如果人群中去除可疑的病因可以引起疾病发生的频率下降，则表明该可疑病因与疾病发生之间存在着终止效应。这个标准具有较高的因果关系论证强度。对于吸烟与肺癌的关系而言，现有的证据表明戒烟可以有效减少肺癌的发病风险，并且戒烟的年龄越早，能够降低越多的肺癌风险。如艾奥瓦州女性健康队列开始于 1986 年，在基线纳入 41 836 名年龄在 55～69 的妇女（98% 为白色人种）。1986 年 1 月通过邮寄问卷调查了纳入研究对象详细的吸烟史。随后在 1987、1989、1992、1997 年分别随访了其吸烟状况和新患病状况，最终的随访率为 81%（表 1-15）。

表 1-15　戒烟年数与肺癌发病风险的关系

戒烟年数 / 年	肺癌例数	*RR*（相对从不吸烟者）	*RR*（相对当前吸烟者）
0～5	75	11.6（8.4～16.0）	0.7（0.5～0.8）
6～10	28	7.4（4.7～11.7）	0.4（0.3～0.6）
11～20	18	3.2（2.0～5.3）	0.2（0.1～0.3）
21～30	18	3.7（2.1～6.3）	0.2（0.1～0.3）
>30	5	1.0（0.4～2.8）	0.1（0.02～0.2）
合计	144	5.6（4.3～7.4）	0.3（0.3～0.4）

注：*RR* 为相对危险度。

另外一项以医院为基础的病例对照研究研究了吸烟习惯的改变对肺癌发生风险的影响。1976—1980 年该研究在西欧 5 个国家的 7 个地区搜集了组织学确认的肺癌患者，对每个肺癌患者按诊断的年龄、性别、中心匹配了 2 个对照。停止吸烟的年数与肺癌发生的风险见表 1-16。从表 1-16 可见，停止吸烟的年数越长，发生肺癌的风险越低。男性与女性中均存在着同样的趋势。

表 1-16　停止吸烟年数与肺癌发病的风险①

停止吸烟年数 / 年	肺癌发病的风险					
	男			女		
	患者 *n*（%）	对照 *n*（%）	*OR*	患者 *n*（%）	对照 *n*（%）	*OR*
0	4 684（70.6）	6 211（59.5）	1.00	440（79.9）	410（72.3）	1.00
1～4	866（13.1）	1 047（10.0）	1.07	60（10.9）	55（9.7）	0.94
5～9	466（7.0）	822（8.5）	0.71	30（5.4）	40（7.1）	0.68
10～14	270（4.1）	693（6.6）	0.56	10（1.8）	26（4.6）	0.36
15～19	130（2.0）	478（4.6）	0.43	3（0.5）	7（1.2）	0.49
20～24	106（1.6）	413（4.0）	0.43	4（0.7）	9（1.6）	0.47
25 年以上	109（1.6）	715（6.9）	0.29	4（0.7）	20（3.5）	0.27

注：①调整了吸烟年限。*OR* 为比值比。

此外，从表 1-17 吸烟习惯的改变对肺癌发病风险的影响中，也可以看出，随着吸烟量的减少，肺癌的发病风险也在下降。

表 1-17　男性改变日常吸烟习惯与肺癌发病风险的关系①

每日吸烟习惯改变	肺癌发病风险		OR 及 95%CI
	病例组	对照组	
	n(%)	n(%)	
无改变	2 599(40.1)	3 628(35.9)	1.00
增加吸烟量	1 266(19.5)	1 401(13.9)	1.26(1.1~1.4)
吸烟量减少			
戒烟	1 874(28.9)	3 983(39.5)	0.76(0.7~0.8)
减少(>50%)	387(6.0)	522(5.2)	1.01(0.9~1.2)
减少(<50%)	358(5.5)	561(5.6)	0.84(0.7~1.0)
合计	2 619(40.5)	5 066(50.3)	0.79(0.7~0.9)

注：①已调整了吸烟年数。OR 为比值比，CI 为置信区间。

因此，通过减少吸烟或戒烟是可以降低肺癌的发病风险，进一步为吸烟与肺癌的因果关系提供了关于终止效应的证据。

综合以上证据，可以认为有关吸烟与肺癌的关联证据满足病因推断标准的所有条件，两者之间存在着因果关联，即吸烟是肺癌的病因。

四、知识拓展与问题延伸

【问题6】　如何在临床上寻找不明原因疾病的病因

思路1： 提出病因假设，从临床、流行病学基本资料入手，寻找病因线索。

首先要尽可能明确疾病的性质。通过临床观察，了解病例的临床表现、病情进展情况、严重程度、病程变化，先按感染性与非感染性两类查找病因线索，然后逐步细化。根据患者的临床症状、体征、常规实验室检测结果、临床治疗及转归和初步的流行病学资料进行分析，判定疾病主要影响的器官、病原种类、影响流行的环节等，作出初步诊断。建议具体的分析思路如下：首先考虑常见病、多发病，再考虑少见病、罕见病，最后考虑新出现的疾病。如果初步判定是化学中毒，首先考虑常见的毒物，再考虑少见毒物。然后从流行病学特征入手，建立病因假设。①掌握背景资料：现场环境、当地生活习惯、方式、嗜好、当地动物发病情况，以及其他可能影响疾病发生、发展、变化的因素；②归纳疾病分布特征，形成病因假设：通过三间分布，提出病因假设，包括致病因子、危险因素及其来源、传播方式(或载体)、高危人群等。提出可能的病因假设，可以不止一个假设，适宜的病因假设包括导致暴发、流行的疾病、传染源及传播途径、传播方式、高危人群，提出病因假设后，在验证假设的同时，应尽快实施有针对性的预防和控制措施。

思路2： 病因验证，即根据病因假设，采用病例对照研究、队列研究等分析性流行病学设计对假设进行研究验证。最后在进行病因推断时，应注意以下原则：①根据患者暴露在可疑因素中的时相关系，确定暴露因素与疾病联系的时间先后顺序；②如果可疑因素可按剂量进行分级，应了解该可疑因素的剂量与疾病病情严重程度的剂量反应的关系；③根据疾病地区、时间分布特征，分析疾病的因素分布与疾病分布的关系；④观察不同的人群特征、不同的地区和不同的时间的人群中，暴露因素与疾病关联的可重复性；⑤根据所掌握的生物医学等现代科学知识，合理地解释暴露与疾病的因果关系；⑥观察暴露因素与疾病的关系，判定是否存在一对一的关系或其他关系；⑦观察可疑致病因素的变化(增加、减少或去除)和疾病发生率变化(升高或下降)关系，进一步确定暴露因素与疾病的因果关系。

在病因验证的过程中，需要搜集实验室证据：收集样本(血、咽拭子、痰、大便、尿、脑脊液、尸检组织等)，通过实验室检测验证假设。进行干预(控制)措施效果评价：针对病原学病因假设进行临床试验性治疗；根据流行病学病因假设，提出初步的控制措施，包括消除传染源或污染源、减少暴露或防止进一步暴露、保护易感或高危人群。通过对所采取的初步干预（控制）措施的效果评价也可验证病因假设，并为进一步改进和完善控制措施提供依据。

如果通过检验假设不成立，则必须重新考虑或修订假设，根据新的线索制订新的方案，有的不明原因疾病的病因可能需要反复多次的检验，方能找到明确原因。

知识点

群体性不明原因疾病

群体性不明原因疾病（mass unknown disease）是指一定时间内（通常是指2周内），在某个相对集中的区域（如同一个医疗机构、自然村、社区、建筑工地、学校等集体单位）内同时或者相继出现3例及以上相同临床表现，经县级及以上医院组织专家会诊，不能诊断或解释病因，有重症病例或死亡病例发生的疾病。

【问题7】 分子生物学研究在病因探索过程中的作用

疾病的发生由遗传和环境等诸多因素共同作用，其中遗传因素的探究依赖于分子生物学技术的发展。以肺癌为例，其发生发展是一个多基因参与、多步骤影响的复杂过程。随着第二代测序技术的进步，肺癌基因组、转录组变异特征的研究实现了新的突破。研究者通过基因测序发现，吸烟肺癌患者的体细胞突变率远高于非吸烟肺癌患者。而不同病理类型的肺癌，其基因突变类型呈现差异。肺腺癌患者的原癌基因 *KRAS* 突变率为29%，抑癌基因 *TP53* 突变率为51%；肺鳞癌患者 *TP53* 突变率为81%，*SI* 突变率为20%，与头颈部鳞癌、膀胱癌等其他鳞癌更相似；小细胞肺癌中 *TP53* 突变率为86%，*RB1* 突变率为66%，*TP53* 和 *RB1* 失活普遍存在。此外，肺癌的发生受DNA甲基化、组蛋白修饰等表观遗传调节，同时与剪接位点变异、基因融合等转录组改变密切相关。肺癌分子生物学研究的进步也为肺癌的早期诊断提供依据。

五、小 结

确定疾病的病因是临床工作中经常需要思考的问题。而寻找病因的一般过程是通过描述疾病的分布，寻找病因线索，采用假设演绎法或 Mill 准则提出假设，然后通过分析性流行病学研究方法或流行病学实验研究方法进行检验假设，最终综合各方面的证据，依据病因推断的标准进行病因推断。病因研究的过程是一个不断提出假设、不断检验假设、不断进行病因推断的过程。在此过程中，需要有科学的思路和方法提出假说，运用适当的研究设计来检验假设，同时也要善于搜集研究证据并对证据进行评价，最终进行合理的病因推断。

（魏 晟）

推荐阅读文献

[1] 刘金来，钱孝贤. 病因学研究的循证医学评价. 循证医学，2002，2（4）：230-232.

[2] 中华人民共和国卫生部. 群体性不明原因疾病应急处置方案（试行）. (2007-01-16)[2021-06-03]. http://www.gov.cn/zwgk/2007-02/09/content_522613.htm.

[3] ANTHONISEN NR，SKEANS MA，WISE RA，et al. The effects of a smoking cessation intervention on 14.5-year mortality：a randomized clinical trial. Ann Intern Med，2005，142（4）：233-239.

[4] CAMPBELL JD，ALEXANDROV A，KIM J，et al. Distinct patterns of somatic genome alterations in lung adenocarcinomas and squamous cell carcinomas. Nat Genet，2016，48（6）：607-616.

[5] CERAMI E，GAO J，DOGRUSOZ U，et al. The cBio cancer genomics portal：an open platform for exploring multidimensional cancer genomics data. Cancer Discov，2012，2（5）：401-404.

[6] DOLL R，HILL AB. A study of the etiology of carcinoma of the lung. Br Med，1952，2（4797）：1271-1286.

[7] DOLL R，PETO R，BOREHAM J，et al. Mortality in relation to smoking：50 years observations on male British doctors. BMJ，2004，328（7455）：1519.

[8] ROSE G1，COLWELL L. Randomised controlled trial of anti-smoking advice：final（20 year）results. J Epidemiol Community Health，1992，46（1）：75-77.

[9] SHI J，HUA X，ZHU B，et al. Somatic genomics and clinical features of lung adenocarcinoma: a retrospective study. PLoS Med，2016，13（12）：e1002162.

第二章　诊断试验及其在疾病诊断中的应用

准确诊断是疾病治疗和管理的前提。除了少数显而易见的疾病，大多数疾病的诊断需要借助于各种方法；为了减轻被诊断患者的痛苦并提高其舒适度，诊断方法最好是无创性的。随着科技的发展，针对各种疾病新的无创性诊断方法不断涌现，但其正确鉴别疾病与非疾病状态的程度（真实性）、因各种因素影响的变异程度（可靠性）以及其实用性和应用效益（成本效益／效果／效用等）情况等，均需要对其进行评价，以判断其应用价值的大小进而决定是否可以应用于临床，这便是诊断试验需要解决的问题。

诊断试验（diagnostic tests）与筛查试验（screening tests）的研究思路基本相同，只是应用目的不同。诊断的目的是在疑似患者中鉴别出真正的患者，而筛查的目的是在外表健康的人群中鉴别出疑似患者，以便进一步进行诊断。

诊断试验研究通常包括如下环节：

（1）人群研究方法确定。

（2）试验方案设计、实施与数据收集和整理。

（3）真实性评价。

（4）可靠性评价。

（5）应用价值评价。

诊断试验的关键点

（1）研究方法设计。

（2）金标准确定。

（3）试验标准判断。

（4）偏倚识别与控制。

本章以乳腺癌为例来阐述诊断试验的设计、评价及其临床应用，并对其关键点进行说明。

乳腺癌是全球女性发病率最高的恶性肿瘤。尽管其在我国女性的发病率仍低于发达国家，但近年来呈快速上升趋势。早期乳腺癌（0 或 I 期）的 5 年生存率达到近 100%，但Ⅳ期仅 23%，故早期诊断治疗至关重要。乳腺癌表现为乳腺肿块，往往首先通过自己或医生临床检查或常规体检时超声或钼靶 X 线检查被发现；但乳腺肿块大多数情况下并不是乳腺癌，而是良性乳腺疾病。为避免对大量的良性乳腺疾病进行创伤性的活体组织穿刺检查，就需要进一步的无创性诊断方法加以鉴别良恶性乳腺疾病。

乳房钼靶 X 线成像是近几十年来乳腺疾病的首选诊断方法。不同于普通 X 线管的阳极用钨制造，钼靶 X 线管的阳极用钼制造；由于钼原子序数较低，受电子轰击后发出的 X 线能量小，对机体无损伤，但对乳腺等浅表软组织成像效果好。

英国伦敦 Royal Marsden 医院放射科 Hansell 等医生详细记录了该院 1985 年进行乳房钼靶 X 线检查的诊断结果以及手术后的病理组织学检查结果，以探讨乳房钼靶 X 线检查诊断乳腺癌的效果。该院此年共进行了 444 例乳房钼靶 X 线检查，333 例诊断为良性乳腺病，111 例诊断为乳腺癌；后经病理组织学检查，340 例为良性乳腺病，104 例为乳腺癌。其数据见表 2-1。

表 2-1　某医院 1985 年乳房钼靶 X 线与病理组织学检查结果比较　　　　单位：例

钼靶 X 线	病理组织学		合计
	恶性	良性	
恶性	77	34	111
良性	27	306	333
共计	104	340	444

一、诊断试验设计

【问题 1】　上述案例中的研究设计属于哪种流行病学方法？还有其他设计方法也可进行这样的诊断试验吗？它们各有何种优缺点？

思路：上述案例研究是先进行钼靶 X 线检查并作出诊断，后进行手术和病理组织学检查；因为肿瘤类疾病均以病理检查结果为确诊依据，所以这是一种前瞻性研究设计（类似于前瞻性队列研究），钼靶 X 线检查结果类似于队列研究中的暴露，病理检查结果类似于结局。

诊断试验也可以是回顾性研究设计（类似于病例对照研究）。

在此案中，如果首先收集已经病理诊断的乳腺癌患者和良性乳腺病患者各若干例，再采取她们的血或尿生物样品（治疗前），检测其中的某种生物标志物，根据生物标志物的值鉴别乳腺癌与非乳腺癌，就是一种回顾性研究设计。此时，病例组应包括此类疾病所有类型的代表性样本，如轻度到重度（排除极其严重者）等不同病情严重程度、不同临床症状和体征、典型和不典型、有或无并发症的连续病例；对照组应是容易与研究疾病混淆而需要鉴别诊断的其他疾病患者，完全无病的健康人和自愿者一般要慎用。这类研究也可以在队列研究的基础上进行，类似巢式病例对照研究设计。

诊断试验前瞻性
设计示意图
（图片）

诊断试验回顾性
设计示意图
（图片）

另外，回顾性队列研究设计也可以用于诊断试验。在本研究案例中，如果 Hansell 在 1985 年初并没有想到做此研究，而是之后才意识到这一研究的意义，他们可以回顾性首先收集 1985 年进行钼靶 X 线检查的就诊者结果，再收集这些研究对象的病理组织学结果，同样可以得到类似表 2-1 的数据。不过，这种研究设计需要有相关信息的完整历史记录。

诊断试验设计
（微课）

传统病例对照研究与队列研究的优缺点也同样存在于诊断试验的相应研究设计中，如病例对照研究较队列研究样本量少和时间短，从而省时省力，但因为回顾性研究是首先获得确诊结果再进行诊断试验，故在诊断试验时容易受确诊结果的影响，从而导致信息偏倚。因此，采用回顾性研究设计时，诊断试验结果判定应采用盲法。另外，某些诊断试验无法进行回顾性设计，如在此案例中，乳腺癌手术和病理诊断后便无法进行钼靶 X 线检查。

【问题 2】　上述案例的"金标准"是什么？金标准有何要求？

思路："金标准（gold standard）"是指当前国内外公认的准确性及可靠性相对最好的诊断方法，它能够确诊或排除某种疾病，又称"参考标准（reference standard）"。乳腺癌等肿瘤的金标准便是组织病理学活检结果，其他常用的金标准有手术发现、微生物培养、特殊影像检查以及长期随访结果等。

【问题 3】　不同的流行病学研究设计怎样选择研究对象？

思路：

1. 队列研究设计　队列研究首先需要确定暴露与非暴露人群。在诊断试验中，队列研究设计首先需要确定的是拟进行诊断的人群，通常在医院收集，该人群可能是具有相应症状和体征或经筛查为阳性的个体，进行诊断试验后，分为阳性与阴性人群，再追踪观察，直至进行"金标准"试验。此案例中的研究人群是就诊人群，往往具有乳腺疾病相关的症状或体征，通过钼靶 X 线诊断为可疑乳腺癌和可能的良性乳腺病，再通过活体组织病理检查确定是否患乳腺癌（"金标准"结果）。

2. 病例对照研究设计

（1）病例：按"金标准"确诊的病例，此案中为病理诊断的乳腺癌患者；可以来自社区或医院，但以医院新诊断病例为佳。

（2）对照：按"金标准"确认的非该种病例，最好是需要加以鉴别的病例，如此案例中的良性乳腺病。

【问题4】 诊断试验中如何考虑样本量问题？

思路：对某项诊断试验选择适当数量的能代表目标人群的样本，既可保证结果的可靠性，合理估算抽样误差，又可节约试验成本。影响诊断试验样本量的因素主要有：①显著性水平 α，α 值越小，样本量越大；②允许误差 δ，δ 越小，样本量越大；③灵敏度或特异度的估计值，接近50%时，样本量最大，越远离50%，样本量越小。

当灵敏度和特异度接近50%时，样本含量可用以下公式估计。

$$n = \frac{Z_\alpha^2 p(1-p)}{\delta^2}$$

式中 n 为所需样本量。Z_α 为正态分布中累积概率等于 $\alpha/2$ 时的 Z 值，一般取 $Z_{0.05/2}=1.96$ 或 $Z_{0.01/2}=2.58$。试验允许误差 δ 一般取 0.05～0.10。p 为待评价的诊断试验的灵敏度或特异度，通常用灵敏度估计病例组所需的样本量，特异度估计对照组所需的样本量。

例如，假设待评价的诊断试验灵敏度估计为75%，特异度为90%，取 $\alpha=0.05$，$\delta=0.05$，则病例组和对照组所需的样本量为：

$$n_1 = \frac{1.96^2 \times 0.75(1-0.75)}{0.05^2} \approx 288$$

$$n_2 = \frac{1.96^2 \times 0.90(1-0.90)}{0.05^2} \approx 144$$

评价该诊断试验病例组所需人数为288例，对照组为144例。实际应用中，如果考虑到可能的失访，每组可以适当再增加10%～20%的样本量。

当待评价的诊断试验的灵敏度或特异度≤20%或≥80%时，样本率的分布呈偏态分布，需要对率进行转换，用如下公式计算样本量。

$$n = \left[\frac{57.3 Z_\alpha}{\sin^{-1}\left(\delta / \sqrt{p(1-p)}\right)} \right]^2$$

上述是以病例对照设计为基础的计算方法，至于队列研究设计诊断试验的样本量计算，学术上尚无统一标准，可以通过病例对照设计的样本量，结合诊断试验的阳性率加以推算。

二、诊断试验评价

在一项诊断试验的资料收集完成后，需要对其真实性、可靠性、实用性以及效益进行评价。

【问题5】 采用哪些指标评价案例中诊断试验的真实性？

知识点

真实性

真实性（validity），又称效度或准确性（accuracy），指诊断试验所取得的结果与实际（真实）情况相符合的程度。评价指标主要有灵敏度、特异度、误诊率和漏诊率，也可用约登指数、似然比和诊断比值比等指标评价。

思路：各种诊断试验的资料可整理成表2-2形式，下面再结合案例数据（表2-1）计算各指标并描述其意义。

表2-2 诊断试验评价资料整理表

诊断试验	金标准		合计
	实际有病	实际无病	
阳性	a（真阳性）	b（假阳性）	$a+b$（R_1）
阴性	c（假阴性）	d（真阴性）	$c+d$（R_2）
合计	$a+c$（C_1）	$b+d$（C_2）	$a+b+c+d$（N）

1. 灵敏度（sensitivity） 在全部有病的人群中，一项诊断试验能正确诊断出阳性结果所占的比例。

$$灵敏度 = \frac{a}{a+c} \times 100\% = \frac{77}{77+27} \times 100\% = 74.0\%$$

由于诊断试验的研究对象一般情况下是总体中的一个样本，在计算灵敏度（包括之后的特异度、预测值、一致率等指标）为样本指标，因此需要对相应的总体指标进行区间估计。灵敏度区间估计的计算公式如下。

灵敏度标准误（S_{sen}）：

$$S_{sen} = \sqrt{ac/(a+c)^3} = \sqrt{77 \times 27/(77+27)^3} = 0.04$$

灵敏度95%置信区间：

$$sen \pm u_{a/2}S_{sen} = 74.00\% \pm 1.96 \times 0.04 = (66.16\%, 81.84\%)$$

漏诊率与灵敏度互补，为1−74.0%=26.0%，指诊断试验能将实际有病的人诊断为非患者的比率，故又称假阴性率（false negative rate）。

2. 特异度（specificity） 在全部没有患病的人群中，诊断试验能正确诊断出阴性结果所占的比例。

$$特异度 = \frac{d}{b+d} \times 100\% = \frac{306}{306+34} \times 100\% = 90.0\%$$

特异度标准误（S_{spe}）：

$$S_{spe} = \sqrt{bd/(b+d)^3} = \sqrt{306 \times 34/(306+34)^3} = 0.02$$

特异度95%置信区间：

$$spe \pm u_{a/2}S_{spe} = 90.00\% \pm 1.96 \times 0.02 = (86.08\%, 93.92\%)$$

误诊率与特异度互补，为1−90.0%=10.0%，指诊断试验将实际无病的人错误诊断为患者的比率，故称假阳性率（false positive rate）。

3. 约登指数（Youden index，γ） 又称正确指数，其范围介于0~1之间，表示诊断试验发现真正患者和非患者的总能力。指数越大，真实性越好。

$$约登指数 = (灵敏度 + 特异度) - 1 = 0.74 + 0.90 - 1 = 0.64$$

约登指数标准误（S_γ）：

$$S_\gamma = \sqrt{\frac{ac}{(a+c)^3} + \frac{bd}{(b+d)^3}} = \sqrt{\frac{77 \times 27}{(77+27)^3} + \frac{306 \times 34}{(306+34)^3}} = 0.05$$

约登指数95%置信区间：

$$\gamma \pm u_{a/2}S_\gamma = 0.64 \pm 1.96 \times 0.05 = (0.54, 0.74)$$

4. 似然比（likelihood ratio，LR） 指某一试验结果概率在有病者与无病者中的比值，可同时反映灵敏度和特异度的综合指标，不受患病率影响，比灵敏度和特异度更稳定。

阳性似然比（LR^+）：患病者阳性率（真阳性率）与不患病者阳性率（假阳性率）的比值。该比值越大，试验真实性越好。

$$LR^+ = \frac{a}{a+c} \div \frac{b}{b+d} = \frac{灵敏度}{1-特异度} = \frac{0.74}{1-0.90} = 7.40$$

阴性似然比（LR^-）：患病者阴性率（假阴性）与不患病者阴性率（真阴性率）的比值。此比值越大，试验真实性越差。

$$LR^- = \frac{c}{a+c} \div \frac{d}{b+d} = \frac{1-灵敏度}{特异度} = \frac{1-0.74}{0.90} = 0.29$$

5. 诊断比值比（diagnosis odd ratio，DOR） 指在患病者中诊断阳性与阴性的比值与未患病者中诊断阳性与阴性的比值之比，也是阳性似然比与阴性似然比之比。DOR数值大小也不受患病率的影响而较稳定，因此是诊断试验的重要评价指标之一。

$$DOR = \frac{LR^+}{LR^-} = \frac{ad}{bc} = \frac{7.40}{0.29} = 25.52$$

DOR的取值范围在0~∞，反映诊断试验的结果与疾病的联系程度。其值越大，表明诊断试验的效能越好；其值<1时，表示正常人比患者更有可能被诊断试验判为阳性；其值=1时，表示该诊断试验无法判别患者与非患者。DOR在诊断试验的荟萃分析（meta分析）中也是常用指标。

【问题6】　采用哪些指标评价诊断试验的可靠性?

知识点

可靠性

可靠性(reliability),又称信度或精确性(precision),是指相同条件下同一诊断试验对相同人群重复试验获得相同结果的稳定程度。当诊断试验测量数据是定性指标时,可用一致率以及 Kappa 值等指标评价;当诊断试验测量数据为定量指标时,可用变异系数和标准差来衡量。

思路:此处仅结合案例描述计数资料的评价指标。

一致率(agreement/consistency rate,AR):又称符合率或正确分类率(correct classification rate,CCR),指一项诊断试验正确诊断的患者数与非患者数之和占所有诊断人数的比率,又称初一致率或观察一致率。

如果是两次重复试验结果的一致率,反映的是该诊断方法的可靠性;但如果是一次诊断试验结果与金标准的一致率,实际上反映了该诊断方法的真实性。此处仍利用了上述案例中数据计算一致率。

$$观察一致率 = \frac{a+d}{N} \times 100\% = \frac{306+77}{444} \times 100\% = 86.26\%$$

观察一致率标准误:

$$s_{AR} = \sqrt{(a+d)(b+c)/N^3} = \sqrt{(77+306)(34+27)/444^3} = 0.02$$

观察一致率95%置信区间:

$$AR \pm u_{a/2}s_{AR} = 86.26\% \pm 1.96 \times 0.02 = (82.34\%, 90.18\%)$$

Kappa 值是用于衡量诊断试验一致性的另一指标,它考虑了机遇因素对一致性的影响,首先计算机遇一致率,据此可计算 Kappa 值。

$$机遇一致率 = \frac{R_1C_1/N + R_2C_2/N}{N} \times 100\% = \frac{(333 \times 340 + 111 \times 104) \div 444}{444} = 63.29\%$$

$$Kappa = \frac{观察一致率 - 机遇一致率}{100\% - 机遇一致率} = \frac{86.26\% - 63.29\%}{100\% - 63.29\%} = 62.57\%$$

Kappa 值考虑了机遇因素对一致性的影响。Kappa 值取值范围为 −1~+1,若为负数,说明观察一致率比机遇因素造成的一致率还小,−1 则说明判断完全不一致;若为 0,表示观察一致率完全由机遇所致;大于 0 时,表示观察的一致程度大于因机遇一致的程度,1 则表明两种判断完全一致。一般认为 Kappa 值在 0.4~0.75 范围内为中、高度一致,Kappa 值≥0.75 为具有极好的一致性,Kappa≤0.40 时,表明一致性差。

【问题7】　采用哪些指标评价本案例诊断试验的应用效益?

诊断试验是否切实可行,除了考虑其真实性、可靠性等因素外,还须考虑其应用效益,包括绩效和经济学评价。

1.绩效(performance)评价　诊断试验的绩效评价指标主要包括预测值和患病概率。

(1)预测值又称诊断价值,它表示试验结果的实际临床意义,从本质上说是评价真实性的指标。灵敏度和特异度是衡量诊断试验准确性的特征指标,是临床医生是否采纳该诊断试验的重要决策依据。一旦诊断试验的结果报告出来,临床医生需要判断有这种结果的人患病概率的大小。预测值是指在已知试验结果(阳性或阴性)的条件下,有无疾病的概率。阳性预测值(positive predictive value)是在试验阳性结果中真正有疾病的概率;阴性预测值(negative predictive value)是在试验阴性结果中真正无疾病的概率。

$$阳性预测值 = \frac{a}{a+b} \times 100\% = \frac{77}{77+34} \times 100\% = 69.37\%$$

阳性预测值标准误(S_{pv+}):

$$S_{pv+} = \sqrt{ab/(a+b)^3} = \sqrt{77 \times 34/(77+34)^3} = 0.04$$

阳性预测值95%置信区间:

$$pv + \pm u_{a/2}S_{pv+} = 69.37\% \pm 1.96 \times 0.04 = (61.53\%, 77.21\%)$$

$$阴性预测值 = \frac{d}{c+d} \times 100\% = \frac{306}{306+27} \times 100\% = 91.89\%$$

阴性预测值标准误（S_{pv-}）：

$$S_{pv-} = \sqrt{cd/(c+d)^3} = \sqrt{27 \times 306/(27+306)^3} = 0.01$$

阴性预测值 95% 置信区间：

$$pv - \pm u_{a/2} S_{pv-} = 91.89\% \pm 1.96 \times 0.01 = (89.93\%, 93.85\%)$$

阳性预测值越大，表明诊断阳性者患病的概率越高；阴性预测值越大，提示诊断阴性者不患该病的概率越高。预测值的大小会受到试验的灵敏度、特异度和受试对象人群患病率大小的影响。它们之间的关系可用如下公式表示：

$$阳性预测值 = \frac{患病率 \times 灵敏度}{患病率 \times 灵敏度 + (1-患病率)(1-特异度)}$$

$$阴性预测值 = \frac{(1-患病率) \times 特异度}{患病率 \times (1-灵敏度) + (1-患病率) \times 特异度}$$

因此，当患病率很低时，即使一个诊断试验的灵敏度和特异度均很高，仍会出现许多假阳性，阳性预测值降低，使其没有实际意义。临床医生在判断一张化验单的阳性或阴性结果的临床价值时，必须结合被检人群的患病率高低，才能作出正确的评价。

患病率与预测值的关系，可用图 2-1 表示。

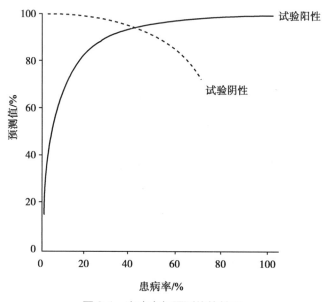

图 2-1　患病率与预测值的关系

（2）验前概率（pretest probability）和验后概率（posttest probability）：在未做诊断试验之前判断受试者患病的概率称为验前概率。验前概率的大小可以根据患者病史、体征等临床资料估计，也可以用该诊断试验待评估对象的患病率代替，即在该诊断试验中全部被金标准诊断的患者占受试对象总和的比例（率）。患病率的计算公式：

$$患病率 = \frac{a+c}{N} \times 100\% = \frac{77+27}{444} \times 100\% = 23.42\%$$

验后概率指诊断试验之后判断受试者患病的概率，可利用验前概率和相应诊断试验的阳性似然比计算获得，步骤如下：

验前比（pretest odds）＝验前概率/1-验前概率＝0.234 2/0.765 8＝0.31

验后比（posttest odds）＝验前比×阳性似然比＝0.31×7.4＝2.26

验后概率＝验后比/1+验后比＝2.26/3.26＝69.43%

此验后概率即是该试验的阳性预测值，表明如果钼靶 X 线检查阳性，被检查者患乳腺癌的概率由原来

23.42% 上升到 69.43%。

　　Fangan 等绘出了验前概率、似然比和验后概率的换算图（图 2-2），简化了换算过程，方便医生在临床工作中应用。例如，本例中，知道了验前概率和阳性似然比，用直尺连线验前概率 23.42%（左侧）与阳性似然比 7.4（中间），可以大致判断验后概率约为 70%（右侧）。

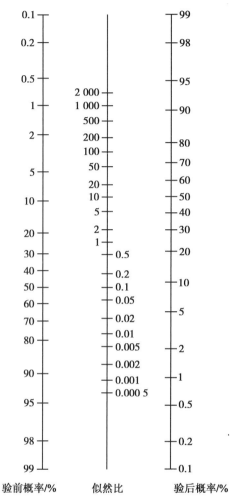

图 2-2　验前概率与似然比和验后概率的换算图

　　2. 经济学评价　诊断试验除了需要进行真实性和可靠性评价外，由于每种试验方法都要消耗一定的费用，因此也应该进行经济学评价（economic evaluation）。评价的方法包括成本效益分析（cost-benefit analysis，CBA）、成本效果分析（cost-effective analysis，CEA）和成本效用分析（cost-utility analysis，CUA），分别探讨成本（试验所花费的全部费用）与经济效益、社会效益和生活质量的相对比值。人群筛查试验较诊断试验更需要经济学评价。

　　【问题 8】　如何对两个独立诊断试验之间的差异性进行统计学推断？

　　判断两个独立诊断试验上述各指标的差异，需要应用假设检验的思想进行统计推断。

　　以约登指数（γ）为例，比较两个诊断试验约登指数（γ_1 和 γ_2）的差异，其统计推断参数 U 的计算公式如下：

$$U = \frac{\gamma_1 - \gamma_2}{s_{(\gamma_1 - \gamma_2)}}$$

其中，$S_{(\gamma_1 - \gamma_2)}$ 为两个独立诊断试验的合并标准误，计算公式如下：

$$S_{(\gamma_1 - \gamma_2)} = \sqrt{S_{\gamma_1}^2 + S_{\gamma_2}^2}$$

其他各指标两两比较的统计学推断可以此类推。

三、诊断试验截断值的确定

在本章案例中,研究者实际上根据钼靶 X 线片首先分为 4 个等级,级别越高,患乳腺癌的可能性越大,上述的数据是以中间作为界值的结果,即 1 级和 2 级判断为非乳腺癌,3 级和 4 级为乳腺癌。显然,界值不同,诊断试验的结果会随之改变。对于定量诊断指标,也可以根据不同情况规定不同的界值,从而获得各种诊断试验结果,如灵敏度和特异度的改变。这种关系可用图 2-3 表示。

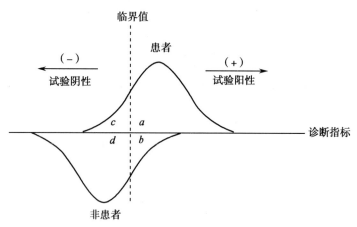

图 2-3　临界值对诊断试验结果影响示意图

【问题 9】　诊断截断值改变后,特异度与灵敏度会出现怎样的变化? 怎样确定截断值?

思路:当截断值向右移时,如把钼靶 X 线 3 级以上才定为乳腺癌阳性,则特异度提高,灵敏度降低;反之,把截断值左移,如钼靶 X 线 2 级就定为乳腺癌阳性,则灵敏度增大,特异度降低,出现大量假阳性结果。

截断值的确定有以下几种方法(适用于定量诊断指标):

1. 临床经验　截断值可以靠临床经验来确定(人类最原始用于诊断疾病的截断值通常是靠临床经验确定的)。随着各种新诊断指标的出现,截断值不得不借助下面的统计学方法来确定;尽管如此,各种诊断指标的界值也应根据患者具体病情进行酌情调整。

2. 常规统计学方法　采用两侧各 2.5% 或单侧 5% 为截断值。对正态分布的诊断指标,采用均数与标准差计算;对非正态分布或不确定分布类型的指标,采用百分位数法确定。

3. ROC 曲线法　ROC 曲线全称为受试者操作特征曲线(receiver operator characteristic curve, ROC curve),用以描述灵敏度和特异度的关系。在绘制 ROC 曲线图形时,依照连续分组测定的数据,分别计算灵敏度与特异度,以灵敏度为纵坐标,以"1- 特异度"为横坐标,将给出的各点连接成线,即为 ROC 曲线。选择曲线上最靠近左上角的截断值作为诊断标准,诊断试验的灵敏度和特异度均较好,而误诊率和漏诊率最小,如图 2-4。

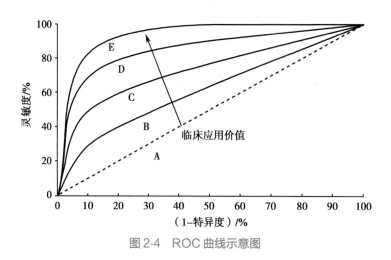

图 2-4　ROC 曲线示意图

【问题10】　怎样利用并联与串联试验提高灵敏度和特异度？

仍利用本章开头案例，研究者在钼靶X线检查基础上，部分患者同时进行了针吸细胞学检查。他们认为，尽管乳房钼靶X线检查是乳腺癌早期诊断的重要手段，对于恶性肿瘤引起的钙化具有很强的检出能力，但对于无钙化的肿块型和结构紊乱型乳腺癌的诊断则存在漏诊的可能。当时，针吸细胞学已被认为是早期发现乳腺癌的有效方法之一，其操作简便，定位准确，可多方向和多部位针吸取材，诊断准确率较高；但因为其对穿刺和制片等技术要求高从而容易导致假阴性出现，所以也存有一定的局限性。以上两种方法各有不足，都不可避免地存在漏诊、误诊现象。两者联合应用可以相互弥补缺陷，从而提高诊断试验的真实性。表2-3是对189例患者进行针吸细胞学检查和乳腺组织活检的病理学检查对比的具体结果，可获得其灵敏度和特异度分别为63.5%（33/52）和99.3%（136/137）。

表2-3　189例患者进行针吸细胞学与病理组织学检查结果对比　　　　　　　　　　单位：例

针吸细胞学	病理组织学检查		合计
	恶性	良性	
恶性	33	1	34
良性	19	136	155
合计	52	137	189

把针吸细胞学和钼靶X线检查结合进行并联和串联试验，结果如下。

1. 并联试验（parallel test）　又称平行试验，只要有一项试验指标阳性即诊断为阳性。其优点是可以提高灵敏度，降低漏诊率；但同时降低了特异度，增加了误诊概率。在临床工作中，当医生需要迅速对疾病作出诊断、漏掉一个患者后果严重、进一步诊断花费昂贵或目前尚缺乏灵敏度高的试验时，可采取并联试验。

并联试验后灵敏度和特异度的计算，既可以用实际频数资料获得，也可以利用两种试验（以A和B代表）各自的灵敏度和特异度通过下述公式计算获得。

$$联合灵敏度（并联）=A灵敏度+[（1-A灵敏度）\times B灵敏度]$$
$$=74.0\%+[（1-74.0\%）\times 63.5\%]$$
$$=90.5\%$$
$$联合特异度（并联）=A特异度\times B特异度$$
$$=90.0\%\times 99.3\%$$
$$=89.4\%$$

2. 串联试验（serial test）　又称系列试验，有一项试验指标阴性即诊断为阴性，全部阳性才能判为阳性。其优点是特异度增高，误诊率降低；缺点是灵敏度降低，漏诊率增高。该方法主要用于慢性病的诊断，当误诊能造成严重后果时，应该用串联试验。若诊断方法价格昂贵或有危险性，建议先用简便、安全的试验，提示可能患病时，再进一步进行价格昂贵的试验。

串联试验后灵敏度和特异度的计算，也既可以用实际频数资料获得，或利用两种试验（以A和B代表）各自的灵敏度和特异度通过下述公式计算获得。

$$联合灵敏度（串联）=A灵敏\times B灵敏$$
$$=74.0\%\times 63.5\%$$
$$=47.0\%$$
$$联合特异度（串联）=A特异度+[（1-A特异度）\times B特异度]$$
$$=90.0\%+[（1-90.0\%）\times 99.3]$$
$$=99.3\%$$

【问题11】　怎样综合比较不同截断值或联合试验后诊断方法的优劣？

思路：截断值改变或进行联合试验后，灵敏度和特异度均会改变，但两者的改变方向总是相反，所以评价比较其绩效优劣不能凭单一指标，而应同时考虑。一种方法是从灵敏度与特异度之和来判断，较大者可被认为较优,如乳房钼靶 X 线和针吸细胞学并联试验时其诊断效果最好。另一种方法是采用 ROC 曲线下的面积大小进行判断。最理想的诊断试验对应的 ROC 曲线下面积大小应该接近 1,如图 2-4 的曲线 E。可利用这种 ROC 曲线特性对两种以上的诊断试验(针对同一疾病的诊断)的性质进行比较和评价,图 2-4 中曲线 A 到曲线 E 的应用价值逐渐增加。一般认为,如 ROC 曲线下面积达 0.7,则认为其是一种有价值的诊断方法。

ROC 曲线的主要优点包括方法简单和直观,可通过图形观察分析诊断试验的临床准确性,也可准确反映灵敏度和特异度的关系,且不受群体患病率的影响;缺陷是其曲线图上显示的不是真正的判断值。在实际工作中,仍应结合某病漏诊或误诊的后果严重程度决定截断值和联合试验的方法。如果被诊断的疾病预后差,但目前又有可靠的治疗方法,则可将截断值左移,或采用并联试验,以提高灵敏度,减少漏诊患者;如果被诊断的疾病预后较好,且现有的诊断方法不理想,或假阳性进行进一步诊断的费用太高,则可将截断值右移,或采用串联试验,以提高特异度,减少误诊患者。

四、诊断试验的偏倚

【问题 12】　指出以上案例中诊断试验可能存在哪些偏倚?并归纳诊断试验评价中偏倚类型。

思路:诊断试验的目的在于评价诊断试验结果和金标准的一致程度。在这个过程中,如研究设计、研究对象选择、金标准选择及其判断等环节,都会产生偏倚,进而影响诊断试验的应用价值。下面结合本章案例,介绍诊断试验可能出现的主要偏倚。

1. 疾病谱偏倚(spectrum bias)　诊断试验的研究对象应具有代表性,病例应包括该疾病的所有自然呈现的各种疾病类型,对照组应选自确诊无该病的病例,不仅包括正常人群,更应包括与该疾病易混淆的病例。

通过前瞻性研究设计,可以获得"自然呈现"的各种疾病类型,对照组也更具可比性,如本章案例中研究者追踪了所有钼靶 X 线检查异常就诊者,直至获得病理组织学检查结果,从而包括了几乎所有的自然呈现的乳腺癌类型,对照大多是与乳腺癌容易混淆的良性乳腺病。许多研究者采用回顾性的病例对照研究方法进行诊断试验,特别强调病例组应包括各种临床期别(早、中、晚)、临床类型(轻、中、重)及典型和不典型的病例。显然,这种要求的病例不一定是"自然呈现"的疾病谱;进行疾病诊断与鉴别诊断时,大多数患者处于疾病的早期状态。因此,在以病例对照方法进行诊断试验时,较佳的病例应该是医院连续收集的新发病例,这样可使病例的疾病谱接近"自然呈现"状态。

疾病谱偏倚是一种选择性偏倚(selection bias),采用病例对照研究时容易出现。这种偏倚往往高估诊断试验的效果,因为这种设计会趋向于选择较典型的病例和不容易混淆的对照,使灵敏度和特异度虚高。

2. 病情检查偏倚(work-up bias)　如果研究者将诊断试验结果阳性者都做金标准试验,而阴性者只抽一部分去做金标准试验,从而使试验结果产生偏倚,又称"部分确认性偏倚(partial verification bias)",这在前瞻性研究中容易出现。在本章案例中,并不是所有进行乳房钼靶 X 线检查者随后都进行了病理组织学检查,即部分诊断试验阴性者没有做金标准试验。理论上,这种偏倚的后果将会导致敏感性偏高,而特异性偏低。减少此种病情检查偏倚的有效方法,是让全部受试对象同时接受诊断试验和金标准诊断,但现实中难以做到。由于此案例中有大量良性乳腺病作为对照,同时也是需要与乳腺癌鉴别的疾病,故对诊断试验结果影响有限。

3. 参考试验偏倚(reference test bias)　又称金标准偏倚。由于诊断试验的各项评价指标都是试验结果与金标准结果比较之后得出,如金标准选择不妥,就会造成错误分类,进而影响诊断试验的准确性。有两种情况会出现参考试验偏倚:

(1)金标准与所评价的诊断试验不独立:如选用欲评价的诊断试验方法与另一诊断方法联合检测结果为"金标准",其"金标准"结果必然不独立于所评价的诊断试验本身,易使其敏感度和特异度较真实值偏高,此时又称合并偏倚(incorporation bias)。

(2)多重参照偏倚(differential verification bias):当金标准是一组试验方法时,纳入样本病例并非每一个都接受这组金标准,而是仅接受其中一种或几种金标准证实,或这部分样本病例是由这种金标准证实,而另一部分病例是由另一种金标准证实,这时就会出现多重参照偏倚。

4. 评价偏倚（review bias）　诊断试验的金标准或临床诊断结果的客观性是相对的。如果是病例对照研究设计，先有金标准结果，后进行诊断试验，由知情者判定结果，可能导致敏感度和特异度报道值高于真实值，故此类偏倚又称错误分类偏倚，克服此类偏倚的有效办法是采用盲法判定诊断试验结果。对于队列研究设计，先进行诊断试验，往往要求金标准试验结果出来之前即确定诊断试验结果，而后进行金标试验；金标准的判定有严格标准，特别像肿瘤等的病理检查不容易受诊断试验结果的影响，所以前瞻性设计时此类偏倚少见。尽管如此，队列研究设计时也应尽量采用盲法。

5. 疾病进展偏倚（disease progression bias）　于同一时间（或较短时间内）在同一名患者身上进行待评价试验和执行金标准试验并得出结论是最理想的。若诊断试验与金标准试验需要间隔较长时间进行，就可能出现因疾病自愈、干预治疗、进展至更严重阶段或是新疾病的出现导致同一个体疾病真实状态在两个时间点不一致，从而导致的诊断试验结果偏差称疾病进展偏倚。

五、知识拓展与问题延伸

诊断试验结果受诸多因素影响，如研究设计、对象选择、数据收集、待评价诊断方法检测和数据分析等环节的缺陷，导致诊断试验结果系统地偏离真实情况，从而造成偏倚，使尚不成熟的诊断方法用于临床，误导临床医生。因此，对每一项诊断试验结果均需审慎对待；完整和准确的研究报告是检视诊断试验结果是否存在潜在偏倚的必要前提，同时也可提高诊断试验设计、实施和数据分析质量。诊断准确性研究报告标准（standards for reporting of diagnostic accuracy，STARD）是目前权威的诊断试验准确性研究报告模板，在2000 年由相关领域专家提出，2015 年 10 月发布了更新版本，包括一个反映研究设计的流程图（图 2-5）和30 项条目组成的清单（表 2-4）。关于 STARD 更具体详细的解释和介绍可以参阅相关参考文献和 STARD网站。

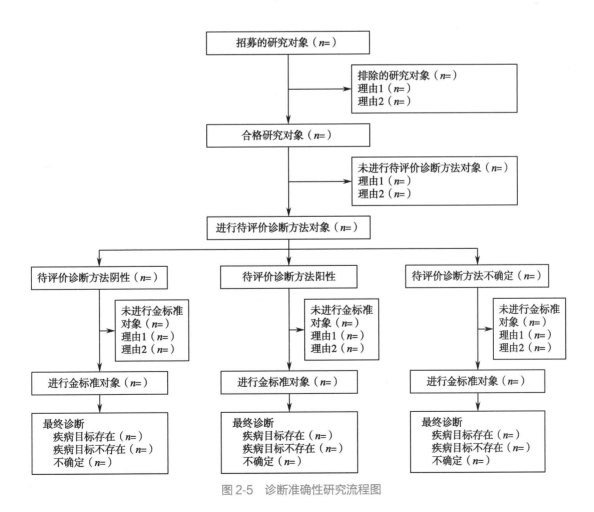

图 2-5　诊断准确性研究流程图

表2-4　STARD 2015年版本清单

章节与主题	序号	条目
标题或摘要	1	标题或摘要中描述出至少一种诊断准确性研究的计算方法（如灵敏度、特异度、预测值、AUC）
摘要	2	包括研究设计、方法、结果和结论在内的结构化摘要（具体指导参见STARD摘要）
引言	3	科学和临床背景，包括待评价诊断方法的预期用途和作用
	4	研究目的和假设
方法		
研究设计	5	先进行待评价方法诊断（前瞻性队列研究）还是金标准诊断（病例对照研究）
研究对象	6	入选排除标准
	7	如何识别潜在的合格研究对象（症状、之前的检查结果、注册登记数据库）
	8	何时、何地入选潜在的合格研究对象（机构、场所和日期）
	9	研究对象是否连续和随机入组还是选取方便样本
试验方法	10a	充分描述待评价诊断方法的细节，使其具备可重复性
	10b	充分描述参考标准的细节，使其具备可重复性
	11	选择金标准的原理（如果存在其他备选金标准）
	12a	描述待评价诊断方法最佳截断值或结果分类的定义和原理，截断值是预先设定还是探索性
	12b	描述金标准最佳截断值或结果分类的定义和原理，截断值是预先设定还是探索性
	13a	待评价诊断方法的检测人员或读取结果人员是否知晓研究对象的临床资料和金标准结果
	13b	金标准的评估者是否知晓研究对象的临床资料和待评价诊断方法结果
分析	14	用于评估诊断准确性的计算或比较方法
	15	如何处理待评价诊断方法或金标准的不确定结果
	16	待评价诊断方法或金标准中缺失数据的处理方法
	17	任何关于诊断准确性变异的分析，区分是预先设定的还是探索性的
	18	预期样本量及其计算方式
结果		
研究对象	19	使用流程图报告研究对象的入选和诊断流程
	20	报告研究对象的基线人口学信息和临床特征
	21a	报告纳入的研究对象的疾病严重程度分布
	21b	报告未纳入的研究对象的疾病严重程度分布
	22	报告实施待评价诊断方法和金标准的时间间隔，以及期间采取的任何临床干预措施
试验结果	23	比照参考标准的结果，使用四格表来展示待评价诊断方法的检测结果（或分布）
	24	报告诊断准确性的估计结果及其精度（如95%置信区间）
	25	报告实施待评价诊断方法或参考标准期间出现的任何不良事件
讨论	26	研究的局限性，包括潜在的偏倚来源，统计的不确定性及外推性
	27	实际意义，包括待评价诊断方法的预期用途和临床作用
其他信息	28	研究注册号及注册名称
	29	能够获取完整研究方案的地址
	30	研究经费和其他支持的来源；经费赞助者的角色

注：AUC为曲线下面积，STARD为诊断准确性研究报告标准。

六、小　　结

诊断试验不仅是临床科研人员研究的内容，也是所有临床医学工作者必须熟练掌握的知识；面对一项诊断结果,必须以诊断试验思路考虑其真实性、可靠性及其应用价值,以便进一步正确诊断、治疗和管理患者。诊断试验的相关内容总结见图2-6。

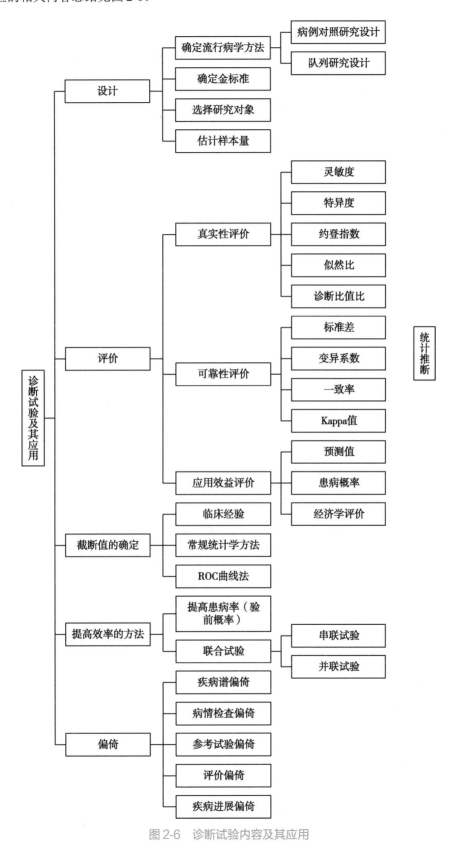

图2-6　诊断试验内容及其应用

（任泽舫）

推荐阅读文献

[1] 彭晓霞,冯福民. 临床流行病学. 北京:北京大学医学出版社,2013.

[2] 朱一丹,李会娟,武阳丰. 诊断准确性研究报告规范(STARD)2015介绍与解读. 中国循证医学杂志,2016,16(6):730-735.

[3] BOSSUYT PM, REITSMA JB, BRUNS DE, et al. STARD 2015: an updated list of essential items for reporting diagnostic accuracy studies. Radiology,2015,277(3):826-832.

[4] FAGAN TJ. Nomogram for Bayes's theorem. N Eng J Med,1975,293(5):257.

[5] GORDIS L. Epidemiology. 5th ed. Philadelphia:Elsevier Saunders,2014.

[6] HANSELL DM, COOKE JC, PARSONS CA. The accuracy of mammography alone and in combination with clinical examination and cytology in the detection of breast cancer. Clin Radiol,1988,39(2):150-153.

[7] LIJMER JG, MOL BW, HEISTERKAMP S, et al. Empirical evidence of design-related bias in studies of diagnostic tests. JAMA,1999,282(11):1061-1066.

[8] WHITING P, RUTJES AWS, REITSMA JB, et al. The development of QUADAS: a tool for the quality assessment of studies of diagnostic accuracy included in systematic reviews. BMC Med Res Methodol,2003,3:25.

第三章　疾病预后分析与临床试验

一、疾病预后分析

当疾病确诊后，患者及其家属急切地关注该病是否有危险，能否治愈，复发的可能性有多大，是否有后遗症，如有后遗症是否影响生活质量，如不能治愈还能存活多长时间，哪些因素影响存活时间等。为正确回答患者及家属关心的问题，临床医生需要对疾病的未来发展过程和结局（痊愈、复发、恶化、伤残或死亡等）作出事先估计。临床医生要回答上述问题，单靠日常的诊疗经验是不够的，还要以较大的患者群体作为研究对象，探索疾病的预后情况及其影响因素。

疾病预后分析具有重要的临床意义，包括：

（1）了解疾病的发展趋势和后果，帮助临床医生作出正确的治疗决策。

（2）了解影响疾病预后的相关因素，通过干预相关因素，改变疾病的结局。

（3）通过预后研究来正确地评价某种治疗方法或试验药物的效果和安全性。

预后分析设计关键点

（1）在临床诊疗实践中提出研究问题，明确研究目的。

（2）选择有代表性的研究人群，这是研究结论外推的关键。

（3）根据研究目的和疾病特点选择客观、特异、有明确判定标准的预后评价指标。

（4）随访观察足够长的时间，保证足够多的研究对象出现预期的终点事件。

（5）采取多种措施减少失访率，保证研究结果的真实性和可靠性。

（6）根据研究目的和研究资料的特点，选择合适的数据分析方法。

（7）在研究设计、实施和资料分析各个环节，采取多种措施减少潜在偏倚的影响。

预后研究的设计
原则（微课）

（一）疾病预后分析的策略

在疾病发展过程中，各种临床诊疗措施可以改变疾病的预后。临床医生若能根据疾病预后分析的结果，提前预估相关因素对疾病结局的影响，给予合适的干预和治疗措施，将极大改善患者的预后和生存质量。本部分以胃癌为例介绍疾病预后分析的总体思路。

吕某，男，60岁。因"上腹部胀痛3个月，加重2周"入院。患者自述3个月前无明显诱因出现上腹胀痛，伴恶心呕吐，反酸、嗳气，未予以系统治疗。近2周上述症状明显加重，食欲欠佳，体重减轻2kg。入院后，胃CT二期增强扫描＋多平面重组影像检查显示：胃体后壁占位性病变，伴胃小弯多发淋巴结肿大。胃镜检查见胃体后壁3cm×4cm大小溃疡型肿物，病理活检结果为低分化腺癌。正电子发射计算机断层显像（positron emission tomography/computed tomography, PET/CT）检查未发现其他部位有转移病灶。结合患者临床表现和辅助检查结果诊断为胃癌。确定诊断后，患者和家属迫切需要了解的是：胃癌目前有什么治疗方法？患者适宜何种治疗方法？如果接受手术治疗，术后是否需要化疗和放疗？术后胃癌会不会复发？多长时间后会复发？患者还能存活多长时间？以上问题，都涉及胃癌的预后问题。要回答这些问题，需要以较大的胃癌患者群体为观察对象，研究胃癌的预后及其影响因素。

【问题1】 临床医生选择治疗方法的依据?

思路:临床医生一般会依据各种疾病的临床实践指南或诊疗规范选择治疗方法。这些诊疗指南都是建立在国内外多项大型预后研究证据的基础上,由来自专业团队、各学科的专家和主要相关团体的代表,经过系统评价后共同制订的。根据国家卫生健康委员会公布的《胃癌诊疗规范(2018年版)》,本例患者的影像和内镜检查显示,肿块局限,未包绕大血管和神经,有明确病理诊断(低分化腺癌),PET/CT检查回报无远处转移。根据诊断与治疗流程图(图3-1),胃癌诊断明确,可完全切除,因此选择以手术治疗为主的综合治疗手段。与家属沟通后决定先进行胃癌根治性切除手术,术后给予化疗。术后病理回报为低分化管状腺癌,临床分期为$T_3N_1M_0$期。

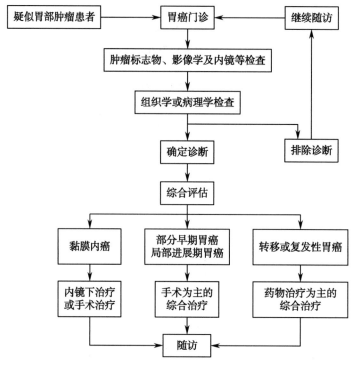

图3-1　胃癌的诊断与治疗流程

知识点

临床实践指南

临床实践指南(clinical practice guideline,CPG)能帮助临床医生将预后研究证据转化为最好的临床实践。目前我国在积极制订和推广临床实践指南,以临床指南为依据规范当前的医疗卫生服务。遵循高质量的诊疗指南可以降低临床实践的不一致性,减少不同医疗机构之间和不同临床医生之间的医疗水平差异,避免不必要的诊断试验,防止采用无效甚至有害的治疗手段,使患者得到经济有效的治疗。

【问题2】 对包括胃癌在内的恶性肿瘤进行预后评价时经常使用的指标是什么?

思路1:以率的指标进行评价。

率指的是某段时间内,出现某种结局的患者占全部患者的比例。常用的指标有治愈率、缓解率、病死率、生存率、复发率和致残率等。治愈率和病死率常用于病程较短,短期即可治愈或发生死亡的疾病。缓解率、生存率、复发率和致残率常用于病程长而又不易治愈的疾病。

率的指标计算时,可以计算累积率,也可以计算人时率(person-time rate)。累积率是以研究开始时纳入的全部对象作为分母,新出现某种结局的对象作为分子计算的率,如5年累积复发率。如果研究观察时间较长,研究对象不断增减,此时可以人时作为分母计算人时率。人时等于随访人数乘以随访时间,人时的单位可以是人年、人月等。如对100人随访观察了3年,为100×3=300人年,例如某研究发现某地区成年幽门螺杆菌感染者中萎缩性胃炎的发生率为100/10万人年。胃癌是病程较长的致死性疾病,如果观察治疗措施

（化疗或手术）的短期效果，可以采用缓解率、复发率作为评价指标。如果观察术后患者的长期生存情况，可采用 3 年生存率、5 年生存率等指标。需要注意的是，率的指标仅能提供疾病在某个时点的预后信息，不能反映疾病整个预后过程。

思路 2：以时间事件（time-to-event）指标进行评价。

病程较长的致死性疾病，如果都是 5 年内死于该病，则 5 年生存率指标相同，但是，患者 1 年内死亡和 4 年后死亡的临床意义截然不同。此时宜选用将结局和结局时间结合起来的指标，即生存时间也应作为预后的评价指标。研究者不仅需要记录患者疾病的结局，还需记录从开始到结局发生所经历的时间，即生存时间。生存时间是连续变量，但一般呈偏态分布，还常有截尾数据，因此一般计算中位生存时间。文献中的各种生存时间一般是中位生存时间，如中位总生存期、中位无进展生存期等。恶性肿瘤术后的远期效果评价常选用中位总生存期作为评价指标。

> 知识点
>
> ### 预后
>
> 预后（prognosis），指疾病发生后未来的发展过程和结局情况。疾病的预后既包括未采取任何干预措施时疾病的自然史，也包括采取干预措施后的结局情况。预后研究就是估计疾病各种结局发生的概率及其影响因素的研究。

> 知识点
>
> ### 总生存期
>
> 总生存期（overall survival, OS），从确定诊断开始至因任何原因引起死亡的时间。OS 是肿瘤预后研究，尤其是不同治疗方案比较时最常用的指标之一。

> 知识点
>
> ### 无进展生存期
>
> 无进展生存期（progression free survival, PFS），从确认诊断开始至出现肿瘤进展或死亡的时间。PFS 反映了肿瘤的增长，因此无须等到出现死亡事件，随访时间会大大缩短。在肿瘤的预后研究中，可考虑作为总生存期（OS）的替代指标。

【问题 3】 哪种研究方法最适用于恶性肿瘤的预后研究？

思路：虽然多种研究设计可以应用于肿瘤预后研究，如描述性研究、病例对照研究、队列研究、试验性研究等，可以根据研究目的采取不同的研究设计方案。在预后研究中常选择的研究方法是队列研究，包括回顾性队列研究和前瞻性队列研究。

回顾性队列研究和前瞻性队列研究的主要区别在于研究对象进入队列的时间不同。如果参加胃癌研究的对象在过去某段时间已经登记进入队列，现在已经出现各种结局，则可以采用回顾性队列研究。例如在 2019 年 1 月时，研究某医院 2008 年 1 月 1 日至 12 月 31 日之间被诊断为胃癌的患者的 10 年生存情况及其预测因素，可以采用回顾性队列研究。此方法要求被研究对象具有完整的、准确的、可供使用的暴露信息，相关生物标本及结局信息的记录。

如果是前瞻性队列研究，则从现在开始，招募新诊断的胃癌患者进入队列并留存相关的研究信息，之后对患者进行连续的随访观察，以追踪其结局发生的情况。如在 2019 年 1 月时计划研究 2019 年 1 月 1 日至 12 月 31 日期间被诊断为胃癌的患者的 5 年生存情况，采用的方法为前瞻性队列研究。比较而言，回顾性队列研究省时省力，出结果快，但研究的因素受当时诊疗记录的限制，且易受多种偏倚的影响。前瞻性队列研究费时费力,研究费用较高,但研究者可以控制研究收集的暴露因素、资料收集方法等,偏倚较少,因而研究的因果论证强度较强。

知识点

队列研究

队列研究(cohort study),将一个范围明确的人群按是否暴露于某因素或其暴露的程度分为不同的亚组,随访跟踪其各自的结局,比较不同亚组之间结局的差异,从而判定暴露因素与结局之间有无关联及关联大小的一种观察性研究方法。

(二)预后研究的实施

【问题 4】　预后研究中,哪些研究要素必须获取?

思路:在预后研究中,研究者关注的焦点是患者是否发生某种临床结局,从观察开始到发生结局的时间长短,以及什么因素影响患者的预后。因此在进行预后研究时,必须收集并记录相关暴露因素、终点事件和生存时间等相关信息。

知识点

暴露因素

暴露因素(exposure factor),是指能影响疾病结局的因素。影响预后的因素复杂多样,包括疾病本身特点,患者的病情,医疗水平,患者的社会、家庭因素及治疗依从性等,需要根据研究目的、具体疾病和目标人群的特点等选择具体的暴露因素。例如在关注胃癌手术患者的预后研究中,暴露因素包括:患者的年龄、性别等人口学特征;胃癌的病理和病情特征,如病理组织学类型、分化程度、TNM 分期;手术治疗情况及术后的辅助治疗;患者自身的经济、家庭、心理因素等。需要注意的是,某些因素在随访过程中可能会发生变化,这些因素的变化情况也需要记录。

知识点

终点事件

终点事件(end point),就是预后研究中随访观察的结局。需结合研究目的和疾病特点,选择客观、特异、有明确认定标准的指标。如果关注胃癌术后的生存,则死亡是随访的终点事件。如果关注胃癌术后复发,则复发就是研究的终点事件,此时需明确规定复发的判定标准。

知识点

生存时间

生存时间(survival time),泛指从"随访始点"开始到"终点事件"所经历的时间。随访始点是研究对象开始随访的时间,可以是疾病诊断日期、手术日期、随机化分组日期等。不同的始点对应的研究对象状况差异较大,故在研究设计时,必须明确规定随访的始点及认定标准。在胃癌术后的预后研究中,可将胃癌手术治疗的日期为预后研究的始点。如果将死亡作为随访的终点,则生存时间是手术治疗日期与死亡日期之间的时间。如果随访的终点是胃癌复发,生存时间则是手术治疗与复发确诊日期之间的时间。如果无法获知研究对象结局发生的时间,如研究对象中途退出研究,此时的生存时间是"随访始点"至最后一次确定研究对象尚"存活"之间的时间,但这个生存数据是截尾数据。

知识点

截尾数据

截尾数据（censored data），又称不完全数据，指在随访过程中，由于某种原因未能观察到研究对象的终点事件，因而无法获知这些对象准确的生存时间，这部分数据就称为截尾数据。多种原因可导致截尾数据的产生，常见的原因有研究对象中途退出研究，死于其他疾病或观察结束时仍存活等。截尾数据虽然提供的信息不完全，但是也不能随意丢弃，生存分析方法可以处理含有截尾值的数据。

【问题5】 如何收集、保存和管理相关临床研究信息？

思路：临床研究资料的收集、保存和整理工作贯穿整个研究过程，工作内容繁杂，需要研究者投入大量的时间和精力。实施过程中需掌控关键环节才能高质量地完成预后研究。胃癌术后的预后研究方案中，研究设计时，首先设计病例报告表，用来记录研究对象的性别、年龄、联系方式等一般人口学资料，疾病诊断和治疗等相关信息。研究对象纳入后，定期对患者进行电话随访和临床随访，随访内容包括患者术后的治疗情况和疾病进展情况。若患者有复发或转移发生，记录复发或转移的部位及时间。若患者死亡，记录死亡时间及可能的死亡原因。研究过程中，将所有的资料信息填写在纸质的病例报告表中。核查患者的病例报告表无误后，将表中信息录入到专门的数据管理软件中。

知识点

病例报告表

病例报告表（case report form，CRF）是临床研究中收集资料的工具，研究方案设计时，确定研究收集的资料信息，并将资料信息设计成表的形式，即 CRF。CRF 用于记录每一名研究对象在整个研究过程中的所有数据，包括需要研究对象自行填写的调查问卷。CRF 的内容包括：研究对象纳入时收集的各种基线信息；随访过程中收集的辅助治疗、疾病变化情况和预后等所有信息。常对各种指标进行赋值处理，便于后续的电脑录入和统计分析。

知识点

随访

随访（follow-up）是持续收集患者疾病预后信息的方法。随访有多种方法，可以采用上门调查、电话回访、信件回访、门诊复查、查阅病历甚至查阅死亡登记系统等方法。一般根据研究的疾病、结局指标特点以及经费预算等选择适宜的随访方法、随访间隔和随访总时间。随访工作是预后研究的关键环节，失访率最好控制在 10% 以内，如失访率大于 20%，将会影响研究结果的真实性。

知识点

数据库

数据库（database）是按照一定的数据结构来组织，存储和管理数据的"仓库"。虽然可以用 Excel 建立电子表格来录入管理数据，但临床研究中推荐使用专门的数据库软件来录入管理数据，常用的有 Epidata、Epi Info 等。研究者可以利用这些软件建立数据录入界面，提高录入的简便性和准确性；制订简单的逻辑核查和纠错，核对二次录入数据等。数据库管理软件适合长时间数据管理的需要，同时可以方便地将数据导出到统计软件中进行统计分析。

（三）预后评估的分析方法

【问题6】 如何利用收集到的相关临床信息进行预后评估?

思路1:如果只关注术后一段时间内结局发生的情况,如术后1年复发率或生存率指标的比较,可以采用卡方检验和Logistic回归等筛选相关的因素。例如采用卡方检验比较不同性别的胃癌患者术后1年生存率是否有差异,从而判断性别是否与胃癌预后相关。Logistic回归不仅可以从统计学上判断研究因素是否与预后相关,还可通过多因素分析的方法在控制其他因素的影响下,评估关注的研究因素与预后关联性的大小。

思路2:某些疾病的时点生存率虽然相同,但其预后的过程却相差很大。预后研究不仅关注结局的有无,还关注结局发生的时间,因此,预后研究中最常用的分析方法是生存分析。生存分析将结局指标和生存时间结合在一起,同时可以充分利用截尾数据,更加准确地评价预后和比较影响因素不同水平间预后的差异。生存分析时,常选用 Kaplan-Meier 法或寿命表法绘制生存曲线,估计时点生存率,计算中位生存时间(图 3-2);Log-rank 检验比较两组或多组的生存曲线,Cox 比例风险模型进行预后的多因素分析。

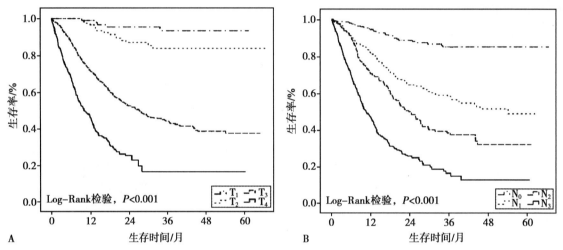

图3-2　1 312例胃癌患者术后总生存期的 Kaplan-Meier 生存曲线
A. 不同 T 分期患者的总生存期曲线;B. 不同 N 分期患者的总生存期曲线。

知识点

Kaplan-Meier 生存曲线

Kaplan-Meier 生存曲线是以时间为横坐标,生存率为纵坐标,表示时间与生存关系的函数曲线。在曲线上可以一目了然地估计出各组在同一时间对应的生存率,或者同一生存率所对应的生存时间。从图 3-2 可以看出不同 T 分期(或 N 分期)的患者术后生存差别较大。T_1 和 T_2 期患者术后1年生存率在 95% 以上,T_3 期患者约 70%,T_4 期患者不足 50%。在中位生存时间上,T_4 期患者是 9.9 个月,T_3 期27.1 个月,T_2 和 T_1 期患者观察结束时死亡率未超过 50%,中位生存时间无法估计,但肯定大于总观察期 60 个月。Log-rank 检验的 P 值 <0.001,说明 T 分期(或 N 分期)是胃癌患者术后长期生存的重要预测因素。

【问题7】 预后研究中对于影响因素进行评估时使用哪些指标?其临床意义?

思路:在预后研究中常见的评估指标有相对危险度(relative risk, RR)和风险比(hazards ratio, HR)。RR是暴露组与非暴露组某种结局的发生率之比,反映了暴露因素与结局发生关联性大小的指标。HR 是应用Cox 比例风险模型进行生存分析时,计算的暴露组与非暴露组风险函数之比,是相对危险度 RR 的另一种表达形式。此风险比应不随研究时间的变化而变化,符合比例风险假定。

如果 $RR=1$，暴露组和非暴露组发生结局的风险相同，说明暴露因素与结局无关。$RR>1$，暴露组结局发生的风险大于对照组，说明暴露因素是结局的危险因素。$RR<1$，暴露组结局发生的风险小于对照组，说明暴露因素是结局的保护因素。RR 越远离 1，暴露与结局的统计学关联性越大。

如在某研究幽门螺杆菌感染与胃癌关系的队列研究发现 RR 是 3.6，表示有幽门螺杆菌感染的人患胃癌的风险是未感染者的 3.6 倍。需要注意的是，在报告 RR 或 HR 的同时，还要给出 RR 或 HR 的 95% 置信区间（confidence interval，CI）。例如在图 3-2 的数据中，与 T_1 期相比，T_2 期患者 HR 为 2.8（95% CI：1.1～7.6），T_3 期 HR 为 14.8（95%CI：6.1～35.9），T_4 期 HR 为 35.6（95%CI：14.6～86.7）。这些数据表示的意义是，T_2 期的胃癌患者术后早死的风险是 T_1 期的 2.8 倍，T_3 期是 T_1 期的 14.8 倍，T_4 期是 T_1 期的 35.6 倍。由此结果可以看出，手术时 T 分期越高，早期死亡的风险越大，说明胃癌早诊早治对于提高患者的生存期有重要意义。

（四）疾病的预后评估在临床工作中的意义

在临床上接受同一种治疗措施的患者，治疗反应和疾病的结局却不尽相同。疾病的结局不仅与干预因素有关，还受宿主因素、环境因素等的影响。通过疾病预后分析，可以充分了解相关影响因素，帮助患者选择合适的治疗方法，以提高临床诊疗水平。本章节以丙型肝炎抗病毒治疗反应的系统综述为例，介绍如何参考预后研究的结果进行临床诊疗路径的选择。

丙型肝炎病毒（hepatitis C virus，HCV）慢性感染可导致肝硬化和肝癌，因此，HCV 慢性感染者需积极抗病毒治疗。在直接抗病毒药物（DAA）广泛应用前，临床常用的治疗方案是聚乙二醇干扰素（PegIFN）和利巴韦林（RBV）联合应用治疗 24 周或 48 周。如果患者血清 HCV RNA 在治疗结束后 24 周阴性，则为持续病毒学应答（sustained virological response，SVR），认为治疗成功。但是，并非所有接受 PegIFN/RBV 治疗的 HCV 感染者都能达到 SVR，而且 PegIFN/RBV 治疗方案副反应发生率高，治疗费用较高。因此，有必要在治疗前对患者进行筛选，对 PegIFN/RBV 治疗可能应答好的患者给予 PegIFN/RBV 方案，可能反应不佳者给予其他治疗方案，提高患者受益。某系统综述筛选分析了 14 个 PegIFN/RBV 治疗 HCV 持续感染者的研究，发现治疗反应不仅与病毒的遗传因素 HCV 基因型有关，还与患者的遗传因素 $IL28B$ 基因区域单核苷酸多态位点 rs12979860 的基因型相关（图 3-3）。即使延长治疗时间，HCV 基因型 1 或 4 感染者的 SVR 率都低于 HCV 基因型 2 或 3 的感染者。在 HCV 基因型 1 或 4 的感染者中，如果携带 $IL28B$ CC 基因型，治疗反应率较高；非 CC 基因型者的反应率较低。但在治疗反应整体较好的 HCV 基因型 2 或 3 感染者中，$IL28B$ 的 CC 和非 CC 基因型携带者的治疗反应类似。

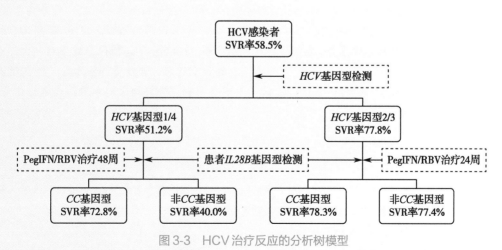

图 3-3　HCV 治疗反应的分析树模型

HCV. 丙型肝炎病毒；SVR. 持续病毒学应答；PegIFN. 聚乙醇干扰素；RBV. 利巴韦林。

【问题 8】　在临床诊疗中，如何根据感染的 HCV 和宿主基因型的情况判断其预后，选择适当治疗方案？

思路：首先我们要了解 HCV 感染者接受 PegIFN/RBV 方案进行抗病毒治疗的总体 SVR 率在 58.5%，但是不同类型患者间疗效不同。因此目前在治疗 HCV 感染者时，首先需要确定感染的 HCV 基因型。如

果 *HCV* 基因型是 1 型,需要继续检测 *IL28B* 的基因型,因 *CC* 基因型感染者的 SVR 率显著高于非 *CC* 基因型感染者(72.8% *vs* 40.0%),所以对于 *HCV* 基因型 1 型慢性感染者,应根据 *IL28B* 的基因型确定是否选择 PegIFN/RBV 方案。而对于 *HCV* 基因型是 2 或 3 型的慢性感染者,无论 *IL28B* 是 *CC* 基因型还是非 *CC* 基因型的感染者,PegIFN/RBV 治疗反应均较好(SVR 率分别为 78.3% 和 77.4%),因此对于 *HCV* 基因型是 2 或 3 型的慢性感染者,可以无须进行 *IL28B* 的基因型检测,就可考虑选择 PegIFN/RBV 治疗方案。对于 *HCV* 基因型 1 型,并且 *IL28B* 为非 *CC* 基因型感染者,单独应用 PegIFN/RBV 治疗效果较差,可以考虑更先进的治疗方法。从上述案例分析可以看出,预后研究的结果在筛选药物疗效的影响因素、临床诊疗路径中选择检验项目和治疗方案时具有重要作用。

二、临 床 试 验

随着新的药物和治疗方法的不断开发,临床医生在明确疾病诊断之后,如何在众多的治疗措施中,选择安全有效的治疗方案已成为临床诊治工作中的一项重要任务。为确定安全有效的治疗方案,以达到提高疾病治愈率、降低病残率及病死率、提高生存质量的目的,临床医生经常采用各种试验性研究设计,去客观评价所选择的治疗方法或药物的有效性及安全性。如果这项治疗性试验研究是通过针对新药进行的系统性研究,从而证实和揭示试验新药的疗效和不良反应,则称之为药物临床试验。

知识点

随机对照试验

随机对照试验(randomized controlled trial,RCT),被公认为临床治疗性试验的经典标准方法,是指通过采用随机方法,将合格的研究对象分配到试验组和对照组,然后接受相应的试验措施,在一致的条件下或环境中,同步进行研究和观测试的效应,并用客观的效应指标对试验结果进行科学的测量和评价。

为了更好地了解药物临床试验与常规临床诊疗的不同,下面以长效胰岛素注射液治疗 2 型糖尿病的临床试验为例,介绍临床试验设计依据的基本原则和具体实施细节。

患者王某,男性、72 岁,因 3 个月前发现空腹血糖 12.5mmol/L,糖化血红蛋白 9.4%,诊断为 2 型糖尿病,医生根据患者病情和意愿,首先仅采取了生活方式干预,而未给予降糖药物治疗。经 12 周的饮食控制和体育锻炼后,患者再次来内分泌科门诊复查,实验室检查空腹血糖 11.0mmol/L,糖化血红蛋白 8.1%,血红蛋白和空腹血糖虽然略有下降,但单纯生活方式干预不能使血糖控制达标,需启动药物治疗。考虑患者目前基本情况满足一项长效胰岛素临床试验的入组要求,故向患者书面和口头详细介绍本项临床试验方案。表 3-1 是该临床试验设计的介绍。

表 3-1 聚乙二醇胰岛素注射液治疗 2 型糖尿病患者的Ⅲ期临床试验

项目	内容
方案名称	聚乙二醇胰岛素注射液治疗 2 型糖尿病患者的随机、双盲、安慰剂平行对照、多中心Ⅲ期临床试验
研究目的	评价聚乙二醇胰岛素注射液治疗 2 型糖尿病的有效性和安全性
研究设计	多中心、随机、双盲、安慰剂对照临床研究
样本量	本试验设计试验组和对照组,按 1:1 的比例分配病例数,计算样本数为试验组 450 例,对照组 450 例,预计 20% 的失访率,因此需入组 1 080 例
适应证	2 型糖尿病
研究药物	聚乙二醇胰岛素注射液和聚乙二醇胰岛素注射液模拟剂
	规格:0.5ml,100μg/ 支

项目	内容
入选标准	（1）根据 1999 年 WHO 标准确诊为 2 型糖尿病 （2）能理解本研究的程序和方法，自愿签署知情同意书，愿意严格遵守临床试验方案完成本试验 （3）签署知情同意书当日年龄必须≥18 岁且<78 岁 （4）体重指数（BMI）：20～40kg/m² （5）筛选前已接受了至少 8 周的饮食控制和体育锻炼治疗 （6）筛选前 8 周内未接受任何降糖药物治疗 （7）入组时 7.0%≤糖化血红蛋白（HbA1c）≤10.5%，且空腹血糖<13.9mmol/L
排除标准	（1）筛选前使用了以下任何一种药物或治疗 1）接受过胰高血糖素样肽 -1（GLP-1）受体激动剂、GLP-1 类似物、二肽基肽酶（DPP-4）抑制剂或任何其他肠促胰岛素类似物治疗（如艾塞那肽、西格列汀、维格列汀） 2）筛选前 6 个月内进行过生长激素治疗 3）筛选前 2 个月内接受过皮质类固醇激素的长期（连续 7 日以上）静脉给药、口服给药、关节内给药 4）研究者判断，筛选前使用过任何一种可能对疗效和安全性数据解释产生干扰的药物，或使用过任何已知对主要器官有常见毒性反应的药物，包括中药 （2）筛选前有以下任何一种疾病的病史或证据 1）1 型糖尿病、单基因突变糖尿病、胰腺损伤所致的糖尿病或继发性糖尿病，如库欣综合征或肢端肥大症引起的糖尿病 2）有高血压病史，且应用稳定剂量的（至少 4 周）降压药物治疗后收缩压>160mmHg 和 / 或舒张压>100mmHg 3）有急慢性胰腺炎病史、有症状的胆囊病史、胰腺损伤史等可能导致胰腺炎的高风险因素存在 4）有重度低血糖发作病史，或严重的无意识性低血糖病史 5）有严重的糖尿病并发症，研究者认为不适合参加本试验 6）筛选前 6 个月内出现过急性代谢并发症（如酮症酸中毒） 7）筛选前 6 个月内治疗剂量未稳定的甲状腺功能异常者 8）筛选前 1 个月内发生过可能影响血糖控制的严重外伤或严重感染 （3）筛选前有任何一项实验室检查指标符合下列标准（符合者均须在 3 个工作日内复查确认） 1）谷丙转氨酶>2.5× 正常值范围上限（ULN）和 / 或谷草转氨酶>2.5×ULN 和 / 或总胆红素>2.5×ULN，血红蛋白≤100g/L，血肌酐>1.5×ULN 2）血促甲状腺激素超出 ULN，且经研究者判断具有临床意义 3）血淀粉酶超出 ULN，且经研究者判断具有临床意义 4）研究者认为可能对本研究的疗效和安全性数据解释产生干扰的任何有显著临床意义的实验室异常值 （4）具有临床意义的 12 导联心电图异常 （5）妊娠或哺乳期女性，具有生育能力的男性或女性不愿意在研究期间避孕 （6）研究者认为受试者具有任何可能影响本研究的疗效或安全性评价的其他因素存在
研究终点	最后一例患者入选后 28 周
评价指标	主要疗效指标：给药 24 周后聚乙二醇胰岛素注射液与安慰剂相比 HbA1c 相对基线的变化 次要疗效指标：给药 24 周后聚乙二醇胰岛素注射液与安慰剂相比 HbA1c<6.5% 和 <7% 的比例，接受补救治疗的比例，空腹血浆葡萄糖，餐后 2 小时血糖及血糖曲线下面积（AUC）等指标相对基线的变化 安全性指标：生命体征（心率、体温、呼吸）、体格检查、心电图和各种实验室检查
统计方法	统计分析将采用 SAS 9.2 统计分析软件进行，所有的统计检验均采用双侧检验，$P≤0.05$ 将被认为所检验的差别有统计意义 受试者各观察时点的计量资料将采用均数、标准差、中位数、四分位数间距、最小值和最大值进行统计描述。受试者各观察时点的计数资料采用频数（构成比）进行统计描述 主要分析：用全分析集和符合方案分析集，采用协方差分析模型分析 HbA1c 指标，影响因素包括协变量（基线 HbA1c、中心和治疗分组），应答变量为 24 周 HbA1c 相对基线的变化。将估计两治疗组间（聚乙二醇胰岛素注射液 *vs.* 安慰剂）的变化以及治疗组间差异的双侧 95% 置信区间并计算 P 值 次要分析：全分析集中次要疗效指标和符合方案集中所有疗效指标的连续变量分析，将采用与主要有效变量 HbA1c 分析时类似的协方差分析模型 安全性分析：使用安全性分析集进行安全性指标的分析

（一）临床试验的概念及基本原则

【问题1】　如何判断本项临床试验的分期?

思路:临床试验分期主要是依据研究目的和试验设计类型来确定。因为本研究是随机、双盲、对照的试验设计(图3-4)。先期已在小样本适应证人群中进行了剂量探索,初步确认了合适的治疗剂量,并初步评价了试验药物的疗效和安全性。本次在大样本人群中进一步验证长效胰岛素注射液对2型糖尿病治疗的有效性和安全性,深入评价药物的受益风险比,为药物注册申请提供依据,因此属于Ⅲ期临床试验。

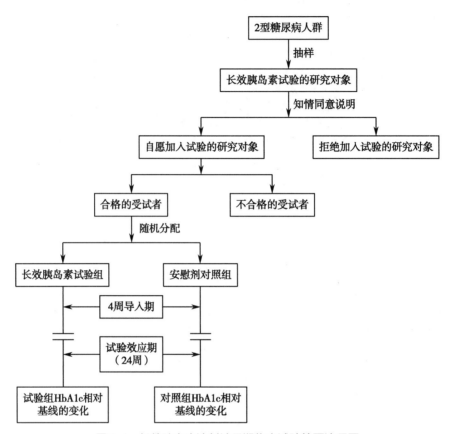

图3-4　长效胰岛素注射液Ⅲ期临床试验简要流程图

知识点

药物临床试验分期

（1）Ⅰ期临床试验包括初步的临床药理学、人体安全性评价试验及药代动力学试验,观察人体对试验药物的耐受性及不良反应,了解人体对试验药物的吸收、分布、代谢和消除等情况,为制订给药方案提供依据。

（2）Ⅱ期临床试验是治疗作用的初步评价阶段。其目的是初步评价试验药物对目标适应证患者的治疗作用和安全性,也为Ⅲ期临床试验设计方案和确定给药剂量提供依据。

（3）Ⅲ期临床试验是进一步验证药物对目标适应证患者的治疗作用和安全性,评价利益与风险关系,最终为药物注册申请审查提供充分的依据。

（4）Ⅳ期临床试验在新药上市后实施,其目的是考察在广泛使用条件下的药物疗效和不良反应、评价在普通或特殊人群中使用的利益与风险关系,改进给药剂量等。

【问题2】　获得国家药品监督管理局批准的临床试验,在各医疗机构实施前还需获得哪些批准?

思路:所有药物临床试验在实施前还需通过各实施单位伦理委员会的审查,获得伦理批准后,才可以被正式启动。该长效胰岛素的临床试验项目是多中心研究,因此各研究中心在获得研究组长单位和分中心伦理委员会的批准后才能正式启动实施。

【问题3】 伦理委员会对药物临床试验的审查主要包括哪些内容?

思路:伦理委员会对临床试验的科学性和合理性进行审查,以确保参与临床试验受试者的尊严、安全和权益得到保护。伦理委员会首先审查试验项目的设计是否科学合理,受试者的风险是否已被尽可能降到最低,根据试验项目可能对受试者造成的风险/受益比,确定其可行性。伦理委员会也将对参与临床试验的研究者资历进行审查。除此之外,还需审阅受试者知情同意书和其他受试者会接触到的试验资料、受试者补偿、受试者受伤或死亡补偿或治疗的规定。

知识点

伦理审查的主要内容

(1)研究方案的科学设计和实施的可行性。

(2)试验的风险与受益。

(3)受试者的招募。

(4)知情同意。

(5)受试者的医疗和保护。

(6)隐私和保密。

【问题4】 药物临床试验实施时为何要遵照临床试验管理规范?

思路:因为临床试验管理规范(good clinical practice,GCP)能够保证临床试验的设计、操作、记录和报告满足国际伦理和科学质量的标准。研究者在试验中遵循 GCP 标准意味着保护了受试者的权利、安全和福利,保证了临床试验数据和结果可信。所以在我国进行的药物临床试验(包括各期临床试验、人体生物利用度或生物等效性试验),均须按药品 GCP 法规执行。不遵循 GCP 不仅会危害受试者的个人安全、权利、福祉和隐私,造成对试验数据的疑虑,还会受到国家药品监督管理局的检查,严重违反 GCP 者会被追究法律责任。

(二)临床试验的方案设计

【问题5】 本项临床试验中受试者分配为何要采用随机化? 本试验中采用了哪种随机化方法? 随机化具体如何实施?

思路:在临床试验中,如需对组间的药物疗效和安全性进行比较,在研究分组时,就要通过随机化方法提高已知和未知的非研究因素在两组间的均衡性,获得有可比性的试验组和对照组,使得两组间的受试者在试验开始时有尽可能相似的特征,例如年龄、性别和其他重要特征(例如:饮食控制、体育锻炼、糖尿病的严重程度和既往治疗史等),这样就可以认为除了治疗药物(长效胰岛素注射液和长效胰岛素注射液模拟剂)不同之外,两组受试者间其他情况均相同。当试验结束后,如果试验组 HbA1c 的降低效果显著优于安慰剂对照组,就可以有把握地断定 HbA1c 的降低来源于长效胰岛素注射液的作用,而不是源于试验开始时患者基本情况的不同。

临床试验中的随机化分配保证了筛选合格并取得知情同意的受试者,是随机地而不是有选择地进入到试验组或对照组。在分组前无论研究者还是受试者都不能预料到参加者具体将被分到哪一组,不受他们主观意愿的影响。随机化的目的是产生有可比性的两个组,是获得组间可比性最可靠的方法,能使非研究因素在组间分布均衡,减少了偏倚,增加了试验结果的正确性。

本项临床试验采用了中心分层区组随机化方法。由于本试验是多中心临床试验,由全国各地区共计 10 家医院的内分泌科共同承担,血糖的测定等会由于试验中心(医生和检验设施)的不同而有不同。为消除或减少试验中心不同所造成的影响,首先把试验中心作为分层因子。另外由于患者基线 HbA1c 水平可能对胰岛素的治疗效果有影响,也需要把 HbA1c 作为分层因子。在试验中心这个小范围内进行随机化,既可以保证每个试验中心既有试验组受试者也有对照组受试者,又使不同治疗组间 HbA1c 各层内受试者分布趋于均衡,避免了混杂偏倚的产生。此外,在研究中也考虑不同季节中的饮食因素和室外体育锻炼情况不同可能对血糖控制产生影响,因此采用了6人区组,进行区组随机。

本研究采用基于网络的中心随机化系统。根据拟定的随机化方法和患者分配比,统计师在计算机系统中生成随机分配方案。研究者登陆中心随机化系统,录入中心 ID、受试者 ID、基线 HbA1c 值后获得随机号,依据随机号领取试验药品。本研究中每家医院拟定承担的受试者例数为108例,6例受试者为1个区组,试验组和对照组的分配比为1∶1,故本研究中心将有54例受试者被随机分配至试验组,54例被分配至对照组。详细随机方案请见中心分层区组随机示意图(图3-5)。

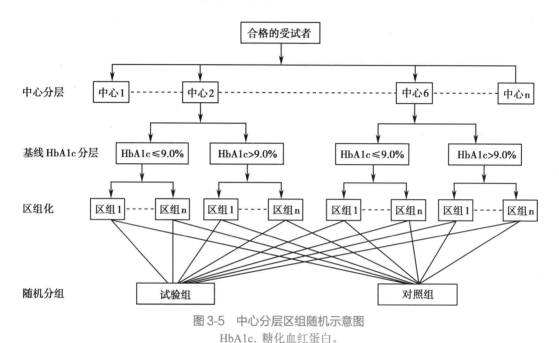

图3-5　中心分层区组随机示意图
HbA1c.糖化血红蛋白。

知识点

随机化

临床试验中的随机化包括随机抽样和随机分组:

(1)随机抽样:就是每个个体都有同等机会被抽取作为研究对象,可以保证参与试验的受试者对全部患者有充分的代表性。

(2)随机分组:就是所有的研究对象都有同等的概率被分到试验组或对照组。随机分组可以保证试验组和对照组间的非研究因素分布均衡,组间具有可比性,减少偏倚的产生。

知识点

随机化分配隐藏

分配隐藏与随机化同等重要,如隐藏不当,分配顺序泄漏,则不能达到控制偏倚的目的。以前常用的方法为用编号的、不透光的密封信封分两处保存盲底。目前多采用中心随机化系统进行随机化和分配隐藏。

【问题6】　这项临床试验为何要采用盲法?

思路:在临床试验设计中,为避免研究者和受试者的主观意愿对研究结果的影响,控制偏倚,需采用盲法。这项临床试验通过盲法,使受试者和研究者均不了解受试者分配的是长效胰岛素组还是安慰剂对照组。这样的设计使受试者反映的现象(例如不良反应中的恶心、头晕、头痛)不受主观意愿所影响,使研究者能客观观察和记录真实的状况。另外,研究者对脱落病例的处理及结果分析中剔除病例时均依据方案规定,不会考虑分组情况,保证了试验结果的真实性。

> **知识点**
>
> ## 盲法
>
> 盲法是指通过盲性手段(药物模拟剂的使用和随机分配方案隐匿)使参与临床试验的受试者、研究者、监察员和统计师都无法知道受试者被招募入哪一组。盲法的实施,可以避免研究人员和研究对象主观心理作用对有效性和安全性评价的影响,避免了偏倚,保证了研究结果的真实性。

> **知识点**
>
> ## 盲法的分类
>
> 临床试验中根据设"盲"对象不同,分为:
> (1)单盲法(single blind):受试者本人不知道自己接受哪种治疗,但研究者了解分组情况。优点是研究者可以更好地观察了解研究对象,可以及时恰当地处理研究对象可能发生的意外问题,使研究对象的安全得到保障。缺点是不能避免研究者的主观偏倚,易造成试验组和对照组的处理不均衡。
> (2)双盲法(double blind):是指临床试验中受试者、研究者、参与疗效和安全性评价的医务人员、监察人员及统计分析人员均不知道受试者本人接受哪一种治疗。其优点是可以避免研究对象和研究者的主观因素所带来的偏倚。缺点是方法复杂,一旦出现严重的不良反应,需花时间进入紧急揭盲流程,较难及时处理。

【问题7】　本研究中为何要设立对照组,为何选用安慰剂对照组,是否符合伦理?

思路:在临床试验中只有通过科学的比较才可以得到真实结论,因此必须根据临床试验的设计原则来设置对照。本试验的目的是为明确聚乙二醇胰岛素(化学药品注册分类1.1的制剂)的绝对疗效和安全性,由于糖尿病治疗中所获得的降糖效果和不适反应可能由药物引起,也可能由非药物因素如饮食、体育锻炼等引起。因此在评价药物疗效和安全性时,首先要确定这种差别是药物因素造成的,还是非药物因素引起的。本研究中通过设立随机分配的对照组,两组之间除试验药物这一研究因素不同之外,所有其他与降糖治疗效果相关的因素(饮食控制和体育锻炼)都基本一致,这样就抵消非药物因素的影响,有助于正确判断药物的绝对作用和效果。

实施这项临床试验的主要目的是明确聚乙二醇胰岛素注射液的疗效和安全性。由于安慰剂的使用可以消除来自研究者和受试者期望疾病改善形成的偏倚,明确研究药物的绝对疗效,消除非试验药物(如疾病因素)引起的不良反应,了解研究药物的真实不良反应。本研究选用了一种"模拟"药作为安慰剂,其物理特性(如外观、大小、颜色、剂型、重量、味道和气味、用法和用药途径等方面)都与试验药聚乙二醇胰岛素注射液相同,但没有实际的药效,参与试验的研究者和受试者都不能区分。研究对象使用后,在心理上有种被治疗的反应,因而也可以出现一定的"疗效"和"药物不良反应",因此在两组比较中,就可以抵消心理暗示的影响,帮助判断药物的绝对疗效。

安慰剂对照从伦理学角度考虑一般不用于急、重器质性病变的患者,常用于轻症疾病或功能性疾病患者。本试验纳入的受试者多为初发病未曾用药治疗或已停药3个月以上的2型糖尿病患者,并且要求受试者无重度低血糖发作病史或严重的无意识性低血糖病史,无严重的糖尿病并发症,总体病情较轻而且稳定。研究过程中受试者如因缺乏有效治疗出现血糖控制不佳,本试验设计了严格的补救治疗或退出标准,并对所有进入治疗期的受试者发放血糖仪以方便受试者自行监测血糖,最大限度地减少了血糖恶化风险,将受试者的风险降到最低。此外,国家食品药品监督管理局于2012年5月15日发布的"治疗糖尿病药物及生物制品临床试验指导原则"可接受6个月及以内的安慰剂对照试验。因此,本试验在充分考虑了受试者的风险,并采用了保护措施的前提下,选择安慰剂对照符合伦理。

> **知识点**
>
> ### 药物临床试验中常用的对照类型
>
> （1）安慰剂对照：在试验中使用模拟药（无实际药效）作为对照药与试验药进行对比，主要是为了明确试验组药物的绝对疗效。
>
> （2）阳性药物对照：在试验中使用目前临床上公认的有效药物作为对照药与试验药进行对比，主要是为了明确试验组药物的相对疗效，是优效、等效还是劣效于阳性对照药。

> **知识点**
>
> ### 安慰剂对照的伦理考虑
>
> 临床试验中使用安慰剂必须特别谨慎，一般来说安慰剂只有在缺乏有效治疗方法的情况下才能被使用，但在如下情况下，允许采用安慰剂对照试验：
>
> （1）处于科学或不得已的、合理的方法学原因，必须用安慰剂来确定治疗的有效性。
>
> （2）在没有危险的情况下，可以应用安慰剂对照方法进行研究，并且需保证接受安慰剂的受试者不会有任何严重或不可逆伤害的风险。
>
> （3）标准治疗对某一特殊试验项目来说不适合。

（三）临床研究实施

【问题8】　临床试验中研究者的主要职责？

思路：临床试验中，研究者将承担受试者筛选、知情同意说明、CRF 填写、数据管理等工作，因此，参与临床试验的医师应熟悉作为研究者在临床诊疗过程中应承担的工作职责。

> **知识点**
>
> ### 研究者的主要职责
>
> （1）作为研究者有义务确保受试者的安全，一旦发现受试者继续参与临床试验将有损于他们的健康和最佳利益，研究者应当主动中断受试者参与临床试验，并积极采用其他可行的治疗方法，向退出试验的受试者提供最佳医疗服务。
>
> （2）研究者必须仔细阅读和了解试验方案的内容，并严格遵照药物临床试验方案和 GCP 要求进行试验。
>
> （3）研究者应完全熟知试验用药的性质、作用和安全性，同时也应掌握临床试验进行期间发现的所有与该药有关的新信息。
>
> （4）研究者应向受试者充分说明经伦理委员会同意的相关资料，取得知情同意书。
>
> （5）研究者有义务采取必要的措施以保障受试者的安全，并记录在案。在临床试验过程中如发生严重的不良事件，研究者应当立即对受试者采取适当的治疗措施，同时报告药品监督管理部门、卫生行政部门、申办者和伦理委员会，并在报告上签名并注明日期。
>
> （6）研究者应保证数据真实，准确、完整、及时、合法地载入病例和病例报告表。

【问题9】　临床试验的知情同意说明由谁来进行？主要说明哪些内容？

思路：如果参与临床试验，就需考虑是否需要主要研究者进行授权，哪些人员可以被授权，哪些人作为医生进行签名合法，在整个临床试验过程中，如何使自己进行知情同意的过程合法化；并且还要了解进行药物临床试验的知情同意中应该注意向受试者特殊说明哪些问题。

知情同意的注意
事项（微课）

知识点

知情同意

知情同意（informed consent）说明必须由主要研究者或其授权指定的研究者进行，因此进行知情同意说明的其他医生必须事先得到主要研究者的授权，并填写签字样章。

知情同意说明中包括两个不可或缺的步骤：

（1）知情：通过口头和书面的介绍和说明，让受试者知晓和明了与临床试验有关的必要信息。说明环节要细致，受试者知情不充分就谈不上自愿同意，因此在知情说明过程中，应使用受试者能够理解的语言完全告知参与临床试验可能的受益和风险，由研究者就任何试验有关的问题给予满意的说明。

（2）同意：即受试者自愿书面确认其同意参加该临床试验的过程。同意环节应给予充分的时间，让受试者阅读和理解知情的内容，充分思考，自主选择是否参与临床试验。

知识点

知情同意说明的主要内容

（1）临床试验的目的、内容、方法、可能的预期受益和风险、可供选用的其他治疗方法和可能的试验分组。

（2）是否参加临床试验都是自愿的，受试者可以拒绝参加试验并可以在试验中的任何阶段随时退出试验而不会遭到歧视和报复，其医疗待遇和权益不会受到影响。

（3）所有个人资料将被严格保密。

（4）需告知受试者临床试验中所接受的试验药物或对照药品是由申办者免费提供的；因临床试验的需要而增加的检验和检查费用也是免费的；若发生与试验相关的损害时，受试者可能获得的治疗、经济补偿或保险赔付。

（5）试验进行期间，受试者可以随时了解相关信息资料，如果出现可能影响受试者参加试验意愿的信息，受试者将会及时得到通知。并会告知受试者如何进一步了解有关试验和受试者权益的信息，以及发生试验相关伤害时的联系人等。

【问题 10】　参与临床试验的医生如何填写 CRF？

思路：在临床试验中研究者需要使用 CRF 记录从研究对象处获得的资料，并通过 CRF 对临床资料进行赋值处理，便于数据录入和统计分析，因此临床试验中 CRF 的设计、填写和管理是实施中的关键环节。这部分工作烦琐和纷杂，需要研究者投入大量时间和精力，严格按照填表说明认真填写和修改才能保证数据的完整性、真实性和可靠性。

知识点

CRF 填写注意事项

（1）CRF 的填写要根据预先建立的标准操作规程，并严格执行，以保证不同研究人员填写的一致性、准确性和完整性。

（2）研究者必须准确、及时、完整、规范地填写 CRF。

（3）CRF 中填写的数据必须可溯源，与原始文件中的数据保持一致。

（4）一般要求用黑色和蓝色的签字笔填写。

（5）填写时为避免疑问数据的产生，应填写所有项目，不留任何空白。如果不适用，要填写"不适用"或"N/A"，如某项内容未做，应在相应位置填写"未做"或"N/D"，必要时注明未做的理由。

（6）要记录检查值和参考值的范围。所有检查结果均需注明采用的单位。

（7）记录者应在表上签名并加注日期。

（8）不得对填入的数据进行涂改,更正采用正确的方法。

【问题11】　什么是受试者依从性?

思路: 临床试验的质量与研究者和受试者的依从性密切相关。研究者的依从性主要是指在方案的运行过程中按照临床试验方案执行的程度,即有无偏离试验方案和偏离的程度。受试者的依从性,主要是指参加临床试验的受试者按照试验方案的要求在服药、膳食管理、体育锻炼和随访等行为中的依从程度。

知识点

服药依从性计算方法

受试者的服药依从性计算方法为:实际用药量(应服用药量 − 复诊时剩余药量)/ 应服用药量。良好依从性的范围是大于80%、小于120%。

知识点

CRF 数据修改

CRF 中已填入的数据只有研究者才可以更正修改。修改时不能遮盖最初的记录,被修改的数据应清晰可见,不能使用涂改液,应在原始错误上画一条直线,在旁边清楚标明正确数据,修改者必须签名并注明修改日期,必要时注明修改原因。如图3-6:

> 舒张压: ~~86mmHg~~
> 　　　　 *80*　　　 *张明远2014.7.27（笔误）*

图3-6　病例报告表(CRF)中数据修改方法示例

【问题12】　临床试验中发生严重不良事件时的报告处理原则?

思路: 药物安全性一直是药物研发过程及药物上市后最被关注的问题之一。无论何种药物,在治疗剂量之内除了可以产生积极的治疗作用外,也一定存在可以预计的与药物作用机制有关的不良反应,因此需要在药物临床试验的实施过程中严密监测药物的安全性。对于严重的不良反应事件应及时上报,对于发生的可能危及受试者安全和健康的紧急情况,需紧急揭盲,了解受试者的药物使用情况,给予正确积极的治疗。要对发生的不良反应事件进行判断,确认其是否与试验药物有关。

知识点

不良反应事件

不良反应事件(adverse event,AE)是指服用药物的受试者在研究药物开始使用之后出现的任何不良体征、症状或医学状况,或原有症状体征加重。它不一定与治疗本身有内在的联系,因此不良反应事件可以是任何形式的不适或体征。

不良事件包括但不限于以下情况:

（1）新出现的任何疾病或症状。

（2）研究药物使用前已有的疾病或症状,在使用研究药物后加重。

（3）具有临床意义的异常实验室检查值或检查结果。

知识点

严重不良事件

严重不良事件（serious adverse event，SAE）是指临床试验过程中发生需住院治疗、延长住院时间、导致持续或严重残疾或功能丧失、危及生命或死亡、导致先天畸形或出生缺陷、研究者认为可能严重危害受试者以及可能需要药物或外科手术防止上述结局出现的重要医学事件。

知识点

SAE 的报告原则

发生 SAE，研究者应尽可能详细地填写《严重不良事件报告表》，签名并注明日期。研究者必须在 24 小时内报告给申办者、医院伦理委员会和国家药品监督管理总局。初次报告应尽可能包括以下内容：报告来源、受试者基本信息、试验用药物名称、严重不良事件名称、持续时间、严重程度、与试验用药物的相关性、治疗以及事件的结果。

【问题 13】 临床试验数据分析时如何选择数据集？

思路：在统计分析时，如果进行安全性分析，应使用安全性分析数据集。在药物有效性评价时，宜同时用全分析数据集和符合方案数据集进行统计分析。当以上两种数据集的分析结论一致时，可以增强试验结果的可信性。当不一致时，应对其差异进行讨论和解释。应用全分析数据集进行分析时得到的结果是保守的，会对疗效作出保守估计，但这种估计更能反映药物正式上市后的实际疗效。应用符合方案数据集可以显示试验药物按规定的方案使用的效果，但容易过高估计药物的疗效。

知识点

全分析数据集

全分析数据集（full analysis set，FAS）是指包括所有经随机化分组、接受了至少一次研究药物注射、具有基线数据及用药后至少一次观察数据的受试者。对于未能观察到全部治疗过程的受试者资料，用最后一次观察数据结果转到试验的最终结果，即最终结果的缺失值用末次观测值结转法（last observation carried forward，LOCF）进行填补。

知识点

符合方案数据集

符合方案数据集（per protocol set，PPS）包括除重大研究方案违背外的（例如使用研究禁忌药物，研究药物给药依从性 <80% 或 >120% 等）FAS 集中的所有受试者。研究者将在数据库锁定前确定被排除在 PPS 外的重大研究方案偏离者。

知识点

安全性数据集

安全性数据集（safety set，SS）包括所有经随机化分组、接受了至少一次研究药物注射、且具有用药后安全性评价数据的受试者。

三、知识拓展与问题延伸

【问题 14】 预后研究和临床试验中如何预防和控制偏倚?

思路:偏倚可以发生在研究的每个环节。研究对象的纳入、基线信息收集、随访和结局判定过程中,都可能产生偏倚。因此研究设计时,应该预测到研究过程可能产生的各种偏倚,在研究的每个环节采取偏倚控制措施。例如研究方案设计阶段,对研究疾病采取统一、明确的诊断标准;对研究对象可以采取限制其纳入条件、按可疑的重要混杂因素对试验组和对照组进行匹配以及严格按照随机化方法进行分组等措施;对暴露因素采取严格、客观的定义和测量方法;同时力求研究结局观察指标的定量化。在研究实施阶段,严格遵守设计方案,统一测量方法和盲法收集资料。在资料分析阶段,对资料进行细致核查,分析时采用标准化、分层分析和多因素分析方法等进行调整。

> 知识点
>
> ### 选择偏倚
>
> 选择偏倚(selection bias)是指研究纳入的人群与未纳入人群在一些重要因素上存在差异导致的偏倚。例如由于医院性质和级别不同,因此不同医院纳入患者的病情、病程、临床类型和社会经济地位的差异都会带来偏倚。此外,如选定的研究对象拒绝参加,部分对象资料信息记录不完整等也可以导致选择偏倚的发生。控制选择偏倚的方法主要是需要严格设计研究方案并按方案执行。

> 知识点
>
> ### 失访偏倚
>
> 失访偏倚(lost to follow-up bias)是指在随访过程中,研究对象因迁移、外出、联系方式改变、治疗副作用及死于非终点疾病等原因脱离了观察,研究者无法获得其完整的结局资料,而对研究结果造成的影响。失访在前瞻性研究中经常遇到,如果失访率过高会严重影响研究结果的真实性和可靠性。控制失访偏倚的主要方法是选择符合条件且依从性好的研究对象。

> 知识点
>
> ### 测量偏倚
>
> 测量偏倚(measurement bias)是指由于采用的观察方法或测量方法导致的偏倚。如测量症状缓解等主观指标时,测量结果很容易受研究对象和研究者主观因素的影响。可以通过选用客观指标,明确结局判断标准,采用盲法评价等方法进行控制。

四、小　结

在临床实践中,医生随时都需要对疾病的预后进行评估,以更好地回答患者及家属所关心的各种问题。临床医生首先需要了解疾病自然史和临床病程,以寻找预后影响因素,需采用分析性流行病学研究方法验证影响疾病预后的因素,并进一步利用流行病学实验研究方法来明确干预影响因素是否会有助于改变疾病的不良结局。通过了解疾病的发展趋势、后果和影响因素,可以帮助医生、患者和家属选择更好的治疗决策。

治疗性试验研究在临床上常用来评价临床治疗决策的有效性和安全性,在新药和器械开发领域中被广泛应用。在新药和器械临床试验过程中，为保证临床试验过程规范，试验结果科学可靠，并能充分保护受试者的权益和保障受试者的安全，参与药物临床试验的机构和研究者应严格遵守《药物临床试验质量管理规范》。

（姜　晶）

推荐阅读文献

[1] 陈峰，夏结来. 临床试验统计学. 北京：人民卫生出版社，2018.

[2] 国家食品药品监督管理总局. 总局关于发布药物临床试验的生物统计学指导原则的通告（2016 年第 93 号）.（2016-06-01）[2019-06-01]. https://www.nmpa.gov.cn/directory/web/nmpa/xxgk/ggtg/qtggtg/20160603161201857.html.

[3] 黄悦勤. 临床流行病学. 4 版. 北京：人民卫生出版社，2014.

[4] 王家良. 临床流行病学 - 临床科研设计：测量与评价. 4 版. 上海：上海科学技术出版社，2014.

[5] 詹思延. 临床流行病学. 2 版. 北京：人民卫生出版社，2015.

[6] JIA ZF，DING YH，TIAN SY，et al. Test of IL28B polymorphisms in chronic hepatitis C patients treated with PegIFN and ribavirin depends on HCV genotypes: results from a meta-analysis. PLoS One，2012，7（9）：e45698.

第四章　临床循证医学

　　循证医学 (evidence-based medicine, EBM) 是 20 世纪 90 年代初发展起来的一门新兴交叉学科，其学术思想、研究方法和研究结果对于指导医生的临床实践、医学教育与科研和政府的卫生决策都有十分重要的意义，被誉为 21 世纪的临床医学，又称求证医学，实证医学。1996 年 Sackett 将循证医学定义为"自觉地、准确地、公正地根据现有最好的证据来决定每一个患者的治疗选择"。强调循证医学并不是说传统临床医学不遵循证据，而是由于传统的临床医学实践在一定程度上更多的是一种经验医学，实践中医生多根据个人及高年资医师的经验、基础医学理论的提示结果来处理患者。但近年来许多基于大样本的随机对照试验 (RCT) 结果发现，一些理论上应该有效或经验认为有效的治疗方法，经严格的试验研究其疗效却难以确认甚至无效。面对这些事实临床工作者必须审慎地考虑什么样的证据才是最好的证据？临床循证医学的关键在于如何寻求和应用最好的证据来指导临床实践，例如大样本随机化临床试验研究和所有相关随机研究的系统评估 (systematic review, SR) 所得出的结果，是证明某种疗法有效性和安全性的最可靠证据；在没有金标准的情况下，其他非随机对照试验的临床研究及其系统评估也可作为参考依据，但可靠性降低。从循证医学角度来看，患者的处理、治疗指南和医疗政策的制订，在重视结合个人的临床经验基础上，更应利用现有最好的临床研究的证据。这种将个人临床经验和经科学研究得到的最好证据相结合的临床决策过程，就是临床循证医学的本质所在。

临床循证医学的关键点

　　(1) 寻找证据：针对某一具体临床问题，按照一定检索策略系统、全面地收集现在已发表或未发表的临床研究结果。

　　(2) 评估证据：采用临床流行病学严格评价文献的原则和方法，筛选出符合质量标准的文献并对定性或定量合成的结论进行评价。

一、循证医学概述

　　患者，男，3 岁。入院 3 周前咳嗽，咽痛伴发热。因四肢出现针尖大小的皮下出血点，颜面部水肿，血尿，全身不适入院。查体：体温 38.0℃，心肺检查未见异常，腹软，双肾区有叩击痛。化验：血小板计数 $40×10^9/L$，白细胞计数正常，出血时间延长，凝血时间正常，血小板抗体 PAIgG 增高。尿蛋白 (+++)，红细胞 20/HP，血肌酐 50μmol/L。诊断为紫癜性肾小球肾炎。入院后治疗方法如下：卧床，控制水、盐入量，泼尼松 $1.5\sim2mg/(kg·d)$，分 3 次口服。同时用氢氯噻嗪 $1\sim2mg/(kg·d)$，分 $2\sim3$ 次口服利尿治疗。静脉输注丙种球蛋白 $0.4\sim0.5g/(kg·d)$，连续 5 天，患者治疗效果不理想，仍然有蛋白尿，血小板低于正常。

　　过敏性紫癜引起的肾脏损害称为过敏性紫癜性肾炎 (HSPN)，是儿童常见的继发性肾小球疾病，有 $1\%\sim5\%$ 可能进展为终末期肾衰竭，可占小儿终末期肾衰竭的 14%。欧洲及亚洲地区多发，我国不同地区的回顾性研究显示，HSPN 占儿童肾脏疾病的 $9.6\%\sim19.3\%$，占儿童继发性肾脏疾病的 $40\%\sim70\%$，虽大多预后良好，但部分病程迁延，少数还可发展至慢性肾功能不全，故该病的治疗越来越受到临床医生的重视。儿童 HSPN 的临床表现包括肾外症状和肾脏受累表现，肾脏损害的特征为血尿，可伴有不同程度蛋白尿、水肿和高血压，少数患者呈肾病综合征或急进性肾炎综合征，肾功能急剧减退。儿童 HSPN 分为六种临床类型：

孤立性血尿或孤立性蛋白尿；血尿和蛋白尿；急性肾炎型；肾病综合征型；急进性肾炎型；慢性肾炎型。因本病轻重不一，缺乏对照观察，故临床实践中虽有多种药物治疗方法，但难有统一治疗方案。那么如何利用临床经验和证据对不同治疗方案进行系统评价，从而推荐出一个有据可循的治疗策略呢？此类问题涉及循证医学，即如何收集临床证据进行综合决策，对不同药物治疗的方案进行客观评价和疗效总结，从而为儿童HSPN的临床治疗提供参考依据。

【问题1】 如何利用临床证据进行系统评价？

思路：循证医学、系统评价、荟萃分析、临床流行病学相互关系。

循证医学：循证医学是在医学研究领域内，通过科学方法获取公正、准确的现有最好证据指导医学实践的学问。它包括针对个体患者的循证临床实践和针对群体的循证宏观医疗卫生决策等方面，其思想可以通过各种不同的方式得以实现，如临床指南的发布和临床路径的统一、医疗保险计划的制订、医疗卫生技术和产品的准入审批、医事法律诉讼、医疗卫生政策和法规制订、医疗卫生服务的组织和管理等。而侧重临床工作的临床循证医学，是指在疾病的诊治过程中，将医生个人的临床经验与现有的最好临床科学证据相结合，同时充分考虑现有资源情况、实际医疗卫生条件，以及患者和社会的价值取向从而为每位患者作出最佳临床诊治决策。其中寻找和评估证据是所有循证实践的必要环节。

系统评价：系统评价作为一种临床循证医学研究方法，是针对某一疾病或某一干预措施全面收集所有相关临床研究并逐个进行严格评价和分析，必要时进行定量综合分析的统计学处理，对某一问题给出综合结论的过程。作为一种全新的文献综合方法，"系统"和"评价"是其重要特点，故与一般综述有本质的不同。它针对某一具体临床问题（如疾病的病因、诊断、治疗、预后），按照一定检索策略系统、全面地收集现在已发表或未发表的临床研究，采用临床流行病学严格评价文献的原则和方法，筛选出符合质量标准的文献，进行定性或定量合成，得出可靠的综合结论。系统评价可以是定性也可以是定量的，其整个过程非常明确，具有良好的重复性。

系统评价的意义在于：

（1）应对信息时代的挑战：每年约有200万篇生物医学文献发表在2万多种生物医学杂志上，年增长率约为6.7%。一个内科医师需要每日不间断地阅读19篇专业文献才能勉强掌握本学科的新进展、新研究结果，使得需要大量信息进行科学决策的临床医生、研究人员和卫生部门的决策者往往陷入难以驾驭的信息海洋之中。

（2）及时转化和应用研究成果：由于疾病谱的变化，对多因素疾病如恶性肿瘤、心血管疾病和各种慢性疾病的治疗方法的评估，需要尽量开展大样本临床试验，特别是随机对照试验。但实施大规模的RCT需要消耗大量的人力、物力、财力和时间，往往超出一个单位的承受能力，可行性受一定限制。而现有的临床研究虽然数量多，但多数样本量不够大，故单个试验的结果难以提供较为全面、准确和推广应用价值大的研究结果。因此，将多个质量较高的同质临床试验结果应用系统评价方法进行合成，则可将其综合的有效措施转化和应用于临床实践与决策。

（3）提高统计效能：针对同一临床问题的研究非常多，但因疾病诊断标准、纳入研究对象的标准、测量方法、治疗措施和研究设计等的差异，结果可能不一，甚至相互矛盾。系统评价在进行资料信息合并时，不是根据阴性或阳性研究的个数多少决定哪种治疗措施有效，而是充分考虑了各个研究的样本量大小和研究的质量。另外，系统评价可减少有关偏倚的影响，提高研究结果的可靠性和准确性。

荟萃分析（meta-analysis）：由Beecher在1955年最先提出，并由Glass在1977年首次命名。在世界范围内，对同一研究目的开展的项目可能有几个、几十个、甚至上百个学者在不同地区、不同年代进行研究并报告结果，但各学者在研究设计、对象选择、样本含量、指标选择、统计方法等方面不完全相同，导致研究结果并不完全一致，对这些结果进行综合评价和取舍是比较困难的，而荟萃分析正是对这些结果进行定量综合的适宜统计方法。狭义上讲，荟萃分析仅仅是一种单纯的定量合并多个研究结果的统计学方法，例如Fisher早就提出的相关系数的合并等。其实质上就是汇总相同研究目的的多个研究结果并分析评价其合并效应量的一系列过程，即通过综合多个研究结果来提供一个量化的平均效应。英国教育心理学家George Glass给荟萃分析的定义是"以综合研究结果为目的而对大量单个研究结果进行统计分析"。

系统评价和荟萃分析的区别：系统评价并非必须进行荟萃分析，若纳入的研究不具同质性且无法假设为随机效应，则不进行荟萃分析，仅需做描述性的系统评价，即定性系统评价；而荟萃分析是对同质的多个研究进行定量系统评价,其本质是将一类统计学方法应用于定量文献综述。

临床流行病学与循证医学、荟萃分析相互关系:临床流行病学是在1938年由美国耶鲁大学John Paul教授首先提出,它由design、measurement、evaluation这三个词汇构成核心,即设计、测量与评价,故多被称之为DME。DME是从临床问题出发,利用流行病学的原理与方法开展对人群的研究,从而为疾病分布、疾病与暴露因素的关联性及其诊治预后等临床决策提供依据。掌握了临床流行病学的知识和技能,可以完成高质量的RCT或其他类型的单个临床研究,对这些高质量的临床研究结果进行系统评价,即可利用DME的研究结果提供最好的证据来实践EBM,故而DME是EBM的基础,EBM是DME的进一步发展和应用。而荟萃分析是临床流行病学中的研究手段之一,也是系统评价中的一类方法,是对已有临床流行病学研究结果的再分析。

本案例中,考虑到国内外针对儿童HSPN的药物治疗方案多为临床经验累积的结果,且各治疗方案间存在一定的差异,研究者于2006年进行了循证医学的系统评价,采用荟萃分析,对不同药物治疗的方案进行客观评价和疗效总结,以期为儿童HSPN的临床治疗提供参考依据。

知识点

循证医学的临床应用

(1)循证医学临床应用:是指"慎重、准确和明智地应用目前可获取的最佳研究证据,同时结合临床医生个人的专业技能和长期临床经验,考虑患者的价值观和意愿,完美地将三者结合在一起,制订出具体的治疗方案"。循证医学要求任何医疗卫生决策、方案的确定都应遵循客观的临床科学研究产生的最佳证据,从而制订出科学的预防对策和措施,达到预防疾病、促进健康和提高生命质量的目的。临床医生既要努力寻找和获取最佳的研究证据,又要结合个人的专业知识,包括疾病发生和演变的病理生理学理论以及个人的临床工作经验,再结合他人(包括专家)的意见和研究结果;既要遵循医疗实践的规律和需要,又要根据"病人至上"的原则,尊重患者的个人意愿和实际可能性,而后再作出诊断和治疗上的决策。

(2)临床证据与决策:循证医学实践的过程包括提出问题,检索证据,评价证据,结合最好证据与临床经验对患者作出处理和效果评价5个步骤,因此临床研究证据及其质量评价是循证医学实践的核心。

【问题2】　如何收集证据进行综合决策?

思路1:文献检索数据库。

循证医学证据的收集主要通过检索各种数据库得到对所研究问题的相关文献,检索时先检索最相关的数据库,不能满足需要时再检索基本相关的数据库。如评价干预措施疗效首选Cochrane图书馆、Cochrane临床对照试验中心注册库(简称CENTRAL或CCTR),还可利用Evidence-Based Medicine,ACP Journal Club、UpToDate、FEBM等二次研究资源数据库。Medline、PubMed、EMBASE、SDOS、OVID、SPRINGER、中国生物医学文献数据库、中国期刊网等数据库检索途径丰富,并提供主题词表等辅助检索功能,也可以检索National Guideline Clearinghouse(NGC)临床实践指南等。

本例中研究者检索了中国生物医学文献数据库(1994年—2006年9月)、中国期刊网(1978年—2006年9月)、Medline(1950年—2005年9月)、PubMed(2005年—2006年9月)、EMBASE(1982年—2006年9月)数据库;手工检索学术会议论文汇编和学位论文等,尽可能全面地收集了有关儿童HSPN药物治疗的资料。

思路2:检索策略的确定。

检索策略是根据所收集证据的目的,选择合适的数据库并确定检索途径和检索词,确定各检索词之间的逻辑关系与检索步骤的计划或思路,从而制订出检索表达式并在检索过程中修改和完善检索表达式。制订检索策略时应先将临床问题转化为逻辑组合问题,一般可按PICO模式进行,即:问题或对象(patient、problem、population,患者或研究人群);干预措施(intervention、therapy,干预或治疗方法);对照方法

（comparison、control、context）；预期结果（outcome，干预措施的诊疗效果）。

本案例将所关心的临床问题分解为：问题的对象为重症 HSPN 患儿；干预措施为激素联合免疫抑制剂治疗，属治疗方法；对照为单用激素治疗；结果为激素联合免疫抑制剂对于症状较重的 HSPN 患儿的疗效优于单用激素治疗，其中激素联合静脉冲击 CTX 疗效显著。

文献查阅由 2 名研究者分别独立进行，其中外文数据库的检索策略为：[（"Purpura Schoenlein-Henoch"[Mesh]or Henoch Schonlein purpura or Schonlein-Henoch purpura or Anaphylactoid purpura or Allergic purpura or Henoch purpura or Non thrombocytopenic purpura or Peliosis purpura or Purpura rheumatica or leukocytoclastic vasculitis and Schonlein disease）and（explode"Kidney Diseases"[Mesh]or nephritis or nephropathy or glomerulonephritis）]or Henoch-Schonlein nephritis or Henoch-Schonlein nephropathy or Henoch-Schonlein glomerulonephritis or HSN or HSPN or HSP-GN or HSPGN。

中文数据库检索策略：[（紫癜，过敏性[主题词]或紫癜）和[（explode 肾疾病[主题词]或肾炎或肾小球肾炎或肾病或肾疾病）]或[HSN or HSPN or HSP-GN or HSPGN]。

文献纳入标准：国内外所有已发表或待发表的有关儿童 HSPN 药物治疗的文献，无语种限制。儿童 HSPN 的诊断参照国外以及中华医学会儿科学分会肾脏病学组 2000 年珠海会议制订的诊断标准：发病年龄 <18 岁，在过敏性紫癜病程中（多数在 6 个月内），出现血尿（肉眼或镜下血尿）和 / 或蛋白尿。临床表现可见：①孤立性血尿或孤立性蛋白尿；②血尿和蛋白尿；③急性肾炎型；④肾病综合征型；⑤急进性肾炎型；⑥慢性肾炎型。

文献排除标准：首先，凡是重复收录的文献，仅保留发表年份早、样本量大和信息全面的一篇。其次，满足下列任一条者即满足排除标准：①内容为其他原发或继发性肾脏疾病的治疗；②文献内容仅论述 HSPN 药物治疗的不良反应、HSPN 的预后及预防的文献；③关于 HSPN 治疗的动物实验研究、中医中药治疗以及成人 HSPN 药物治疗的文献。

按以上策略，去除重复文献，从外文数据库和中文数据库中分别检索到 HSPN 相关文献 1 146 篇和 802 篇，共 1 948 篇。按照纳入排除标准，从 1 948 篇文献中筛选出符合标准的 64 篇文献。

思路 3：检索结果的系统评价。

检索到所需文献之后可根据研究目的提取其中的量化指标进行量化的系统评价，文献中的结果指标可按计量资料和分类资料进行统计描述与合并。

本案例应用 Review Manager 软件进行荟萃分析，计算治疗组和对照组的治愈率及有效率的危险率差（RD）及其 95% 置信区间（confidence interval, CI），对不能进行荟萃分析的文献进行描述性分析，客观评价各种药物治疗方案的疗效。治疗组采用激素联合免疫抑制剂治疗，对照组单用激素治疗，结果显示治疗组较对照组治愈率及有效率均高（治愈率比较的 $RD=0.39$，95%CI 0.25～0.53，有效率比较的 $RD=0.43$，95%CI 0.20～0.66），差异有统计学意义。进一步对激素联合静脉冲击 CTX 的疗效进行单独分析，评价结果显示治疗组较对照组治愈率及有效率均高（治愈率比较的 $RD=0.48$，95%CI 0.23～0.74，有效率比较的 $RD=0.60$，95%CI 0.40～0.81），差异有统计学意义。

前述患者根据上述系统评价结果采用环磷酰胺静脉冲击联合泼尼松治疗后，症状缓解。

知识点

系统评价的方法

（1）确定题目、制订研究计划。

（2）检索文献（计算机检索；手工检索；追踪参考文献）。

（3）筛选文献。

（4）文献质量评价。

（5）资料提取。

（6）资料分析。

（7）解释结果，撰写报告。

（8）更新系统评价。系统评价研究的内容可包括病因、诊断、治疗、康复、预后、预防、卫生经济。

【问题3】 如何评价结果的真实性？

思路1：文献质量。

随机对照试验的文献质量评价标准有Cochrane RCT质量评价标准、Jadad量表（Jadad scale）、Juni量表（Juni scale）、关键评估技能方案（critical appraisal skills program，CASP）等。在Cochrane 5.1手册推荐使用偏倚风险表（risk of bias table）来进行文献质量评估。该偏倚风险表包括随机数序列的产生、分配方案隐藏、参与者与实施者盲法、结果评估盲法、不全数据的报告、选择性报告和其他来源的偏倚。

本案例的文献质量评价方法和步骤如下：

（1）资料提取：检索完毕后，2名研究者分别独立阅读文献摘要，按照纳入及排除文献的标准进行筛选，对摘要中表述欠明确的文献进行全文检索，通读全文以确定是否纳入。对于非英文非中文文献，则阅读英文摘要决定是否纳入，英文摘要表达欠明确的，进行全文检索，请专业人员翻译成中文，阅读全文以确定是否纳入。2名研究者意见不一致时，文献由第3名研究者进行评价，仍有争议者，由专家组讨论解决。通过检索各电子期刊数据库、馆藏期刊及联系作者等方式获取全文。

（2）文献分级：筛选出符合标准的文献后，由2名研究者分别独立地对文献进行质量评价。文献质量评价标准参照Shekelle等在1999年制订的临床证据评价标准。Ⅰa级：来自多中心联合的大规模RCT；Ⅰb级：来自单个研究中心、样本量足够多的RCT；Ⅱa级：没有随机设计的临床对照试验；Ⅱb级：没有设立对照的临床试验研究；Ⅲ级：非试验性描述研究，如单个病例观察；Ⅳ级：专家建议、专业委员会的建议等。本例中筛选出儿童HSPN药物治疗的相关文献64篇，其中多中心RCT（Ⅰa级）1篇，单中心RCT（Ⅰb级）6篇，单中心对照研究（Ⅱa级）10篇，无对照的临床病例观察（Ⅱa级）34篇，病例报道（Ⅲ级）13篇。

（3）质量评价：对于RCT的文献，按照Juni量表进行文献的质量评价，具体标准有4条。①随机方法正确；②做到分配隐藏，方法正确；③采用盲法；④无失访或退出。若文献的随机方法符合上述4条标准，则该研究存在偏倚的可能性最小；若满足至少1条又不足4条标准，则该研究存在偏倚的可能性为中度；若完全不符合上述4条标准则存在偏倚的可能性为高度。文献质量评价工作由2名研究者分别独立进行，对质量分级意见不一致的文献由第3名研究者评价，仍有争议的文献由专家组讨论解决。

思路2：偏倚评价与分析。

发表性偏倚（publication bias）是否存在、是否影响统计分析结果对系统评价研究的质量有重要意义。这种偏倚，如过分夸大疗效或疾病与危险因素的关联强度，将导致临床决策失败。发表性偏倚可源于有统计学意义的研究较无统计学意义的研究易发表、知名度高的机构或作者投稿文章较知名度低的易发表、不同语种的原因或多个机构合作研究而每个机构分别报告同一项目的各自结果等。定量系统评价可通过绘图或计算一些统计量来检查发表性偏倚。若怀疑可能存在较大的发表性偏倚，应采取措施联系原作者尽可能地提供相关资料以减少发表性偏倚造成的影响；若无法将发表性偏倚减少到一定程度，则宁可放弃量化评价。对其他可能的偏倚在分析策略上可考虑采用亚组分析或敏感性分析。

知识点

结果的真实性

量化系统评价结果的真实性可从以下几方面考虑：纳入文献的覆盖范围及比例、数据质量、发表性偏倚及其影响程度、效应指标的异质性、统计方法的选用是否合适，以及合并效应量的临床意义和外部真实性。随着新文献的纳入，系统评价的分析结论也应随之更新。

二、荟萃分析

患者，男，62岁。时常感到乏力、腹胀、恶心，有发热，入睡后出汗、未节食但体重减轻，颈部淋巴结出现快速长大的包块。查体：颈部淋巴结肿大。对患者进行常规治疗前检查，包括采集病史、体格检查、血常规、生化指标、PET/CT扫描等。医生怀疑其患恶性肿瘤，对颈部肿块进行活检。最终病理诊断为弥漫大B细胞淋巴瘤并入院治疗。

弥漫大B细胞淋巴瘤（diffuse large B cell lymphoma，DLBCL）是侵袭性非霍奇金淋巴瘤（non-hodgkin lymphoma，NHL）中最常见的亚型，约占所有非霍奇金淋巴瘤的1/3，在亚洲人群中，这一比例更高，接近40%。在生物学和临床上都属于高度异质性的B细胞恶性淋巴瘤，好发于老年患者，中位发病年龄为60~64岁，男性患者多于女性。预后是对疾病结局的预测，作为治疗计划的一部分，有必要对肿瘤患者进行预后评估。在过去的几十年里，基于临床病理学特征的预后因子，包括Ann Arbor分期、国际预后指数（international prognostic index，IPI），被广泛用于评估患者预后。然而，在同一高风险组中接受相同治疗方案的患者预后却不同。因此有必要发现更精准的预后因子，实现个体化治疗。目前多个国际多中心随机对照临床试验研究资料表明，弥漫大B细胞淋巴瘤标准的一线治疗方案是利妥昔单抗（rituximab，R）-CHOP（环磷酰胺、阿霉素、长春新碱、泼尼松）方案。R-CHOP一直被认为是标准的治疗方案，超过60%的患者通过标准的R-CHOP治疗能有好的缓解，但还有40%的患者在R-CHOP治疗后进展或复发，所以寻找新的生物标志物非常重要。随着临床医生对于疾病更加深入的了解，临床分型中的免疫表型已成为最为实用的预后因素之一，同时，分子遗传学异常作为预后因素也是学界最为关注的。临床上常用BCL-2、MYC等用于辅助评估患者预后。那么如何为该检测方法提供可信的证据用于临床指导预后并进一步探索靶向治疗？本篇介绍的荟萃分析可以在临床决策和科研探索中发挥重要作用，它可以对已有的多项独立研究结果进行系统的、定量的综合性分析，从而给出可信的结论，供临床人员参考。

在世界范围内，对同一研究目的开展的项目可能有几个、几十个、甚至上百个学者在不同地区、不同年代进行研究并报告结果，仅仅考虑抽样误差就可以预料到其结果并不会完全一致，而荟萃分析正是对这些结果进行定量综合的常用方法。在医学领域中应用荟萃分析可达到下列目的：

1. 提高统计学检验效能　由于统计推断中样本含量的多少可影响到是否可以得到"有统计学意义"的结果，即检验效能的大小，而荟萃分析合并多个同类研究结果时使得总样本含量增大，因而可提高统计检验的效能。

2. 分析多个文献结果的异质性和评价其一致性　由于文献中多个研究在设计、对象选择、样本含量、试验条件等方面不同，其研究结果可能存在很大差异，荟萃分析可以发现可能存在的偏倚以及探索其异质性的来源，在合理假设其异质性为随机效应时，可以对各个研究结果进行定量综合评价。

3. 改善对效应量的估计　多个同类研究的效应大小存在差异，在满足一定条件时通过荟萃分析可以估计各个研究效应量的平均水平，得到一个统一的明确结论。

4. 发现既往研究未明确的新问题　荟萃分析可以探讨单个研究的异质性来源和某些未阐明的问题，发现既往研究存在的缺陷，继而提出新的研究问题和研究思路。

【问题4】 如何选择统计模型？

思路：同质性检验。

荟萃分析的统计模型可分为固定效应模型（fixed effect model）与随机效应模型（random effect model）两类。在选择荟萃分析的统计模型时，首先要对各研究结果作同质性检验（homogeneity test），若检验结果不拒绝原假设，即各研究结果指标间的变异与随机误差相当，则认为这些研究来自同一总体，各研究结果指标之间的差异仅来自抽样误差，可采用固定效应模型；若拒绝原假设，即各研究结果指标间的变异远超过随机误差引起的变异，则不能认为这些研究来自同一总体，若假设异质性是一种随机效应时可采用随机效应模型。

同质性检验的统计量Q服从自由度为k-1的χ^2分布（k为纳入分析研究数）。若Q大于相应χ^2界值，则拒绝原假设，可以认为纳入荟萃分析的研究不同质，可选用随机效应模型。若Q小于相应χ^2界值，则不拒绝原假设，可以认为纳入荟萃分析的研究同质性较好，k个研究来自同一总体。实际应用中，该检验水准要大于通常的0.05，如可取0.1以控制第二类错误。如果Q值在界值附近，应同时采用固定效应模型和随机效应模型进行敏感性分析，使荟萃分析的结论更可靠。

由于统计量Q易受纳入研究文献数量的影响，可对其自由度进行校正得到I^2统计量：$I^2 > 56\%$时认为存在较大异质性；$I^2<31\%$ 时可认为同质，介于二者之间的 I^2 提示无足够理由排除其异质性的存在。

【问题5】 如何对效应值进行合并分析？

思路1：常见效应值的合并计算方法。

根据研究资料效应指标不同，荟萃分析的合并效应量（或称效应尺度）往往也不同。对于计量资料常用的合并效应量为加权均数差（weighted mean difference，WMD）、标准化均数差（standardized mean difference，SMD）等，对于分类资料常用的为 OR、RR 和率差（rate difference，RD）等，不同的指标及模型其合并计算方法也不同。针对数值型连续变量效应指标合并问题，固定效应模型常采用 Inverse-variance 法，随机效应模型常采用 DerSimonian-Laird 法；针对分类变量的 OR、RR 和 RD 效应值合并，固定效应模型常采用 Mantel-Haenszel 法、Peto 法和 Inverse-variance 法，随机效应模型常采用 DerSimonian-Laird 法。

均数差或率差合并效应量的 95%CI 若包含 0，则结论为试验组与对照组间差异无统计学意义；否则结论为试验组与对照组间差异有统计学意义。OR 或 RR 合并效应量的 95%CI 若包含 1，则结论为试验组与对照组间差异无统计学意义；否则结论为试验组与对照组间差异有统计学意义。

思路2：荟萃分析的结果图示。

为了直观表达荟萃分析的统计结果，常用形式是森林图（forest plot）。图中间是一条垂直的无效线，平行于横轴的多条线段表示每个被纳入研究的效应量及其 CI，用菱形表示合并效应量及其 CI，当表示效应量的横线与无效线相交时，说明试验组与对照组的效应量相等，可认为干预无效；当横线与无效线不相交且落在无效线右侧时，表明试验组的效应大于对照组；反之落在左侧时，表明试验组的效应小于对照组。

思路3：偏倚分析。

由于荟萃分析实质上是一种观察性研究，在分析过程中可能存在使结果与真实情况之间产生差异的各种偏倚，因此，偏倚的识别和控制对荟萃分析结果的真实性和可靠性是非常重要的。在荟萃分析中可能出现的偏倚主要包括抽样偏倚（sampling bias）、选择偏倚（selection bias）和研究内偏倚（within study bias）等。

1. 抽样偏倚 是指查找有关文献时产生的偏倚，包括发表性偏倚、查找偏倚、索引偏倚、引文偏倚和语种偏倚等。

2. 选择偏倚 是选择荟萃分析的文献时产生的偏倚，包括纳入标准偏倚和选择者偏倚等。由于纳入标准不一样，对同一课题的荟萃分析，不同的人可能得到不同的结论，甚至是相互矛盾的结论。

3. 研究内偏倚 是指在资料提取时产生的偏倚，包括提取者偏倚、研究质量评分偏倚和报告偏倚。

上述偏倚中，发表性偏倚（publication bias）是荟萃分析中最常见的偏倚，是指具有统计学意义的研究结果较无统计学意义或无效的结果被报告和发表的可能性更大。识别和控制发表性偏倚的方法包括漏斗图（funnel plots）分析法、线性回归法、秩相关检验法、失安全系数（fail-safe number）法和量表评价法等。

（1）漏斗图分析：该方法以效应大小作为横坐标，以表示精度的指标，如效应量方差的倒数（或样本含量）为纵坐标作散点图，若纳入的研究无发表性偏倚，则图形呈现倒置的漏斗形；若漏斗图不对称或不完整，则提示可能存在发表性偏倚。漏斗图的优点是简单易操作，缺点是只能做定性判定，适合于纳入的研究个数比较多的情况。如纳入的研究个数比较少，特别是当纳入研究的样本量变异很大时，往往难以判断是否存在发表性偏倚。绘制漏斗图需要较多的研究个数，原则上要求有 5 个研究以上才能进行。

（2）线性回归法：1977 年 Egger 等提出线性回归法，把主观判断漏斗图的对称性改为用基于模型的假设检验来推断。该法以每个研究结果精度 Pre 为自变量，标准正态离差（SND）为应变量建立回归方程，可以得到形如 $SND=a+b\times pre$ 的回归方程。由于精度与样本量有关，样本量接近 0 时精度也接近 0，SND 也趋近 0。故而小样本研究得到的散点在回归直线原点附近，如果样本不存在偏倚，对称的漏斗图所得到散点的分布能形成一条通过原点的直线，回归直线的截距 $a=0$。截距 a 的大小用以评价不对称性，其绝对值越大，表示越可能存在偏倚；斜率 b 表示效应值的大小。也可以直接把效应值为应变量，样本量作为自变量直接建立回归方程。

（3）秩相关检验法：Begg 等于 1994 年提出了基于 Kendall 秩相关检验法，检验标准化效应值与效应值方差，或标准化效应值与样本含量之间的 Kendall 相关系数。若相关系数的假设检验拒绝原假设，即可认为结果可能存在发表性偏倚。

（4）失安全系数法：当荟萃分析的结果有统计学意义时，为排除发表性偏倚的可能，计算最少需要多少未发表的阴性结果的研究才能使研究结论发生逆转。即用失安全系数（N_{fs}）来估计发表性偏倚的程度。失安全系数越大，说明研究的结果越稳定，结论被推翻的可能性越小。

（5）量表评价法：采用量表进行评估的优点是研究者可以了解到偏倚来源，从而有助于针对异质性来源采用不同分析策略。

若考虑存在上述偏倚，应采取如下措施：

1）亚组分析：可以将各研究按设计方案、研究质量等分为几个亚组，分别合并及评价。

2）敏感性分析：将所有研究纳入分析，得出结果。再将被认为是有异常的研究排除后重新分析，通过比较前后两次分析结果的差异来评价被排除的研究对综合结果的影响。

3）采用随机效应模型。

4）采用meta回归，将可能的异质性来源作为协变量，分析其对效应指标的影响。

Jadad量表常用于随机对照研究的文献质量评价，总分1～2分为低质量，3～5分为高质量。NOS量表（Newcastle-Ottawa quality assessment scale）适用于非随机对照研究的文献质量评价，常用于病例对照研究及队列研究的文献质量评估。2003年和2011年Whiting等专家组讨论并开发了针对诊断性研究系统综述的循证质量评价工具，即QUADAS和QUADAS-2。

本案例中，检索数据库Pubmed（建库—2017年10月），EMBASE（建库—2017年10月），Cochrane图书馆（建库—2017年10月）；检索策略：[MYC, AND BCL2, AND Lymphoma, Large B-Cell, Diffuse OR DLBCL, AND prognosis OR prognostic OR survival.]。文献纳入排除标准：①所有纳入的患者应根据世界卫生组织对造血和淋巴组织肿瘤的分类进行病理学诊断；②提供有关MYC以及BCL2蛋白过表达的足够信息；③报告MYC以及BCL2蛋白过表达与DBCL预后之间的关联；④为控制所纳入文献的异质性，排除患有人类免疫缺陷病毒（HIV）感染、EB病毒（EBV）感染或原发性中枢神经系统疾病的患者；⑤排除缺乏足够数据估算风险比（hazard ratio, HR）及其置信区间的文章。

按上述检索策略，共检索到相关文献1 004篇，经纳入排除标准筛选，得到符合标准的16篇文献纳入研究，通过漏斗图分析（图4-2），没有证据提示存在系统性的偏倚。最终对纳入的研究资料结果进行同质性检验，采用风险比HR作为检验统计量。结果如图4-1所示：

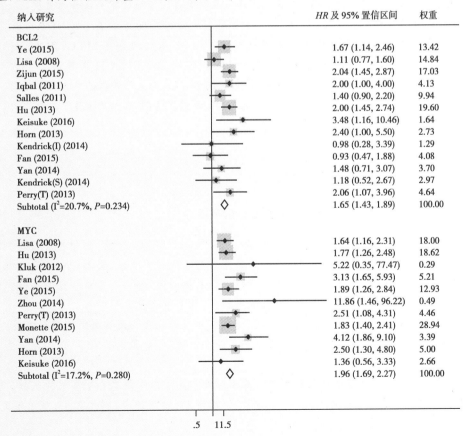

图4-1　MYC和BCL2蛋白表达合并HR的森林图

选取图 4-1 中的 BCL2 蛋白研究，以 *HR* 值作为横坐标，*HR* 值的标准误（精度指标）作为纵坐标作漏斗图，图 4-2 中呈现对称形状，即没有证据提示存在系统性的偏倚。

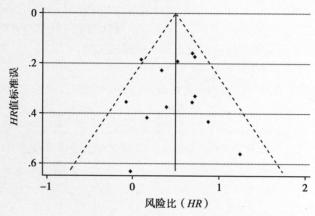

图 4-2 BCL2 蛋白组研究结果的漏斗图

以图 4-1 结果为例，对接受 R-CHOP 治疗的弥漫大 B 细胞淋巴瘤患者 MYC、BCL2 蛋白高表达的预后情况进行了荟萃分析，该资料为二分类资料，合并效应值为 *HR*。首先分别对各蛋白用 *HR* 作为检验统计量进行同质性检验。其中 BCL2 蛋白同质性检验结果 $P=0.234$，I^2 值为 20.7%；MYC 蛋白同质性检验结果 $P=0.280$，I^2 值为 17.2%，两者均小于 31%，可认为纳入文章有同质性，故合并采用固定效应模型分析。图 4-1 所示为森林图，竖线为无效线，其横坐标为 1，即 $HR=1$；每条横线为一项研究结果 *HR* 值的 95% 置信区间上下限的连线，其线条长短表示置信区间范围的大小，横线中央的小方块为该 *HR* 值的位置，其方块大小为该研究权重大小，最下方的菱形符号代表纳入全部试验的综合结果，以 BCL2 蛋白为例，其对应的合并 *HR* 值为 1.65，置信区间 1.43～1.89，按 $\alpha=0.05$ 水准可认为该研究有统计学意义。

基于该荟萃分析的最终结果，MYC、BCL2 蛋白高表达对标准治疗方案 R-CHOP 效果不理想，预后较差，故对该案例患者应做进一步免疫组化检查，若发现存在 MYC、BCL2 蛋白高表达，则需更换治疗方案或添加靶向治疗药物，例如尝试 DA-EPOCH-R 或高强度方案 R-HyperCVAD。同时也引导科研工作者继续开发靶向 MYC、BCL2 蛋白的抑制剂，利用 MYC、BCL2 蛋白表达对 DLBCL 患者进行更精细的分层，考虑是否将 MYC、BCL2 蛋白作为新的生物标志物纳入预后评估系统。

0401

荟萃分析（meta 分析）的 stata 软件实现 （微课）

知识点

荟萃分析报告

一份完整的荟萃分析报告，应至少包括问题的提出、数据的收集和分析、结果报告等几个部分。

（1）提出问题，制订研究计划：问题的提出需要系统复习大量的文献，荟萃分析所研究的问题一般可来自生物医学研究领域中不确定或有争议的问题。与其他研究一样，荟萃分析课题的研究计划包括研究目的、现状、意义、方法、数据收集与分析、结果解释、报告撰写等。

（2）检索相关文献：一般从欲研究的问题入手，确定相应的检索词及其之间的逻辑关系，制订检索策略和检索范围。对检索结果要进行查全、查准与否的分析评价，这是至关重要的，否则会影响荟萃分析结论的可靠性和真实性。

（3）筛选纳入文献：以明确的纳入和排除标准从检索出的文献中筛选合乎要求的文献。在制订文献纳入和排除标准时，要考虑研究对象、设计类型、处理因素、结局效应、样本大小、观察年限、文献发表时间和语种等方面的问题。

（4）提取纳入文献的数据信息：被荟萃分析采用的数据信息一般包括基本信息、研究特征、结果测量等内容,确定和选择需要分析和评价的效应变量。

(5)纳入文献的质量评价:主要考察各个研究的质量之间是否存在差异。质量高低可用权重来表示,也可用量表或评分系统来评价。

(6)数据的统计学处理:主要包括明确资料类型、选择恰当的效应指标;进行同质性检验、选择适合的统计分析模型;效应合并值的参数估计与假设检验及其图示。

(7)敏感性分析:目的是了解荟萃分析结论的稳健性。主要通过以下方法来考察荟萃分析结论是否因为采取不同的分析措施而发生根本性的变化。

1)选择不同统计模型时,效应合并值点估计和区间估计的差异。

2)排除质量较差的文献前后,结论的差异。

3)对文献进行分层前后,结论的差异。

4)改变纳入和排除标准前后,结论的差异。

(8)结果的分析与讨论:包括异质性及其对效应合并值的影响;几种设计类型的亚组分析;各种差异的识别与控制;荟萃分析结果的实际意义。

三、知识拓展与问题延伸

系统评价和荟萃分析方法现已被广泛应用于临床循证医学之中,但是它们通常只比较两个干预措施,面对多种干预措施比较时,可使用网状荟萃分析。它是由传统的荟萃分析发展而来,可以同时比较三个或者三个以上的干预措施的疗效。其最大优势就是可以对治疗同类疾病的不同干预措施进行量化比较,并按照某一结果指标效果好坏进行排序,进而选择最优治疗方案。网状荟萃分析常涉及 3 个基本假设:同质性假设、相似性假设和一致性假设,评价这些假设对确保结果的有效性和可靠性至关重要。目前实现网状荟萃分析的方法有两种:经典的频率学派方法和贝叶斯方法。二者最本质的区别在于对概率的解读方式不同。贝叶斯方法先验分布,可以有效地整合数据,灵活建模,利用所得到的后验概率对所有参与比较的干预进行排序,分出优劣顺序。而且相比于频率学派方法,贝叶斯方法更加稳定,估计值更加准确。

在量化评价方法中,荟萃分析的结果随着新的证据产生常需要继续更新,这也可以与贝叶斯理论完美契合。比如可以将之前既有的研究结果视作一种先验概率,再整合加入现有最新的结果,便可得到贝叶斯方法分析的后验概率。在这个意义上,对某一个问题的认识将随着循证医学的应用而使知识被不断更新,这也是循证医学这一研究手段富有生命力的表现之一。

当然,临床循证医学不仅仅只是用于临床干预措施的评价,还可用于诊断试验的准确性问题、预后标记物的功效问题、康复与预防措施的效果评价等各个方面,某些情况下还可用于新药研究的方案设计。例如试验药物与阳性对照药物进行非劣效检验研究设计时,判断非劣结论的界值可通过既往高质量研究的证据合并值作为基础通过一定方法得到。

需要指出的是,不是任何问题都可以通过荟萃分析来解决。已经有明确结论的研究不必做荟萃分析,也就是说荟萃分析的第一步是要提出正确的问题;另外,对于设计或执行质量很差的研究通过荟萃分析也难以得到可信的结论。如果各研究之间的差异很大,存在异质性,这时直接计算合并的效应值很容易造成结果的不可靠和不稳定。当遇到这种情况时,需要仔细检查研究设计和其他可能导致异质性的原因,通常可以从设计质量、干预措施、测量结果的时点、测量方法、使用的统计模型、个体效应量、纳入和排除标准等方面来考虑。在明确异质性的来源后,再采用不同策略有针对性地进行处理。

四、小　结

1. 临床循证医学是在临床实践中,将医生个人的临床经验与现有的最好临床科学证据相结合,同时充分考虑现有资源情况、实际医疗卫生条件,以及患者和社会的价值取向从而为每位患者作出最佳临床诊治决策。其中寻找和评估证据是所有循证实践的必要环节。

2．系统评价是临床循证医学重要的研究方法，而荟萃分析是一种量化的系统评价技术，高质量的临床流行病学研究是临床循证医学的基础，临床循证医学是临床流行病学的进一步发展和应用。

3．荟萃分析是临床流行病学中的研究手段之一，也是系统评价中的一类方法，是对已有临床流行病学研究结果的再分析。其本质上是一种观察性研究，其基本过程包括提出问题，制订研究计划；检索、纳入和评价相关文献；数据统计分析和敏感性分析；讨论和报告结果等。荟萃分析可提高统计学检验效能；解决单个研究间的矛盾；改善对效应量的估计；发现既往单项研究未明确的新问题。但在应用荟萃分析时要注意识别和控制各种偏倚，选择适宜的效应指标和恰当的统计分析方法。

4．荟萃分析步骤流程见图4-3。

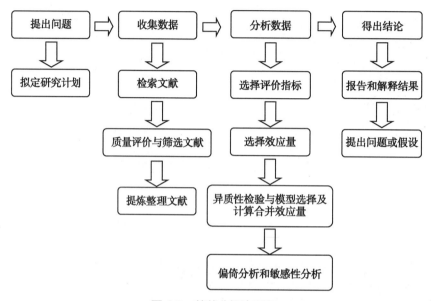

图4-3 荟萃分析流程图

（王　彤）

推荐阅读文献

[1] 方积乾．卫生统计学．7版．北京：人民卫生出版社，2012.

[2] 李幼平．循证医学．3版．北京：高等教育出版社，2013.

[3] 詹思延．流行病学．8版．北京：人民卫生出版社，2017.

[4] 赵丹，王君，李惠芳，等．儿童过敏性紫癜性肾炎药物治疗的荟萃分析．中国循证儿科杂志，2007，2(2)：88-101.

[5] 中华医学会儿科学会分会肾脏病学组．儿童常见肾脏疾病诊治循证指南(二)：紫癜性肾炎的诊治循证指南(试行)．中华儿科杂志，2009，47(12)：911-913.

[6] HIGGINS JPT，GREEN S. Cochrane handbook for systematic reviews of interventions version 5.1.0［updated March 2011］. Chichester：The Cochrane Collaboration，2011.

[7] LI LU，LI YANYAN，QUE XIMEI，et al. Prognostic significances of overexpression MYC and/or BCL2 in R-CHOP-treated diffuse large B-cell lymphoma：a systematic review and meta-analysis. Sci Rep，2018，8(1)：6267.

[8] SHEKELLE PG，WOOLF SH，ECCLES M，et al. Developing clinical guidelines. Western J Med，1999，170(6)：348-351.

第五章　健康干预计划的制订、实施和评价

以人群为基础的健康干预需运用多类型干预策略和方法。根据干预对象的层次，包括社区健康干预、群组健康干预和个体健康干预。社区健康干预最为宏观，在其具体实施过程中，包括了群组健康干预和个体健康干预。根据流程，健康干预分为健康干预计划的制订、实施和评价三个部分。社区健康干预遵循循证公共卫生的思想和方法。它是在社区卫生诊断（community assessment）基础上，根据社区需求提出未来一定时期内社区要达到的健康目标及其实现目标的策略和方法，并加以实施和评估。社区健康计划制订是健康干预的第一步，社区卫生诊断为健康干预计划提供依据。群组健康干预是基于社会认知理论、社会网络和社会支持理论，针对某特定患病人群（如高血压患者），以小组活动形式进行自我管理，以提高患者及其家庭成员的自我管理能力，提升患者自身的健康责任，最终达到改善自我管理行为、提高健康水平、降低医疗服务利用等目标，是目前慢性病自我管理（chronic disease self-management）的常见形式。个体健康干预是基于健康信念模式、阶段变化理论，在对个体健康风险因素评估的基础上，针对主要的危险因素制订健康维护计划，并督促个体执行该计划，以达到降低个体健康风险的目的。医务人员提供的健康咨询（health consultation）是常见的医疗机构个体健康干预形式。本章以社区健康干预为主线，在健康干预实施阶段介绍群组健康干预和个体健康干预。其中个体健康干预的详细内容见本书第十四章。

健康干预计划的制订、实施和评价的思路与环节要点：

（1）了解目标社区中存在的主要健康问题及其形成原因。

（2）确定优先干预的社区健康问题和优先干预影响因素。

（3）制订适宜的健康干预计划，包括目标、策略、干预活动内容及干预工作计划和实施计划、监测方法和评价方法。

（4）实施健康干预计划，通过质量控制体系及机制了解实施进程。

（5）在健康干预计划制订和实施的不同阶段进行形成评价、过程评价、效应评价、结局评价及总结评价，以确保健康干预计划合理和计划目标实现。

健康干预计划的制订、实施和评价关键点

（1）通过现有文献及工作记录，或开展现场定量和定性调查，获取社区有关健康问题及其影响因素的数据和信息。

（2）依据社区重要健康问题的普遍性、严重性、可干预性和可行性，采用选题小组讨论法确定优先干预健康问题，小组成员应具有代表性。

（3）采用定量和定性的方法确定优先干预成因。

（4）健康干预计划的目标、策略、干预活动内容及工作计划要既能解决健康问题，又具有可操作性，应充分听取社区意见。

（5）将监测指标作为计划实施质量控制的重要工具。

（6）依据健康计划目标、策略和干预活动内容选择适宜的指标进行过程和结局的评价，通过监测资料、工作记录及专项调查获得数据。

（7）评价结果既说明目标完成情况，又为下一轮健康干预计划的制订提供依据。

某社区原是城乡接合部,在城市化发展过程中,各类住宅小区和各项生活配套设施陆续建立,人口不断增加,逐渐变为繁华市区。该社区有一家社区卫生服务中心,其定位是为该社区居民提供基本卫生服务,维护和促进社区居民健康。在服务提供过程中,发现到中心就医的居民比较少,每日门诊中的慢性病较多,门诊人群老年人较多。为了向辖区居民提供更有针对性的服务,也为了机构自身发展,中心决定从社区卫生诊断入手,了解辖区居民健康情况和卫生服务利用情况。

一、健康干预需求评估

【问题1】 社区健康干预需求评估的基本流程是什么?

思路1: 进行社区卫生诊断。首先做好设计准备,包括组织设计、制订实施方案并做好实施前的各项准备工作。该中心成立了社区卫生诊断小组并提供经费保障。小组制订了实施方案,制作了资料收集工具,培训了工作人员。通过召开会议、张贴海报、发放宣传资料等方式进行了广泛的社区动员,让居民知晓即将在本社区开展社区卫生调查。

思路2: 根据实施方案,收集相关资料。社区卫生诊断所需资料来源广泛,卫生服务提供方可以提供居民实际利用各项卫生服务的资料,社区居民可以提供健康状况、健康行为、卫生服务利用与否等方面的资料,其他相关部门可以提供辖区人口、环境、社会经济发展等相关资料。

思路3: 对所收集资料整理和分析。社区卫生诊断收集的资料类型通常有定量资料和定性资料。定量资料需要应用统计学方法进行描述及统计推断。定性资料需要进行归纳和总结。在社区卫生诊断中,往往以定量资料为主,说明健康水平的高低和严重程度,判断主要健康问题及其影响因素。定性资料常作为补充,以了解健康问题的成因过程及背景,判断需要解决健康问题的优先顺序等。

思路4: 撰写社区卫生诊断报告,并将报告反馈给中心、卫生行政部门、街道办事处、居委会等相关部门。

【问题2】 社区卫生诊断需要哪些信息?

社区卫生诊断最主要的目的是了解一个社区主要的健康问题有哪些,故诊断所需要的信息都要围绕此目的来收集。健康问题及其原因的寻找,其理论基础是整体健康观和现代医学模式。

思路1: 首先需要疾病信息。该中心计划收集较为全面的疾病信息,包括:①居民最近两周的患病信息(任何不适、急慢性疾病);②慢性病患病信息(确诊的慢性疾病);③居民在机构就诊的疾病信息;④辖区疾病死亡信息;⑤失能和残障信息。通过疾病患病和死亡信息,了解辖区居民主要的患病种类;失能和残障信息主要了解疾病或不适给居民造成的影响。

生物 - 心理 - 社会医学模式
(图片)

思路2: 其次需要疾病的影响因素信息。该社区是一个城市社区,其存在的最主要疾病可能是慢性非传染性疾病,故中心在危险因素信息收集中主要收集慢性非传染性疾病的影响因素,包括:

(1) 社区人口学信息:主要是人口的数量(户籍数、常住人口、流动人口)、人口构成(年龄、性别,职业、婚姻、民族、文化程度、收入、医疗保障等),以及重点人群分布(如老年人、儿童、育龄妇女、残疾人等)、人口出生(出生率、生育率等)、人口自然增长(人口自然增长率)。

(2) 家庭信息:家庭规模、人员结构、经济状况、居住面积、家庭就医时间或距离等。

(3) 社区居民的行为和生活方式:主要是吸烟、饮酒、参加体育锻炼、膳食行为等。

(4) 社区居民求医或遵医行为:包括门诊利用、住院利用、预防保健利用、慢性病管理、医疗费用等。

(5) 社区居民对卫生服务满意度:包括对就诊环境、技术、设备、态度、价格等方面的满意度。

(6) 社区居民的自我保健意识:卫生知识知晓水平(特别是慢性病相关知识技能),自我保健态度等。

(7) 卫生资源信息:辖区卫生机构、卫生人力、卫生经费、卫生设施等。

(8) 医疗机构卫生服务提供水平:各类医疗机构提供服务的数量和质量。

(9) 社区卫生服务相关政策等;如果是农村社区,还需要更多家庭生活环境的信息,如安全饮用水、卫生厕所、燃料使用等。

【问题3】　如何收集社区卫生诊断所需信息资料?

思路1:在收集所需信息之前,需要对信息进行分类,即哪些信息可从现有资料获得,哪些信息需要进行专项调查。

所需信息分类

已有信息:①居民社区卫生服务机构就诊的疾病信息;②辖区疾病死亡信息;③辖区社会人口学信息;④卫生资源信息;⑤医疗机构卫生服务提供水平;⑥社区卫生相关政策。

需专项调查信息:①社区居民的患病信息;②社区居民失能和残障信息;③社区居民个体社会人口学信息;④社区居民家庭信息;⑤社区居民的行为和生活方式;⑥社区居民求医或遵医行为;⑦社区居民对卫生服务满意度;⑧社区居民的自我保健意识。

思路2:从现有资料获得已有信息。现有资料是指已经收集或整理好的资料,包括各部门的各类统计报表、调查报告及经常性的工作记录(如医院病例记录、社区居民健康档案等)。不需要访问资料最初的产生者或记录者,但需要到现有资料的发布者或拥有者处查阅。本次社区诊断的现有资料收集来源如表5-1所示:

表5-1　社区卫生诊断现有资料收集

现有资料	来源
居民社区卫生服务机构就诊的疾病信息	社区卫生服务机构
辖区疾病死亡信息	卫生统计年报或疾病预防控制中心
辖区社会人口学信息	街道办事处、居委会、派出所、县(市、区)统计年报
卫生资源信息	县(市、区)卫生统计年报、卫生信息统计部门、卫生行政部门
医疗机构卫生服务提供水平	县(市、区)卫生统计年报、卫生信息统计部门
社区卫生相关政策	卫生行政部门、社区卫生服务中心

思路3:社区居民的患病、行为等信息,需要通过确定的数据来反映其普遍性或严重程度,故需要采用现场定量调查方法(field quantitative survey)收集资料。除了测算样本量和确定抽样方法外,还需要设计资料收集工具及选择收集方法。资料收集工具通常使用结构式问卷(structured questionnaire),即有包含所需信息的详细调查提纲,调查提纲基本由封闭式问题组成。

现场定量调查工具设计(微课)

思路4:现场定量调查可以得到关于疾病、就医、行为等方面水平的量化信息,但有时还需要深入了解社区的发展历史,了解人们为什么作出这样的选择、为什么持有那样的态度等,这时需要采用现场定性调查方法(field qualitative survey)收集信息。定性调查使用非结构式问卷,对知情人或社区卫生相关的人员进行访问。非结构式问卷通常采用开放式问题。

社区卫生诊断个人深入访谈

访谈对象:街道办事处负责人。

访谈目的:了解社区发展状况及街道办事处对社区卫生的态度。

访谈者:社区卫生诊断小组组长。

记录者:1名社区卫生诊断小组成员。

访谈地点:街道办事处。

访谈时长:约1小时。

访谈提纲:

1. 与5年前相比,这个社区在人口结构、生活方式、居住环境、社会经济等方面发生了什么样的变化?

2. 您认为该社区存在什么样的主要健康问题?

3. 您认为导致社区主要健康问题的原因是什么?

4. 街道办事处对解决这些健康问题能提供什么样的支持(包括政策、资金、设施、组织协调等方面)?

知识点

现场定量调查工具设计

现场定量调查工具常采用结构式问卷。问卷的完整结构包括四部分：封面信、指导语、问题及答案、编码。其中，问题及答案是主体。问题设置需要围绕调查目的，用词简洁、清晰，避免专业术语或民间俚语，避免一个问题问多件事情。答案设计一般由问题性质决定，但需尽量给出问题的全部答案，且答案之间没有交叉重复。问题排列时，在时间上按事件发生先后顺序排列；在难易程度上从易到难排列；在内容上，按事实问题、行为问题和态度问题排列。问卷质量通常需要经过信度和效度检验。

知识点

现场定性调查工具设计

现场定性调查工具常采用非结构式问卷。非结构式问卷的问题都是开放式的，给被访者自由回答的空间。所设问题从性质上有规范化问题、描述性问题和对比性问题，从广度和深入上有普遍问题、特殊问题及深度问题。问题设置同样是围绕调查目的，问题在知情者经验范围内，可以设置探针性问题以获取深入信息，顺序通常从普遍到特殊。用词清晰，使用一般性或非直接性词语。

知识点

常用现场定量调查方法

常用的现场定量调查方法有两大类：访谈法和自填法。前者包括面对面访谈、电话访谈等；后者包括现场自填法、信访法、网络调查法等。每种方法各有利弊。面对面访谈应答率高、环境可控性好、可收集非文字信息，但成本高。电话访谈成本低，可进行解释，但应答率低，问题多时完成率可能低。现场自填法效率高、应答率高、节约成本，但需要组织，对调查对象文化程度要求高。信访法调查范围广泛、节约成本，但回收率低、对调查质量难以控制，对调查对象文化程度要求高。网络调查法简单易行，但调查对象不明确、调查质量同样不易控制。

知识点

常用现场定性调查方法

常用的现场定性调查方法有个人深入访谈、专题小组讨论、选题小组讨论、观察法、案例调查、地图法。个人深入访谈是根据访谈提纲，通过与访谈对象的深入交谈了解其对某些问题的想法、感觉与行为。专题小组讨论是通过召集一小组同类人员，对某一研究议题进行讨论，得出深入结论的方法。选题小组讨论目的是寻找问题，并把所发现的问题按其重要程度排列出来，是一种程序化的小组讨论过程。观察法是研究者通过对事件或研究对象的行为进行直接的、系统的观察来收集数据的方法，是一种收集非语言行为资料的主要技术。案例调查是深入了解某一个特定人、家庭或事件经历的一种资料收集方法。地图法是绘制简单的地图或在已有地图上，将有关信息或内容在地图上标志出来，以了解某现象在社区的空间分布及其与周围环境的关系。现场定性调查通常样本量小，采用非概率抽样获得。

【问题4】 社区卫生诊断报告的内容是什么？

思路：社区卫生诊断报告是对一定时期内某一特定社区的主要健康问题及其影响因素、疾病、资源、环境等进行客观、科学地描述和评价，从而提出可能的干预建议，逐步解决社区主要健康问题的综合性报告。

根据资料性质,进行定量和定性分析,围绕社区有哪些健康问题,健康问题的严重程度如何,具有健康问题的人群是谁来进行诊断。诊断要点包括社区内主要健康问题、高危人群、主要疾病危险因素、卫生服务的可及性、卫生资源及环境状况、可能的干预措施。这些诊断要点需要在社区卫生诊断报告得到体现。写报告的目的是向有关机构、部门或政府反馈发现的问题,为进一步制订干预措施和政策提供信息。因此,社区卫生诊断报告的撰写要真实、可靠、实事求是,要有针对性和适宜性。

某社区卫生诊断报告(概要)

1. 背景与目的　某社区卫生服务中心通过开展此次社区卫生诊断,发现该社区存在的健康问题及其影响因素,评价居民的卫生服务需求,确定社区健康问题的优先权,以促进中心更好地开展有针对性卫生服务,提高居民的健康水平。

2. 资料来源与方法　在2011年12月至2012年6月开展了社区卫生诊断工作,进行社区现有资料收集和居民卫生定量与定性调查。采用分层系统抽样方法,共调查居民1 000户,3 303人。深入访谈街道办事处负责人1人,对8名老年人进行了专题小组讨论。

3. 结果

(1) 社区基本情况:某社区共18个居委会,常住人口75 000人,其中65岁及以上人口占13.5%。辖区有医疗服务机构52家,其中医院4家,基层卫生服务机构43家。

(2) 调查居民基本情况:调查社区居民平均年龄为47.6岁;男女性别比1:1.05。18岁及以上调查对象中,81.8%调查居民已婚;初中及以下学历者占76.3%;在业者占43.2%。

(3) 社区居民健康情况:2011年,本辖区总死亡率为381.02/10万。前三位的死亡原因为恶性肿瘤、循环系统疾病和呼吸系统疾病,占总死因的64.4%。

该社区居民两周患病率(prevalence rate within two-weeks)为18.7%。患者主要疾病是高血压(25.9%)、感冒(10%)、糖尿病(11.8%)、支气管炎(9.0%)、腰椎间盘突出(3.2%)、类风湿关节炎(1.8%)、骨关节炎(1.4%);前三位系统疾病是循环系统疾病(33.9%)、呼吸系统疾病(21.0%)和内分泌代谢性疾病(15.0%)。女性、55岁及以上人口、无业人员、丧偶者、文盲和低文化程度者两周患病率高。该社区居民整体慢性病患病率为29.1%,患病率前三位的慢性病分别为高血压(12.3%)、糖尿病(6.1%)和慢性支气管炎(3.9%)。女性、65岁及以上人口、无业人员、丧偶者、低文化程度者慢性病患病率高。

(4) 调查社区居民行为与生活方式:该社区18岁及以上成年人吸烟率为22.4%,男性吸烟率52.6%;经常饮酒率6.6%;经常体育锻炼率51.6%;4.6%的人不吃早餐;调查家庭人均每日食盐摄入量为9.37g,19.0%喜欢吃比较咸的食物;16.6%的人喜欢吃腌腊食品;调查家庭人均每日食用油摄入量为31.6g;18岁及以上居民超重率为33.7%,肥胖率为10.7%。高血压控制率为63.7%,血糖控制率为47.5%。高血压患者规律服药率80%,糖尿病患者规律服药率85%。61.3%的成年人不主动获取健康知识;获取知识途径主要为电视和医生;调查成年居民对重点慢性病核心知识总体完全知晓率为47.1%,对成人每日食盐量和高血压危险因素完全知晓率分别仅为15.3%和8.3%,自我血压知晓率45.3%。

(5) 卫生服务利用情况:调查居民两周就诊率为14.1%,两周患者就诊率为76.3%;28.5%的患者到三级或专科医院就诊,25.2%的患者到社区卫生服务机构就诊;女性、65岁及以上组、享有社会医疗保险者、慢性病患者、低文化程度者、无业人员两周就诊率高。调查居民2011年住院率为9.8%;58.2%在三级综合或者专科医院住院;住院主要疾病是高血压、腰椎间盘突出、糖尿病、胃病、感冒、胆结石、脑梗死;女性、65岁及以上组、享有社会医疗保险者、慢性病患者、低文化程度者、无业人员住院率高。最近1年有52.4%的高血压患者和65%的糖尿病患者接受过医务人员至少1次随访。70%的就诊患者对医疗机构提供的服务满意。

(6) 特殊人群健康及保健情况:87.2%的老年人日常生活需要依靠药物或者医疗上的帮助;75%的老年人年进行了年度健康体检;49.3%的老年人认为自己健康状况不理想。老年人希望就近获得医疗、保健、康复等服务,希望开展家庭病床。调查67.0%的已婚育龄妇女没有做过宫颈细胞学涂片检查;45.0%的没有接受乳腺检查。调查的0~3岁儿童中,84.6%参加了儿童保健管理;24.6%的家长经常或偶尔在孩子面前吸烟。43.4%的0~6岁儿童有挑食、偏食及多零食等不良饮食习惯。

4. 主要发现　循环系统疾病、内分泌代谢性疾病、呼吸系统疾病、消化系统疾病和骨关节疾病是本社区重要的系统疾病;高血压、糖尿病和慢性支气管炎为社区主要慢性非传染性疾病;恶性肿瘤、循环系统疾病和呼吸系统疾病是本社区主要死亡原因。高盐和高脂饮食、缺乏锻炼、吸烟、超重、肥胖和经常饮酒等疾病危险因素水平较高。老年人、妇女(包括育龄妇女)、中青年人群、无业人员、丧偶者以及低文化程度者,面临的健康问题突出。人口老龄化加剧,城镇化迅速,但长期形成的生活方式难以改变,中青年人(特别是男性)对健康重视程度差,辖区居民文化程度偏低,主动获取健康信息的意识不强和手段不足等与社区主要健康问题有关。社区卫生资源丰富,居民卫生服务地理可及性好。居民对基层卫生服务机构利用度较高,但基层卫生服务机构间存在明显竞争。

5. 建议　以高血压和糖尿病为核心,兼顾其他重点疾病,做好慢性非传染性疾病的预防与控制工作;以传统重点人群为核心,兼顾新型重点人群;不合理营养、吸烟、缺乏锻炼、超重、大量饮酒为辖区优先干预的健康危险因素;坚持全人群策略和重点人群策略;提高基层卫生服务机构的服务质量;积极争取和寻求解决社区主要卫生问题的支持条件和资源。

二、优先干预健康问题的确定

【问题5】　社区重点健康问题是什么?

思路:根据疾病影响范围(患病率和发病率)、疾病严重程度与持续时间(患病天数、卧床天数、就诊率、住院率、平均住院天数、致残率、死亡率等),该社区重点健康问题是高血压、感冒、糖尿病、支气管炎、骨关节疾病、慢性胃炎和恶性肿瘤。

【问题6】　如何确定健康问题干预(intervention)优先顺序?

思路:依据社区重要健康问题的普遍性、严重性、可干预性和可行性,采用选题小组讨论法确定优先干预健康问题。

确定社区优先干预健康问题

参与人员:全科医生、专科医生、社区居民代表、社区护士、卫生行政人员、疾病预防控制中心人员、街道办事处人员、社区卫生研究者共10人。

做法:讨论并列出社区中要疾病问题(表5-2),根据疾病的普遍性、严重性、可干预性和可行性打分,每项程度最高者10分,最低者1分。计算平均总得分,然后排序。

结果:根据评分结果,最后确定高血压为本社区优先干预的健康问题。

表5-2　社区优先干预健康问题评分　　　　　　　　　　　　　　　　　　　单位:分

健康问题	普遍性	严重性	可干预性	可行性	总分
高血压	8	7	9	8	32
糖尿病	6	8	8	7	29
支气管炎	5	8	6	7	26
恶性肿瘤	3	10	4	5	22
骨关节疾病	4	7	5	5	21
慢性胃炎	3	5	7	5	20
感冒	10	2	2	3	17

知识点

确定优先干预健康问题的原则

确定优先干预健康问题时,需考虑以下方面:疾病频率、严重程度与持续时间、可预防性、干预的可行性(技术、资源)、疾病变化趋势、政治与社会危害、个人应承担的责任等。

> 知识点
>
> ## 确定优先顺序的方法
>
> 可根据健康综合评价方法,测算不同疾病的患病、致残和致死的综合效应,根据综合效应排位,进一步考虑疾病干预的有效性和干预成本,采用层次分析法、灰色系统关联分析等综合方法进行排位。前两种方法需要大量的数据进行测量,方法复杂。也可以使用相对简单和主观的方法,社区卫生相关人员进行协商和讨论达成一致,或使用直接打分的方法来确定。后两种方法更多体现了社区的参与。

【问题7】 如何分析优先干预健康问题的主要原因?

高血压是在本社区优先干预的健康问题,其患病率高的主要原因是什么?

思路1:分析高血压在本社区患病率高的原因,根据流行病学研究结果,列出高血压常见的危险因素,描述社区高血压危险因素水平。

社区高血压危险因素水平

除年龄、职业外,本社区高血压主要危险因素为:在18岁及以上成年人中,吸烟率22.4%,经常饮酒率6.6%,缺乏体育锻炼率48.4%,家庭人均每日食盐摄入量9.37g,家庭人均每日食用油摄入量为31.6g,超重率33.7%。

思路2:确定优先干预成因。在各个危险因素中,哪些与本社区居民高血压患病关系最为密切,可采用统计学的多因素分析方法,确定各个危险因素的影响程度高低(表5-3)。也可用健康危险度评估方法或人群归因危险度评估方法确定,后两种方法比较复杂。确定优先干预成因后,还需要进一步分析成因背后的原因。

表5-3　社区高血压影响因素分析结果

项目	回归系数	标准差	P	OR及95%CI
年龄	0.074	0.002	0.000	1.076(1.072～1.081)
性别	0.086	0.066	0.192	1.090(0.958～1.241)
饮酒	0.013	0.232	0.955	1.013(0.642～1.597)
吸烟	0.145	0.076	0.057	1.157(0.996～1.343)
体重指数(BMI)	0.141	0.007	0.000	1.151(1.136～1.167)
喜偏咸饮食	0.128	0.064	0.046	1.137(1.002～1.290)
参加锻炼	−0.111	0.092	0.228	0.895(0.746～1.072)

注:P为概率,OR为比值比,CI为置信区间。

从分析结果看,除了年龄之外,本社区高血压危险因素中,高盐饮食和体重对高血压患病的作用较吸烟、饮酒和不参加锻炼明显。经过社区卫生诊断小组讨论,考虑将高盐饮食和超重作为下一步优先干预的危险因素。这两种危险因素在本社区的形成有什么深层次的原因呢? 社区卫生诊断小组成员再次使用定性研究方法,走访了解到以下因素:

(1)本地饮食一贯调料足,味道重。每家几乎都有泡菜、豆瓣酱等各种腌制品,冬天要制作或购买酱肉或腊肉,居民对高盐饮食习以为常。

(2)一些居民并不认为自己吃盐多,没有将腌制品算在内。

(3)不清楚合理的食盐量是多少。

(4)饮食多根据习惯和爱好做,不太关注营养搭配。

(5)休闲时间喜欢打麻将、喝茶、聊天,较年轻的居民上网。

（6）社区有休闲广场和一些运动器械，老年人利用得要多一些，而对年轻人没有吸引力。

（7）有的居民不知道社区卫生服务机构在做卫生知识宣传和健康体检，有的知道但没在意，特别是较年轻的居民。宣传资料文字一多就不想看。

经过调查，社区卫生诊断小组认为，尽管这两种因素与社区的传统、变迁有密切关系，但仍然可以做一些工作，提高社区居民认知，逐步改变。因此确定将高盐饮食和超重作为优先干预的危险因素。

知识点

优先干预成因确定原则

考虑优先干预成因有两项原则，即重要性原则和有效性原则。重要性即原因与健康问题的密切程度及原因的普遍性，可通过统计学方法或专门的归因分析方法测量。有效性即该原因的可改变性，如果与社区地理、物产、文化传统等因素关系不大，或正处于发展时期，或有成功改变的实证，或社会不赞成，这些因素通常可改变性高。采用四格表方法选优：重要且可变为最优选择；重要且不可变为次优选择；不重要且可变一般不予考虑；不重要且不可变，不予考虑。

三、健康干预计划的制订

【问题8】　如何确定社区健康干预计划目标？

思路：社区健康干预计划的目标（objective）是减少或消除已确定的健康问题的预期进展标准。需要明确应该实现什么样的变化及其时间进度表。制订目标需遵循以下原则：可实现性、可测量性、时间性及挑战性。所制订目标需要回答5个问题：对谁？实现什么变化？在多长期限内实现这些变化？变化程度如何？如何测量这些变化？

社区健康计划仍由社区卫生诊断小组负责，但成员中增加了社区居民代表、街道办事处人员、社区卫生方面的专家、心血管方面的专科医生及卫生行政官员。根据确定的优先干预健康问题，社区本身的卫生资源及社区卫生的发展要求，经过商讨，制订了未来5年的长期社区健康干预计划目标。

某社区2013—2017年健康干预计划目标

总目标：到2017年社区循环系统疾病死亡率由目前的180/10万下降到150/10万；社区居民高血压患病率年平均增长速度不超过5%。

分目标：

（1）成年人食盐摄入量标准的知晓率从15.3%上升到50%。

（2）成年人自我血压知晓率从45.3%上升到65%，正常血压值知晓率达到80%。

（3）社区家庭人均每日食盐摄入量由9.37g下降到7.37g。

（4）调查家庭人均每日食用油摄入量由31.6g下降到25g。

（5）成年人经常体育锻炼率从51.6%上升到60%。

（6）成年居民超重率由33.7%下降到30.3%。

（7）35岁及以上居民每年测血压率达到70%。

（8）高血压管理率由52.4%上升到70%。

（9）高血压患者规律服药率由80%上升到90%。

（10）高血压控制率由63.7%达到75%。

【问题9】　如何确定社区健康计划的目标策略？

思路：目标策略（strategy）是为实现既定的目标而采取的一系列措施的原则，具有宏观性和方向性。一般根据问题发生的可能原因制订,针对一个问题可提出和采取多种策略,一种策略也可实现若干个目标。但策略提出需基于本社区的现状,依据目标需要解决的问题可考虑教育策略、社会策略、环境策略和资源策略(表5-4)。

表5-4　社区健康干预计划目标策略

目标	策略	干预活动
1. 提高社区居民高血压相关认知水平及健康技能	策略1:通过社区居民喜闻乐见的方式多渠道宣传健康知识	活动1:制作有针对性的高血压防治宣传片,在社区各卫生机构和公共宣传媒体上播放
		活动2:更新原有的宣传资料,补充与目标有关的健康知识
		活动3:建立健康社区微信公众号
		活动4:开展高血压防治健康教育讲座
	策略2:开展高血压自我管理	活动5:建立高血压患者自我管理小组
	策略3:为个体提供健康危险行为干预服务	活动6:开展健康咨询服务
2. 提高社区居民参加锻炼的比例	策略4:为居民参加锻炼提供更多支持条件	活动7:在社区设立更多的体育锻炼器材
		活动8:动员社区所在地的学校节假日开放学校操场
	策略5:增加社区居民参加锻炼的积极性	活动9:开展社区运动会
		活动10:评选锻炼积极分子
3. 提高居民对社区卫生服务的利用水平	策略6:提高机构卫生服务水平	活动11:对机构全科医生进行规范化培训
		活动12:引进经规范化培训的全科医生
	策略7:拓展卫生筹资渠道	活动13:与上级医院合作,由上级医院提供技术支持
		活动14:街道办事处出资,用于居民健康体检

【问题10】　如何制订各个策略下的干预活动内容?

思路:根据社区的情况,制订各策略下可能的干预活动内容,如表5-4所示。

知识点

干预活动制订原则

制订策略下的干预活动时需要考虑:①活动能够减少或消除存在的问题;②活动具有可操作性;③活动符合社区情况;④活动描述尽可能详尽;⑤一个策略下可能多种活动。

【问题11】　如何确定优先干预活动内容?

思路:由于受到人、财、物、技术等方面的资源限制,通常所提出的活动不可能同时开展。需依据优先活动确定原则,来确定各策略下可以优先开展的活动。优先开展活动可采用选题小组讨论法产生。

通过选题小组讨论,大家从是否有专人负责、是否有资源和经费、是否对现在服务有所帮助、在文化观念上是否被社区接受四个方面对表5-4所列的各项活动进行了评分。每项评分最低1分,最高10分,如果评分能达到32分及以上,都列为优先开展活动。评分结果显示,除了活动8、活动10和活动11之外,其余11项活动都可以开展。

【问题 12】　健康干预计划的内容是什么？

思路：健康干预计划整体框架包括背景介绍、社区诊断结果、社区健康计划目标、实现目标的策略、确定解决问题的办法、工作计划、具体实施计划、评价方法和标准。在该案例中，前五个部分在前文已有所述，评价方法和标准在后面的健康活动评价中体现。工作计划和实施计划是工作进行的程序，它们确保工作按照计划实施，确保工作按照一定的预算进行。所有的实施计划共同推进，以确保总体工作的完成。

社区健康工作计划和活动实施计划（图片）

四、健康干预计划的实施

【问题 13】　健康干预计划由谁实施？

思路 1：尽管在工作计划和实施计划中明确了负责人，但他们只是某一方面工作的执行者。对于整个健康计划来讲，需要一个计划实施的组织机构，该组织机构成员由与计划实施有关的社区多种组织人员构成。

思路 2：该计划是一个长期计划，为了 5 年内各项工作能够顺利开展，提高管理能力和效率，在计划正式实施前，需要对计划的主要实施者开展关于项目管理的培训。培训主要包括：对健康计划的介绍，健康计划目标如何分解到工作计划和实施计划中，工作计划的监测与质量控制，实施过程中资料的收集与整理，资源筹集与分配，社区动员等；此外，还包括开展各项干预活动所需知识和技能的专业培训。

【问题 14】　如何实施健康干预计划中以小组为基础的慢性病自我管理？

思路 1：做好社区动员。在社区开展的慢性病自我管理，需要通过社区会议、口头宣传、张贴海报、发放传单等方式，让社区领导、组织、家庭、患者及其他居民知晓此事，并积极响应与参与。在医院开展的慢性病自我管理，同样要以各种方式对医院领导、相关医生、护士、实习学生、社工、患者及其家属进行动员，获得响应与支持。

该社区卫生服务中心的高血压自我管理活动由社区孙护士负责。她通过面谈、发放宣传单等方式，获得了街道办事处、居民委员会、中心全科医生和护士、辖区高血压患者及其家人的支持。中心将高血压自我管理纳入家庭医生签约服务内容。

思路 2：组建小组。通过口头宣传、张贴海报等形式，招募符合条件的慢性病自我管理小组成员。

社区孙护士一方面向中心管理的高血压患者发放招募通知，另一方面通过街道办事处在所辖的 18 个居委会张贴招募通知。小组成员的纳入标准为：经确诊的高血压患者；意识清楚，无认知障碍，有生活自理能力，能进行语言沟通；排除标准为：有精神疾病、交流困难者、有严重的心脑血管疾病。所有患者均需知情同意，并愿意参加小组活动。最终组建了 8 个高血压自我管理小组，每组 10～15 人。

> 知识点
>
> ### 自我管理的任务和核心技能
>
> 　　自我管理需完成 3 大任务：①医疗和行为管理：即照顾自己的健康问题；②角色管理：即建立和维持新的社会角色；③情绪管理：即应对和处理疾病所带来的各种情绪。
> 　　自我管理需掌握 5 大核心技能：①解决自身健康问题的技能；②知情决策的技能；③寻找和利用资源的能力；④建立良好医患关系的技能；⑤行动计划的技能。

> 知识点
>
> ### 以小组活动为基础的自我管理作用
>
> 　　社会认知理论的核心思想三元交互决定论认为，环境、行为和个人三者之间是交互作用的。三大自我管理行为形成与自身的知识、信念、价值观和自我效能有关，也与周围的物质和社会环境有关。其中，提高自我效能的四种方法（调整身心状态、说服、替代性经验和获得行为规则）可以在小组活动中得到充分运用。通过患者之间、医患之间的交谈、相互观察和学习、督促、支持和帮助，患者能尽快掌握 5 大核心技能。

患者自我管理示意图（图片）

　　思路 3：选拔及培训组长。组长可由退休教师、医生、干部担任，也可由居委会干部、其他职业人群担任。由医务人员对组长进行慢性病管理培训。组长的职责有：准备小组活动物资，组织活动，负责组员出勤登记，完成活动登记表，与组员交流等。

　　该中心组建的 8 个高血压自我管理小组共有 16 名组长，从组员中产生 14 名，另外 2 名由居委会卫生干部担任。组长条件：有较高的文化程度、较高的语言交流能力、有较高的威望、热心此项工作。由社区全科医生和护士对组长进行培训，熟练掌握高血压患者自我管理小组各次活动的具体内容，并通过试讲。

　　思路 4：落实小组活动场所，准备所需物资。场所可容纳 20 人左右，具备测量血压设备和授课的必要条件。

　　该中心组建的 6 个高血压自我管理小组将活动场地设在居委会，2 个设在社区卫生服务中心。除了白板、投影仪外，孙护士还准备了笔、空白纸、签到表、小组活动记录表，以及与活动内容有关的患者自我管理记录表。

　　思路 5：开展活动。活动内容包括小讲课，患者互相交流病情和计划执行情况，血压测量，医务人员提供咨询服务等。其中，小讲课是最主要的，讲课内容涉及对所患疾病的认知、目标设定与制订计划、增强自信心、处理不良情绪、人际交流技巧、所患疾病危险因素控制、药物合理适用、血压和血糖自我监测、与医生配合等。可有医务人员参与，一方面纠正组长或者组员讲得有误的地方，另一方面可提供咨询服务。各次活动不是孤立的，每次活动结束后组员要完成所制订的周任务，并在下次活动中报告自己任务完成情况，并对遇到的问题进行讨论。

　　该中心的高血压自我管理小组共有 8 次主题活动，连续每周 1 次，每次大约 2 小时。8 次主题为：①认知高血压，认识自我管理；②高血压的危害；③血压自我监测；④平衡膳食；⑤身体活动；⑥心理平衡；⑦合理使用高血压药物；⑧健康生活方式的形成。每次有 1 名全科医生或社区护士参加。

　　第 1 次活动的情况如下：第一，组员签到。第二，组员互相认识。组长自我介绍，向组员公开自己的联系方式，讲解高血压自我管理小组活动的目的和预期收获，宣读自我管理小组组员责任。组员自我介绍，包括姓名、年龄、病情及控制情况。第三,组员分享对高血压的认识,包括高血压诊断标准、症状、高危人群和危害。第四,组长介绍高血压相关知识,包括血压形成、高血压诊断标准、症状、危险因素。第五,组员依次分析自身所具有的高血压危险因素。第六,组长介绍自我管理和高血压患者自我管理的基础和任务。第七,组员讲高血压给自己工作或生活带来的影响。对大家谈到最多的问题,请大家分享解决的经验并做记录,并建议有该问题的组员任选一种方法试用。第八,组长讲解行动计划制订,组员制订自己第一周行动计划。第九,组长做总结。包括本次活动简要总结及收获,下次活动时间及内容,提醒组员完成行动周计划,收集活动中的各种记录,填写本次活动记录表(表5-5)。

表5-5　某社区高血压患者自我管理小组记录表

组长基本信息:				
姓名:张某	性别:男	年龄:67 岁	文化程度:大学	职业:退休教师
姓名:王某	性别:女	年龄:65 岁	文化程度:大专	职业:退休会计
第 1 次小组活动		活动日期:2013 年 8 月 8 日		地点:某社区居委会
应出勤人数:15 人		实际出勤人数:15 人		

小组活动支持者:
1. 社区居委会刘主任为本次活动提供场地、投影设备、白板、茶水等。
2. 社区孙护士指导了本次活动的流程,准备了笔记本电脑,为大家测量了血压,解答了大家一些的疑问。

活动内容介绍:
1. 本小组15 位成员做了自我介绍。
2. 张组长讲解了高血压有关知识。
3. 王组长讲解了为什么要做高血压自我管理。
4. 大家制订自己与控制血压有关的第一周行动计划。

活动效果:
1. 认识病友。
2. 大家都来了,参与度较高。
3. 组长带领大家基本完成了第 1 次活动任务。
4. 大家知道了自己具有的高血压危险因素。

活动中遇到的问题及解决情况:
1. 第 1 次有些紧张,加之对活动流程和内容不十分熟悉,有社区孙护士帮助才得以顺利完成。
2. 个别组员不太说话。如果不喜欢当众发言,小组活动后主动与其联系,看有什么问题。

本次活动还需要改进的地方:
1. 活动内容很多,需要对各部分时间进行详细规划,并严格把控。
2. 最好医务人员和组长一起来讲课。

知识点

慢性病自我管理行动计划要素

(1)自己想做的与控制疾病有关的事情。
(2)一周内可完成的目标。
(3)实现自己想做事情的具体行为。
(4)针对该行为的目标、完成时间和频率。
(5)完成该计划的信心(0～10 分之间,7 分及以上者有可能完成)。

思路 6:慢性病自我管理效果评估。可通过定性和定量方法进行评估。定性方法主要通过个人深入访谈或专题小组讨论的方式,了解患者自我管理做法和感受。定量方法可通过设计结构式问卷,评估患者慢性病认知、自我管理行为,疾病控制情况,因疾病医疗利用水平和疾病经济负担的变化情况。也可选用信效度较好的自我管理量表进行评估，如汉化的《糖尿病自我管理量表》《慢性病自我管理问卷》等。

该中心第 1 轮高血压自我管理小组活动结束后，对高血压自我管理效果进行了定量评估。评估结果说明该轮以小组为基础的高血压自我管理有效。中心决定继续开展高血压自我管理，并扩大到糖尿病（表 5-6）。

表 5-6　某中心高血压自我管理效果评估

评估内容	指标	自我管理患者（n=156）	常规管理患者（n=186）	T	P
血压	舒张压变化值 /mmHg	−11.10±12.40	−5.2±11.40	−4.58	$P<0.01$
	收缩压变化值 /mmHg	−4.50±10.30	−1.30±10.20	−2.88	$P<0.01$
自我管理行为	有氧锻炼变化值 /(min·周$^{-1}$)	53.50±102.30	18.40±98.60	3.22	$P<0.01$
	与医生的交流变化值 / 分	1.85±0.98	0.06±0.55	20.29	$P<0.01$
	认知症状管理变化值 / 分	0.51±0.93	0.08±0.76	4.62	$P<0.01$
自我效能	症状管理自我效能变化值 / 分	0.70±1.62	0.22±1.58	2.77	$P<0.01$
卫生服务利用	过去 3 个月门诊次数变化值 / 次	−1.21±2.13	−0.69±2.05	−2.30	$P<0.05$

【问题 15】　如何实施健康干预计划中以个体行为改变为目标的健康咨询服务？

思路 1：通过使用 5A 模式开展健康咨询，帮助患者改变各种健康危害行为，也是门诊慢性病随访管理的有效方法。其目的是通过提高患者的自我管理能力，让患者通过自己的行动达到既定的目标。

知识点

健康咨询 5A 模式

5A 模式是阶段变化理论的具体实践。5A 包括 5 个循环步骤。①评估（assess）：了解患者行为、病情、知识、技能、自信心；②劝告（advise）：向患者提供有关健康相关行为方面信息；③达成共识（agree）：与患者共同制订一个适宜的健康行为行动计划；④协助（assist）：为患者找出行动可能遇到的障碍，提供解决问题的方法，提供可能的社会支持；⑤安排随访：明确下一次随访的时间、方式与行动计划。由于人们的行为可处于行为改变的不同阶段，在实施 5A 模式时，可以从任何一个步骤开展，也可以在任何一个步骤结束。

知识点

健康咨询的基本原则和交流技巧

健康咨询应遵循以下原则：①建立友好关系；②识别需求；③移情；④调动参与；⑤保守秘密。在咨询各步骤中，需要恰当运用各种人际交流技巧，建立与患者的良好沟通渠道，包括说话技巧、倾听技巧、提问技巧、观察技巧、反馈技巧等。

陈师傅，男，59 岁，公交车调度员，5 年前单位体检查出高血压。陈师傅因感冒到该社区卫生服务中心看病，由肖医生接诊。在例行测量血压时，发现血压为 150/95mmHg。处理完感冒问题后，肖医生详细询问了陈师傅高血压有关情况。陈师傅每周自己要测量 3 次血压，医生也开了高血压药，但他没有规律服药，自己觉得不正常就吃，正常就不吃。工作日中午在单位食堂吃饭，晚餐及周末在家吃，喜欢有味道的饭菜，而且每顿饭都要吃咸菜，不吃粗粮。每周都要和朋友到外面吃 3～4 次晚饭，吃饭就要喝 100ml（2 两）白酒。喜欢散步，每日走路大约 1 小时。睡眠良好。每日吸一包烟，在办公室还会接触二手烟。

肖医生表扬了陈师傅能够坚持锻炼身体和自己测量血压。告诉了陈师傅血压不能很好控制可能带来的危害，并列举了另外一些患者的例子。陈师傅表示，要每日把药吃起来。肖医生进一步说，仅仅吃药还不够，还需要改变不良的生活方式。吸烟和盐的摄入过多是陈师傅需要改变的问题。陈师傅表示"自己也想过戒烟，但是大家都在抽，戒烟太难"。肖医生建议从减少盐的摄入开始，陈师傅同意了。在肖医生的帮助下，陈师傅拟定了一个减少盐摄入的计划：

目标：3个月内将盐的摄入减少至5g以下。

具体行动：

（1）减少咸菜摄入量。第1个月晚餐不吃咸菜；第2个月晚餐和午餐均不吃咸菜；第3个月三餐均不吃咸菜。此项行动的自信心8分。

（2）控制家庭盐的摄入。家里两人吃饭，目前家庭做饭用盐大约500g/月，在3个月内逐渐减少至300g/月以内。此项行动的自信心6分。

（3）减少外出就餐次数。由目前的每周3~4次减少至1~2次，外出就餐时选择较为清淡的食物。此项行动的自信心5分。

肖医生发现第二项和第三项行动陈师傅的自信心不高。询问原因后发现，家庭做饭者是其妻子，担心妻子不配合。肖医生建议下次随访时，请陈师傅和妻子一起过来。减少外出就餐，陈师傅担心会影响与朋友的关系。肖医生建议给朋友讲明原因，或者变换聚会方式。陈师傅说试一下。肖医生还提供了标准控勺、每日行为完成情况记录表、血压监测记录表等资料，交代了使用方法。最后，肖医生交代2周后来门诊随访，并带上记录表。

思路2：对个体进行健康风险评估，根据评估结果制订个体健康维护计划（可参考本书第十四章）。

【问题16】　如何保证实施过程按照健康干预计划进行？

思路：为保证实施过程能够按照计划进行，需要对健康干预计划的实施进行质量控制。质量控制包括建立质量控制体系及机制，采用不同的质量控制方法，利用监测指标对事先确定的质量控制内容进行有效的监督和评价。通过质量控制，使实施过程中既能严格按照计划执行，又要随着实际情况的变化不断合理调整，体现出足够的灵活性。

五、健康干预计划的评价

【问题17】　做什么样的健康干预计划评价？

思路1：在社区健康干预计划进行的5年中，每年做1次过程评价（process evaluation），了解计划实施情况，活动开展存在的问题，提出改进措施，以确保计划目标的实现。

2013年度社区健康计划执行情况评价

2014年1月由社区卫生服务中心聘请第三方进行了第1次过程评估。通过回顾社区健康计划目标及各项工作计划，本次过程评价主要了解以下信息：①11项工作计划是否按进度开展？计划是否做过调整？为什么调整？如何调整的？②社区居民是否已被计划覆盖？社区居民参与程度如何？社区居民对这些活动反应如何？③计划涉及了哪些组织？④组织的参与度如何？⑤是否需要对参与组织进行调整，若需要如何调整？⑥资料的记录与管理质量如何？⑦经费支出是否与预算相符？不一致原因是什么？⑧对各项活动有无改进建议？

根据上述欲了解问题，确定本次过程评价的指标及资料收集方法（表5-7）。

表5-7　2013年度社区健康计划过程评价指标及数据来源

指标	指标计算	数据来源
计划活动执行率/%	2013年度已执行计划活动数/2013年度应执行计划活动数×100%	查阅监测资料，活动工作记录
工作计划调整数量和内容	工作计划调整数量，各项调整原因、结果	查阅监测资料，活动工作记录

指标	指标计算	数据来源
高血压防治宣传资料覆盖率 /%	看过高血压防治宣传资料人数 / 调查社区居民数×100%	结构式问卷访谈
健康教育讲座覆盖率 /%	听过高血压健康教育讲座的人数 / 调查社区居民数×100%	结构式问卷访谈
健康社区微信公众号覆盖率 /%	关注健康社区微信公众号的人数 / 调查居民数×100%	结构式问卷访谈
高血压自我管理覆盖率 /%	参加高血压自我管理小组人数 / 调查高血压患者数×100%	结构式问卷访谈
健康咨询服务覆盖率 /%	接受过健康咨询服务的人数 / 调查居民数×100%	结构式问卷访谈
社区锻炼器材利用率 /%	利用过社区锻炼器材锻炼的人数 / 调查社区居民数×100%	结构式问卷访谈
社区运动会参与人员数量及构成	社区运动会参与人员数量,年龄、性别、职业、教育程度等构成	查阅监测资料,活动工作记录
引进规范化培训的全科医生数量	引进规范化培训的全科医生数量,来源	查阅监测资料,活动工作记录
上级医院专家指导人次数	上级医院专家指导人次数	查阅监测资料,活动工作记录
上级医院专家坐诊人日数	上级医院专家坐诊人日数	查阅监测资料,活动工作记录
从街道办事处筹集健康体检的资金额度 / 万元	从街道办事处筹集健康体检的资金额度	查阅监测资料
社区居民健康体检率 /%	2013 年度做过健康体检的人数 / 调查社区居民数×100%	结构式问卷访谈
社区居民对各项活动的满意度 /%	对高血压防治宣传资料、社区锻炼器材、高血压自我管理小组、健康咨询服务、健康体检的满意度	结构式问卷访谈,专题小组讨论
活动费用使用率 /%	某项活动的实际费用 / 该项活动的预算费用×100%	查阅监测资料,活动工作记录
年度费用使用率 /%	2013 年度计划活动实际费用 /2013 年度活动预算费用 ×100%	查阅监测资料,活动工作记录
各项活动资料的记录与管理的方式、内容	各项活动资料的记录与管理的方式、内容	现场观察、查阅活动工作记录、非正式访谈
各项活动意见和建议	活动参与者对各项活动意见和建议	个人深入访谈、专题小组讨论

　　思路 2:在健康干预计划实施的第 3 年末进行效应评价(impact evaluation),即近中期效果评价,了解社区居民与健康计划目标有关的健康相关行为及其影响因素的改变情况。回顾健康计划目标,确定评价的效应指标(表 5-8)。

表 5-8　某社区健康干预计划效应评价指标及数据来源

指标	指标计算	数据来源
食盐摄入量标准的知晓率 /%	知晓食盐摄入量标准的人数 / 调查居民数×100%	结构式问卷访谈
自我血压知晓率 /%	知晓自己血压情况的人数 / 调查居民数×100%	结构式问卷访谈
正常血压值知晓率 /%	知晓正常血压值的人数 / 调查居民数×100%	结构式问卷访谈
喜食偏咸食物的比例 /%	喜食偏咸食物的人数 / 调查居民数×100%	结构式问卷访谈
家庭人均每日食盐摄入量 /g	家人每日食盐摄入量 / 家庭常住人口数	结构式问卷访谈
家庭人均每日食用油摄入量 /g	家人每日食用油摄入量 / 家庭常住人口数	结构式问卷访谈
体育锻炼率 /%	经常参加体育锻炼的人数 / 调查居民数×100%	结构式问卷访谈
吸烟率 /%	吸烟的人数 / 调查居民数×100%	结构式问卷访谈
经常饮酒率 /%	经常饮酒的人数 / 调查居民数×100%	结构式问卷访谈

续表

指标	指标计算	数据来源
社区居民超重比例/%	BMI超过24kg/m² 的人数/调查居民数×100% 或男性腰围≥90cm或女性腰围≥85cm/调查居民数×100%	结构式问卷访谈
35 岁及以上居民每年测血压率/%	2015 年测量了血压的 35 岁及以上居民数/调查 35 岁及以上居民数×100%	结构式问卷访谈
居民的健康体检率/%	2015 年进行了健康体检的人数/调查居民数×100%	结构式问卷访谈
高血压患者服药率/%	规律性服药的高血压患者数/调查高血压患者数×100%	高血压患者结构式问卷访谈
高血压管理率/%	至少接受过 4 次随访的高血压患者数/调查高血压患者数×100%	高血压患者结构式问卷访谈
高血压控制率/%	最近 1 次测量血压水平正常的高血压患者数/调查高血压患者数×100%	血压测量、高血压患者结构式问卷访谈
步行 10 分钟可找到锻炼场所的比例/%	步行 10 分钟可找到锻炼场所的家庭数/调查居民家庭数×100%	结构式问卷访谈

思路 3：在 2017 年底至 2018 年初该健康干预计划结束时，进行健康干预计划的结局评价（out-come evaluation），即远期效果评估。根据社区健康计划的总目标，确定健康效果指标（表 5-9）。健康结局除了客观的人群健康指标外，也可包括主观的健康指标，如生命质量。特别对于慢性病患者的干预计划，生命质量是比较敏感的结局变量指标。此时期评价，除了结局评价外，通常要做包括形成评价、过程评价、效应评价和结局评价在内的总结评价（summative evaluation）。

表 5-9　社区健康计划结局评价指标及数据来源

指标	指标测量	数据来源
循环系统疾病死亡率	死于循环系统疾病人数/辖区常住居民人数×10 万/10 万	死因监测数据
社区居民高血压患病率	确诊为高血压的患者人数/调查社区居民数×100%	结构式问卷访谈
社区参与程度	社区组织参与程度	监测资料、定性访谈
社区健康政策变化程度	有关社区健康政策出台情况	监测资料、其他文献资料查阅

知识点

健康干预计划评价的概念、分类及步骤

健康干预计划评价是把已取得的成绩与既定的目标相比较，查看工作是否达到了预期的目标，达到了多少程度，怎么达到的，有什么经验和教训等。评价与前述的质量控制有所不同，质量控制使用监测手段，更强调活动过程，而评价更侧重于活动结果，即目标达成情况。评价分为形成评价（formative evaluation）、过程评价、效应评价、结局评价和总结评价。

形成评价是对计划本身进行的评价活动，目的在于使计划符合实际情况，主要发生在计划设计阶段。实际上，从社区卫生诊断到健康干预计划形成的过程，也是一个形成评价的过程。

过程评价始于健康干预计划实施开始，贯穿于计划执行的全过程。根据工作计划内容，有针对个体的评价，针对组织的评价及针对政策和环境的评价。过程评价主要关注干预活动是否按计划的数量和质量执行，同时还有修正计划，使之更符合实际情况的功能。

效应评价是评估健康干预计划导致的社区居民健康行为及其影响因素改变的变化，包括社区居民的知识、态度、信念、意向、技能、自我效能的改变，卫生保健资源、服务和技术的改变，与社区居民有关的社会价值、公众舆论的改变以及健康相关行为的改变。

结局评价是着眼于健康干预计划实施后导致社区居民健康状况改善的情况。除了健康结局，也可

以包括影响人群健康的较为宏观层面的改变，如社区行动与影响、健康政策、环境条件等。

总结评价是对形成评价、过程评价、效应评价和结局评价的综合以及对各方面资料作出总结性的概括，全面反映健康计划的成功之处与不足，为今后的计划制订和项目决策提供依据。健康干预计划评价的方法与社区卫生诊断的方法相似，见本章前述部分。

【问题18】 评价结果有什么用途？

思路1：通过评价，可以发现健康干预计划实施中存在的问题，寻找其原因。针对问题和原因制订改善措施，或调整原有计划。

2013年度社区健康干预计划过程评价结果显示出计划实施过程的一些问题。例如调查居民很多不知道有健康社区微信公众号；部分高血压患者对自我管理小组也不知晓；医务人员对开展健康咨询服务积极性不高；社区运动会中青年参加者少。

针对这些问题，需要对具体工作计划作出调整：①加大健康社区微信公众号的宣传力度，推送对辖区居民更有针对性的文章；②通过全科医生团队进行高血压患者自我管理活动的宣传；③对医务人员进行健康咨询的业务培训，并纳入绩效考核；④与辖区中小学、幼儿园合作，开展以家庭为单位的社区运动会。根据各项活动情况，经费需要适当增加和调整。

思路2：通过评价，说明健康干预计划目标是否完成（表5-10）。如果完成，总结完成的经验；如果没有，其可能的原因是什么？提出下一步可能采取的行动。

表5-10 社区健康计划目标完成情况

指标	目标值	实际值
总目标		
循环系统疾病死亡率	从180/10万下降到150/10万	146/10万
高血压患病率年平均增长速度	不超过5%	5.9%
分目标		
食盐摄入量标准的知晓率	从15.3%上升到50%	56.3%
自我血压知晓率	从45.3%上升到65%	66.5%
正常血压值知晓率	达到80%	83.0%
家庭人均每日食盐摄入量	从9.37g下降到7.37g	8.85g
家庭人均每日食用油摄入量	从31.6g下降到25g	28g
经常体育锻炼率	从51.6%上升到60%	64%
社区居民超重比例	从33.7%下降到30.3%	30%
35岁及以上居民每年测血压率	达到70%	65.5%
高血压管理率	从52.4%上升到70%	75%
高血压患者规律服药率	从80%上升到90%	91.2%
高血压控制率	从63.7%上升到75%	72%

从健康干预计划结局评价结果看，本健康干预计划的总目标（高血压患病率年平均增长速度）没有达到预期目标；在分目标中，家庭人均每日食盐摄入量、家庭人均每日食用油摄入量、高血压控制率等有所改善，但仍未达到预期目标。可能的原因有：①目标脱离了现实而难以实现；②饮食习惯代代相传，根深蒂固，其与当地地理气候等自然条件有关；③辖区居民外出就餐频率增加；④社区其他医疗卫生服务机构的参与度不够，彼此的协作力度小；⑤基层卫生机构的吸引力仍不够；⑥资金不足。

针对上述问题,对今后健康计划的建议:
(1)制订可实现的目标。
(2)丰富健康信息传播手段,覆盖更多人群。
(3)加大环境干预力度,开展健康餐厅活动。
(4)设计针对中青年人群的干预计划。
(5)加强社区组织协作。
(6)继续提高基层卫生服务机构的服务能力。
(7)拓宽资金筹资渠道和提高筹资力度。

思路3:实现健康干预计划目标能够动员的社区资源总是有限的,在健康干预计划评估加入经济学评价,可以有助于今后选择具有成本效益的干预活动(表5-11)。

表5-11　两种高血压防治健康教育讲座方式的成本效益分析

方式	成本/元	效果(参与人次)	单位成本/(元·人次$^{-1}$)
每季度在社区卫生服务中心举办一次高血压防治健康教育讲座(1年)	2 000	150	13.3
动员家庭医生团队每半年在18个社区居委会分别举行一次高血压防治健康教育讲座(1年)	18 000	2 000	9.0

六、知识拓展与问题延伸

【问题19】　社区卫生诊断与临床诊断区别是什么?

思路:社区卫生诊断与临床诊断的思路是相似的,即找出问题及原因,为干预提供依据。但两者在对象、面对的问题、使用方法及诊断结果上有本质的区别(表5-12)。

表5-12　社区卫生诊断与临床诊断的比较

项目	社区卫生诊断	临床诊断
对象	人群、环境	个人、家庭
问题	事件、反应、健康状况	症状
方法	社区文献资料和现有资料	既往史
	健康档案	主诉
	现场定性和定量调查	现病史
	流行病学筛查	物理检查
	定量与定性分析	实验室检查
结果	发现社区健康问题和现有社区资源状况	确定疾病
	找出问题存在的原因	寻找病因
	形成社区卫生诊断报告	进行疾病个人诊断
	制订社区健康计划	处方或治疗方案
	健康计划实施	执行医嘱
	健康计划评价	治疗效果评价

【问题 20】 社区健康干预、群组健康干预和个体健康干预的关系是什么？

思路：三类健康干预的基本思路与流程是相似，不同在于干预对象、规模、目标、干预策略、收益等方面（表 5-13）。

表 5-13　各类型健康干预的比较

项目	社区健康干预	群组健康干预	个体健康干预
对象	社区人群	特定健康问题人群	个体
规模	大	小	小
关注问题	健康相关问题	健康相关行为	健康相关行为
目标	多目标，时间较长	多目标/单目标，时间较短	多目标/单目标，时间短
策略	教育策略、社会策略、环境策略和资源策略	教育策略为主	教育策略为主
收益	社区	特定目标人群	个体
包含性	包括群组健康干预和个体健康干预	可包含于社区健康干预，也可独立存在	可包含于社区健康干预，群组健康干预，也可独立存在

七、小　结

健康干预计划的制订、实施和评价是进行疾病预防与控制、解决健康问题的基本工作程序与方法。其操作流程见图 5-1。通过健康干预计划制订—实施—评价不断地螺旋式循环，达到不断解决社区、群组和个体健康问题，提高社区居民健康水平的最终目的。

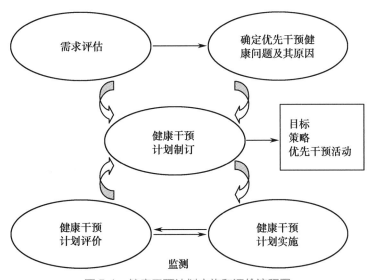

图 5-1　健康干预计划实施和评价流程图

（任晓晖）

推荐阅读文献

[1] 董燕敏,陈博文. 社区卫生诊断技术手册（试用）. 北京：北京大学医学出版社,2008.

[2] 杜雪平,席彪. 全科医生基层实践. 2 版. 北京：人民卫生出版社,2017.

[3] 傅华. 健康教育学. 3 版. 北京：人民卫生出版社,2017.

[4] 傅华. 预防医学. 7版. 北京：人民卫生出版社，2018.

[5] 李鲁. 社会医学. 5版. 北京：人民卫生出版社，2017.

[6] 彭慧. 上海市慢性病自我管理实施效果及可持续性发展研究. 上海：复旦大学，2012.

[7] 王临虹，董建群. 慢性病患者自我管理实践：高血压. 北京：人民卫生出版社，2015.

[8] 吴争鸣，夏立平，包国祥. 国家基本公共卫生服务知识与技能. 北京：军事医学科学出版社，2012.

[9] 朱启星，傅华. 预防医学. 北京：人民卫生出版社，2015.

第三篇
传染病预防与控制

　　我国当前乃至今后相当长的一段时间将仍然处于第一次卫生革命与第二次卫生革命交错时期。疾病预防与控制任务非常艰巨。进入二十一世纪以来，我国在慢性非传染性疾病呈井喷式增加的同时，传染性疾病对国民健康的威胁远没有解除。麻疹等已经被有效控制的传染性疾病随时存在死灰复燃可能；结核、艾滋病等疾病的控制任重道远；鼠疫、出血热等自然疫源区域广阔；气候变化、国际交往增加等带来的新发传染病输入或流行也随时可能发生。因此，临床医学工作者的传染病预防与控制能力培养与训练十分重要。

第六章 传染病流行的识别、调查与控制

传染病（communicable diseases）是指由特异病原体和／或它们的毒性产物所引起的一类疾病，这种病原体及其毒性产物可以通过感染的人、动物或储存宿主直接或间接方式传染给易感宿主，在一定的条件下可在人群中发生流行。传染病的预防和控制仍是世界各国卫生工作的一个重点。

造成传染病流行的传染源病人在确诊前，往往是到私人诊所或综合医院的门诊、急诊就诊，而不是到疾病预防控制机构寻求医疗帮助，所以医疗机构是发现传染病的前沿阵地，临床工作者也是发现新发传染病的"哨兵"。在传染病发生时，医疗机构承担着传染病医疗救治、传染源隔离、及时向辖区疾病预防控制中心上报传染病信息、协助流行病学调查和现场控制、防止疾病在医院场所传播等重要任务。因此，医疗机构是预防传染病发生和控制传染病扩散的中坚力量。

传染病流行临床场所预防与控制思路与环节要点：

1. 详尽的病史询问，体格检查和流行病学资料，结合实验室检查及影像学等其他检查，作出传染病的诊断，依法及时准确报告传染病信息。

2. 对可疑和不明诊断的病人通过进一步检查、动态检测、诊断性治疗等来明确诊断。

3. 按照相关规定对传染病病人、疑似传染病病人提供医疗救护、现场救援、接诊、转诊，采取有效的隔离与消毒措施。

4. 收集与分析现场资料，与监测资料或日常记录比较，判定疾病流行或暴发情况。

5. 协助开展包括病人与接触者个案调查在内的现场调查和现场控制工作。

6. 在临床检查、现场调查、治疗与预防中加强临床工作者的个人防护。

7. 对传染病病人、病原携带者、疑似传染病病人、密切接触者涉及个人隐私的有关信息、资料保密。

8. 按照相关法律法规承担本单位的传染病预防、控制工作、医院感染控制任务和责任区域内的传染病预防工作。

传染病预防控制临床工作关键点

1. 传染病及其流行的识别。

2. 传染病基本特征与临床特征，标本采集，早期诊断。

3. 传染病信息的依法准确报告。

4. 科学有效的医疗救治措施与隔离措施。

5. 协助流行病学现场调查和现场控制。

6. 处理过程中临床工作人员的个人防护。

7. 传染病流行的临床预防控制策略。

8. 传染性群体原因不明疾病的紧急预防控制。

一、传染病的识别与报告

患儿陈某，男，5岁，2007年4月22日上午于市中心医院就医，医院安排患儿到发热门诊楼。其母亲主诉患儿发热3日，在附近卫生服务中心打了2日"消炎针"不见好转，咳嗽、流涕、食欲缺乏等症状加重，就诊

当日头面部有疹子。医生接诊后，进行了详细的询问，患儿出生于南坳村，1年前随父母来本市，疫苗接种不详；患儿一直在市内某幼儿园上学，自来本市后没有外出史，也没有外来探亲史。同时了解到与患儿经常一起玩耍的同一幼儿园张某，上周"感冒"过，有过红色疹子，曾在一家诊所就医，诊断为"出肤子"后仍坚持上学，现在基本上好了。查体：体温 39.2℃；耳后、面部和颈部均发现斑丘疹，皮疹是从耳后颈部开始的；咽部和眼结膜明显充血；两肺可闻及干湿啰音；血常规检查显示外周血白细胞计数 $3.8×10^9/L$；诊断为"麻疹"被收治入院。门诊医生在处理的同时，立即向该院疫情管理员进行报告，并填写了传染病报告卡和传染病登记簿，当天下午医院组织专家初步调查核实情况后，管理员通过网络向市疾病预防控制中心（CDC）报告了疫情。医院采取了血样和鼻咽拭子送市 CDC 检测。

【问题1】 如何诊断传染性疾病？

思路1：首先详细询问病史、体格检查、病情进展。在进行常规的病史采集时，应详细询问其起病情况、周围有无类似病例及与病例的接触史等流行病学特点，从而对传染病的诊断形成初步印象。然后结合实验室和其他辅助检查明确诊断。

思路2：发热、发疹、毒血症状、淋巴结肿大都是传染病最常见的症状和体征。本案例中病人以发热为首发症状，因此对发热的热型、伴随症状和对治疗的反应也应进行详细询问。围绕以上常见症状与体征进行仔细的体格检查，如发疹病人要检查其出疹顺序、形态、分布等。

血常规检查可以初步判断感染的病原体性质。血白细胞计数及中性粒细胞升高，细菌性感染可能性大；白细胞正常或下降，病毒性感染可能性大；嗜酸性粒细胞比例增高，寄生虫感染可能性大。再根据临床症状和体征特点，针对性地开展血清学、病原学等实验室检测和其他相关的特殊检查。综合分析病史、体格检查、实验室检查、流行病学资料等，符合传染病的基本特征可判断为传染性疾病，对尚不能判断者可通过进一步检查、动态检测、诊断性治疗等方法以明确诊断。中国目前的法定报告传染病分为甲、乙、丙 3 类，共40 种。此外，还包括国家卫生健康委决定列入乙类、丙类传染病管理的其他传染病和按照甲类管理开展应急监测报告的其他传染病。法定传染病的诊断可参照表6-1所列举的国家卫生行业标准。

表6-1 法定传染病诊断标准（卫生行业标准）一览表

类别	序号	标准名（传染病病名）	标准号
甲类	1	鼠疫	WS279—2008
	2	霍乱	WS289—2008
乙类	3[①]	新型冠状病毒肺炎	诊疗方案（试行第八版修订版）
	4	布鲁氏菌病	WS269—2019
	5	艾滋病	WS293—2019
	6	狂犬病	WS281—2008
	7	肺结核	WS288—2017
	8	百日咳	WS274—2007
	9	炭疽	WS283—2020
	10-1	甲型病毒性肝炎	WS298—2008
	10-2	乙型病毒性肝炎	WS299—2008
	10-3	丙型病毒性肝炎	WS213—2018
	10-4	丁型病毒性肝炎	WS300—2008
	10-5	戊型病毒性肝炎	WS301—2008
	11	登革热	WS216—2018
	12	新生儿破伤风	WS272—2007
	13	流行性乙型脑炎	WS214—2008
	14[①]	人感染 H7N9 禽流感	诊疗方案（2014 版）

续表

类别	序号	标准名（传染病病名）	标准号
乙类	15	血吸虫病	WS261—2006
	16	钩端螺旋体病	WS290—2008
	17	梅毒	WS273—2018
	18	淋病	WS268—2019
	19	猩红热	WS282—2008
	20	流行性脑脊髓膜炎	WS295—2019
	21	伤寒和副伤寒	WS280—2008
	22	疟疾	WS259—2015
	23	流行性出血热	WS278—2008
	24	麻疹	WS296—2017
	25	人感染高致病性禽流感	WS284—2008
	26	脊髓灰质炎	WS294—2016
	27	传染性非典型性肺炎	WS286—2008
	28	细菌性和阿米巴痢疾	WS287—2008
	29	白喉	WS275—2007
丙类	30	感染性腹泻病	WS271—2007
	31	丝虫病	WS260—2006
	32	麻风病	WS291—2018
	33	黑热病	WS258—2006
	34	包虫病	WS257—2006
	35	流行性和地方性斑疹伤寒	WS215—2008
	36	急性出血性结膜炎	WS217—2008
	37	风疹	WS297—2008
	38	流行性腮腺炎	WS270—2007
	39-1	流行性感冒（流感）	WS285—2008
	39-2[①]	甲型 H1N1 流感	诊疗方案（2010 版）
	40	手足口病	WS588—2018
其他类	41[①]	寨卡病毒病	诊疗方案（2016 年第 2 版）
	42[①]	基孔肯亚热	诊断和治疗方案
	43	广州管圆线虫病	WS321—2010
	44	阿米巴性痢疾	WS287—2008
	45[①]	人猪重症链球菌感染	《人感染猪链球菌病诊疗方案》
	46[①]	德国肠出血性大肠杆菌 O104 感染	肠出血性大肠杆菌 O104：H4 感染防控方案（试行）
	47[①]	诺如病毒急性胃肠炎	诺如病毒感染暴发调查和预防控制技术指南（2015 版）
	48[①]	西尼罗病毒	诊断和治疗方案
	49[①]	马尔堡出血热	诊断和治疗方案
	50[①]	拉沙热	诊断和治疗方案
	51[①]	黄热病	诊疗方案（2016 年版）
	52[①]	裂谷热	诊断和治疗方案
	53[①]	埃博拉出血热	诊疗方案（2014 年版）
	54[①]	中东呼吸综合征	诊疗方案（2015 版）

注：①为诊疗方案或指南。

知识点

传染病基本特征与临床特点

1. 传染病与其他疾病的主要区别在于具有四个基本特征 ①有病原体；②有传染性；③有流行病学特征；④有感染后免疫反应。在诊断传染病时应综合考虑。

2. 临床特点

(1) 病程发展有阶段性：通常分为潜伏期、前驱期、症状明显期、恢复期等4个阶段。

(2) 有常见的症状与体征：发热与热型、发疹、毒血症等中毒症状、单核 - 吞噬细胞系统反应等。

【问题2】 传染病的责任报告单位及报告人有哪些？医疗机构在报告管理中的职责有哪些？

思路：疫情报告是国家管理传染病的一项法规，任何单位和个人发现传染病病人或者疑似传染病病人时，应当及时向附近的疾病预防控制机构或者医疗机构报告。医疗机构在开展积极的诊疗工作同时，应按照国务院或者国务院卫生行政部门规定的《中华人民共和国传染病防治法》《突发公共卫生事件与传染病疫情监测信息报告管理办法》《国家突发公共卫生事件相关信息报告管理工作规范（试行）》等相关法律法规中的内容、方式和时限完成报告程序。本案例中幼儿园对因病缺勤学生增多现象有义务向卫生部门报告。私人诊所对疑似麻疹病例没及时报告和转诊，失去了在早期采取相应措施以隔离传染源的机会，是造成疫情播散的因素之一。

知识点

传染病责任报告单位及报告人

履行传染病报告职责的机构为责任报告单位，卫生行政部门、疾病预防控制机构、卫生监督机构、医疗机构和采供血机构均为责任报告单位。责任报告单位执行职务的人员和乡村医生、个体开业医生均为责任疫情报告人。

知识点

传染病报告管理中医疗机构职责

(1) 组织机构遵循分级负责，属地管理的原则，卫生行政部门、疾病预防控制机构、卫生监督机构、医疗机构、采供血机构等各有关部门与机构在传染病信息报告管理工作中履行各自职责。

(2) 各级疾病预防控制机构负责本辖区内的传染病信息报告业务指导和技术支持。

(3) 各级各类医疗机构应建立健全传染病诊断、报告和登记制度；负责对本单位相关医务人员进行传染病信息报告培训；协助疾病预防控制机构开展传染病疫情的调查。

(4) 卫生监督机构配合卫生行政部门开展对传染病报告管理工作情况的监督检查，对不履行职责的单位或个人依法进行查处。

(5) 采供血机构按《艾滋病和艾滋病病毒感染诊断标准》对最终检测结果为阳性的病例进行网络报告。

【问题3】 医疗机构如何进行传染病信息报告？

思路：传染病监测信息主要通过传染病报告卡采集，并通过《中国疾病预防控制信息系统》进行网络直报。2004年1月1日起，全国启动了法定传染病监测信息的网络直报系统，该系统通过现代通信手段，在国家、省、市、县疾病预防控制机构信息联网的基础上，实现与当地医疗机构联网，并将信息网络向乡（镇）和城镇社区延伸，形成了纵横贯通的信息报告网络，在全国建立了统一、高效、快速、准确的传染病疫情报告系统，是国家传染病报告与监测的主渠道。

各级各类医疗卫生机构责任报告人在首次诊断或发现法定传染病病人、疑似病人、病原携带者时，应立即填写"传染病报告卡（初次报告）"，并按规定时限和程序报告；诊断变更或因传染病死亡时，应立即填写

"传染病报告卡（订正报告）"，并按规定时限和程序报告。

实行网络直报的医疗机构、传染病报告管理人员应及时检查报告卡，如发现填写不完整、不准确，或有错项、漏项，应及时向填卡人核实；而后将传染病报告卡信息及时、准确、完整地录入网络直报系统。暂无网络直报条件的医疗机构应在规定时限内，以最快方式报告属地有网络直报能力的乡镇卫生院、社区卫生服务中心或县（区）级疾病预防控制机构为其代报；同时，应对报出的报告卡进行登记，每月至少与代报单位核对1次，并签字确认。

知识点

传染病的依法报告内容和时限

（1）发现甲类传染病和乙类传染病中的肺炭疽、新型冠状病毒肺炎、严重急性呼吸综合征（曾称传染性非典型肺炎）的病人或疑似病人时，或发现其他传染病和不明原因疾病暴发，应于2小时内报告。

（2）对其他乙、丙类传染病病人、疑似病人和规定报告的传染病病原携带者在诊断后，实行网络直报的责任报告单位应于24小时内进行报告。尚未实行网络直报的责任报告单位应于24小时内送（寄）出传染病报告卡。

（3）县级疾病预防控制机构收到无网络直报条件责任报告单位的电话报告或报送的传染病报告卡后，要及时核实并于2小时内通过网络直报。

（4）其他符合突发公共卫生事件报告标准的传染病暴发疫情，按《突发公共卫生事件信息报告管理规范》要求报告。

知识点

传染病的报告程序和方式

传染病报告实行属地化管理。医院内诊断的传染病病例报告卡由首诊医生负责填写。

（1）已开通法定传染病网络直报系统（internet-based notifiable infectious diseases reporting system）的单位，在规定时间内使用该系统报告。

（2）未开通网络直报系统的单位，按相关要求通过传真、电话等方式尽快进行疫情报告，同时送（寄）出传染病报告卡至辖区疾病预防控制机构。

（3）医疗卫生机构和有关单位发现以下情形之一的，应依据《突发公共卫生事件应急条例》2小时内向所在地人民政府卫生行政主管部门报告：①发生或者可能发生传染病暴发、流行的；②发生或发现群体性不明原因疾病的；③发生传染病菌种、毒种丢失的；④发生或可能发生重大食物和职业中毒事件的。

知识点

传染病的报告技术要求

（1）传染病报告卡填写要求：《传染病报告卡》统一格式，使用钢笔或签字笔填写，内容完整、准确，字迹清楚，填报人签名。

（2）病例分类与分型：传染病报告病例分为疑似病例、临床诊断病例、确诊病例、病原携带者四类。其中，需报告病原携带者的病种包括霍乱、脊髓灰质炎以及卫生行政部门规定的其他传染病。炭疽、病毒性肝炎、梅毒、疟疾、肺结核分型报告。

（3）传染病专项调查、监测信息的报告按照有关要求执行。

（4）不明原因肺炎病例和不明原因死亡病例的报告按照《全国不明原因肺炎病例实施方案（试行）》和《县及县以上医疗机构死亡病例监测实施方案（试行）》规定执行。

二、传染病流行与暴发的判断

【问题4】 哪些因素可影响传染病的流行?

思路:传染病的流行依赖于流行过程三环节即传染源、传播途径和易感人群的连接和延续。自然条件和社会条件的变化可影响和制约传染源、传播途径和易感人群三个环节,任何一个环节的改变都可能影响传染病的流行和消长,改变流行过程的强度和性质。传染源(source of infection)指体内有病原体生长、繁殖并且能排出病原体的人和动物。包括病人、隐性感染者、病原携带者和受感染的动物。

知识点

潜伏期及其流行病学意义

(1)潜伏期(incubation period):自病原体侵入机体至最早临床症状出现的这段时间,称为潜伏期。潜伏期的长短主要与病原体的种类、数量、毒力、侵入途径和机体的抵抗力有关。

(2)潜伏期的流行病学意义和用途:①潜伏期的长短可影响传染病的流行特征;②根据潜伏期可判断病人受感染的时间,以追踪传染源,确定传播途径;③根据潜伏期的长短,确定接触者的留验、检疫或医学观察期限,一般将平均潜伏期加1～2日,危害严重者可按该病的最长潜伏期;④根据潜伏期可确定接触者免疫接种的时间;⑤根据潜伏期可以评价某项预防措施的效果,一项预防措施实施后经过一个潜伏期,如果发病数明显下降,则认为可能与措施有关。

【问题5】 通常有什么因素能够解释一种疾病的报告病例数突然增加?

思路:病例数突然大幅度增加除真实的暴发流行外还可能由以下因素引起:人口突然增加引起病例数增加;群众就诊意识增强,以前不一定就诊的轻症病人及时去就诊并得到治疗;病例定义的改变,诊断方法或标准改变,诊断灵敏度增加或误诊增多;提供了新医疗服务或新增门诊等卫生保健系统的改变;监测系统调整和报告制度改变,漏报减少或老病例误做新病例、重复报告;常年水平的季节性波动。

【问题6】 如果报告病例数增加部分不明显,如何判断流行与暴发?

思路:如果报告病例数超额部分不明显,可以把目前的病例数与过去一年或多年的一个时间段或可比较时间段的病例数进行比较。因此,完整的日常监测资料和记录保存这时候就突显重要了。也可以说有一个较为敏感的疾病监测系统是发现暴发或流行的前提条件。

知识点

传染病监测与监测内容

公共卫生监测(public health surveillance)是指长期、连续、系统地收集有关健康事件、卫生问题的资料,经过科学分析和解释后获得重要的公共卫生信息,并及时反馈给需要这些信息的人或机构,用以指导制订、完善和评价公共卫生干预措施与策略的过程。其目的是为决策者提供决策依据,并评价决策效果。公共卫生疾病监测包括传染病监测、慢性非传染病监测、医院感染监测和死因监测。

传染病监测的内容:人口学资料、出生等人群的基本情况;传染病发病和死亡及其分布的动态变化;病原体型别、毒力、抗药性变异情况;人群免疫水平的测定;动物宿主和媒介昆虫种群分布、病原体携带状况及传染来源;传播动力学及其影响因素的调查;策略和干预措施的效果评价;传染病流行疫情的预测。

知识点

传染病监测的意义

传染病监测是手段而不是最终目的,监测的目的是为预防控制传染病,为卫生决策,为卫生干预提

91

供信息。监测的意义在于：

（1）描述或估计传染病的发病规模、分布特征、传播范围。

（2）早期识别流行和暴发，如麻疹等专病监测。

（3）了解疾病的长期变动趋势和自然史。

（4）判断疾病或病原体的传播是否已被阻断或消除，如在消灭脊髓灰质炎过程中，开展的急性弛缓性麻痹（AFP）的监测。

（5）病原学监测：微生物的型别、毒力、耐药性及其变异等实验室监测系统（laboratory surveillance system）。

（6）人群免疫水平监测。

（7）危险因子监测：如病媒生物监测系统（disease-related vectors surveillance）。

（8）评价预防控制策略和措施的效果。

（9）建立和检验传染病流行病学研究的假设。

（10）进行传染病流行趋势的预测、预报和预警。

（11）发现新发传染病。

【问题7】 医院管理的临床数据中哪些可以用于早期发现流行或暴发？

思路：传染病症状监测是综合性传染病监测的一个组成部分，具有及时、敏感、高效、简便和广泛性，但不能代替传统的疾病监测和医生的诊断。用于症状监测的主要症状有发热、腹泻、皮疹、黄疸和结膜红肿。各级各类医疗机构应每日通过门诊开展对就诊病例的症状监测，发现监测对象时，应主动询问了解近3日内与其密切接触人群中是否有类似症状的人员。如出现上述症状达到3人及以上时，医疗机构应填写传染病症状监测登记卡，并开展流行病学调查与报告。

知识点

症状监测

症状监测（syndromic surveillance）是指系统、持续地收集与分析在临床明确诊断前那些能够指示疾病暴发的相关资料并作出合理解释，及时发现疾病在时间和空间分布上的异常聚集，以期对疾病暴发进行早期探查、预警和快速反应的监测方法。

传统的公共卫生监测以特定病例的诊断为基础，依据的是医保的疾病报告、临床实验室检查结果等，而症状监测依靠非特异性的症状和/或相关的社会现象。症状监测不仅包括临床症状，还包括一系列与疾病相关的其他现象如急诊门诊就医情况、救护车使用数据、缺课缺勤资料、药店药物销售记录、动物疾病等。

三、传染病流行与暴发的现场调查

陈某血清检测结果显示麻疹IgM抗体为阳性，风疹抗体阴性。市疾病预防控制中心在4月22日接到报告后，成立了麻疹暴发疫情调查组，23日开始进行全面现场调查和处理。通过病例搜索和回顾性检测麻疹IgM抗体，确定陈某为首发病例，具体起病时间为4月15日。5月6日最后一例发病后21日不再有新病例的出现，本次流行终止。本次麻疹暴发期间合计麻疹发病15例，均为同一幼儿园学生，该幼儿园共有学生210人，有将近一半是随父母打工来本市的。其中男性12例，女性3例。患儿近期均无外出史；有麻疹疫苗免疫史的4例，接种史不详者6例，无接种史者5例。患儿均有发热、出疹、咳嗽、卡他症状，眼结膜充血等，全部病例IgM抗体均为阳性，风疹抗体阴性。未出现严重并发症，均治愈。

【问题8】 如何开展现场调查？面对可能存在传染和流行的疾病开展进一步的现场调查有何特点？

思路：对可能传染和流行的疾病开展现场调查时，如果在调查开始时没有关于致病因素或传播方式的假设,调查步骤不应按固定顺序开展。此时,首先要保护人群的健康,只要掌握了足够的资料就应采取防治措施,不必等待问题完全阐明后再采取措施,诊断的核实可以与流行的核实同时开始,实验室确认可能在调查结束后才出来。由于现场调查面临的问题具有突发性,调查者必须亲赴现场,在调查的同时需要及时作出应急反应,以预防进一步的扩散和传播。在紧急情况时也可能会遗忘一些关键的步骤,调查者在调查前最好列出一份清单,清单应包含了基本的步骤。

> **知识点**
>
> ### 现场调查目的与任务
>
> 　　调查目的包括确定引起流行与暴发的原因、传染源、传播途径、高危人群以及暴露因素。调查的任务首先是收集有关信息对流行暴发疫情进行流行病学描述,通常利用这些信息结合临床与实验室资料就能确定病原体及其来源,能初步判断传播途径和易感人群;其次是用分析流行病学即病例对照和队列研究,比较组间有关率的差异来分析与推断疫情发生的原因与过程。

> **知识点**
>
> ### 现场调查基本步骤
>
> 　　现场工作采取边调查、边处理、边控制,既分工又合作的原则,现场调查基本步骤应包括以下内容:①组织准备;②核实诊断;③确定流行或暴发的存在;④建立病例定义,开展病例搜索,核实病例,完成个案调查,并计算病例数;⑤描述性分析(三间分布),建立流行或暴发原因的假设;⑥验证检验和修正假设;⑦了解暴发累及的地区和人群,确定高危人群迅速实施控制和预防措施(尽可能早);⑧完善现场调查,继续监测以便监控、预测疾病暴发和流行的发展趋势;⑨评价并调整预防控制措施;⑩报告、交流与反馈。

【问题9】　疫情报告后,开展现场调查前,应该协助疾病预防控制中心工作人员做好哪些准备?

　　思路:由于现场调查工作复杂、常为突发,有无法预测因素存在,因此,要从组织、人员、技术、物资和后勤保障等各方面做好精心准备。首先要明确调查目的和具体任务,向有关领导和科室报告并向卫生主管部门报告或通知有关部门,根据领导安排通知有关人员,迅速成立现场调查组。迅速与当地联系,组织、安排当地有关人员参加和协助,召开预备会、商讨现场工作方案及实施计划。

> **知识点**
>
> ### 人员准备
>
> 　　调查组由相应的专业人员组成,一般应包括流行病学、实验室、临床医学、健康教育和消毒杀虫等专业人员,必要时还要增加其他卫生专业和管理人员。现场调查组应明确的问题包括:各自的职责,谁指导日常调查工作,谁对调查进行全面监督和最终负责;各种数据资料如何分头收集,由谁负责分析,调查报告与总结由谁负责撰写;向哪些部门呈送;现场调查结果要在专业公开期刊上发表或学术会议上报告时,谁为第一作者和通信作者等。

> **知识点**
>
> ### 技术准备
>
> 　　调查前应收集必要的信息,初步掌握有关事件性质的线索,以便安排有关专业人员检索文献、进行实验室工作的准备。

在调查组到达之前，医疗机构可为调查组提供以下信息：病例的发病时间（尤其是首例病人或指示病例的发病时间）、发生地点、发病人数；已发病病人的主要症状和诊断、实验室检查结果；病例间的流行病学联系；传染病报告和记录情况；医院记录或当地既往发病情况；有没有实验室结果；已经采取的措施与效果等。调查人员可根据已有的这些信息进一步查阅专业和其他相关资料，准备好调查区域的相关地理信息、人口学和社会学资料，以及该地区历年疾病发生情况。

知识点

物资与后勤保障的准备

物资准备：根据当地可获得的有助于调查的资源和当地需要哪些帮助，以准备好必需的装备，包括个人防护用品、预防用药物或疫苗、疫点疫区处理器械、采样、调查取证器材（如照相机）、通信设备、笔记本电脑、调查表、专业参考资料（如法律文本）等相关物资。

后勤保障准备：包括交通工具、野外临时居住帐篷、水、电、通信线路、炊事条件等。使调查人员能迅速到达现场，保障样本的转运，顺利开展实验室工作。

【问题 10】　为什么要核实诊断？如何核实诊断？

思路：核实诊断的目的在于排除医务人员的误诊和实验室检验的差错，经核实后可帮助确认暴发的真实性，以便采取相应的应对措施。若暴发不存在，应立即向公众澄清，以免引起不必要的恐慌；若疾病和暴发确证存在，则应及时救治病人，控制疫情的进一步蔓延。所以核实诊断和暴发很重要。

核实诊断通常通过访视病例、查阅医疗记录、核实实验室检测结果等方法，结合临床表现、实验室检查和流行病学资料，简单描述流行或暴发的总体情况，综合分析作出判断。访视着重是针对首例、末例等特殊病例，访视时应立即采集病例生物样本。如果疾病自然史是未知的或不能作出适当的定义，则应询问有关疾病传播以及危险因子等问题。从医疗记录收集的资料主要包括病人基本情况、疾病临床特征、实验室资料和流行病学特征。

【问题 11】　病例定义与诊断标准有区别吗？如何开展个案调查？

思路：核实病例前一定要建立病例定义，病例定义与临床诊断标准有一定的区别。临床诊断标准通常包含确诊的实验室检测、症状（主诉）、体征（客观的临床表现）、流行病学资料及其他结果。诊断标准是临床医生用于对病例个案的诊断、治疗，具有科学性、准确性。

病例定义具有简便、易行、客观、实用性，包括了临床诊断标准；病例定义可根据疾病发生分类目的的改变，依靠诊断的明确程度，有许多种标准。病例定义时应注意以下事项：定义的使用应在大多数或全部感染者能获得资料；定义中包括在某些病例中所见的更具特异性的特征，如"杨梅舌—猩红热"；定义中有不能被其他已知疾病解释的症状；定义病例时应将互相重叠的症状合并；病例定义避免大多数疾病中发生的常见、非特异的症状。

知识点

病例定义

通常构建现场调查中的病例定义应包括疾病信息和流行病学信息：①疾病信息即症状、体征、实验室检测等疾病识别标志；②流行病学信息即病人的时间、地点、人群间分布特征及流行病学联系情况。

遵循简单、易用、客观、实用的原则，根据不同目的可建立不同的病例定义，如疑似病例（suspect case）、临床诊断病例（clinical case）、确诊病例（confirmed case）。也可调整或平衡定义的灵敏度和特异度。例如，在调查初期或者主要为搜索病例时，病例定义应强调灵敏而降低特异性，可为"疑似病例"的病例定义；在病因研究（如病例对照研究等）时，应强调特异性，如采用临床诊断病例和确诊病例的定义。

【问题 12】　在现场调查中如何应用流行病学进行描述和分析?

思路:完成病例搜索和个案调查后,首先描述疾病特征,其次是描述疾病的三间分布。对三间分布描述结果进行分析,能确定可能的暴露时间,判断所调查疾病的潜伏期、传播方式;发现异常值,为寻找传染来源提供重要线索,寻找可能的危险因素和暴发原因线索;判断疫情控制重点人群;确定暴发的范围和严重程度、预测之后的流行趋势等。

对调查早期通过三间分布描述提出的假设,常用病例对照研究(case control study)和队列研究(cohort study)进行定量分析和检验,目的是判断某个特定的暴露因素是否与某疾病的发生有关。

知识点

疾病三间分布描述的内容

疾病三间分布的描述是指按照时间、地区、人群分布等流行病学特征对暴发与流行进行描述。

(1)时间分布主要描述暴发的时间范围、首例病例和末例病例发病时间分布、控制措施采取的时间以及疫情进展,可用流行曲线来描述时间分布。

(2)地区分布主要描述病例在发病地区的分布,常将病例的居住或工作地址绘制成地图。

(3)人群分布主要描述病例年龄、性别、职业等人口学特征,教育程度、经济收入等社会经济状况,以及流动性、免疫史等其他特点,以暴发或流行涉及不同人群的罹患率来描述人群分布。常用的疾病频率测量指标包括发病率(incidence rate)、患病率(prevalence)、感染率(prevalence of infection)、续发率(secondary attack rate)、死亡率(mortality rate)、病死率(case fatality rate)等。

【问题 13】　医疗卫生人员是否可以向社会公开传染病病人以及家属的信息? 传染病暴发、流行时,哪个部门负责向社会公布传染病疫情信息?

思路:医疗机构未经当事人同意,不得将传染病病人及其家属的姓名、住址和个人病史向社会公开。传染病暴发、流行时,国务院卫生行政部门负责向社会公布传染病疫情信息,并可以授权省、自治区、直辖市人民政府卫生行政部门向社会公布本行政区域的传染病疫情信息。各级业务机构要按规定权限,及时公布事件有关信息,并通过专家利用媒体向公众宣传防病知识,传达政府对群众的关心,正确引导群众积极参与疾病预防和控制工作。

【问题 14】　如何有效地传递调查结果? 现场调查中如何面对公众与媒体?

思路:如何将调查结果有效传递是现场调查组应具备的基本技能。常采用论文撰写、现场报告、口头交流、演讲等形式传递。如果调查信息不能清楚而有效地传递给公众,以便他们采取有效的行动,那就失去意义了。新闻媒体在调查组进行调查期间或调查后,都会要求报道和评述调查发现,而在调查初期调查组会面临着信息不完整、当地政府官员心存戒备等一些棘手的问题,媒体却十分关注究竟发生了什么及到底什么原因导致的。因此,调查者应该掌握媒体如何运作,培养一些简单的接受采访技巧。可能的话尽量避免在调查现场接受媒体采访,当媒体想要采访时应及时报告当地卫生行政部门,让他们知道卫生行政部门才是发布辖区信息的合法部门,在发布信息时各级政府部门要避免自相矛盾的信息。

知识点

现场调查报告

现场调查报告根据调查事件发展过程分类可分为初次报告、进程报告、结案报告,也可根据应用目的分为行政报告和业务报告。现场流行病学调查报告撰写的基本要求:

(1)要有时效性。现场流行病学调查报告所要反映的内容,多为疾病预防控制工作中亟待解决的问题,是及时开展深入调查和作出决策的重要依据,所以必须在调查后迅速完成。

(2)客观真实与科学性是调查报告的基础,调查报告的全部写作过程,实际上就是通过客观事实去认识和说明调查事件的过程,写作中一切要遵循科学原理,符合客观实际,一切要讲究理论依据和事实依据。

(3)报告要具有实际应用价值,应对当前工作具有参考价值,对面上或全局工作具有指导意义。

四、传染病暴发的预防与控制

医院对本次疫情中所发生的病例全部实行了隔离治疗，对密切接触者进行了医学观察；对所有可能暴露于麻疹病例的符合接种条件的医务人员，均接种了含麻疹成分疫苗；以各种形式向医务人员和来就诊的病人开展了麻疹等传染病防治的宣传教育；协助市疾病预防控制中心完成了全部的流行学调查和消毒工作。该院有 30 项较完善的传染病管理制度，一直对有发热、出疹等症状的病人进行预检分诊。

市疾病预防控制中心接到疫情报告后，多次赶赴现场开展调查和处理，及时向政府部门报告疫情。将所有收集的鼻咽拭子等标本送往省疾病预防控制中心进行病毒分离；对疑似病例进行了就地隔离观察治疗。要求病例所在社区全部幼儿园和小学加强晨检和因病缺勤病因追查与登记，加强监测，做到早发现、早报告、早调查；停止集体活动；加强卫生管理，每日早晚各进行 1 次全面消毒，加强自然通风等；对病例所在幼儿园立即开展了应急接种，同时对园内所有儿童免疫史进行查验并开展查漏补种，园内无免疫史的工作人员也接种了含麻疹成分疫苗；对所在社区暂时未受暴发影响的学校与托幼机构的儿童也开展了接种率评估和查漏补种；向医院、学校、所在社区提供了大量防控麻疹知识，开展消除麻疹宣传动员。

【问题 15】 传染病预防控制的策略与措施有哪些？

思路：对暴发疫情涉及的每一例病例（包括疑似病例）均应进行流行病学个案调查、标本采集、实验室检测，并开展风险评估以采取控制措施。控制措施不应等待所有危险因素完全调查清楚之后再采取，而应在疫情初期尽早落实，并根据新的疫情调查结果不断调整。多年来，我国的传染病预防策略可概括为：以预防为主，群策群力，因地制宜，发展三级保健网，采取综合性防治措施；包括疫情管理措施和针对传染病传播的"三环节两因素"采取的综合措施。

知识点

针对传染源采取的预防控制措施

（1）对病人的措施：做到早发现、早诊断、早报告、早隔离、早治疗。

（2）对病原携带者的措施：对病原携带者应做好登记、管理和随访至病原体检测 2~3 次阴性后。

（3）对接触者的措施：凡与传染源有过接触并有受感染可能者都应接受检疫。根据传染病潜伏期的长短确定检疫期限，同时根据病种及接触者的免疫状态，采取应急接种、药物预防、医学观察、隔离或留验等不同措施。

（4）针对动物传染源采取措施。

知识点

针对传播途径与疫源地采取的预防控制措施

疫情发生后，首先要估计疫源地的范围，对传染源污染的环境，必须采取消毒、杀虫等有效的措施去除和杀灭病原体。不同传染病因传播途径不同，所采取的措施也不尽相同。

疫源地（epidemic focus）是指传染源及其排出的病原体向四周播散所能波及的范围，是可能发生新病例或新感染的范围。只有当传染源和传播途径都存在时才能形成疫源地。疫源地的消灭必须具备三个条件：①传染源被移走（住院或死亡）或不再排出病原体（痊愈）；②通过各种措施消灭了传染源排到外界环境中的病原体；③所有的易感接触者经过了该病最长潜伏期未出现新病例或被证明未受感染。

知识点

针对易感者采取的预防控制措施

传染病流行前，主要通过预防接种提高机体免疫力，降低人群对传染病的易感性；在传染病流行过程中，通过药物预防和个人防护等一些防护措施保护易感人群免受病原体侵袭和感染。

个人防护：在某些传染病流行的季节，对易感者可采取一定的防护措施，防止其受到感染，对接触传染病的医务人员和实验室工作人员应严格操作规程，配置和使用必要的个人防护用品，如戴口罩、手套、护腿、鞋套等。

【问题 16】　传染病暴发、流行时可采取哪些紧急措施？

思路：根据传染病防治法规定，在有传染病暴发、流行时，当地政府须立即组织力量积极防治。组织开展传染病暴发调查，并实施隔离传染源、救治病人、检测和分离病原体等有效的措施控制疫情，必要时封闭可疑水源、进行饮水消毒、禁止可疑食物和应急接种等。报经上一级政府批准决定后，可采取下列紧急措施：限制或停止集市、集会、影剧院演出或其他人群聚集活动；停工、停业、停课；临时征用房屋、交通工具；封闭被传染病病原体污染的场所和公共饮用水源、食品以及相关物品；控制或扑杀染疫野生动物、家畜家禽；封闭可能造成传染病扩散的场所。

【问题 17】　医疗机构在传染病防治过程中除对传染病病人进行医疗救治外，还肩负着什么样的职责？

思路：医疗机构是发现、上报传染病疫情的责任单位，医疗机构还是隔离、救治传染病病人的主战场。《传染病防治法》涉及各级各类医疗机构传染病的预防控制相关法律条款有 11 条。明确规定了医疗机构要承担与医疗救治有关的传染病防治工作和责任区域内的传染病预防工作，城市社区和农村基层医疗机构在疾病预防控制机构的指导下，承担城市社区和农村基层相应的传染病防治工作。除前面提到的疫情报告和医疗救治外，医疗机构承担的传染病预防控制工作主要还包括：定期对其工作人员进行传染病防治知识、技能的培训，配合疾病预防控制机构与儿童监护人保证儿童及时接受预防接种，按照国家具体的相关法规确保实验室生物安全、管理医疗废物、防止传染病的医源性感染和医院感染。

知识点

医疗机构预检分诊

医疗机构应当实行传染病预检、分诊制度；对传染病病人、疑似传染病病人，应当引导至相对隔离的分诊点进行初诊。以规范医疗机构传染病预检、分诊工作；有效控制传染病疫情；防止医疗机构内交叉感染。

二级以上医疗机构要按照《传染病防治法》和《医疗机构传染病预检分诊管理办法》的要求，建立完善感染性疾病科，做到人员、设备、设施、功能到位，提高对感染性疾病的诊疗能力。没有设立感染性疾病科的医疗机构应当设立传染病分诊点。

知识点

扩大国家免疫规划

《扩大国家免疫规划实施方案》中指出，全面实施扩大国家免疫规划总目标是继续保持无脊灰状态，消除麻疹，控制乙型肝炎，进一步降低疫苗可预防传染病的发病率。通过接种扩大国家免疫规划中的疫苗，可预防乙型肝炎、结核病、脊髓灰质炎、百日咳、白喉、破伤风、麻疹、甲型肝炎、流行性脑脊髓膜炎、流行性乙型脑炎、风疹、流行性腮腺炎、流行性出血热、炭疽和钩端螺旋体病等多种疫苗可预防性疾病（vaccine-preventable diseases，CPD）。

医疗机构传染病预防和控制的培训

传染病疫情预防和控制培训的主要内容包括：《中华人民共和国传染病防治法》《突发公共卫生事件应急条例》《国家突发公共卫生事件应急预案》《国家突发公共事件医疗卫生救援应急预案》《传染病信息报告管理规范》《国家突发公共卫生事件相关信息报告管理工作规范（试行）》《医疗机构传染病预检分诊管理办法》《医院感染管理办法》等法律、法规及规章的相关内容；传染病防治基本知识；流行病学知识与病史采集技能；诊断标准、治疗原则、疫情报告的要求；消毒、隔离、防护技能等。

五、有传染性的群体性不明原因疾病的预防与控制

2005年某市人民医院收治了1例"发热、恶心、呕吐，腹泻，体表瘀点、瘀斑"的病人，白细胞计数为 $2.9 \times 10^9/L$，临床初步诊断为疑似流行性出血热。医院立即向区疾病预防控制中心报告。区疾病预防控制中心采集病人血样送省疾病预防控制中心病毒所检测。省疾病预防控制中心反馈血样检测结果，血清出血热 IgM 和 IgG 抗体均为阴性。可以初步排除流行性出血热。疾病病因尚不明确。7月12日该院又收治了同样病症的病人1例，病例于入院当天因抢救无效死亡。医院积极协助当地疾病预防控制中心开展流行病学调查，发现该院近两周内先后收治过5例类似病例，4例死亡，1例在传染科治疗。目前原因不明，5例病人有如下共同的特点：起病急，全身中毒症状重，病程短，病死率高（4/5）；病例以散发为主，均为农民。

政府接到疫情报告后立即成立了疫情处置组，派遣了由流行病学、实验室、临床医学等专业人员组成的专家组赶赴现场，开展调查处理。本次不明原因疾病病人在发病前均有宰杀、接触病（死）家畜史，病例间无流行病学关联。在采取禁止宰杀病死猪，并对病死猪进行无害化处理为主的综合性防控措施后，疫情得到有效控制。省疾病预防控制中心和国家疾病预防控制中心对从病人和病死猪样本进行了生化鉴定和毒力基因检测，结合流行病学调查和病例的临床表现，证实该市局部地区发生的不明原因疾病为人感染猪链球菌病。

【问题18】 本案例是什么样的事件，依据是什么？

思路：本案例中5例病例都具有共同的临床表现且呈现一定的聚集性；要解决的问题出乎预料，具有突发性；必须立即作出正确应急反应，亲赴现场解决问题。总结出该事件的特点，可断定为突发公共卫生事件中的群体性不明原因疾病。

突发公共卫生事件与群体性不明原因疾病的概念

《突发公共卫生事件应急条例》中指出突发公共卫生事件（简称"突发事件"）是指突然发生，造成或者可能造成社会公众健康严重损害的重大传染病疫情、群体性不明原因疾病、重大食物和职业中毒以及其他严重影响公众健康的事件。

群体性不明原因疾病是指一定时间内（通常是指2周内），在某个相对集中的区域（如同一个医疗机构、自然村、社区、建筑工地、学校等集体单位）内同时或者相继出现3例及以上相同临床表现，经县级及以上医院组织专家会诊，不能诊断或解释病因，有重症病例或死亡病例发生的疾病。群体性不明原因疾病具有临床表现相似性、发病人群聚集性、流行病学关联性、健康损害严重性的特点。这类疾病可能是传染病（包括新发传染病）、中毒或其他未知因素引起的疾病。成为需引起特别关注的一类突发公共卫生事件。

群体性不明原因疾病事件的分级

Ⅰ级：特别重大群体性不明原因疾病事件。在一定时间内，发生涉及两个及以上省份的群体性不明原因疾病，并有扩散趋势；或由国务院卫生行政部门认定的相应级别的群体性不明原因疾病事件。

Ⅱ级：重大群体性不明原因疾病事件。一定时间内，在一个省多个县（市）发生群体性不明原因疾病；或由省级卫生行政部门认定的相应级别的群体性不明原因疾病事件。

Ⅲ级：较大群体性不明原因疾病事件。一定时间内，在一个省的一个县（市、区）行政区域内发生群体性不明原因疾病；或由地市级卫生行政部门认定的相应级别的群体性不明原因疾病事件。

【问题 19】　群体性不明原因疾病发生后应按国家相关规定成立各级应急指挥机构，应急专家有何职责？

思路：专家组通常由传染病学、临床医学、流行病学、食品卫生、职业卫生、免疫规划、卫生管理、健康教育、医学检验等相关领域具有高级职称的专家组成。根据需要，在专家组中可分设专业组，如传染病防控组、中毒处置组、核与放射处置组、医疗救治组和预测预警组等。

专家会商与会商报告

卫生行政部门接到群体性不明原因疾病报告并核实后，迅速组织群体性不明原因疾病专家组赴事发地现场会商。专家会商的主要内容是：在查看病例及其临床资料的基础上，核实前期流行病学调查资料等内容，重点讨论报告病例是否属不明原因疾病（病例的临床表现与报告情况是否相符、诊断是否正确、治疗方法是否适当）；病例之间是否有关联性，事件的危害性。首次会商会后，要根据病例病情进展情况及病因调查情况，不定期召开专家会商会，以及时调整病例定义和工作方案。

经专家会商后应撰写会商报告，会商报告主要包括如下内容：

(1) 报告病例的三间分布、病情进展及临床治疗情况。

(2) 确诊病例、临床诊断病例、疑似病例、密切接触者、一般接触者、监测病例的定义。

(3) 病人救治方案，治愈与出院标准。

(4) 事件的初步判断，包括事件的性质、可能的病因、传播（污染）途径、潜伏期及趋势分析。

(5) 对控制措施和事件分级的建议，疫点、疫区的划定。

【问题 20】　在该类事件的应急处理中医疗机构的职责和分工有哪些？

思路：本案例中的群体性不明原因疾病事件属突发公共卫生事件，在《群体性不明原因疾病应急处置方案》和《突发公共卫生事件应急条例》中都明确规定了医疗机构责任。

群体性不明原因疾病事件应急处置中医疗机构的职责和分工

医疗机构主要负责病例（疫情）的诊断和报告，并开展临床救治。有条件的医疗机构应及时进行网络直报，并上报所在辖区内的疾病预防控制机构。同时，医疗机构应主动配合疾病预防控制机构开展事件的流行病学和卫生学调查、实验室检测样本的采集等工作，落实医院内的各项疾病预防控制措施；并按照可能的病因假设采取针对性的治疗措施，积极抢救危重病例，尽可能减少并发症，降低病死率；一旦有明确的实验室检测结果，医疗机构应及时调整治疗方案，做好病例尤其是危重病例的救治工作。

> 知识点
>
> **突发公共卫生事件处理中医疗机构的职责**
>
> （1）医疗机构应当对因突发公共卫生事件致病的人员提供医疗救护和现场救援，对就诊病人必须接诊治疗，并书写详细、完整的病历记录；对需要转送的病人，应当按照规定将病人及其病历记录的复印件转送至接诊的或者指定的医疗机构。
>
> （2）医疗机构内应当采取卫生防护措施，防止交叉感染和污染。
>
> （3）医疗机构应当对传染病病人密切接触者采取医学观察措施，传染病病人密切接触者应当予以配合。
>
> （4）收治传染病病人、疑似传染病病人的医疗机构，应当依法向所在地的疾病预防控制机构报告。接到报告的疾病预防控制机构应当立即对可能受到危害的人员进行调查，根据需要采取必要的控制措施。

【问题21】 对群体性不明原因疾病事件开展应急处理工作有哪些原则？

思路：对有些群体性不明原因疾病，特别是新发传染病暴发时，人们对它的病原体，传播途径和流行特点的认识可能是一片空白或知之甚少，很难在短时间内查明病原的，需要在调查过程中逐渐明确疾病发生的原因。因此，发生突发传染病疫情时应以调查为重点，根据已掌握的情况，尽快判定事件性质，查明传播途径及主要危险因素（流行病学病因），评估其危害度。对于任何传染性疫情，只要掌握其流行规律，控制传染源和切断传染途径，即使在原因不明，不具备特异的预防、诊断、治疗措施的情况下，也可以在相当程度上控制其流行，大幅度地降低发病率，控制疫情蔓延。

> 知识点
>
> **群体性不明原因疾病事件应急处理工作原则**
>
> （1）统一领导、分级响应的原则。
>
> （2）及时报告的原则：报告单位和责任报告人应在发现群体性不明原因疾病2小时内以电话或传真等方式向属地卫生行政部门或其指定的专业机构报告，具备网络直报条件的机构应立即进行网络直报（参照《国家突发公共卫生事件相关信息报告管理工作规范》）。
>
> （3）调查和控制并举的原则。
>
> （4）分工合作、联防联控的原则。
>
> （5）信息互通、及时发布的原则。

【问题22】 可以利用哪些现有资料尽早发现群体性不明原因疾病？

思路：通过常规疫情（网络直报）监测、医疗机构的专科门诊、疾病监测点、应急监测和社会信息等渠道发现病例和疫情。从2004年以来国家将群体性不明原因疾病监测工作纳入全国疾病监测网络。《群体性不明原因疾病应急处置方案》规定各级医疗机构、疾病预防控制机构、卫生监督机构负责开展群体性不明原因疾病的日常监测工作。上述机构应及时对群体性不明原因疾病的资料进行收集汇总、科学分析、综合评估，早期发现不明原因疾病的苗头。省级人民政府卫生行政部门要按照国家的统一规定和要求，结合实际，建立由省、市、县（市、区）级和乡镇卫生院或社区卫生服务中心（站）及村卫生室组成的监测网络，积极开展不明原因疾病的监测。

【问题23】 发现传染性群体性不明原因疾病如何进行报告？

思路：医疗机构医务人员在接诊不明原因疾病病人中，发现具有相似临床症状，并在发病时间、地点、人群上有关联性时，要及时报告。群体性不明原因疾病（突发公共卫生事件）的确认、分级由卫生行政部门组织实施。如果发生不明原因疾病，未达到群体性不明原因疾病（突发公共卫生事件）标准，则属突发公共卫生事件相关信息报告范围。包括可能构成或已发生的突发公共卫生事件相关信息，其报告标准不完全等同于《国家突发公共卫生事件应急预案》的判定标准，按《国家突发公共卫生事件相关信息报告管理工作规范（试行）》报告。

群体性不明原因疾病报告

（1）报告的责任单位／报告人：《群体性不明原因疾病应急处置方案》县级以上各级人民政府卫生行政部门指定的突发公共卫生事件监测机构、各级各类医疗卫生机构为群体性不明原因疾病事件的责任报告单位；执行职务的各级各类医疗卫生机构的医疗卫生人员、个体开业医生为责任报告人。此外，任何单位和个人均可向国务院卫生行政部门和地方各级人民政府及其有关部门报告群体性不明原因疾病事件。

（2）报告的内容：各级卫生行政部门指定的责任报告单位，在接到群体性不明原因疾病报告后，要详细询问事件名称、事件类别、发生时间、地点、涉及的地域范围、人数、主要症状与体征、可能的原因、已经采取的措施、事件的发展趋势、下步工作计划等。并按事件发生、发展和控制的过程，收集相关信息，做好初次报告、进程报告、结案报告。

（3）报告的时限与程序：发现群体性不明原因疾病的责任报告单位和报告人，应在 2 小时内以电话或传真等方式向属地卫生行政部门或其指定的专业机构报告，具备网络直报条件的机构在核实后应立即进行网络直报。不具备网络直报条件的责任报告单位和责任报告人，应采用最快的方式将《突发公共卫生事件相关信息报告卡》报送给属地卫生行政部门指定的专业机构。接到群体性不明原因疾病报告的专业机构，应对信息进行审核，确定其真实性，2 小时内进行网络直报，同时以电话或传真等方式报告同级卫生行政部门。具体要求按照《国家突发公共卫生事件相关信息报告管理工作规范（试行）》执行。

【问题 24】 如何开展有传染性的不明原因疾病的现场调查？

思路：群体性不明原因疾病发生后，应遵循边控制、边调查、边完善的原则。首先应根据已掌握的情况，尽快组织力量开展调查分析，查找病因。若流行病学病因（主要是传染源、传播途径或暴露方式、易感人群）不明，应以现场流行病学调查为重点，尽快查清事件的原因，在流行病学病因查清后，应立即实行有针对性的控制措施。若病因在短时间内难以查清，或即使初步查明了病因，但无法短期内找到有效控制措施，应根据查明的传播途径及主要危险因素（流行性病因）制订有针对性的预防控制措施。现场调查的具体步骤参考相关章节。

【问题 25】 如何分析有传染性不明原因疾病的病因？

思路：从分析临床症状体征、样本（血、咽拭子、痰、大便、尿、脑脊液、尸检组织等）实验室检查结果和流行病学基本资料入手，寻找病因线索。首先，建立病因假设，假设时先考虑常规传染病，其次是少见病，然后再考虑新发传染病；适宜的病因假设包括导致流行暴发的疾病、传染源及传播途径、传播方式、高危人群等。其次，通过病例对照研究、队列研究等分析性流行病学方法进行流行病学病因的假设检验。最后，可通过干预（控制）措施效果评价验证病因假设。如果通过验证假设无法成立，则必须重新考虑或修订假设，根据新的线索制订新的方案，有的群体性不明原因疾病可能需要反复多次的验证，方能找到明确原因。

【问题 26】 对有传染性的不明原因疾病常采集哪些样本，如何采集？

思路：感染性疾病标本采集应依据疾病的不同进程，进行多部位、多频次采集。所有的标本采集工作应遵循无菌操作原则。

血标本采集

（1）血清：需采集多份血清标本。至少于急性期（发病 7 日内或发现时，最好是在使用抗生素之前）、中期（发病后第 10～14 日）、恢复期（发病后第 22～50 日）分别采集外周静脉血各 5～6ml，分离后的血清分装于 3 个螺口塑料血清管中，如需要可收集血块标本。

（2）抗凝血：于急性期（发病 3 日内或发现时，最好是在使用抗生素之前）采集 10ml 全血，分装于 3 个螺口塑料试管中，抗凝剂不能够使用肝素，推荐使用枸橼酸盐。

（3）其他血标本：根据实验室检测的需要可以采集其他血标本，如血涂片等。

知识点

呼吸道、消化道和尿液标本采集

（1）呼吸道标本应于发病早期即开始采集，根据病程决定采集的频次，标本分装于3个螺口塑料试管中。上呼吸道标本包括咽拭子、鼻拭子、鼻咽抽取物、咽漱液、痰液；下呼吸道标本包括呼吸道抽取物、支气管灌洗液、胸腔积液、肺组织活检标本。

（2）消化道标本包括病人的呕吐物、粪便和肛拭子，应于发病早期即开始采集，根据病程决定采集的频次，标本分装于3个螺口塑料试管中。

（3）尿液采集中段尿，一般于发病早期采集，根据疾病的发展也可以进行多次采集，标本分装于3个螺口塑料试管中，取尿液或者沉淀物进行检测。

【问题27】 如何保存和运输有传染性不明原因疾病的样本？

思路：血清可在4℃存放3日、−20℃以下长期保存。用于病毒等病原分离和核酸检测的标本应尽快进行检测，24小时内能检测的标本可置于4℃保存，24小时内无法检测的标本则应置于−70℃或以下保存。用于细菌等病原分离和核酸检测的标本一般4℃保存，检测一些特殊的病原体标本需要特殊条件保存标本。标本运送期间应避免反复冻融。

群体性不明原因标本的运送要严格做到生物安全。依据病因分析的病原体分类，如果为高致病性病原微生物，应严格按照《病原微生物实验室生物安全管理条例》〔国务院第424号令〕和《可感染人类的高致病性病原微生物菌（毒）种或样本运输管理规定》〔中华人民共和国卫生部令第45号〕等有关规定执行。

【问题28】 有传染性的不明原因疾病的现场控制措施有哪些？

思路：对有传染性的群体性不明原因疾病，在现场采取控制措施上，需要根据疾病的性质，决定应该采取的控制策略和措施，并随着调查的深入，不断修正、补充和完善控制策略与措施，遵循"边控制、边调查、边完善"的原则，力求最大限度地降低不明原因疾病的危害。并根据对控制措施效果评价，以及疾病原因的进一步调查结果，及时改进、补充和完善各项控制措施。一旦明确病因，即按照相关疾病的处置规范开展工作，暂时无规范的，应尽快组织人员制订。

当一种新发现的传染病刚刚出现时，人们对它的病原体、传播途径和流行特点的认识可能是一片空白或知之甚少。对于任何传染性疫情，只要掌握其流行规律，控制传染源和切断传播途径，即使在原因不明，不具备特异的预防、诊断、治疗措施的情况下，也可以在相当程度上控制其流行，大幅度地降低发病率。例如在弄清楚霍乱的病原体是霍乱弧菌前很久，已经知道病人粪便污染水源、食物，可导致霍乱流行，已可以采取有效措施控制该病。

知识点

有传染性的群体性不明原因疾病现场预防控制措施

（1）首先现场处置人员进入疫区时，应采取保护性预防措施。

（2）对病人采取隔离治疗；要根据疾病的分类，按照呼吸道传染病、肠道传染病、虫媒传染病隔离病房要求，对病人进行隔离治疗。重症病人立即就地治疗，症状好转后转送隔离医院。病人转运中要注意采取有效的防护措施。治疗前注意采集有关标本。出院标准由卫生行政部门组织流行病学、临床医学、实验室技术等多方面专家共同制订，病人达到出院标准方可出院。

（3）如有暴发或扩散的可能，符合封锁标准的，要向当地政府提出封锁建议。

（4）对病人家属和密切接触者进行医学观察，观察期限根据流行病学调查的潜伏期和最后接触日期决定。

（5）对可能被污染的物品、场所、环境、动植物等进行消毒、杀虫、灭鼠等卫生学处理。

（6）疫区内家禽、家畜应实行圈养，如有必要报经当地政府同意后，对可能染疫的动物进行控制或捕杀。

（7）开展健康教育，做到群防群治。

（8）现场处置时要对疫源地进行终末消毒，妥善处理医疗废物和临时隔离点的物品。

【问题 29】　如何在有传染性的不明原因疾病的处置中进行防护？

思路：在有传染性的不明原因疾病处置早期，需要根据疾病的临床特点、流行病学特征和实验室检测结果，鉴别有无传染性、确定危害程度和范围等，对可能的原因进行判断，以便采取相应的防护措施。对于原因尚难判断的情况，应该由现场的疾控专家根据其可能的危害水平，决定防护等级。一般来说，如危害因素不明或其浓度、存在方式不详，应按照类似事件最严重性质的要求进行防护，防护服为连体衣裤，其具有高效的液体阻隔（防化学物）性能、过滤效率高、防静电性能好等特点。一旦明确病原学，则应按相应的防护级别进行防护。

个人防护服穿
脱 - 加强防护
（微课）

> 知识点
>
> ### 疑似传染病疫情现场和病人救治中的应急处置防护
>
> （1）配备符合《医用一次性防护服技术要求》（GB 19082—2009）的防护服。防护服由上衣、裤、帽等组成，按其防护性能可分为四级：A 级防护能对周围环境中的气体与液体提供最完善保护；B 级防护适用于环境中的有毒气体（或蒸汽）或其他物质对皮肤危害不严重时；C 级防护适用于低浓度污染环境或现场支持作业区域；D 级防护适用于现场支持性作业人员。
>
> （2）配备达到 N95 标准的口罩。
>
> （3）工作中可能接触各种危害因素的现场调查处理人员、实验室工作人员、医院传染科医护人员等，必须采取完善的保护措施，包括戴防护眼镜、双层橡胶手套，穿防护鞋靴。

六、知识拓展与问题延伸

（一）新发传染病

新发传染病（emerging infectious disease，EID）的概念在 1992 年首次由美国提出，"新的、刚出现的或呈现抗药性的传染病，其在人群中的发生次数在过去 20 年中不断增加或者有迹象表明在将来其发病有增加的可能性"。国内学者通常将 20 世纪 70 年代以来发现的传染病界定为新发传染病。近 40 年来新发传染病近百种，表 6-2 显示了部分新发现/出现的病原体与新发传染病。新发传染病对全球卫生安全构成持续威胁，已成为全球公共卫生领域中的重点和热点。医疗机构应加强传染病相关的业务培训，提高临床医生对新发传染病识别和应对的能力，以便更好地采取有效应急措施。

表 6-2　部分新发现/出现的病原体与新发传染病

序号	年份	病毒名称	引起的传染病
1	1972	萼状病毒	急性感染性腹泻
2	1972	空肠弯曲菌	急性感染性腹泻
3	1973	轮状病毒	婴儿腹泻
4	1974	肠道病毒 71	手足口病、脑膜炎等神经系统疾病
5	1975	星状病毒	急性感染性腹泻
6	1975	细小病毒 B19	再障等人类细小病毒 B19 感染
7	1976	微小隐孢子虫	隐孢子虫病
8	1977	埃博拉病毒	埃博拉出血热
9	1976	嗜肺军团菌	军团病
10	1977	汉坦病毒	肾综合征出血热
11	1977	丁型肝炎病毒	丁型病毒性肝炎
12	1980	人嗜 T 淋巴细胞病毒 I 型	T 细胞淋巴瘤
13	1982	人嗜 T 淋巴细胞病毒 II 型	毛细胞白血病
14	1982	伯氏包柔螺旋体	莱姆病

续表

序号	年份	病毒名称	引起的传染病
15	1982	大肠杆菌 O157：H7	出血性肠炎和溶血尿毒综合征等
16	1983	幽门螺杆菌	胃炎、胃出血、胃癌等
17	1983	人类免疫缺陷病毒	艾滋病
18	1984	日本立克次体	急性热疹性疾病
19	1984	比氏肠微孢子虫	急性感染性腹泻
20	1986	环孢子虫	腹泻等环孢子虫病
21	1986	埃利希体	人类埃利希体病
22	1988	人类疱疹病毒 6 型	幼儿急疹
23	1989	戊型肝炎病毒	戊型病毒性肝炎
24	1989	丙型肝炎病毒	丙型病毒性肝炎
25	1990	人类疱疹病毒 7 型	发热皮疹和 CNS 感染
26	1991	瓜纳瑞托病毒	委内瑞拉出血热
27	1992	霍乱弧菌 O139：H7	新类霍乱弧菌
28	1992	巴尔通体	猫抓病
29	1993	辛诺柏病毒	汉坦病毒肺综合征
30	1994	亨德拉病毒	间质性肺炎和脑膜炎等感染
31	1994	萨比亚病毒	巴西出血热
32	1994	人类疱疹病毒 8 型	卡波西肉瘤
33	1995	庚型肝炎病毒	庚型肝炎
34	1996	阮病毒	克 - 雅病
35	1997	人禽流感病毒	病毒性肺炎
36	1999	西尼罗病毒	病毒性脑炎
37	2000	立夫特谷热病毒	立夫特谷热
38	2003	SARS 冠状病毒	严重急性呼吸综合征
39	2005	人感染猪链球菌	败血症、脑膜炎等
40	2005	人类博卡病毒	急性呼吸道感染
41	2009	甲型 H1N1 流感病毒	甲型 H1N1 流感
42	2010	新型布尼亚病毒	发热伴血小板减少综合征
43	2013	H7N9 流感病毒	人感染禽流感
44	2013	中东呼吸综合征冠状病毒	中东呼吸综合征
45	2015	寨卡病毒	寨卡病毒病
46	2019	新型冠状病毒 2019-nCoV	新型冠状病毒肺炎

　　1. 新发传染病的种类　新发传染病有以下三种情况：第一类是过去可能不存在，确实是人类新出现的传染病，包括艾滋病（AIDS）、严重急性呼吸综合征（SARS）、中东呼吸综合征（MERS）等新种或新型病原微生物引起的传染病。第二类为已知病原体的变异和重组或耐药病原体的出现，使原本可控制的微生物成为全球卫生新的威胁。如新型流感病毒株禽流感和猪流感变异后已具备在人类中引发严重疾病的能力，并可在人与人之间传播；耐药结核分枝杆菌、大肠杆菌、淋病奈瑟菌、肺炎球菌、志贺菌、恶性疟原虫、金黄色葡萄球菌等感染。第三类是可能早已存在，但以前并未被发现或未被确认的传染病，如莱姆病、幽门螺杆菌感染等。其他类新发传染病也可能有人为制造的新发传染病，如生物恐怖事件等。

　　2. 新发传染病的特点

　　（1）新发传染病所涉及的病原体种类繁杂、变异性较强。新发传染病的病原体包括有病毒、细菌、阮病毒、立克次体、衣原体、螺旋体及寄生虫等,但以病毒为主(表 6-2)。病原体变异强,通过点突变、分子内重组、基因配伍、重组突变、超突变、缺失突变和基因重排等机制发生变异产生新的毒株,从而引发新的传染病。例如甲型流感病毒不断变异,先后引起 H5N1、H7N9 禽流感;甲型 H1N1 流感病毒就是一种新型重组的流感病毒,其基因包含有猪流感、禽流感和人流感 3 种流感病毒的基因片段。

(2)新发传染病感染方式往往复杂多变,包括:①呼吸道传播,如 SARS、人禽流感、甲型 H1N1 流感和军团菌病等;②消化道传播,如 O139 群霍乱、肠出血性大肠杆菌 O157:H7 感染和轮状病毒肠炎等;③接触传播,如猫抓病、肾综合征出血热等;④虫媒传播,如莱姆病、西尼罗病毒性脑炎等;⑤血液、体液传播,如 AIDS、丙型病毒性肝炎等。除以上 5 种途径可传播新发传染病外,部分新发传染病有其他多种传播途径,如人类疯牛病(克 - 雅病)由朊病毒引起,2003 年 12 月出现了第一位因输血而感染的病人,打破了疯牛病都是经食物链传播的常规认识。还有的新发传染病其确切的传播途径尚无定论。

(3)新发传染病病原体的宿主种类呈现多样性,70% 以上属于人兽共患疾病。例如艾滋病最初是由非洲灵长类动物传播的疾病;1976 年埃博拉病毒出血热在非洲首先暴发,猿猴曾为首例病人的传染源;莱姆病、肾综合征出血热等病原体的宿主是鼠类;猫抓病、疯牛病、禽流感等疾病与畜禽有关等。

(4)人群对新发传染病通常缺乏免疫力,疾病发病迅速、传染力极强、容易传播蔓延。如携带西尼罗病毒的鸟类因大规模迁徙而导致病毒传播至全球各地;2009 年出现的新型甲型流感 H1N1 病例很快通过航空来往传到世界多个国家地区;1981 年发现的艾滋病,也以惊人的速度向全球传播,到 2017 年为止已覆盖全球 200 多个国家,感染人数达 6 500 万,造成 3 500 多万人死亡;2003 年新发现的 SARS 疫情,在短时间内迅速波及 32 个国家和地区;尼帕病毒在 1998 年 10 月—1999 年 5 月引起了马来西亚病毒性脑炎的暴发,导致了 265 例病人确诊感染,病死率约为 39%;2014—2016 年在西非出现的埃博拉病毒病疫情是 1976 年首次发现埃博拉病毒以来发生的最大且最复杂的埃博拉疫情,疫情在国家之间蔓延,该次疫情出现的病例超过了 2 万、死亡数字超过了 1 万人,2018 年刚果民主共和国前后暴发了两起埃博拉疫情都蔓延到超过 100 万人口的城市。

(5)新发传染病发生的影响因素复杂。应用流行病学三角"宿主、病原体、环境"模型容易理解新发传染病发生的影响因素。生态变化(包括自然与人为因素),如气候变化、耕作方式改变、筑坝灌溉、造林、洪水、干旱、动物体内抗生素的使用等,可能会影响病毒和细菌媒传疾病的出现。人口学资料改变,如人口增长加快、过度拥挤、流动性与日俱增等,可增加传播风险。人类行为的影响,如对杀虫剂和抗生素过度使用或管理不善,可导致耐药病原体的出现;对疫苗接种政策的依从性降低使人群对传染病的免疫力下降;动物或人类流离失所、户外活动等加大了接触人畜共患病的风险;生物恐怖主义者可能利用致命病原体作为实施威胁活动的媒介。运输的发达、大型集会、战争、饥荒、卫生服务条件差等社会经济等因素可加速新发传染病的传播。人宿主本身各种因素可导致免疫力下降、易感性增加。病原体适应性增加,或基因变异、重组和适应可能会导致已知病原体的新菌株出现。以上人类宿主中各因素、病原体内各因素、其他生物等之间错综复杂的相互作用,再与自然社会环境因素共同作用决定了新发传染病的发生。

(6)新发传染病对人类带来严重的威胁。第一,威胁人类生命及健康,新发传染病的病死率一般都很高,如 AIDS、埃博拉出血热和克 - 雅病的死亡率约 90%,尼帕病毒性脑炎约 48%。第二,往往造成巨大的经济损失,新发传染病对经济社会造成的负担大体分为直接负担、间接负担和无形负担三个方面,主要分为对国家 GDP 和主要行业(如旅游业、航空、铁路、公路、宾馆、餐饮等)的影响,对其他行业(如食品业、饮料业、日用品业、金融业等)的影响。第三,容易引起社会不稳定。新发传染病的不确定性、不可预知性易导致公众的恐慌和社会秩序混乱,如处理不当或不及时很容易对政府形象、政府治理结构、政府公开制度、政府公信力等方面产生不良影响,引发危机而影响社会稳定。

(7)新发传染病防治难度大,对防控工作要求高。新发传染病具有不确定性和不可预知,不知道会在何时何地发生,无法做好特异性准备;临床医生不认识,不知采取何种预防、诊断和治疗手段;政府决策人员得不到专业人员的明确意见,无法及时作出决策;大众得不到有效的宣传和教育,产生恐慌心理,容易造成社会的不稳定;很多新发传染病至今仍没有任何疫苗等特异性和其他有效的预防、控制措施。因此,新发传染病防治难度大,对可能引起暴发或大流行的新出现的病原体需要作出公共卫生反应,迅速采取措施控制其传播。

（二）传染病防治过程中的伦理问题

由伦理知识缺乏所诱发的医疗纠纷时有发生。在传染病的防治过程中必然涉及与伦理道德冲突的问题，解决好这些冲突对防治突发传染病事件至关重要。因此，医务人员应充分了解伦理学的基本知识，明确自己的职责与义务，解决传染病临床防治工作中的伦理困惑。

1. 个人利益与公共利益的冲突问题　《中华人民共和国宪法》规定自然人在行使自由和权利时，不得损害国家的、社会的、集体的利益和其他自然人合法的自由和权利。由于传染病传播快、致病力强的特点，针对传染病病人和传染病疑似病人的特殊性，包括我国《中华人民共和国传染病防治法》在内的世界各国法律都从维护社会公共利益的角度出发，对传染病病人和传染病疑似病人的权利进行了颇为严格的限制，如传染病病人和传染病疑似病人的隔离观察和治疗、医疗机构内密切接触者的医学观察等道德和法律义务。

在传染病防治工作中，医疗机构在充分尊重病人的各项个人权利的同时，更要维护公众利益，减少人群危害，要有条件地保护病人的隐私权，在必要时按相关规定执行强制隔离措施。

2. 医疗保密与相关人员知情权、部分医疗信息公开的冲突　在医患关系中，病人的病情以及与此有关的个人信息属于保密范围。医疗保密一方面是诊治病人疾病的需要；另一方面又是对病人隐私权的尊重。医疗保密是病人的基本权利，医生为病人保密是医生的义务和责任。但保密有时会影响对疾病的治疗或是涉及他人和社会利益。所以，在传染病防治的医疗实践中，要在充分考虑到医疗保密的基础上，按相关法律法规开展传染病暴发后的个案调查与现场调查、疫情上报、疫情信息通报与公开等工作。

如果传染病个案调查涉及个人隐私问题，医务人员首先要充分向病人及其相关人员说明调查的目的和意义，使其解除不必要的思想顾虑，并明确说明调查工作对于保护他人与自己健康的重要性，同时还要申明为被调查者保密并得到被调查者的信任。有关部门在做到疫情信息全面精准、透明公开的同时，应着力保护病人的隐私，不将其过于详细的个人信息公布于众。传染病病情报告由专门的部门和人员负责，及时准确上报到规定的部门与单位。

3. 医务人员个人防护与避免歧视病人的冲突　在执行传染病预防、医疗有关单位和个人应当按照国家规定，采取有效的卫生防护措施和医疗保健措施。医护人员要正视传染病，在进行医疗操作时必须采取防护措施。但防护可能往往给医患关系蒙上一层阴影，会有歧视之嫌。

因此，在病人入院时，医护人员应告知本人及其家属他们所拥有的权利以及应当履行的义务，给予病人适度的人文关怀，避免歧视。各项隔离消毒制度要完善，并具体规定在各种情况下如何执行隔离制度，在做好必要的自身防护的同时，也要避免过度防护，以消除防护与歧视的矛盾。

（三）传染病预防与控制相关的国家基本公共卫生服务

1. 国家基本公共卫生服务项目简介　依据《国家基本公共卫生服务规范（第三版）》继续实施建立居民健康档案、健康教育、预防接种、儿童健康管理、孕产妇健康管理、老年人健康管理、高血压和 2 型糖尿病等慢性病患者健康管理、严重精神障碍患者管理、肺结核患者健康管理、中医药健康管理、传染病及突发公共卫生事件报告和处理、卫生监督协管等 12 类国家基本公共卫生服务项目。2019 年起将原重大公共卫生服务和计划生育项目中的妇幼卫生、老年健康服务、医养结合、卫生应急、孕前检查等内容纳入基本公共卫生服务。根据《新划入基本公共卫生服务相关工作规范（2019 年版）》，新划入的基本公共卫生服务相关工作共包括 19 项工作。其中，地方病防治、职业病防治和重大疾病及危害因素监测等 3 项工作为每年确保完成的工作，其余 16 项工作由各省份结合本地实际实施。在各项服务规范中，分别对国家基本公共卫生服务项目的服务对象、内容、流程、要求、考核指标及服务记录表等作出了规定。与传染病预防控制相关的服务项目包括健康教育、预防接种、传染病及突发公共卫生事件报告和处理以及卫生监督协管服务规范。

2. 传染病及突发公共卫生事件报告和处理项目服务内容　城乡基层医疗卫生机构针对辖区内服务人口开展以下服务内容：传染病疫情和突发公共卫生事件风险管理；传染病和突发公共卫生事件的发现、登记；传染病和突发公共卫生事件相关信息报告；传染病和突发公共卫生事件的处理；协助上级专业防治机构做好结核病和艾滋病患者的宣传、指导服务以及非住院病人的治疗管理工作，相关技术要求参照有关规定。

七、小　　结

医疗机构传染病预防与控制工作小结见图 6-1。

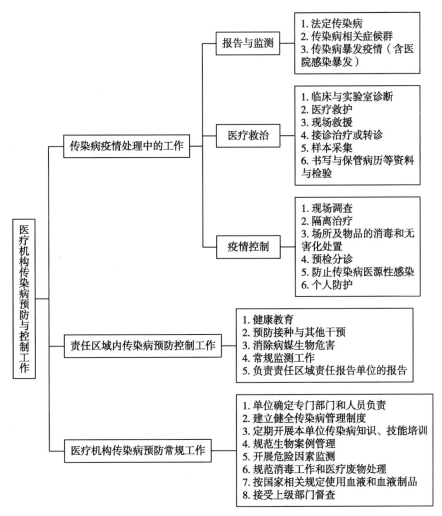

图 6-1 医疗机构传染病预防与控制工作小结

（贺莉萍）

推荐阅读文献

[1] 国家卫生和计划生育委员会. 传染病信息报告管理规范（2015 年版）.（2015-11-11）[2019-06-01]. http://www.gov.cn/xinwen/2015-11/11/content_5007029.htm.

[2] 国家卫生和计划生育委员会. 国家基本公共卫生服务规范（第三版）.（2017-03-28）[2019-06-01].http://www.nhc.gov.cn/cms-search/xxgk/getManuscriptXxgk.htm?id=d20c37e23e1f4c7db7b8e25f34473e1b.

[3] 国家卫生和计划生育委员会. 传染病防治卫生监督工作规范.（2014-07-17）[2019-06-01]. http://www.nhc.gov.cn/cms-search/xxgk/getManuscriptXxgk.htm?id=92dd87f9af65496d9614399810b769c2.

[4] 国家卫生健康委员会. 新划入基本公共卫生服务工作规范（2019 年版）.（2019-09-04）[2019-06-01]. http://www.nhc.gov.cn/jws/s7881/201909/83012210b4564f26a163408599072379.shtml.

[5] 卢洪洲, 梁晓峰. 新发传染病. 3 版. 北京：人民卫生出版社, 2018.

[6] 卫生部卫生应急办公室（突发公共卫生事件应急指挥中心）. 突发急性传染病预防控制战略.（2007-06-20）[2019-06-01].http://www.nhc.gov.cn/cms-search/xxgk/getManuscriptXxgk.htm?id=31436.

[7] 卫生部政策法规司. 突发公共卫生事件与传染病疫情监测信息报告管理办法（卫生部令第 37 号）.（2006-09-09）[2019-06-01].http://www.nhc.gov.cn/cms-search/xxgk/getManuscriptXxgk.htm?id=896c7b47c2d84b8b84586f17ade28d71.

第七章　医院感染事件的调查与控制

16世纪至18世纪中期的欧洲医院,曾被称为"产妇死亡之门",因为当时产妇在医院分娩的死亡率高达20%~25%;尤为严重的是,医院内产妇产褥热的暴发,更使得孕妇分娩的死亡率急剧升高。19世纪中叶,年轻的匈牙利人伊格纳兹·塞麦尔维斯(Ignaz Semmelweis)在维也纳总医院做产科医生,他通过开展一系列的产褥热病因学研究,于1861年发表了著名的《产褥热的病原、实质和预防》,而成为医院感染调查和干预的先驱。

医院感染(hospital infection,HI),又称医院内获得性感染(hospital acquired infection,HAI)或医疗保健相关感染(healthcare-associated infection,HCAI),是指住院患者在医院内获得的感染,包括在住院期间发生的感染和在医院内获得出院后发生的感染,不包括入院前已开始或入院时已存在的感染。医院感染的对象包括住院患者、医院工作人员、门急诊就诊患者、探视者和患者家属等,这些人在医院内获得感染性疾病均称为医院感染,但由于就诊患者、探视者和患者家属在医院的时间较短,获得感染的因素多且复杂,常难以确定感染是否来自医院,故医院感染的对象主要是指住院患者和医院工作人员。医院感染的病原体种类繁多,细菌、病毒、真菌、衣原体、支原体、螺旋体、立克次体、寄生虫等都能引起感染。医院感染的危害不仅表现在增加患者发病率和病死率,增加患者的痛苦及医务人员工作量,降低病床周转率等方面,还给患者及社会造成重大的经济损失。尤其是近年来发生的医院感染暴发(outbreak of nosocomial infection)事件,如1998年4—5月深圳某医院166名患者发生以龟型分枝杆菌为主的手术切口混合感染事件;2008年12月至2009年1月太原某医院血液透析室的丙型肝炎感染事件;2009年3月天津某妇幼保健院6例新生儿因院内感染发生败血症,造成5例患儿死亡的事件;2011年7月,临汾某医院发生白内障患者手术感染事件;2017年1月青岛某医院9例患者在血液透析室被感染乙型肝炎;同期杭州某医院技术人员因违反操作规程,造成5例确诊感染艾滋病等;这些医院感染暴发事件的发生,已经造成了无法弥补的严重后果。因此,加强医院感染的预防和控制,已成为临床医学工作者的责任所在。

医院感染事件调查与控制的思路与环节要点:

1. 医院感染疾病的核实诊断。
2. 明确医院感染事件的流行强度。
3. 建立病例定义并核实病例。
4. 描述医院感染事件的人群、时间和地区分布。
5. 建立医院感染病因假设,并及时采取相应的控制措施。
6. 检验医院感染病因假设,不断完善医院感染事件的调查和控制措施。
7. 提高和完善医院感染事件防控的执行力。

近年来重大医院
感染事件案例

医院感染暴发事件调查与控制的关键点

1. 医院感染的明确诊断和暴发的识别。
2. 医院感染暴发事件调查的组织准备。
3. 医院感染暴发事件的调查。
4. 医院感染暴发事件的控制。

　　某县人民医院妇产科病房,自2010年9月5日以来,接连发生妇产科手术患者术后出现切口愈合不良的状况,且手术切口有分泌物渗出,切口两端出现疑似窦道样改变,周围部分组织坏死。截至10月18日,该病房共完成妇产科手术86例,已有22例患者手术切口愈合不良,其中剖宫产21例,妇科剖腹探查1例。首例患者9月5日实施手术后,于9月10日发病;末例患者10月12日接受手术后,于10月18日发病。患者的发病时间为9月5日—10月18日,多数患者集中发病于10月1日—10月12日,历时44日。

一、医院感染暴发事件的调查与控制

　　【问题1】　这起事件是否属于医院感染?是否可以判断为医院感染暴发?

　　思路1:首先对本起事件中涉及患者的发病情况进行分析。本次发生切口愈合不良的人群为接受手术的患者,发生地点为医院内;同时,事件中的首例患者于9月5日接受手术5日后发病;末例患者则为实施手术后6日发病;再结合其他20例患者的发病情况分析,推测该起造成患者手术切口愈合不良疾病的潜伏期中位数为5~6日。综上所述,这可能是一起医院感染事件。

　　思路2:切口愈合不良是妇产科手术后较常见的并发症之一,一般情况下妇产科患者手术切口愈合不良率约为3%。但在本起事件中,该病房9月5日—10月18日共完成妇产科手术86例,其中22例发生术后手术切口愈合不良,罹患率高达25.58%(22/86)。短期内在该医院妇产科发现22例症状相似的患者,罹患率(25.58%)远高于一般情况下的3%。故可以认为是一起暴发事件,需通过进一步调查来确定是否为医院感染暴发。

知识点

医院感染诊断标准的说明

　　根据中华人民共和国卫生部2001年颁布《医院感染诊断标准(试行)》中对医院感染的说明,下列情况属于医院感染:

　　(1)无明确潜伏期的感染,规定入院48小时后发生的感染为医院感染;有明确潜伏期的感染,自入院时起超过平均潜伏期后发生的感染为医院感染。

　　(2)本次感染直接与上次住院有关。

　　(3)在原有感染基础上出现其他部位新的感染(脓毒血症迁徙灶除外),或在原感染已知病原体基础上又分离出新的病原体(排除污染和原来的混合感染)的感染。

　　(4)新生儿在分娩过程中和产后获得的感染。

　　(5)由于诊疗措施激活的潜在性感染,如疱疹病毒、结核分枝杆菌等的感染。

　　(6)医务人员在医院工作期间获得的感染。

知识点

医院感染暴发的相关定义

　　(1)疾病暴发是指局部地区短时间突然有很多相同症状的患者出现,多有相同的传染源或传播途径,大多数患者常同时出现在该病的最短和最长潜伏期内。

　　(2)《医院感染管理办法》中指出,在医疗机构或其科室的患者中,短时间内发生>3例同种同源感染病例的现象称为医院感染暴发。

　　(3)《医院感染暴发控制指南》中指出,在医疗机构或其科室的患者中,短时间内出现3例以上临床症候群相似、怀疑有共同感染源的感染病例的现象;或者3例以上怀疑有共同感染源或共同感染途径的感染病例的现象称为疑似医院感染暴发(suspected outbreak of healthcare acquired infection)。

　　【问题2】　面对这样一起异常疾病事件,推测为医院感染暴发,首先应如何应对?

　　思路1:面对可能的医院感染暴发,应积极开展现场流行病学调查,目的是通过分析疾病发生、发展的规律,实现及早控制和预防疾病的进一步蔓延。为此,首先应是及早报告。在本起事件中,根据《中华人民共和国传染病防治法》《突发公共卫生事件应急条例》《医院感染管理办法》《医院感染暴发报告及处置管理规范》《医院感染监测规范》等,妇产科医务人员应向医院感染管理科及早报告;医院感染管理科向主管院长及早报告;同时医院根据医院感染报告管理的原则(属地管理和分级报告)及早报告给相应的卫生行政部门。

同时,医院应启动相应医院感染暴发的应急处置预案,及时组织相关部门和科室,协助医院感染管理科开展一系列的流行病学调查与控制工作,并从人力、物力和财力等方面予以保证,如医院感染管理科必须及时开展现场流行病学调查、实施现场的消毒和隔离、指导医务人员做好职业防护等工作;相应临床科室必须及时查找原因,积极开展临床治疗,协助现场调查和执行控制措施;检验科必须负责现场标本的采集及检测,及时准确地做好医院感染病例的病原学检测工作;医务科协助开展医院感染暴发调查与控制,与患者及其家属及时沟通并稳定其情绪。

思路2:卫生行政部门接到医院关于医院感染暴发的报告后,应及时组织当地疾病预防控制部门协助医院开展医院感染暴发的调查与控制工作;并组织当地医院感染管理专家咨询委员会成员,指导医院开展流行病学调查、制订有效的医院感染控制措施;同时根据需要,积极组织有关专家协助对感染患者的及时诊治。

知识点

医院感染的早报告

(1) 医院发现以下情形时,应于12小时内向所在地县级卫生行政部门报告,并同时向当地疾病预防控制机构报告。①5例以上疑似医院感染暴发;②3例以上的医院感染暴发。

(2) 医院发现以下情形时,应按照《国家突发公共卫生事件相关信息报告管理工作规范(试行)》的要求,在2小时内向所在地县级卫生行政部门报告,并同时向所在地疾病预防控制机构报告:①10例以上的医院感染暴发;②发生特殊病原体或者新发病原体的医院感染;③可能造成重大公共影响或者严重后果的医院感染。

【问题3】　在卫生行政部门组织的流行病学调查组到达事发医院之前,事发医院的医务工作者应该做好哪些准备工作?

思路1:此时事发医院的医务工作者,尤其是将参与现场调查的人员,需要收集一系列的信息:收集此次事件中病例的发生地点、患者数;病例间有无共同的联系;报告地区(医院)的既往发病情况;患者的主要症状和诊断;有没有实验室结果;是否已组织了调查;谁参加了调查;调查结果如何;是否已经采取了什么措施;有什么效果;公众或媒体知道该事件吗;当地能提供什么支持(如临床诊疗、实验室检测、流行病学调查和干预等)。

思路2:作为事发医院的医务工作者,应积极参与到现场调查组的各个专项工作组,并积极从事和配合现场调查工作。通过提前做好精心准备,以便较好地处理可能遇到的问题,甚至可以避免这些问题的出现。注意要将知道的所有信息告诉现场调查组的所有人员。

知识点

现场调查的组织准备

(1) 组成现场调查组:明确调查目的和具体调查任务。

(2) 组成相应的专业人员:抽调专家组建医疗救治组、院内感染控制组和流行病学调查组;必要时增加行政管理人员和其他部门的专业人员。

(3) 调查组人员职责分明:负责人组织协调整个调查组在现场的调查工作;调查组成员明确各自的职责(流行病学专家:对所有住院患者进行调查并随访出院患者;消毒学专家:对感染及相关因素进行调查和采样,采取控制措施;微生物学专家:对采集的样本进行常规和特殊的实验室检测)。

【问题4】　在事发医院如何开展现场流行病学调查工作?

思路1:首先开始核实诊断,确定信息是否准确。是否真的发生了患者手术后的伤口愈合不良?既往发生过类似事件吗？其他手术科室是否亦发生了类似的手术切口愈合不良的情况？了解手术室情况和该医院的基本情况等。

核实诊断的内容：①收集患者的临床症状、体征和实验室资料；②收集患者的基本情况，初步描述疾病流行状况；③结合临床表现、实验室检查和流行病学资料，综合分析，作出判断。尤其要注意及时收集实验室检测标本，积极快速地鉴定病原体及其型别。

核实诊断旨在排除误诊和实验室检测错误。

思路2：在核实诊断的基础上，接着要确定暴发或流行的存在。收集目标现场（医院）的人口学资料/病患资料，目标地区的常见传染病发病情况等；着手复习、讨论报告上来的资料；分析目的现场（相关科室病房）及其周围地区的电子地图；向有关领导和科室报告并向卫生主管部门报告或通知有关部门，根据领导安排通知有关人员。通过将目前的罹患率与前三年的同一地区、同一时间的平均罹患率水平进行比较，分析观察到的数量是否远远超过了预计。

思路3：在依据当地医院感染监测系统的基线资料来确定暴发的过程中，需要鉴定是否为"假性暴发"，此时应分析可能导致报告增多的任何因素。例如：①重复报告，如关注度提高了（与暴发有关患者的重复报告）；②监测系统的调整，病例定义是否改变，报告制度是否改变；③近期发生的变化：操作（新的操作规程和标准、新的实验室检测技术、新的诊断方法、新的科室等）、人员（新来的医生或护士、新的感染控制专家）等变动情况。

知识点

核实诊断和确定暴发

（1）核实诊断的方法：①访视病例；②查阅医疗记录；③核实实验室检测结果；④实验室检查与临床表现的相符程度。

（2）确定暴发的依据：①依据医院感染监测系统，分析基线资料；②将观察到的本次事件的罹患率与基线比较，远远超过既往的一般水平；③排除其他干扰因素后，判定为医院感染暴发。

（3）医院感染假暴发（pseudo-outbreak of healthcare acquired infection）：疑似医院感染暴发，但通过调查排除暴发，而是由于标本污染、实验室错误、监测方法改变等因素导致的同类感染或非感染病例短时间内增多的现象。

【问题5】 在核实诊断和确定医院感染暴发的基础上，根据现有资料，如何制订用于搜索病例的标准（病例定义）？建立病例定义的原则有哪些？

思路1：在搜索病例之前，应建立病例定义。建立病例定义的原则：①对于病因诊断明确的疾病，其诊断标准可以采用国内外公认的诊断标准；②对于病因不明的疾病暴发，其诊断标准的制订较为复杂，应与流行病学、临床医学和实验室检测人员共同协商制订。

思路2：针对病因不明的疾病暴发，建立病例定义时应考虑：当前工作处于流行病学调查的哪个阶段？针对医院感染流行病学调查的不同阶段，依次利用可获得的流行病学信息、临床信息和实验室检查信息等，遵循对病例逐渐深入认识的过程，建立分层次的"病例定义"。

知识点

建立病例定义

（1）建立病例定义的信息包括三方面。①流行病学信息：疫情时间、地点、人群三要素，危险因素或流行病学接触史等；②临床信息：临床症状、体征，临床检验、体格检查和特殊检查，治疗效果等；③针对病因的实验室检查信息等。

（2）建立分层次的"病例定义"。①疑似病例（suspect case）：有少数或非典型的临床表现，敏感性高，多用于调查初始阶段，描述疫情分布特征；②临床诊断病例（clinical case）：有疾病典型临床表现，无实验室阳性结果；③确诊病例（confirmed case）：疑似病例＋实验室阳性结果，特异性高。疑似或确诊病例多用于分析流行病学研究。

针对本次医院感染，首先是表现为病因未明，所以病例定义为手术切口感染，具体包括以下 3 个层次。①疑似病例：某医院手术患者术后发生切口愈合不良，具有红肿热痛等炎症的一种或几种临床表现；②临床诊断病例：某医院手术患者术后发生切口愈合不良，出现典型的红肿热痛症状或有脓性分泌物，或从深部切口引流出／穿刺出脓液，切口分泌物镜检可见白细胞；③确诊病例：某医院手术患者术后发生切口愈合不良，出现典型感染症状，同时已分离和鉴定出病原菌。

【问题 6】　建立病例定义的意义是什么？病例定义和临床诊断标准有怎样的区别？

思路 1：建立病例定义就是制订"本起事件涉及病例"的统一标准，因为这是确定被调查对象是否纳入病例的依据；旨在使当前发现的病例具有同质性，且符合疫情调查的要求；同时也是统计发病人数以及正确描述和分析群体分布等流行病学指标的依据。

思路 2：需注意的是，病例定义不同于临床诊断标准，两者的内容和应用价值不同。临床诊断标准的制订是为了应用于疾病的正确诊断与合理治疗等。而病例定义是在流行病学调查的不同阶段，根据不同的应用价值，给予不同的内容。例如，在流行病学调查的前期，为了发现更多的病例以利于暴发的及时控制，往往采用"宽松"的病例定义，提高了敏感性；在调查后期，为了使病因学研究结果更加准确，往往采用"严格"的病例定义，提高了特异性。

【问题 7】　有了病例定义，如何搜索病例并开展个案调查？

思路 1：在建立了病例定义的基础上，利用多种信息源，通过列出病例清单等方法，努力找到所有可能的病例。一般情况下，搜索病例时应考虑所用方法或标准的敏感性，确诊病例时更要充分考虑特异性。设计个案调查表，积极开展个案调查，收集最基本的人群、时间、地点三间分布的资料，对了解疾病波及的范围及人群受威胁的程度是非常必要的；这些信息对于建立关于危险因素、传播方式及其他相关因素的假设至关重要；同时，这些信息对于制订控制策略也很有必要。

思路 2：依据统一的病例定义系统地搜索病例，应排除非病例。①搜寻病例的时间：一般根据重症患者可能的初次暴露时间来估算最长潜伏期；或者用最可能的临床诊断疾病，如根据首例病例发病时间向前追溯到最早的暴露时间来估算最长潜伏期。②搜寻病例的地点：是指疫情可能波及的地区，范围应尽量大；若是针对传播快或流动性强、隐性感染率高的疾病，还要考虑到人员的流动特征来判定可能波及的范围。③搜寻病例的人群范围：若没有明显的职业、年龄等分布差异，医院感染涉及住院患者、医院工作人员、门急诊就诊患者、探视者和患者家属等，主要对象是指住院患者和医院工作人员。

知识点

流行病学个案调查表设计主要原则

(1) 突出所调查疾病的特征：包括临床特征、流行病学特征等。

(2) 调查项目合理适当：每个调查项目必须有明确的目的。

(3) 问题设计：尽可能使用标准问题，一般采用封闭式问题。

(4) 用词原则：用词简洁，问题不宜过长，不宜包含过多的专业知识。

(5) 问题设置遵循一定的顺序：先过去，再现在；易答题在前，难答题在后等；调查表的设计应适合电脑数据录入格式。

---

9 月 5 日—9 月 30 日，妇产科完成妇产科手术 59 台，发生手术切口愈合不良 7 例；10 月 1 日—10 月 18 日，完成 27 台，发生 15 例。

22 例术后手术切口愈合不良者的最大年龄 36 岁，最小年龄 19 岁，平均年龄 24.3 岁；职业分布：农民 15 例，教师 4 例，无业人员 3 例。

【问题 8】　如何描述三间分布？

思路 1：时间分布的描述可以采用绘制流行曲线的方法。对关键事件进行排序，如病例及接触者中出现临床表现的时间，潜在可能相关事件或异常情况的出现时间，危险因素或致病因子暴露的时间，何时给予治疗,何时采取控制或干预措施等。通过流行曲线的形状,可以提供传播类型的线索(例如:点源暴露、间歇暴露还是持续暴露),并分析潜伏期、感染暴发的起始时间和持续时间等。

思路 2:绘制流行病学曲线的要点。①时间间隔相等,小于 1/2 潜伏期,一般为 1/3 至 1/8 平均潜伏期,病例数多时间隔可以短些;② X 轴首例和末例前后留出一段空白时间(1～2 个平均潜伏期);③标记重要的信息:医疗干预、调查时间、采取的控制措施等。

知识点

流行曲线

流行曲线(epidemic curves)是表明病例发病时间分布的曲线图。以横坐标为时间尺度,纵坐标为病例数,把各单位时间内(小时、日、周、月或年)发生的病例数标记在相应的位置上,可构成直方图或线图,称为流行曲线。流行曲线因病原体、传递方式、每传递一代的时间、暴露的类型和时间长短的不同而异,同时还取决于潜伏期长短和暴露的易感者人数。

思路 3:地区分布的描述可以提示暴发疫情的地区范围,有助于建立有关暴露地点的假设。可以采用绘制标点地图的方法。

知识点

标点地图

标点地图(spot map)是反映病例地区分布的图。将病例标注在地图上,旨在反映疾病是否具有地区聚集性等分布特点。最早记录为其创立者 John Snow 在伦敦霍乱流行中绘制的标点地图。

---

22 例术后手术切口愈合不良者的病房分布状况见图 7-1。

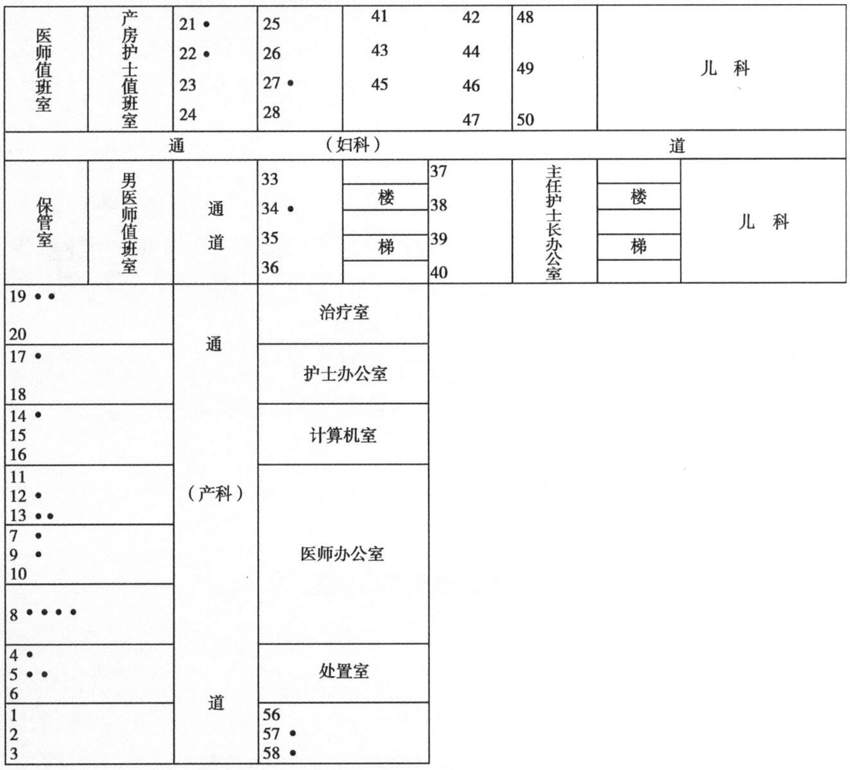

图 7-1 手术切口愈合不良者的病房分布示意图

注:1. 数字表示病床;2. 黑点表示手术切口愈合不良病例所在床位。

思路 4：人群分布方面，详细描述和分析患者的特征，如年龄、性别、既往疾病史、医疗操作、用药状况等，提供查找危险人群、特异暴露因素的依据；鉴别病例的共同暴露因子（某医院实施某手术），对疾病宿主、传播途径、高危人群认识越多，获得信息越特异和准确，更好地协助决定如何防治疾病；确定高危人群。

> **手术科室调查**：9月5日—10月18日期间，在妇产科，共进行剖宫产手术80台，妇科手术6台，妇产科22例术后手术切口愈合不良病例中，21例为剖宫产，1例行剖腹探查术。
>
> **手术室调查**：在此期间，共完成各类手术323台，其中224台外科手术无手术切口愈合不良情况发生。
>
> **妇产科手术医师的调查**：妇产科有手术医师3名，其从业时间均在5年以上。在发生术后手术切口愈合不良前后，无手术模式的改变或其他手术设备的引进、更换。
>
> **医疗器械使用情况**：和手术切口可能接触的有备皮刀、手术刀、镊子、止血钳、持针器、缝合针、皮肤缝合线、棉签、棉球、消毒纱布、敷贴等，其他手术科室同时在使用。

【问题9】 如何分析以上的调查结果，其在推理病因假设中的作用是什么？

思路：对以上数据从以下几方面进行分析。①手术科室调查：产科和妇科手术切口愈合不良的罹患率分别为26.3%和16.7%，统计学分析显示两者差异无统计学意义。②手术室调查：除第三手术间外，其余手术间手术切口愈合不良罹患率的差异无统计学意义（妇产科：$\chi^2=2.34$，$P>0.05$；所有手术数：$\chi^2=1.06$，$P>0.05$）。术后手术切口愈合不良病例均发生在妇产科，使用相同手术室，且手术数量3倍于妇产科的外科无一例类似病例发生，可排除手术室污染是导致的本次院感暴发的原因。③妇产科手术医师调查：不同医师之间所救治患者的术后切口愈合不良罹患率的差异无统计学意义（$\chi^2=1.81$，$P>0.05$）。对手术医师调查显示，经其污染手术切口的可能性甚微。④结合病例的地区分布，发现病例广泛分布在产科病区，除第1、2、3床外，各病房均有病例发生；妇科病区亦有病例发生，病区污染的可能性较小。

> 2010年10月22日，卫生部、省、地联合调查组共采集14例手术切口愈合不良患者手术切口组织，做抗酸染色，结果检出抗酸杆菌11份。
>
> 医疗器械方面，除1号带线缝合针外，其余妇产科专用医疗用品在手术切口无异常的情况下（如切口化脓、组织液渗出、不愈合等）不与其接触。
>
> 而送检的5份未使用的带线缝合针中，2例未检出/无异常，2例结核分枝杆菌阳性，1例龟分枝杆菌阳性。

【问题10】 如何解读实验室检测结果？当医疗器械检出病原菌时，下一步如何推进病因假设？

思路1：根据初步检测结果，送检标本中确定存在龟分枝杆菌，由于部分棉签提取标本的有效样本含量较少和标本混合运送等因素限制，检测结果尚不能排除结核分枝杆菌混合存在的可能性。

和手术切口可能接触的有备皮刀、手术刀、镊子、止血钳、持针器、缝合针、皮肤缝合线、棉签、棉球、消毒纱布、敷贴等，这些物品其他手术科室也同时在使用，可排除。

思路2：当医疗器械检出病原菌时，下一步将医疗器械的检测作为重点。根据检测结果，提出1号带线缝合针是可能的病原载体，依据：①该缝合线是妇产科专用缝合线；②该缝合线与手术切口接触；③本批号领取时间与本次暴发开始的手术时间吻合。

知识点

病因研究的推理方法

（1）假设演绎法：包括演绎推理和归纳推理。

（2）Mill准则：求同法、差异法、同异并用法、共变法、剩余法。

【问题11】 针对已有的初步病因假设，分析其在医院感染控制中的意义？

思路：针对初步病因假设，迅速采取控制措施，使医院感染在最短时间内得以控制；必要时可以采用"封刀"或关闭病房等措施。同时积极开展有针对性的治疗。此时不要销毁用于调查的重要微生物标本。

> 知识点
>
> ## 应遵循"边救治、边调查、边控制、妥善处置"的基本原则
>
> 　　医疗机构发现疑似医院感染暴发时,现场处理中调查和控制应同时进行:现场调查开始时不仅要收集和分析资料,寻求科学的调查结果,而且更应当及时采取必要的控制措施;尤其在现场调查初期,可以根据经验结合初步调查结果先提出简单的控制和预防措施,注重及时实施。只顾调查寻找致病原因而不采取控制措施,会引起社会公众的误解甚至引起法律诉讼;现场调查中采取措施并观察其效果,也是认识疾病传染源、传播机制的重要内容。

　　进一步调查结果发现:从手术至发现感染的时间中位数为 5 日,而首次换药到发现感染的时间为 3 日,一般非结核分枝杆菌感染的平均潜伏期为 5~7 日。由此可见,感染发生在手术过程中而不是在换药过程中。

【问题 12】　在已有病因线索的情况下,如何检验和验证病因假设?

　　思路 1:检验病因假设可以采用病例对照研究方法。以发生术后切口愈合不良者作为病例组,以年龄、性别、手术前临床症状相近的未发生术后切口愈合不良者作为对照组,比较两组暴露经历的差异,依此分析暴露与切口愈合不良的关联性及其关联强度。

　　思路 2:病例对照研究在人力、物力上较经济,可在较短时间内取得结果,且易于实施。但暴露与所发生疾病的时间顺序不易确定。选择研究对象时,难以避免选择偏倚。获取既往信息时,难以避免回忆偏倚。相关的混杂因素可能不易控制。

> 知识点
>
> 病例对照研究的设计模式见图 7-2。
>
>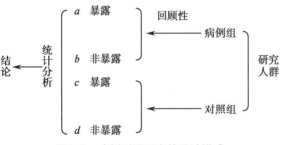
>
> 图 7-2　病例对照研究的设计模式

　　思路 3:验证病因假设可以采用历史性队列研究。在描述性研究和病例对照研究的基础上,即基于明确的病因线索,选择应用 1 号带线缝合针的作为暴露组,以年龄、性别、临床上相近的未应用 1 号带线缝合针的患者作为对照组,比较两组切口愈合状况的差异,依此分析应用 1 号带线缝合针与切口愈合不良的关联及其关联强度。

　　思路 4:队列研究对于病因假设的验证效率高,获得的关联强度较真实。不适用于疾病发生率较低的情况,同时应关注失访偏倚对因果结论的影响。

　　思路 5:综上所述,根据感染病例集中在妇产科,基本排除手术间(由于外科与妇产科在相同的手术间实施手术)、手术医师和护士等因素,推论此次感染与妇产科的手术因素有关。本次感染涉及的组织为表浅切口,妇产科切口缝合为专用 1 号带线缝合针(外科不用),因此考虑此次感染可能与 1 号带线缝合针有关。

知识点

队列研究的设计模式见图7-3。

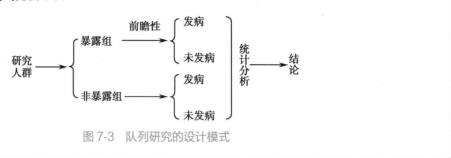

图7-3 队列研究的设计模式

【问题13】 依据现有调查结果,如何进一步实施疾病防控措施?

思路:实施以下防控措施。

①控制传染源:对患者实行分类管理,按照感染的程度隔离于不同的病室;加强指导,密切观察病情,减少死亡;制订出院标准,使康复患者尽早离开,减轻病房压力。②切断传播途径:加强医护人员的防护;操作前后必须消毒、清洗双手;隔离区或隔离房间设独立的医疗小组,以减少不必要的交叉感染;密切接触传染源者应做必要的限制性隔离,以免病原菌扩散。③落实消毒与灭菌措施:隔离区或隔离房间的一切医疗(一次性使用)和生活用品必须单独使用;废弃的医疗废物无害化处理;隔离病房应设有空气消毒净化器;治疗台、床头桌、地面等每日用含氯消毒剂溶液擦拭;隔离病房的门把手(用纱布缠裹)和地垫用含氯消毒剂溶液浸泡并保持湿润,患者转院或病逝后按不同病种行终末消毒;加强消毒效果监测,采集标本送检培养。

知识点

针对三个环节采取控制措施

(1)针对传染源的控制措施:隔离治疗。

(2)针对传播途径的控制措施:消毒处理。

(3)针对易感者和高危人群的控制措施:个人防护、免疫保护等综合措施。

【问题14】 如何进一步完善现场调查?

思路1:补充调查。进一步完善方案,提高病例鉴别的敏感性和特异性。同时,继续监测,评价控制措施的有效性;或者分析控制措施无效的原因,如:①采取的措施不能阻断传播途径;②感染的病原体有多个来源;③个别医务人员认识不足,没有严格执行控制措施。

思路2:继续监测结果,提示控制措施有效后,可以考虑启动医院感染暴发应急响应终止程序。该程序启动的原则:医院感染暴发事件的隐患或相关危险因素被消除;末例医院感染病例发生后经过最长潜伏期,无新病例出现;负责医院感染暴发应急处置的卫生行政部门组织专家对医院感染暴发事件进行评估,提出终止应急响应的建议;报请同级医院感染暴发应急处置领导小组批准后宣布。报上一级卫生行政部门备案。

【问题15】 针对本次医院感染暴发事件,如何进行书面报告? 结合本案例,报告的内容有哪些?

思路1:为了完整记录调查情况、结果及建议,应进行分阶段书面报告,包括三部分。①初步报告:包括进行调查所用的方法,初步流行病学调查和实验室结果、初步的病因假设以及下一步工作建议等;②进程报告:及时向上级汇报疫情发展的趋势、疫情调查处理的进展、调查处理中存在的问题等;③总结报告:描述暴发或流行的总体情况,引起暴发或流行的主要原因,采取的控制措施及效果评价、应吸取的经验教训和对今后工作的建议。

思路2:针对本起事件,报告的主要内容应包括6个方面。

(1)医院基本情况。

(2)事件发生过程:①调查准备过程;②事件调查过程。

(3)调查过程中发现医院在医院感染控制中存在的问题。

（4）事件发生的原因分析。

（5）事件发生后各级卫生行政部门和医院采取的措施。

（6）对于医院感染事件防控的建议。

二、医务人员职业暴露的调查与控制

2005 年 8 月 10 日事发某大学附属医院检验科。患者王某因发热、咳嗽入急诊内科治疗，医生让其到实验室做血常规检查。检验科实验室孙医生为其扎手指取血时，不慎被三角针划破左手手套，取下手套后，左手拇指侧可见一小伤口，伤口处出现红肿，未见明显出血。

【问题 16】 这起事件是否属于职业暴露？

思路：本案例中孙医生左手拇指的伤口，是在给患者取血检测过程中发生的，且有可能造成身体危害，属于职业暴露。

知识点

医务人员职业暴露的定义和分类

职业暴露（occupational exposure）是指由于职业关系而暴露在危险因素中，从而有可能损害健康或危及生命的情况。

医务人员职业暴露的定义：医务人员在从事诊疗、护理活动过程中接触到有毒、有害物质，或传染病病原体，从而损害健康或危及生命的一类职业暴露。

医务人员职业暴露的分类：感染性职业暴露、放射性职业暴露、化学性（如消毒剂、某些化学药品）职业暴露，以及其他职业暴露。

检验科实验室孙医生立即大力挤压伤口部位，刺激出血，并用碘伏、酒精消毒；其他医务人员也立即抽取患者王某的血液，紧急送医院检验科检测人类免疫缺陷病毒（human immunodeficiency virus，HIV）。约 30 分钟后，检验科应用快速检测方法，结果发现王某的血样呈 HIV 抗体阳性反应。

【问题 17】 本次案例是否属于 HIV 职业暴露？HIV 职业暴露的危险人群有哪些？

思路 1：构成 HIV 职业暴露的条件有 4 项。①接触物质是否含有存活的 HIV（先决条件）；②身体与接触物接触的途径；③接触物的剂量；④在接触物中 HIV 的含量。

思路 2：随着传播方式的改变，我国艾滋病疫情已由高危人群向一般人群扩散，会有不少的艾滋病患者及 HIV 感染者到医院求医。因此，HIV 职业暴露的危险人群主要包括医务人员、卫生保健人员、实验室人员、管理人员（包括管教干警）等。例如，医务人员和实验室检测人员工作中被 HIV 污染的针头或玻璃损伤；或有伤口的部位接触到被 HIV 污染的血液、含血体液；尸检人员在给 HIV 感染者 / 艾滋病患者尸检时，被手术刀割伤等。

思路 3：职业性感染有别于职业暴露。职业性感染应具备的条件：①当发生职业暴露而怀疑 HIV 感染时，该人的血清学检查 HIV 抗体必须为阴性（当时）；②经过一段时间的随访检测，该职业暴露者的 HIV 抗体阳转；③排除其他途径感染的可能性。

知识点

医务人员 HIV 职业暴露的定义

指医务人员（如实验室技术人员、医生、护士等）从事诊疗、检验、护理、预防和管理等各种艾滋病防治工作过程中,意外地被 HIV 感染者或者 AIDS 患者的血液、组织或其他体液污染了破损的皮肤或者非胃肠道黏膜,或者被含有 HIV 的血液、组织或其他体液污染了的针头及其他锐器刺破皮肤,从而具有感染 HIV 危险的情况。

【问题 18】 医务人员发生职业暴露后该如何进行处理?

思路:医务人员发生职业暴露后应遵循的处理原则有:紧急处理原则、报告原则、保密原则和知情同意原则。

知识点

医务人员发生职业暴露的处理程序

(1)紧急局部处理:刺激出血、清洗、消毒与包扎。
(2)及时报告:及时向单位负责人和当地的疾病预防控制中心报告。
(3)风险评估:暴露源的级别(源患者的 HIV 感染状况;暴露的级别)。
(4)预防性服药:根据风险评估结果决定是否用药以及如何用药。
(5)监测:针对职业暴露者进行咨询和 HIV 的随访、监测。

【问题 19】 医务人员发生职业暴露后该如何进行紧急局部处理?

思路 1:医务人员发生职业暴露后的紧急局部处理非常重要。主要包括 3 个步骤。

(1)刺激出血:如职业暴露者有刺伤、切割伤、咬伤等出血性的损伤伤口,应轻柔地由近心端向远心端挤压伤处,尽可能挤出损伤处的血液。

(2)及时清洗:当血液或体液等溅洒于皮肤黏膜表面,应立即先用肥皂,再用清水、自来水或生理盐水等冲洗;若是溅入口腔、眼睛等部位,用流动的清水、自来水或等渗生理盐水等长时间彻底冲洗,避免揉擦眼睛。一般连续冲洗至少 10 分钟。

(3)消毒与包扎:出现伤口时,应用消毒液(如 70% 酒精、0.2% 次氯酸钠、0.2%～0.5% 过氧乙酸或 0.5% 碘伏等)浸泡或涂抹消毒,并包扎伤口。

思路 2:孙医生处理伤口的方法并不适合。虽然三角针划破了手套,但并未造成明显的出血,此时用力挤压伤口反而会造成出血,且容易促使伤口旁微细血管形成负压,造成伤口周边可能存在的病毒进入血管。

孙医生及时报告该医院的预防保健科,预防保健科的李医生(已接受相关生物安全培训)对孙医生的暴露情况进行登记,并陪同其前往该市疾病预防控制中心(CDC)的艾滋病科,进行风险评估;同时将患者王某的血样送检市 CDC,进行血样的 HIV 抗体确诊试验;并且同时对孙医生的血样进行检查,以排除其他职业性感染。

【问题 20】 医务人员发生职业暴露后应如何进行事件的报告?

思路 1:根据原卫生部《医务人员人类免疫缺陷病毒职业暴露防护工作指导原则》的规定,发生职业暴露者应及时向单位相关部门报告,主管机构应详细记录职业暴露的情况。记录内容主要包括:职业暴露者的个人资料,职业暴露的时间、地点、污染部位、伤口类型(深浅、大小、有无出血)、污染物的情况(如 HIV 感染者的血液、HIV 培养液等);如可能,应明确感染者的血液 HIV 病毒载量,其是否接受过抗病毒治疗及曾用药物的种类等。

思路 2:发生职业暴露后,应联合风险评估结果,根据其严重性进行分类:①小型事故(存在任何一种小的损伤或一级暴露);②重大事故(存在严重损伤或二级及以上暴露)。

思路 3:单位相关部门在必要时,应对职业暴露当事人提供医疗和心理支持,尤其是在发生感染的情况下,对其个人和家庭生活予以救助和提供必要的社会保障。

思路 4:对于医务人员发生职业暴露后的登记报告信息,应遵循严格保密的原则。

知识点

医务人员职业暴露的报告

（1）小型事故：可在紧急处理后立即将事故情况和处理措施报告主管领导和有关专家，以及时发现处理中的疏漏之处，使处理尽量妥当完善。

（2）重大事故：事故发生单位应及时向 HIV 职业暴露安全药品储备库（点）报告，储备库（点）负责人联系当地有关专家，根据情况共同进行风险评估，确定用药的必要性、预防药物和用药程序，并将处理情况向行政主管部门报告。

根据市疾病预防控制中心的评估结果，本次职业暴露事件中孙医生被三角针划伤，但伤口比较小，且无明显出血，因此暴露级别定为二级；患者王某的 HIV 抗体呈阳性反应，后续经采用蛋白印迹法也确证其为 HIV-1 抗体阳性，即患者王某确为 HIV 感染者；接触的感染性物质为血液，但接触的量比较少，所以暴露源（或源患者）级别判定为轻度。

【问题 21】　发生职业暴露后，如何开展医务人员职业暴露的风险评估？

思路：医务人员发生职业暴露后，应由专业人员进行风险评估，主要包括：暴露源评估（源患者的 HIV 感染状况评估）、暴露级别评估，为后续预防方案的确定奠定基础。

【问题 22】　医务人员 HIV 职业感染中，如何进行暴露源级别的评估？如何进行源患者的 HIV 感染状况评估？

思路 1：暴露源的感染状况是判定 HIV 职业暴露是否成立以及需要采取何种控制措施的关键。医务人员在诊疗工作中常见的 HIV 暴露源包括 HIV 感染者 /AIDS 患者的血液、羊水、含血体液、阴道分泌物，以及含有 HIV 的实验室样本、生物制品、组织器官等。确定具有传染性的暴露源包括血液、体液、精液和阴道分泌物等；其中血液传播是 HIV 职业感染的主要途径，且病毒传播效率较高。羊水、关节液、胸腔积液、腹水、心包积液、脑脊液等也具有传染性，但其引起感染的危险程度不甚明确。

思路 2：根据暴露源的感染状况一般将暴露源分为三类。①轻度：暴露源经检验为 HIV 阳性，但是病毒载量低；HIV 感染者无临床症状或 CD4$^+$T 淋巴细胞计数正常者；②重度：暴露源经检验为 HIV 阳性，且病毒载量高；HIV 感染者有临床症状、CD4$^+$T 淋巴细胞计数低者；③暴露源不明：不能确定暴露源是否为 HIV 阳性者、暴露源所处的病程阶段不明等。

思路 3：针对暴露源不明情况的处理依据包括 3 方面。根据临床表现和流行病学暴露类型进行综合分析，若有 HIV 传播可能性，则实施基本用药方案；通过进一步监测，若暴露源 HIV 结果阴性，则终止用药；若暴露源 HIV 阳性，应重新进行风险评估以调整用药。

【问题 23】　医务人员 HIV 职业暴露中，如何进行暴露级别的评估？

思路：根据暴露源的感染状况一般将暴露分为三级。

（1）一级暴露：①暴露源为体液、血液或带有体液、血液的医疗器械、物品；②暴露类型为暴露源沾染了有损伤的皮肤或者黏膜，暴露量小且暴露时间较短。

（2）二级暴露：①暴露源为体液、血液或者带有体液、血液的医疗器械、物品；②暴露类型为暴露源沾染了有损伤的皮肤或者黏膜，暴露量大且暴露时间较长；或者暴露类型为暴露源刺伤或者割伤皮肤，但损伤程度较轻，为表皮擦伤或者针刺伤。

（3）三级暴露：①暴露源为体液、血液或者带有体液、血液的医疗器械、物品；②暴露类型为暴露源刺伤或者割伤皮肤，但损伤程度较重，为深部伤口或者割伤物有明显可见的血液。

研究显示，高危险度暴露因素包括：暴露量大、污染器械直接刺破血管、组织损伤深。

专科医生决定给予孙医生预防性服药，立即采用基本药物程序进行治疗。具体采用的方案为：齐多拉米双夫定（AZT/3TC）300mg/ 次，一日 2 次，连续服用 28 日。但是孙医生自己则认为感染风险很大，要求加服强化用药硫酸茚地那韦。

【问题 24】 医务人员发生 HIV 职业暴露后如何进行预防性服药?

思路 1:预防性服药应在 HIV 职业暴露预防性治疗药品储备库(点)和艾滋病防治专家的指导下使用,治疗方案需根据职业暴露的状况,由专家决定。同时,应告知有感染可能性的人员,可使用预防性治疗药物,且获得其知情同意。

思路 2:预防性服药的时间:一般情况下,职业暴露后的预防性服药,宜在暴露后 1~2 小时之内立即开始;最迟不要超过 24 小时。而对于感染危险性很高的暴露者,即使已间隔时间很长(如 1~2 周),也应考虑实施预防性服药;即使不能防止 HIV 感染,早期治疗对 HIV 急性感染也有益处。

思路 3:预防性服药的方案:包括基本用药程序(2 种抗反转录酶抑制剂,使用常规治疗剂量,连续使用 28 日)和强化用药程序(2 种抗反转录酶抑制剂 +1 种蛋白酶抑制剂;即在基本用药程序的基础上,同时增加 1 种蛋白酶抑制剂,使用常规治疗剂量,连续使用 28 日)。由于服用药物后 4 周才有明显保护作用,所以,若无很大的副作用,预防性服药一般应持续 4 周。

医务人员职业暴露的预防性服药方案见表 7-1。

表 7-1 医务人员职业暴露的预防性服药方案

暴露源类型	暴露级别	推荐用药
轻度	一级	无需服药
重度	一级	基本用药方案
轻度	二级	基本用药方案
重度	二级	强化用药方案
轻度或重度	三级	强化用药方案
原因不明	二级 / 三级	基本或强化用药方案

孙医生 HIV 职业暴露的风险评估等级为二级轻度,因此只需使用基本用药方案;但其坚持要求加服强化用药,所以预防性药物的毒副作用将大大增加,有必要加强后续的预防性服药监测工作。

疾病预防控制中心负责该起职业暴露事件处理的工作人员黄医生,通过和孙医生多次沟通,发现其情绪低落,随即对孙医生提供了相应的咨询。

【问题 25】 医务人员发生职业暴露后如何进行心理咨询?

思路 1:当医务人员发生职业暴露后,应通过咨询来缓解其心理压力。如告知其皮肤黏膜意外感染率很低,且正确处置后感染率更低;同时整个处理过程会由专业医生具体分析其面临的危险,并给予及时处理。若职业暴露者依然因心理压力而产生情绪反应,可以在其同意下,由心理医生开展心理咨询,或由亲朋好友提供心理支持等。

思路 2:由于 HIV 感染者可能会面临来自各方面的压力,因此对于职业暴露者,在开展咨询工作时也应注意做好保密工作。每一个得到事件相关信息的机构或个人均应严格遵循保密的原则。

孙医生在服用首剂预防性药物后,市 CDC 艾滋病科立即为其抽取血样进行 HIV 抗体本底检查,经检测证实其为 HIV 抗体阴性。此后,分别于事故发生后 4 周、8 周、12 周、6 个月、12 个月随访检查其 HIV 抗体,经检测均未出现阳转。

【问题 26】 医务人员职业暴露的监测。

思路 1:对于 HIV 职业暴露者,应定期抽血检测 HIV 抗体(包括做快速试验),同时血清留样保存。若其暴露前已有 HIV 抗体的检测结果,应加以记录。

一般情况下,医务人员职业暴露后的监测应在暴露发生后的当时、4 周、8 周、12 周、6 个月、12 个月进行 HIV 抗体检测,旨在分析其是否发生 HIV 感染。若有必要,也可检测 P_{24} 抗原和 HIV 病毒载量,以实施早期诊断。对于未进行暴露后预防用药者,也应定期检测 HIV 抗体,随访检测时间同前。

思路 2:对于进行预防性服药的职业暴露者,监测还应包括对所用药物不良反应的监测,主要包括预防性服药使用时和服药 2 周后的全血检测、肾功能和肝功能检测。

思路 3:若服药者出现主观或客观的毒副作用,应在专家的指导下,减少剂量或换用药物,并详细记录相应药物的毒副作用情况。此外,应注意妊娠期间用药的安全性,预防性服药时应避孕或终止妊娠。

【问题 27】 针对本次医务人员的职业暴露事件,如何进行总结?

思路:对于本次案例,最终应由医疗卫生机构对整个事件进行登记和上报。登记内容包括:HIV 职业暴露发生的时间、地点和经过;职业暴露的方式、暴露的具体部位及其损伤程度;暴露源的种类及其 HIV 病毒载量;职业暴露的处理方法及处理经过;职业暴露者的预防性服药情况(首次用药时间、药物毒副作用及用药的依从性等);定期检测及随访情况。同时,医疗卫生机构每半年应将本单位发生 HIV 职业暴露的材料及时总结,并逐级上报至省级疾病预防控制中心,省级疾病预防控制中心汇总后上报中国疾病预防控制中心。

医务人员职业暴露处理流程(图片)

三、知识拓展与问题延伸

【问题 28】 如何理解行政干预对医院感染暴发疫情处理的重要性?行政介入与"科学防控"的关系如何处理?

思路:行政干预是突发公共卫生事件应急的重要控制措施之一,而行政介入的过程必须体现为对公共利益或者人民福祉的追求,体现为对诸多主体、诸多价值和诸多利益的均衡。因此,现场流行病学工作者必须充分理解行政领导对医院感染暴发高度重视的原因,将"科学防控"引入针对公共卫生事件的调查中,同时将医院感染暴发疫情的调查结果以及科学的应对和防治措施等,及时传递给行政人员,从而尽量消除行政干预的消极作用,使行政干预和防控决策更加科学,干预措施更加高效。

【问题 29】 就本起医院感染事件而言,在互联网上可以搜索到大量报道,由此可见媒体对暴发疫情的调查处理具有重要的影响,应如何引导和利用媒体?

思路:从互联网上可以搜索到数百条与医院感染事件相关的报道,可见媒体引导和公众互动对控制医院感染暴发非常重要。实际上,客观、准确地报道突发公共卫生事件,也是媒体工作者的社会职责。因此,通过与媒体取得互信,让媒体直接介入调查和报道,注意防止炒作突发公共卫生事件,也是现场流行病学工作者的重要任务。如可以在媒体上呼吁感染期间在医院手术的患者回院检查和接受治疗,提高控制力度;也可以将感染病例的临床诊断、治疗及预防控制等相关信息,由专家组定期经媒体向民众发布,提高一般人群对于医院感染防控的认知。

【问题 30】 如何理解医务人员艾滋病职业暴露预防应遵循的原则?

思路:HIV 职业暴露预防应遵循标准(普遍性)防护原则,即医务人员在为患者提供医疗保健服务时,应将所有患者的血液、其他体液以及被血液、其他体液污染的物品,均视为具有传染性的病原物质。因此,在接触这些物质时,医务人员必须采取防护措施,严格执行标准化操作规程和消毒管理制度,以防止发生艾滋病医院感染和医源性感染。

四、小 结

医院感染已成为全球关注的重要公共卫生问题,不仅关系到患者的安危,也关乎医务人员的健康;若控制不力,将造成医疗系统的巨额经济负担和严重的不良社会影响。针对患者的医院感染调查与控制关键点包括:①医院感染的明确诊断和暴发的识别;②暴发调查的组织准备;③医院感染暴发的调查;④医院感染暴发的控制。医院感染暴发的调查流程见图 7-4。

针对医务人员职业暴露调查与控制的关键点:①医务人员职业暴露的紧急局部处理;②医院感染的报告和风险评估;③医院感染的预防性治疗;④医院感染的随访和咨询;⑤医院感染的预防和监测。

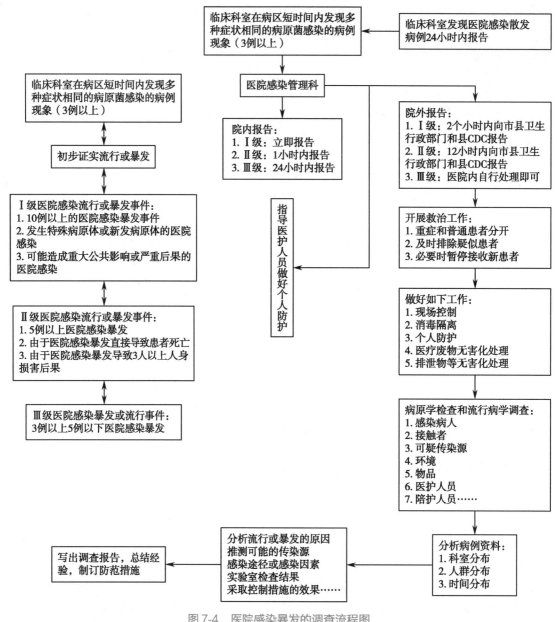

图 7-4　医院感染暴发的调查流程图

（苏　虹）

推荐阅读文献

[1] 中华医学会感染病学分会艾滋病丙型肝炎学组,中国疾病预防控制中心. 中国艾滋病诊疗指南（2018 版）. 协和医学杂志, 2019, 10（1）：41-63.

[2] ABDELFATTAH R, AI-JUMAAH S, AI-QAHTANI A, et al. Outbreak of Burkholderia cepacia bacteraemia in a tertiary care centre due to contaminated ultrasound probe gel. J Hosp Infect, 2018, 98（3）：289-294.

[3] KANAMORI H, WEBER DJ, GERGEN MF, et al. Epidemiologic characteristics of health care-associated outbreaks and lessons learned from multiple outbreak investigations with a focus on the usefulness of routine molecular analysis. Am J Infect Control, 2018, 46（8）：893-898.

[4] NWAIWU CA, EGRO FM, SMITH S, et al. Seroconversion rate among health care workers exposed to HIV-contaminated body fluids: The University of Pittsburgh 13-year experience. Am J Infect Control, 2017, 45（8）：896-900.

[5] NAGPAL A，WENTINK JE，BERBARI EF，et al. A cluster of Mycobacterium wolinskyi surgical site infections at an academic medical center. Infect Control Hosp Epidemiol，2014，35（9）：1169-1175.

[6] YAN Z，ZHOU Y，DU M，et al. Prospective investigation of carbapenem-resistant Klebsiella pneumonia transmission among the staff，environment and patients in five major intensive care units，Beijing. J Hosp Infect，2019，101（2）：150-157.

第八章　结核病与艾滋病的发现与管理

结核病和艾滋病是威胁人群健康的重大传染病，是全球范围内重大公共卫生问题。艾滋病患者并发结核病是最常见的机会性感染，结核病与艾滋病间的相互交互作用是致命的。结核病可以加重 HIV 感染者的病程发展，缩短其寿命，同时艾滋病的流行也可以促进结核病的传播。

结核病与艾滋病发现与管理思路与环节要点：

1. 结核病与艾滋病的发现与报告。
2. 结核病与艾滋病的诊断与治疗。
3. 结核病与艾滋病的防治策略。
4. 结核病与艾滋病的预防措施。
5. 结核病与艾滋病的人群管理。

结核病与艾滋病临床关键点

1. 结核病与艾滋病的识别与发现。
2. 结核病与艾滋病患者的报告。
3. 结核病与艾滋病的病原学特征。
4. 结核病与艾滋病患者的临床诊治。
5. 结核病与艾滋病的流行病学特征。
6. 结核病与艾滋病的防控策略与措施。
7. 结核病与艾滋病的综合管理。

一、结核病的发现与管理

结核病（tuberculosis）是由结核分枝杆菌（mycobacterium tuberculosis）引起的一种慢性感染性疾病，主要病变为结核结节、浸润、干酪样变和空洞形成，临床多呈慢性过程，表现为长期低热、咳痰、咯血等。结核分枝杆菌可侵袭肺、肾、肝、胃、脑、肠、膀胱、皮肤、睾丸、骨等全身各种器官和组织，但主要侵犯肺脏，称为肺结核。结核病数千年来严重危害人类健康，迄今仍是全球重要的公共卫生问题。

患者李某，女，28岁，汉族，已婚，制造厂工人。因右侧胸痛咳嗽4周余，发热3周，于4月29日入院。患者自诉3月底无任何诱因自感右侧胸痛，尤以深吸气与咳嗽时明显，当时自认为"神经痛"而未在意；随后几日渐感全身倦怠不适，咳嗽加重，但无痰；至4月7日午后出现畏寒、发热，但无鼻塞、咽痛，自服"感冒胶囊"无效；2日后体温升达39℃，方到社区卫生室就医，仍按"上感"处理，但症状未见缓解；每日午后仍发热，38.5～39℃，胸痛较前减轻，咳少量白色黏痰，有咯血；有盗汗、乏力、食欲缺乏，体重有所减轻。故于4月15日来医院门诊摄胸部 X 线片及超声检查，报告为右侧胸腔积液，胸腔穿刺抽液检查，胸液为渗出性。给予异烟肼及链霉素治疗1周后咳嗽减轻，仍有发热，活动时出现胸闷、气急，左侧卧位气急加重。无恶心、呕吐和腹痛、腹泻。小便正常。

（一）结核病的诊治

【问题1】 该患者可能罹患什么疾病？

思路：患者首先出现胸痛、干咳等症状，以后出现白色黏痰，并有咯血，且咳嗽、咳痰、胸痛超过3周；同时患者全身逐渐起病，持续午后低热，同时有盗汗、疲乏、食欲缺乏、消瘦等症状。基于以上症状应判断患者是一位"肺结核可疑症状者"，充分考虑该患者是否患肺结核。

【问题2】 结核病的病原学特征是什么？

思路：结核病的病原体为结核分枝杆菌，属分枝杆菌，分为人型、牛型及鼠型等种类，前两型为人类结核病的主要病原。结核分枝杆菌对外界有较强的抵抗力，在阴暗潮湿的环境中能存活几个月；结核分枝杆菌在100℃时1~5分钟即可被杀灭，阳光对其有较强的杀灭作用，常用消毒剂如酒精、甲酚皂溶液等均有较强的杀灭作用。

结核分枝杆菌的致病性取决于该菌的毒力以及侵入机体的菌量，在各类结核患者中，最多见的也是肺结核，而只有肺结核才具有传染性。婴幼儿、HIV感染者等各种免疫功能低下者容易发生活动性结核病。

【问题3】 结核病的诊断要点是什么？

思路1：结核病的临床症状因其累及的器官和系统而异，目前临床分为原发性肺结核、血行播散性肺结核、继发性肺结核、结核性胸膜炎及其他肺外结核五型。临床最为常见、对人群传播意义最大的是肺结核。肺结核早期无自觉症状，可在健康体检时发现；活动性肺结核常见的症状有咳嗽、咳痰、咯血、发热、盗汗、疲乏无力、食欲缺乏、体重减轻、内分泌功能紊乱、血液系统异常、失眠等。肺结核的诊断须结合流行病学资料、临床表现与实验室、影像学辅助检查综合分析，主要的诊断依据为胸部X线、CT检查以及痰菌检查。诊断肺结核时，并应注明病变范围（左侧、右侧或双侧）、痰菌和初治与复治情况。

肺结核患者影像学特点（图片）

> 知识点
>
> **肺结核的前期征兆**
>
> ①反复发作或迁延不愈的咳嗽、咳痰，或呼吸道感染正规抗菌治疗3周以上仍无效；②痰中带血或咯血；③长期发热（常为午后低热），可伴盗汗、乏力、体重减轻、月经失调；④肩胛区湿啰音或哮鸣音；⑤结节性红斑、关节疼痛、泡性结膜炎等表现而无免疫性疾病依据；⑥有渗出性胸膜炎、肛瘘或长期淋巴结肿大等病史；⑦密切接触开放性肺结核的婴儿或儿童等。

思路2：涂阳肺结核患者凡符合以下三项之一者可诊断肺结核。①初诊肺结核患者，直接痰涂片镜检2次痰菌阳性；②1次涂片阳性加1次痰培养阳性；③虽一次涂片阳性，但经病案讨论会或主管专业医师确认，胸部X线片显示有活动性肺结核病变阴影。

思路3：涂阴肺结核患者的主要诊断指征有2项。①初诊肺结核患者，直接痰涂片镜检3次痰菌阴性；②胸部X线片显示与活动性肺结核相符的病变。

> 知识点
>
> **肺结核的诊断原则**
>
> 肺结核的诊断是以细菌学实验室检查为主，结合胸部影像学、流行病学史和临床表现、必要的辅助检查及鉴别诊断，进行综合分析。咳嗽、咳痰≥3周或咯血是发现和诊断肺结核的重要线索；胸部X线检查是诊断肺结核的常规首选方法；痰涂片显微镜检查是发现传染性肺结核患者最可靠的方法。

【问题4】 结核病的临床治疗方法？

思路1：对确诊的肺结核患者应当及时给予抗结核药物治疗，凡被确诊为活动性肺结核的患者都是化疗的对象，其中痰涂片阳性的肺结核患者是化疗的主要对象，尤以新涂阳肺结核患者为重点。化疗可消除其传染性，从而控制结核分枝杆菌在人群中的传播，化疗是控制结核病的最有效措施。

思路 2：各级结核病防治机构负责肺结核患者的诊断和治疗方案的制订，目前主要的抗结核药物有异烟肼（简写 INH，H）、利福平（简写 RFP，R）、吡嗪酰胺（简写 PZA，Z）、乙胺丁醇（简写 EMB，E）、链霉素（简写 SM，S）。常用标准短程治疗方案分每日和间歇两种。

> 知识点
>
> ### 新涂阳和新涂阴肺结核患者化疗方案
>
> （1）每日 2HRZE/4HR 方案，即异烟肼、利福平、吡嗪酰胺和乙胺丁醇四种药联用每日顿服 1 次，连服 2 个月，用药 60 次；异烟肼、利福平每日 1 次，再服 4 个月，用药 120 次。
>
> （2）隔日 2H3R3Z3E3/4H3R3 方案，即异烟肼、利福平、吡嗪酰胺和乙胺丁醇四种药联用隔日 1 次，服 2 个月，用药 30 次；异烟肼、利福平隔日 1 次，再服 4 个月，用药 60 次。如患者治疗到 2 个月末痰菌检查仍为阳性，则应延长 1 个月的强化期治疗，继续期化疗方案不变。

> 知识点
>
> ### 复治涂阳肺结核患者化疗方案
>
> （1）每日 2HRZES/6HRE 方案。
>
> （2）隔日 2H3R3Z3E3S3/6H3R3E3 方案。S 为链霉素，因故不能使用链霉素患者，应延长 1 个月的强化期治疗；如患者治疗到 2 个月末痰菌检查仍为阳性，则还应延长一个月的强化期治疗，继续期化疗方案不变。

> 知识点
>
> ### 结核病的化疗原则
>
> 结核病化疗的原则是：早期、联合、适量、规律和全程用药。
>
> （1）早期：一旦诊断就应及时给予抗结核药物治疗。
>
> （2）联合：采取几种抗结核药物配伍联用，可以利用不同药物的杀菌、抑菌作用，同时作用于细胞内、外的结核分枝杆菌，以提高药物的杀菌能力和防止耐药性的产生。
>
> （3）适量：在治疗过程中，必须根据患者的体质，参照抗结核药物的用药剂量，给予适当的药量。药量不足，易导致结核分枝杆菌的适应，即耐药性；药量过大，则会引起各类药物的不良反应。
>
> （4）规律：严格按照规定的抗结核治疗方案，包括药品种类、剂量、服药方法和服药时间等规律服用，不能随意更改化疗方案或间断服药。
>
> （5）全程：有效的抗结核化疗方案包括强化期和继续化疗期，一般为 6～9 个月。

【问题 5】 什么是耐药结核患者？

思路：耐药结核病（drug-resistant tuberculosis）是指结核患者感染的结核分枝杆菌对抗结核药物产生耐药性，分为原发性耐药和获得性耐药两类。

> 知识点
>
> ### 耐药结核病的分类
>
> （1）原发性耐药（primary resistance）发生于从未接受过抗结核药物治疗的结核患者，其感染的结核分枝杆菌株对一种或多种抗结核药物耐药，一般是由耐药结核分枝杆菌传播引起的，又称初始耐药。
>
> （2）获得性耐药（acquired resistance）指患者感染的结核分枝杆菌株最初对抗结核药物敏感，但在治疗过程中发展为耐药，多数是治疗不规律所致。

另外还有继发性耐药,指以往经过抗结核药物治疗者中出现的耐药,其中既有原发性耐药又有获得性耐药的患者。

（二）结核病的流行病学

【问题6】 结核病的流行现状如何?

思路:2020 年 WHO 肺结核报告显示,已经感染结核分枝杆菌的人数约为 17 亿,约占世界人口的四分之一。2019 年,全球估计 1 000 万人感染结核病,包括 560 万男性、320 万女性以及 120 万名儿童。2019 年共有 140 万人死于结核病,结核病是全球十大死亡原因之一。2019 年,30 个结核病高负担国家占结核病新发病的 87%。我国是全球 22 个结核病高负担国家之一,活动性肺结核患者数居世界第三位。

知识点

我国结核病呈现出"六多"的特征

（1）感染人数多:目前全国约有 5.5 亿人感染过结核分枝杆菌,感染率达到 44.5%,高于全球 1/3 的感染率水平。

（2）患病人数多:全国现有活动性肺结核患者约 450 万,患病人数居世界第二位。

（3）新发患者多:全国每年新发肺结核患者约 145 万。

（4）死亡人数多:全国每年约 13 万人死于结核病,是各种其他传染病和寄生虫病死亡人数总和的 2 倍。

（5）农村患者多:全国约有 80% 的结核病患者集中在农村,而且主要在中西部地区。

（6）耐药患者多:全国菌阳肺结核患者中耐药患者约占 1/4,而据世界卫生组织调查,全球每年新发生的耐药结核患者中,有 1/4 在我国。

【问题7】 结核病在人群中是如何传播流行的?

思路:结核病是青年人容易发生的一种慢性和缓发的传染病。一年四季都可以发病,15 岁到 35 岁的青少年是结核病的高发年龄。潜伏期 4～8 周。

知识点

结核病的流行三环节

结核病的传染源主要是排菌的肺结核患者,它包括两种情况,包括痰涂片阳性和痰涂片阴性。该病经空气传播。人群对结核分枝杆菌普遍易感,接触时间越长、传染源传染性越强、与传染源接触越密切则获得感染的可能性越大。大部分健康人在感染了结核分枝杆菌后呈潜隐感染,少数感染者发病,发生活动性肺结核等。机体在免疫低下时（如 HIV 感染、糖尿病和营养不良等）容易发生结核病病变。

【问题8】 影响结核病流行的因素是什么?

思路:结核病的流行会受到自然因素与社会因素影响。结核病季节影响不明显,但冬春季略多;潮湿环境容易感染,居室通风不良等因素有利于结核分枝杆菌传播。生活水平、居住条件、人口流动和卫生服务等因素对结核病的流行有着重要影响。免疫功能紊乱或缺陷（如 HIV 感染）、营养不良、接触矽尘、糖尿病、重度吸烟和过度劳累等,均能增加对结核分枝杆菌的易感性。贫困是结核病发生的一个重要危险因素,贫困人群的医疗服务可及性和公平性都处于较低水平,不能及时获得结核病诊断和治疗,造成了结核病在贫困人群中的肆虐流行。目前全球结核病流行的主要原因有:①HIV 感染 /AIDS 的蔓延和流行;②发展中国家人口的迅速增长和加速流动;③耐多药结核病的产生。

（三）结核患者的发现

【问题9】 结核患者的发现方式是什么?

思路:结核病需要发现的主要对象是传染源,即痰涂片阳性的肺结核患者,可采取胸部 X 线和痰菌检查的方法。结核患者发现的主要方式有主动发现和被动发现。

知识点

结核病的主动发现与被动发现

主动发现是由医疗保健单位和卫生主管部门组织社区或厂矿企业等人群接受与肺结核有关的医学检查，以发现肺结核患者，包括普查和重点人群检查。被动发现是因症求诊而被发现的患者，这是常见的患者发现途径，即在人群中广泛开展社会动员和健康教育，让其了解肺结核经常出现的症状，如咳嗽、咳痰 3 周以上或有咯血症状者，主动到医院求诊，接受相关检查，尽早发现肺结核患者。这种手段所消耗的成本较主动发现低，是值得推广的办法。

【问题 10】 结核患者发现的工作重点是什么？

思路：

1. 加强宣传培训和教育

（1）使广大普通人群了解结核病危害和早期表现，及早就医。

（2）使较多的非结核病专科医务人员熟悉肺结核的临床表现，掌握确诊手段，能把那些混杂在人群中的肺结核患者，尤其是早期、排菌的患者，确诊出来。

2. 完善疫情管理系统

（1）提高报告质量：综合性医院医生应按要求认真填写报告卡，并及时进行网络直报，疾病预防控制中心加强对综合性医院疫情报告的监督。

（2）提高报告和信息反馈的及时性：综合性医院及时报告疫情，社区医生及时反馈确诊患者的追踪信息，使辖区疾病预防控制中心及时核准报告病例。

（四）结核患者的报告与调查

【问题 11】 结核病个案的报告与调查如何进行？

思路：各级各类医疗卫生机构诊断的肺结核患者和疑似肺结核患者均为病例报告对象，分为涂阳、仅培阳、菌阴和未痰检 4 类。对于肺结核的散发病例一般不做个案调查，由发现病例的医疗卫生机构转诊到疾病预防控制机构进行登记治疗管理，完成规定疗程，确保治疗效果，必须对治疗中的患者采取必要的管理措施。

知识点

结核病的报告

责任报告单位应于 24 小时内进行网络报告；未实行网络直报的责任报告单位应于 24 小时内寄/送出传染病报告卡给属地疾病预防控制机构，疾病预防控制机构收到后应于 2 小时内进行网络报告。

【问题 12】 什么是结核病的暴发？

思路：结核病暴发是指学校、工地等集体单位，短期内（1 个月内）发现 3 例及以上有关联的肺结核患者。暴发疫情经确认符合突发公共卫生事件相关信息报告范围，经卫生行政部门同意后由疾病预防控制机构在 2 小时内进行网络直报（初次报告），并根据事态变化情况进行进展报告和结案报告。报告的内容包括事件名称、事件类别、发生时间、地点、涉及的地域范围、人数、主要症状与体征、可能的原因、已经采取的措施、事件的发展趋势、下一步工作计划等。如达到突发公共卫生事件标准，卫生行政部门按照 2 小时内向本级人民政府报告，同时向上一级人民政府卫生行政部门报告。

【问题 13】 结核病暴发疫情如何调查与控制？

思路：结核病暴发疫情调查的步骤参见第六章中"传染病流行与暴发的现场调查"部分。

结核病暴发时对患者采取的措施

对确诊的肺结核患者要及时转诊至属地疾病预防控制机构或指定的结核病定点医院接受治疗,并建立患者的病案记录,按照规定的化疗方案对患者进行正规治疗与全程督导管理。对传染性肺结核患者必须待其传染性消失后,凭疾病预防控制机构或定点医院出具的出院证明方可复学或参加工作;非传染性肺结核患者在接受正规的督导治疗管理的前提下,可以参加工作或学习。

结核病暴发时对接触者采取的措施

对具有咳嗽、咳痰≥2周、咯血或血痰等肺结核可疑症状的密切接触者应进行筛查:①对0~14岁儿童有肺结核可疑症状者进行结核菌素(PPD)皮试;②对0~14岁儿童PPD皮试硬结平均直径≥15mm或有水疱等强烈反应者、≥15岁有肺结核可疑症状者需拍摄胸部X线片;③对0~14岁儿童胸部X线片有异常阴影者及≥15岁拍摄胸部X线片者进行3次痰涂片检查。

结核病暴发时对患者所处环境的处理措施

对患者的痰液严格进行消毒(按1体积痰液加1/5体积漂白粉搅拌均匀,消毒2小时);对居住的房间进行必要的消毒处理(用0.5%~1.0%过氧乙酸溶液或过氧化氢复方空气消毒剂熏蒸或喷雾);对居住房间的空调进行必要的清洗;并加强房间的自然通风。

(五)结核病的管理

【问题14】 结核患者治疗的管理方式?

思路:实施有效的治疗管理是结核病化疗成败的关键,包括全程督导化疗、强化期督导化疗、全程管理和自服药四种管理方式。

1. 全程督导化疗 在治疗全过程中患者每次用药均在督导人员直接面视下进行,如未能按时用药,要采取措施24小时内补上。督导员可由村医生、家属、邻居或朋友等经短期培训后担任。涂阳患者和含有粟粒、空洞的新涂阴患者应采用全程督导化疗的治疗管理方式。

2. 强化期督导 在治疗强化期内患者每次用药均在督导人员直接面视下进行,继续期采用全程管理。非粟粒、空洞的新涂阴肺结核以及结核性胸膜炎患者应采用强化期督导的治疗管理方式。

3. 全程管理 在治疗全过程中,通过对患者加强健康教育、定期门诊取药、家庭访视、复核患者服药情况(核查剩余药品量、尿液抽检等)、误期(未复诊或未取药)追回等综合性管理方法,以保证患者规律用药。

4. 自服药 指虽然已对肺结核患者进行了规范化疗的健康教育,但因缺少有效管理而自服药的患者。

【问题15】 结核患者的随访查痰管理?

思路:痰菌检查结果是判断治疗效果的主要标准。国家对治疗期间随访的肺结核患者进行免费痰涂片检查。

1. 初治涂阳、涂阴肺结核患者在治疗至第2个月末、5个月末和疗程末(6个月末);复治涂阳肺结核患者在治疗至第2个月末、5个月末和疗程末(8个月末)要分别收集晨痰和夜间痰各1份进行痰涂片检查。

2. 初、复治涂阳肺结核患者在治疗第2个月末,痰菌仍为阳性者,应在治疗第3个月末增加痰涂片检查一次。

3. 确诊并登记的涂阴肺结核患者,即使患者因故未接受治疗,也应在登记后满2个月和满6个月时进行痰菌检查。

【问题16】　结核病的患者化疗效果考核管理？

1．痰菌为主要考核指标　痰菌情况反映病变中结核分枝杆菌情况，痰菌减少转为阴性，并一直保持阴性，证明化疗杀菌灭菌作用是成功的，否则化疗就是失败。

2．远期疗效以复发率为考核指标　结核病治疗中顽固菌能否被消灭决定着病变在停药后2年的细菌学复发率，是评价化疗方案灭菌作用是否彻底的指标。

3．影响治疗效果的因素　一是患者发现、治疗过迟；二是治疗不规则；三是化疗方案制订不当；四是患者不合作；五是患者本身体质问题；六是由耐药菌感染而发生的肺结核。

【问题17】　结核病的社区管理

思路：肺结核患者的社区管理内容有6方面。

1．督促患者家属到医疗机构做家庭接触者检查。

2．督促患者定期到门诊取药和定期服药。不定期核查剩余药品量，复核患者服药情况，确保患者做到全疗程规律服药。

3．督促患者定期复查（包括胸部X线片及痰菌检查），掌握其病情变化情况。

4．掌握患者用药后有无毒副反应，最大限度地保证患者完成规定的疗程。

5．采取多种形式，对患者及其家属进行结核病防治知识的健康教育（内容包括解释病情、介绍治疗方案、药物剂量、用法和毒副反应以及坚持规则用药的重要性等），提高患者的治疗依从性。

6．宣传并落实政府肺结核患者减免治疗的政策，根据规定参与肺结核患者减免治疗申请、确认、实施、结算。

知识点

《结核病防治管理办法》

《结核病防治管理办法》2013年1月9日经卫生部部务会审议通过，2月20日中华人民共和国卫生部令第92号公布。该《办法》分总则，机构与职责，预防，肺结核患者发现、报告与登记，肺结核患者治疗与管理，监督管理，法律责任，附则共8章41条，自2013年3月24日起施行。1991年9月12日卫生部公布的《结核病防治管理办法》予以废止。

（六）结核病的预防控制

【问题18】　结核病的控制策略？

思路：1995年起，在WHO和全球结核病遏制联盟（Stop-TB Partnership）的倡导下，国际抗结核病与肺部疾病联盟等组织和各国政府的共同努力下，结核病高负担国家和地区已全面实施了以直接督导下的短程化疗（directly observed treatment short-course, DOTS）为核心的现代结核病控制策略。DOTS策略是控制结核病以及保证患者得到正确诊断和治疗直至痊愈唯一的有效策略。

知识点

DOTS策略的基本要素

（1）政府承诺控制结核病是各国政府的责任：政府应将结核病列为重点防治疾病，加强对结核病控制工作的领导和支持，要提供足够的人力和经费，以满足开展现代结核病控制策略的需要。

（2）以痰涂片检查为发现肺结核患者的主要手段：对有咳嗽、咳痰2周以上的肺结核可疑症状者，进行痰涂片检查。该方法简便易行，一旦发现抗酸杆菌就可以确诊传染性肺结核。

（3）推行医护人员面视下的短程督导化疗：对涂片阳性的传染性肺结核患者应由国家提供免费抗结核药物，并实施在医护人员面视下的短程化疗。

（4）定期不间断地提供抗结核药物：国家对于抗结核药物实行有效的管理和供应，以保证患者的需要。

（5）监测系统：国家应建立和健全结核患者的登记报告制度和评价监控系统，及时地反馈信息，指导和改进工作。

【问题19】 结核病的预防措施?

思路:结核病围绕其传播三环节的控制开展预防工作。

> 知识点
>
> ### 结核病传染源的控制
>
> 就结核病控制流行而言,治愈传染性肺结核患者是最好的预防措施,所以目前最主要的工作就是提高传染性肺结核患者的发现率和治愈率。

> 知识点
>
> ### 结核病传播途径的控制
>
> 对传染性结核患者应该加强结核病防治知识宣传教育,教育患者咳嗽、喷嚏或大笑时用手帕掩捂口鼻,与健康人谈话时应戴口罩。要加强室内通风,室内每小时与户外通风6次。紫外线照射,具有高效杀灭空气微滴核中细菌的作用。太阳光是最经济的紫外线来源,所以患者居室应有较大的窗户。要防止院内感染,医务人员或家属等在与患者面对面接触时应戴口罩。

> 知识点
>
> ### 结核病易感人群的控制
>
> 卡介苗接种是用人工方法使未受结核分枝杆菌感染的人体产生一次没有临床发病危险的原发感染,从而产生一定的特异性免疫力,是结核病预防和计划免疫工作内容之一。卡介苗的接种对象为新生儿和婴儿,应尽早对新生儿进行接种,最迟在1岁以内。

【问题20】 结核病健康教育的核心内容是什么?

思路:结核病健康教育的核心知识包括10项。①肺结核是一种慢性呼吸道传染病;②咳嗽、咳痰2周以上,或痰中带血丝,应怀疑得了结核病;③得了结核病,应当到县(市、区)级结防机构接受检查和治疗;④在县(市、区)级结防机构检查和治疗肺结核,可享受国家免费政策;⑤只要坚持正规治疗,绝大多数肺结核患者是可以治愈的;⑥咳嗽、打喷嚏掩口鼻;⑦不随地吐痰;⑧出现肺结核可疑症状或被诊断为肺结核后,应当主动向学校报告,不隐瞒病情、不带病上课;⑨养成开窗通风习惯;⑩保证充足的睡眠,合理膳食,加强体育锻炼,提高抵御疾病的能力。

【问题21】 结核病在什么情况下才进行药物预防?

思路:广泛采用药物预防是不适宜的,但是筛查发现的单纯PPD强阳性、胸部X线片正常的涂阳肺结核患者密切接触者,在其知情、自愿的基础上可对其进行预防性服药。方法:单用异烟肼药物预防,成人顿服300mg/d,儿童8～10mg/(kg•d),每日总量不超过300mg,服用6个月。

(七)知识拓展与延伸

【问题22】 耐多药结核病和广泛耐药结核病带来的新挑战。

思路1:耐多药结核病(multidrug-resistant tuberculosis,MDR-TB)是指结核患者感染的结核分枝杆菌体外被证实至少对异烟肼、利福平耐药。异烟肼和利福平是一线抗结核药物中效力最强的两种药物,一旦结核分枝杆菌发生异烟肼和利福平耐药,常规化疗就很难发挥治疗效果。MDR-TB治疗需要采用二线抗结核药物,包括氟喹诺酮类、丙硫异烟肼、氯法齐明、卡那霉素、硫酸卷曲霉素和阿米卡星等药物。MDR-TB治疗成本高昂,大多数中、低收入的结核病高负担国家难以负荷。更为严重的是,一旦耐多药结核分枝杆菌在人群中出现传播和流行,可以改变全球的结核病流行谱,损害目前已经取得的结核病控制成就,严重影响控制和消灭结核病的长远目标。

思路 2：广泛耐药结核病（extreme-drug resistant TB，XDR-TB）指患者感染的结核分枝杆菌除了对异烟肼和利福平耐药（即 MDR-TB）外，还对任何氟喹诺酮类药物以及三种二线注射药物（硫酸卷曲霉素、卡那霉素和阿米卡星）中的至少一种具耐药性。在对 MDR-TB 的治疗中，如果二线抗结核药物使用或管理不当，结核分枝杆菌就有可能产生对二线药物的耐药性，由此形成广泛耐药。XDR-TB 的流行是当前全球结核病控制面临的最严峻挑战之一。

二、艾滋病的发现与管理

艾滋病亦称获得性免疫缺陷综合征（acquired immunodeficiency syndrome，AIDS），是由人类免疫缺陷病毒（human immunodeficiency virus，HIV）感染引起的以 T 细胞免疫功能缺陷为主的一种免疫缺陷病。HIV 本身并不直接致病，而是当受感染者的免疫系统被 HIV 破坏后，人体由于失去抵抗能力而感染其他的疾病导致死亡。

患者王某，男，37 岁，汉族，已婚，长途货运司机。患者 9 个月前无明显诱因出现间断头痛，头晕，同时伴有手脚麻木，不伴有恶心及呕吐，近一个月出现低热 38℃，有咳嗽、无咳痰，有腹泻腹痛。CT 提示左颞叶可见一低密度病灶，诊断为脑胶质细胞瘤。在准备手术过程中常规检查 HIV 时发现 HIV 抗体阳性。会诊时追问病史，患者 3 个月前曾患肺炎，治疗 1 个月迁延不愈。查体时发现背部可见大量瘢痕，患者半年前曾经患有带状疱疹。既往无输血史，但患者有不洁性行为史。

（一）艾滋病的诊治

【问题 1】 该患者的病史特点是什么？

思路：患者有明确的不洁性行为史，已经出现免疫功能低下的疾病，如迁延不愈的肺炎、带状疱疹；起病缓慢、出现中枢神经系统症状和病变；HIV 抗体检查阳性。综上特点，明确该患者 HIV 感染成立。

【问题 2】 艾滋病病原学的特征是什么？

思路：HIV 直径约 120nm，大致呈球形，是一种能在人的血液中生存并以 CD4$^+$T 淋巴细胞为主要攻击目标的病毒，它属于反转录病毒科、慢病毒属，是 RNA 病毒。全球流行的 HIV 根据血清学反应和病毒核酸序列测定可分为 HIV-1 和 HIV-2 两型病毒。HIV 在人体外生存能力极差，不耐高温，抵抗力较低，离开人体不易生存，常温下，在体外的血液中只可生存数小时，对热敏感，在 56℃条件下 30 分钟即失去活性，且病毒在离体后的瞬间失去传染性，日常生活接触不会感染。对消毒剂和去污剂敏感，0.2% 次氯酸钠、0.1% 漂白粉、70%酒精、35% 异丙醇、50% 乙醚、0.3%H_2O_2、0.5% 来苏尔 5 分钟能灭活病毒；对紫外线、γ 射线有较强抵抗力。

【问题 3】 艾滋病的临床分期是什么？

思路：从感染 HIV 到发生 AIDS 有一个完整的自然过程，临床上目前分为三期。急性感染期是人体感染HIV 后出现的急性反应，表现为发热、发疹、淋巴结肿大、乏力等。通常在感染开始的一段时间内，虽然感染者体内有 HIV 存在并具感染性，但血清中尚不能检测到 HIV 抗体，因此称为窗口期（window period）。窗口期大约持续 2 周到 3 个月。此时怀疑有 HIV 感染者，如果抗 HIV 检测结果呈阴性，则需待 2 周至 3 个月以后复查一次，以期证实。绝大多数感染者的窗口期不超过 3 个月，但前提是在这 3 个月当中，不能再有其他危险性行为，否则必须重新计算。有极少数人窗口期可超过 3 个月、半年或更久。一般 HIV 感染后，平均血清抗体阳转时间为 65 日，95% 的感染者在 6 个月内阳转。随后就进入长短不等的无症状感染期。AIDS 的无症状感染期长短不等，一般认为成人无症状感染期在 8～10 年。之后，感染者开始出现有关症状体征，直至发展成典型的艾滋病期。患者最终由于严重的细胞免疫缺陷，免疫功能全面崩溃，发生各种机会性感染或各种恶性肿瘤，从而导致死亡。

知识点

艾滋病分期

艾滋病临床上目前分为三期：Ⅰ 期为原发感染期（急性感染期）；Ⅱ 期为 HIV 感染中期（无症状感染期）；Ⅲ 期为 HIV 感染晚期（艾滋病期）。

【问题4】　艾滋病的诊断标准是什么？

思路：HIV 感染 /AIDS 的诊断需结合流行病学史（包括不安全性生活史、静脉注射毒品史、输入未经抗 HIV 抗体检测的血液或血液制品、HIV 抗体阳性者配偶及所生子女或有职业暴露史、与 HIV 感染者 /AIDS 患者密切接触史等）、临床表现和实验室检查等进行综合分析，慎重作出诊断。HIV-RNA 和 P_{24} 抗原的检测有助于 HIV 感染 /AIDS 的诊断，尤其是能缩短抗体窗口期和帮助早期诊断新生儿的 HIV 感染。

知识点

急性 HIV 感染的诊断

（1）有流行病学史。

（2）临床表现：①有发热，乏力，咽痛，全身不适等上呼吸道感染症状；②个别有头痛、皮疹、脑膜脑炎或急性多发性神经炎；③颈、腋及枕部有肿大淋巴结，类似传染性单核细胞增多症；④肝脾肿大。

（3）实验室检查：①周围血 WBC 及淋巴细胞总数起病后下降，以及淋巴细胞总数上升可见异型淋巴细胞；②CD4/CD8>1；③抗 HIV 抗体由阴性转阳性者，一般经 2～3 个月，最长可达 6 个月，在感染窗口期抗体阴性；④少数患者初期血液 P_{24} 抗原阳性。

知识点

无症状 HIV 感染的诊断

（1）有流行病学史。

（2）临床表现：常无症状体征。

（3）实验室检查：①抗 HIV 抗体阳性，经确认试验证实者；②CD4+ 淋巴细胞总数正常，CD4/CD8>1；③血液 P_{24} 抗原阴性。

知识点

艾滋病期的诊断

（1）有流行病学史。

（2）临床表现：①原因不明的免疫功能低下；②持续不规则低热 >1 个月；③持续原因不明的全身淋巴结肿大（淋巴结直径 >1cm）；④慢性腹泻 >4～5 次 / d，3 个月内体重下降 10%；⑤合并有口腔假丝酵母菌感染、肺孢子菌肺炎、巨细胞病毒感染、弓形体病、皮肤黏膜的卡波西肉瘤、淋巴瘤等。⑥中青年患者出现痴呆症。

（3）实验室检查：①抗 HIV 抗体阳性，经确认试验证实者；②P_{24} 抗原阳性；③CD4+ 淋巴细胞总数 0.2×10^9/L 或（0.2～0.5）×10^9/L；④CD4/CD8<1；⑤WBC、Hb 下降；⑥β_2- 微球蛋白水平增高；⑦可以找到上述各种合并感染的病原学或肿瘤的病理依据。

【问题5】　艾滋病的治疗方法是什么？

思路：目前在全世界范围内仍缺乏根治 HIV 感染的有效药物。现阶段的治疗目标是：最大限度和持久地降低病毒载量；获得免疫功能重建和维持免疫功能；提高生活质量；降低 HIV 相关的发病率和死亡率。本病的治疗强调综合治疗，包括：一般治疗、抗病毒治疗、恢复或改善免疫功能的治疗及机会性感染和恶性肿瘤的治疗。

知识点

艾滋病的治疗

（1）一般治疗：对 HIV 感染者或获得性免疫缺陷综合征患者均无须隔离治疗。对无症状感染者，仍可保持正常的工作和生活。应根据具体病情进行抗病毒治疗，并密切监测病情的变化。对艾滋病前期或已发展为艾滋病的患者，应根据病情注意休息，给予高能量、多维生素饮食。不能进食者，应静脉输液补充营养。加强支持疗法，包括输血及营养支持疗法，维持水及电解质平衡。

（2）抗病毒治疗：抗病毒治疗是艾滋病治疗的关键。主要的有核苷类反转录酶抑制剂，包括齐多夫定、双脱氧胞苷、双脱氧肌苷、拉米夫定和司他夫定；非核苷类反转录酶抑制剂，主要制剂有奈非雷平；蛋白酶抑制剂，包括沙奎那韦、英地那韦、奈非那韦和利托那韦。

（二）艾滋病的流行病学

【问题6】 艾滋病的流行现状如何？

思路：1981 年美国疾病预防控制中心首次报道了 5 例艾滋病患者。1985 年，一位到中国旅游的外籍人士患病死亡，后被证实死于艾滋病，这是我国第一次发现艾滋病病例。艾滋病是肆虐全球的一种致死性传染病，广泛分布于五大洲两百一十多个国家，撒哈拉以南的非洲地区目前仍是 HIV 感染最严重的地区，其次是加勒比海地区。东欧和中亚地区是目前唯一 HIV 感染率持续增长的地区，除泰国之外，亚洲及太平洋地区 HIV 的感染率较低但由于亚洲人口较多，HIV 感染者的实际数量仍较大。印度是亚洲 HIV 感染人数最多的国家。据统计，2017 年，全球共有 3 690 万艾滋病毒携带者，每日约有 5 000 人感染艾滋病毒。我国 1985 年报道了第一例艾滋病，截至 2018 年底，我国估计存活艾滋病感染者约 125 万，估计新发感染者每年 8 万例左右，全人群感染率约为 9.0/万。参照国际标准，与其他国家相比，我国艾滋病疫情处于低流行水平，但疫情分布不平衡，由于我国人口基数大，不同地区间 HIV 感染率差别较大，HIV 感染/AIDS 防治形势不容乐观。

【问题7】 艾滋病是如何传播的？

思路：艾滋病有三种传播途径。

知识点

艾滋病的传播途径

HIV 主要存在于感染者的血液、精液、阴道分泌物、乳汁等体液中，因此可通过异性及同性的性接触传播、血液传播（包括静脉输入被感染的血液、血液成分或血液制品等医源性传播以及静脉注射毒品等途径），以及垂直传播（母婴传播）三种途径传播。后者是儿童和婴幼儿感染 HIV 的主要方式。感染了 HIV 的妇女有 1/3 可通过妊娠、分娩和哺乳把 HIV 传染给婴幼儿。

【问题8】 我国艾滋病流行的主要社会因素是什么？

思路：我国艾滋病流行的主要社会因素有 4 项。①静脉注射毒品；②不安全性行为；③人口流动的频繁造成了 HIV 感染/AIDS 疫情的变化；④大众对 HIV 感染/AIDS 的认识较缺乏。

（三）艾滋病的发现与上报

【问题9】 各级疾病预防控制机构需重点对哪些人群进行艾滋病筛查？

思路：各级疾病预防控制机构对以下重点人群实施艾滋病筛查：HIV 感染者配偶、子女、密切接触者；滥用阿片类物质成瘾者社区药物维持治疗机构和针具营销中心等部门的就诊者或求助者；公共场所服务人员；被羁押人员；哨点监测人群。

【问题10】 医疗机构需重点对哪些人群进行艾滋病筛查？

思路：医疗机构按照知情同意和保密的原则，可对以下人员实施 HIV 抗体筛查：接受介入诊疗患者和外科手术患者；所有需要使用血液或血制品治疗的患者；临床表现免疫力低下或艾滋病可疑病者；有性乱史、吸毒史、使用血液或血制品治疗史、供血浆史等既往高危史的就诊者；接受性病诊疗者及其性伴；提供或接受人体组织、器官、细胞、骨髓等人员。

【问题 11】 筛查出艾滋病阳性该如何进行下一步工作?

思路:在 HIV 抗体初筛实验室、采供血机构或其他进行 HIV 检验的机构检测发现的 HIV 抗体阳性结果的标本,应尽快送确认实验室确认。在确认之前,不得通知受检者。

【问题 12】 艾滋病如何进行报告?

思路:艾滋病疫情报告实行属地化管理。HIV 感染者 /AIDS 患者的发现单位,应依据《中华人民共和国传染病防治法》《传染病信息报告管理规范》和《艾滋病疫情信息报告管理规范(试行)》的要求进行上报。

知识点

艾滋病的上报

HIV 感染者 /AIDS 患者的发现单位,在收到确证或替代策略检测阳性结果报告后 24 小时之内,填写"中华人民共和国传染病报告卡"和"传染病报告卡艾滋病性病附卡",完成网络直报。没有网络直报权限的单位,24 小时之内将两份报告卡寄送所在地的县(市、区)疾病预防控制机构,由县(市、区)疾病预防控制机构收到后 2 小时内完成网络直报。

【问题 13】 艾滋病阳性结果的告知。

思路:HIV 抗体确证试验结果应当告知本人;本人为无行为能力人或者限制行为能力人的,应当告知其监护人。未经本人或者其监护人同意,任何单位和个人不得公开 HIV 感染者 /AIDS 患者及其家属的姓名、住址、工作单位、肖像、病史资料以及其他可能推断其具体身份的信息。HIV 感染者 /AIDS 患者由县级疾病预防控制机构负责本辖区内流行病学调查,建立个人档案并长期保存。

(四)艾滋病的综合管理

【问题 14】 什么是 HIV 感染者 /AIDS 患者的综合管理?

思路:对 HIV 感染者 /AIDS 患者的综合管理就是通过规范、有效地开展各种干预措施,使更多的 HIV 感染者 /AIDS 患者及时知晓自己的感染状况,改变危险行为,减少艾滋病传播;使其获得必要的治疗、关怀和支持服务,延长生命,提高生存质量。

知识点

HIV 感染者 /AIDS 患者综合管理的原则

(1)依法防治,科学防治,突出重点。

(2)属地管理,全程管理,分级管理。

(3)部门参与,相互配合,责任到人。

【问题 15】 HIV 感染者 /AIDS 患者综合管理的内容是什么?

思路:主要包括营造支持性环境、建立工作网络、人员的确定和培训、HIV 感染者筛查及确证阳性结果告知、疫情报告、随访、CD4+T 淋巴细胞检测及结果上报、结核病筛查及结果上报、病毒载量检测及结果上报、配偶或固定性伴告知及检测、转介服务等。

【问题 16】 HIV 感染者 /AIDS 患者如何随访?

思路 1:HIV 感染者 /AIDS 患者实行属地化的随访管理,由县(市、区)疾病预防控制机构统一负责随访管理,督导随访执行单位按照有关规定完成随访工作,收集、审核"个案随访表",并及时完成网络直报。当随访方式和随访责任人变更时,应提前告知 HIV 感染者 /AIDS 患者,以取得其理解和支持。

思路 2:公安、司法部门的监管场所随访工作应依照有关规定和要求执行。县(市、区)疾病预防控制机构负责提供技术支持,并做好解除监管或保(所)外就医的 HIV 感染者 /AIDS 患者的随访交接、转介服务等管理工作。

HIV 感染者 /AIDS 患者随访时间

网络直报后 10 个工作日内,完成首次随访(即流行病学调查)。如果在规定的首次随访日期时限内,异地 HIV 感染者 /AIDS 患者已离开报告地时,首次随访由现住址所在地的县(市、区)疾病预防控制机构在网络直报后 15 个工作日内完成。此后,现住址所在地的县(市、区)疾病预防控制机构对尚未接受国家免费艾滋病抗病毒治疗的 HIV 感染者 /AIDS 患者,每 6 个月随访 1 次;对已接受国家免费艾滋病抗病毒治疗的 HIV 感染者 /AIDS 患者,在开始治疗后的第 0.5、1、2、3、6、9、12 个月,依次进行 7 次随访,之后,每年随访 4 次。

【问题 17】 什么情况需要进行 HIV 感染者 /AIDS 患者的转介服务?

思路 1:对于 CD$_4^+$T 淋巴细胞小于或等于 350 个 /μl,或 CD$_4^+$T 淋巴细胞大于 350 个 /μl 但已出现机会性感染情况,经确定,符合国家免费艾滋病抗病毒治疗条件者,应转介到所在地国家免费艾滋病抗病毒治疗定点医疗机构,进行免费艾滋病抗病毒治疗。

思路 2:如果 HIV 感染者 /AIDS 患者的配偶或固定性伴在近 6 个月内 HIV 抗体检测为阴性,那么,为了预防艾滋病在配偶或固定性伴间传播,应及时将 HIV 感染者 /AIDS 患者转介到所在地国家免费艾滋病抗病毒治疗定点医疗机构,进行免费艾滋病抗病毒治疗。

思路 3:对于符合国家免费艾滋病抗病毒治疗标准但无须住院治疗的患者,其治疗依从性管理和随访服务工作可由国家免费艾滋病抗病毒治疗定点医疗机构完成,也可根据具体情况将其转介到现住址的基层医疗卫生机构,由基层医疗卫生机构的随访责任人完成。

思路 4:为随访的 HIV 感染者 /AIDS 患者定期提供结核病可疑症状问卷筛查,并将问卷筛查阳性者转介到所在地结核病防治机构进行检查。同时,为新报告的和随访到的 HIV 感染者 /AIDS 患者,每年至少安排 1 次结核病检查。

思路 5:对于发现的 HIV 抗体阳性孕妇,应转介到所在地开展预防艾滋病垂直传播服务的医疗卫生机构,接受预防艾滋病垂直传播咨询、产前指导、阻断治疗、产后访视、婴儿随访和检测等服务。

思路 6:对于 HIV 抗体阳性的注射吸毒者,应转介到所在地美沙酮维持治疗门诊或清洁针具交换点,接受美沙酮维持治疗或清洁针具交换服务。

思路 7:对于需要转介到两个以上机构的 HIV 感染者 /AIDS 患者,要根据其所需服务的实际情况,确定转介的优先顺序。

(五)艾滋病的预防控制

【问题 18】 艾滋病的预防控制工作原则是什么?

思路:艾滋病的预防控制工作原则是:政府主导,多部门合作,全社会共同参与。防治方针是:预防为主,防治结合、综合治理。

【问题 19】 艾滋病的传染源如何管理?

思路:在对患者或者感染者给予生活指导、关怀救助,同时要消除歧视。"四免一关怀"是当前和今后一个时期我国艾滋病防治最主要的政策措施。

我国艾滋病防治的"四免一关怀"政策

"四免"分别是:①农村居民和城镇未参加基本医疗保险等医疗保障制度的经济困难人员中的艾滋病患者,可到当地卫生部门指定的传染病医院或设有传染病区(科)的综合医院服用免费的抗病毒药物,接受抗病毒治疗;②所有自愿接受艾滋病咨询和病毒检测的人员,都可在各级疾病预防控制中心和各级卫生行政部门指定的医等机构,得到免费咨询和 HIV 抗体初筛检测;③对已感染 HIV 的孕妇,由当地承担艾滋病抗病毒治疗任务的医院提供健康咨询、产前指导和分娩服务,及时免费提供母婴阻断药物和婴儿检测试剂;④地方各级人民政府要通过多种途径筹集经费,开展艾滋病遗孤的心理康复,为其提供免费义务教育。

"一关怀"指的是国家对HIV感染者/AIDS患者提供救治关怀,各级政府将经济困难的艾滋病患者及其家属,纳入政府补助范围,按有关社会救济政策的规定给予生活补助;扶助有生产能力的HIV感染者/AIDS患者从事力所能及的生产活动,增加其收入。

【问题20】 如何切断传播途径?

思路:

1. 预防性途径传播 ①遵守性道德,不发生婚外性行为;②减少性伙伴,固定性伙伴;③正确使用安全套;④规范诊疗性病。

2. 预防经血液传播 ①远离毒品、抵制毒品、打击贩毒;②美沙酮替代/针具交换;③安全用血/血液制品;④安全注射;⑤严格消毒措施;⑥推广一次性医疗制品。

3. 母婴阻断 ①HIV感染的妇女怀孕3个月(28周)时开始使用抗HIV的药物,在新生儿出生后,母亲和新生儿继续用药,是最为有效的干预方式;②实施产科干预,进行剖宫产;③选择品质优良与安全的母乳替代品、采用人工喂养,以避免产后HIV经由母乳传播。

【问题21】 如何保护易感人群?

思路:加强宣传教育、提高群众自我保护意识,健康教育是艾滋病预防控制措施中最为经济有效的方法。每年12月1日是世界艾滋病日。目前,国内外正致力于HIV疫苗的研制。

三、知识拓展与问题延伸

【问题22】 艾滋病与结核病如何相互影响?

思路1:艾滋病对结核病的影响 ①内源性复燃:HIV感染的患者,可以使体内原已稳定的潜在陈旧性结核病灶重新活跃而发生继发性肺结核;②外源性再感染:AIDS患者由于机体免疫力低,可出现耐多药结核分枝杆菌感染的暴发流行,以及再感染结核分枝杆菌并很快发病和恶化;③原发感染:多发生在结核病疫情很低的国家和地区,HIV阳性者可发生原发性结核病。

思路2:结核病对艾滋病的影响 ①结核患者单核细胞感染HIV的易感性增高;②机体感染结核后,可诱导γ-干扰素(IFN-γ)、白细胞介素1(IL-1)、白细胞介素2(IL-2)、肿瘤坏死因子(TNF)等细胞因子释放,这些因子可增强HIV的复制;③结核分枝杆菌细胞壁的主要成分阿拉伯甘露醇(LAM)是复制HIV的强诱导剂;④结核分枝杆菌和结核纯蛋白衍化物(PPD),可诱导单核细胞内HIV-RNA表达增强,P_{24}产物增加。

【问题23】 艾滋病预防与诊治的研究进展如何?

思路1:疫苗的使用是预防传染病的根本措施。大多数经典疫苗的作用在于防止病原感染而发展成疾病,而不在于防止病原进入,但HIV则不同,因为即使很小量的感染都会导致AIDS,所以要求疫苗能产生高效价的中和抗体并有效地记忆,以清除所有进入的病毒。HIV疫苗的研制工作已经有30年历史了,虽然科学家为此付出了艰辛的努力,但成效仍不明显。当前在HIV疫苗研制中比较现实的目标是能在初始感染时降低其感染水平,并在以后能有效控制病毒复制水平,以减缓临床病程进展。目前美国、加拿大等国正在进行小样本的IV期临床试验。我目前启动了HIV疫苗的II期临床试验。

思路2:目前在全世界范围内仍缺乏根治HIV感染的有效药物,现阶段"鸡尾酒疗法"即高效抗反转录病毒治疗(HAART)是艾滋病治疗的主要手段,但价格昂贵。目前研究者致力于干细胞治疗、基因治疗等多种艾滋病治疗手段的研究。我国研究者在积极探讨中西医结合治疗艾滋病。

四、小 结

结核病与艾滋病的发现与管理见图8-1。

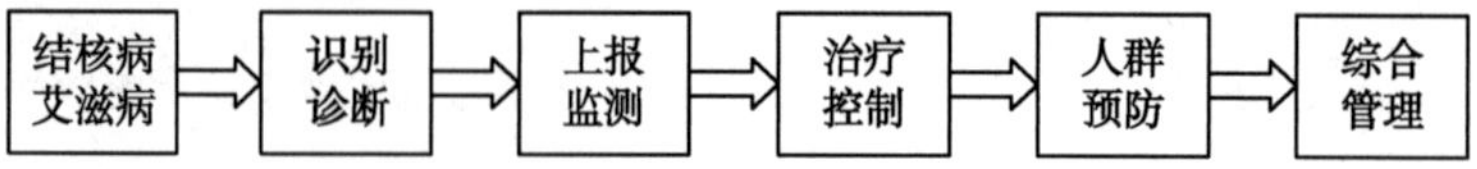

图 8-1 结核病与艾滋病的发现与管理流程图

（胡晓斌）

推荐阅读文献

[1] 成诗明,王黎霞,陈伟. 结核病现场流行病学. 北京:人民卫生出版社,2016.

[2] 葛均波,徐永健,王辰. 内科学. 9 版. 北京:人民卫生出版社,2018.

[3] 李兰娟,任红. 传染病学. 9 版. 北京:人民卫生出版社,2018.

[4] 徐金水,刘晓燕. 艾滋病疫情监测与病例管理. 南京:东南大学出版社,2018.

[5] 詹思延. 流行病学. 8 版. 北京:人民卫生出版社,2017.

[6] Global Burden of Disease Health Financing Collaborator Network. Spending on health and HIV/AIDS: domestic health spending and development assistance in 188 countries,1995-2015. Lancet,2018,391(10132):1799-1829.

[7] HENRY MB,ERNST JD. The challenge of latent TB infection. JAMA,2016,316(9):931-933.

第四篇
环境相关疾病预防与控制

在人类社会发展进程中，人们通过不断改造环境，使之适合其自身的生存、繁衍和发展，但是不断变化的环境因素对人类的健康也会产生不利影响。一般来说，人类赖以生存的环境中的有益因素（有利因素）可增进健康；但当其作用强度或频率超过机体的承受能力，或其性质上属致病因素时，这些环境因素就可能危害健康。不利健康环境因素的性质、剂量或强度、持续时间、联合作用或其他作用条件决定了其对人体损害作用的性质和程度。而人群中不同个体对同一环境因素的反应存在差异，造成此差异的因素包括健康状况、年龄、性别、生理生化功能状态和遗传等因素。

狭义的"环境"是指围绕人类生活的自然环境，而广义的"环境"则指围绕人类周围的空间，以及此空间中可以直接或间接地影响人类生存和发展的客观存在的多种因素，即自然环境和社会环境的总和。随着医学模式的转变，社会、心理、行为等社会环境因素对健康影响也越来越受到重视。上述环境因素与遗传因素的交互作用则是现代医学研究热点之一。

环境相关疾病种类多，涉及面广，其诊断、治疗和预防不同于一般临床疾病，需要多学科合作，才能有效地识别和防治。而临床医务工作者往往是环境相关疾病的第一接诊人、环境致病因子的第一识别人，在环境相关疾病的识别、调查与控制中发挥着重要作用。

第九章 环境污染所致疾病的识别、调查与控制

历史上曾发生多起因环境污染导致人群患病事件,其中危害严重的典型事件要属"十大公害事件"。近年来,我国因环境污染所致疾病的患病率、死亡率呈持续上升趋势,严重影响了人民生活和社会的发展。环境污染所致疾病的识别、调查与控制有赖于多部门的协同合作,医疗机构也是相关工作开展的重要组成部门之一。

环境污染所致疾病的识别、调查与控制思路与环节要点:

1. 牢固树立临床医生是环境污染所致疾病的第一接触者和初步判断者的观念。
2. 初步识别可导致健康损害的环境污染物。
3. 掌握常见污染物所致健康损害的临床特征。
4. 掌握常见环境污染所致疾病的诊断、处理原则。
5. 人群聚集性环境污染所致疾病的最终确认,需要卫生、环保、医疗等部门组成的联合调查组来完成。
6. 医生应积极配合和参与环境污染所致疾病的调查和控制工作。
7. 政府和企业在环境污染控制工作中起关键作用,应加强一级预防。从环境污染的阻断、人群尽量减少污染物接触和自我防护3个思路进行环境污染所致疾病的控制。

环境污染所致疾病识别、调查与控制工作的关键点

(1)问诊中重视环境有害因素接触史的询问。

(2)从自然环境和社会环境出发,分辨被污染环境的种类;从物理性、化学性和生物性3个角度分辨可能存在的环境污染物的性质。

(3)从呼吸道、消化道、皮肤3个方面分辨污染物进入人体的主要途径。

(4)诊断中既要关注个体,又要关注个体所在的群体,发现可能为聚集性疾病的,应迅速上报上级卫生部门。

(5)熟悉宏观的环境流行病学调查方法,更好地配合现场调查工作。

(6)选取敏感、权威指标进行内暴露测量、生物有效剂量测量。

(7)注意教育患者积极进行自我防护,提高自身抗病能力。

一、环境污染所致疾病的识别与诊断

患儿张某,女,6岁。自2008年1月以来经常腹痛、不想吃饭,分别于当地村卫生室和乡镇卫生院就诊,拟诊"胃肠型感冒""急性胃炎",予消炎、补液、支持及对症处理均无明显缓解。3月6日因恶心、呕吐、腹痛加剧于县人民医院就诊,以"腹痛原因待查"入院。

入院查体:患儿身高100.2cm,体重11.0kg;体温37℃,心率98次/min,呼吸24次/min,血压90/60mmHg,神疲,表情苦楚。皮肤、巩膜无黄染。视力正常,听觉灵敏度稍差,语言能力稍差。心肺(-),肝脾未及,腹软,脐周有轻微压痛,无反跳痛,四肢痛触觉未见异常,未引出病理反射。

实验室检查:血红蛋白85g/L,红细胞计数 $3.0×10^{12}$/L,白细胞计数 $4.3×10^9$/L;大小便常规正常;肝肾功能正常,HBsAg阳性;超声显示肝、肾、脾均正常,心电图正常。

【问题1】 该患儿存在哪些健康问题？临床医生能否根据病史和体检结果作出明确诊断？

思路：患儿身高、体重测量结果均低于6岁女童身高和体重正常值的下限，表明生长发育落后。血红蛋白和红细胞计数低于正常值表明患儿存在轻度贫血。另外，听觉灵敏度和语言能力稍差，脐周有轻微压痛。患儿虽然存在以上健康问题，但异常体检结果均不能解释患儿长期腹痛原因，因此尚不能作出明确诊断。

【问题2】 为了帮助诊断，还需收集哪些信息？为什么？

为了帮助诊断，还需收集环境接触史（environmental exposure history）信息。人的一生都和外界的大气、水体、土壤长期接触，同时又有80%以上的时间在生活居室、职业场所及公共场所等人为环境中度过。外界自然环境和人为环境存在相互作用。长期暴露于被污染的自然环境或人为环境，均会使人体健康受到影响。因此，在对患者进行诊断和病因分析时，收集环境有害因素的接触史，可提供线索，这便促使医生去调查患者是否接触了环境有害因素，以判断患者的表现是否与某种环境有害因素有关。

思路1：环境有害因素的有效识别，首先依靠环境的识别。环境可分为自然环境和人为环境，自然环境主要包括大气、水体和土壤，人为环境有各类公共场所、生活居室和职业场所（图9-1）。

思路2：临床医生熟悉不同环境中常见环境污染物（environmental pollutant）的种类，对环境污染所致疾病的识别有很大帮助。环境污染物的类型按性质划分，主要包括物理性、化学性和生物性三大类（表9-1）。空气、水体和土壤是三类污染物的环境介质。

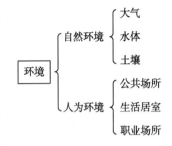

图9-1 环境的类别

表9-1 不同环境介质中常见的污染物

环境介质		污染物		
		化学性	物理性	生物性
空气	室外大气	二氧化硫、氮氧化物、颗粒物、一氧化碳、光化学烟雾、臭氧、铅、多环芳烃等	锶、铯、噪声等	花粉等过敏原、细菌、病毒等病原微生物
	居室空气	一氧化碳、苯并(a)芘等燃料燃烧产物、烹调油烟、香烟烟雾、室内装修产生的挥发性有机物（甲醛、苯、乙酸乙酯等）、杀虫剂等	家用电器的非电离辐射、氡、噪声等	嗜肺军团菌、尘螨、病毒等病原微生物
	职业场所空气	铅、汞、苯及苯系物、生产性粉尘、刺激性气体、窒息性气体等	异常气温、异常气压、噪声、震动、电离辐射、非电离辐射等	炭疽杆菌、布鲁氏菌；其他如森林脑炎病毒、伯氏疏螺旋体等
水体	水源水	汞、砷、酚、氯仿等卤代烃类、藻类毒素、农药等	铀、镭、锶、铯等	细菌、病毒、寄生虫等病原微生物
	自来水	经水厂处理后的集中式供水的物理、化学及生物学指标通常都符合国家标准，如果出现环境污染突发事件，则会存在相应污染物		
土壤	种植土地	有毒物质镉、铅等重金属，农药等	铀、锶、铯、氡等	肠道致病菌、寄生虫、钩端螺旋体、炭疽杆菌、破伤风杆菌等
	居住土地	如工业污染土地为地基，则释放特定污染物等	氡及其子体等	—

注：食品中有害物质略。

思路3：环境接触史信息收集的实施一般通过回答一些问题获得（表9-2），也可参考国外 CH^{2}OPD^2 调查表（community, home, hobbies, occupation, personal habits, diet and drugs）用于环境信息收集。回答这些问题，可以是患者自己填表，也可以是医生询问，患者回答。环境接触史收集的主要内容包括职业环境接触史和生活环境接触史。医生问诊时要特别注意，就诊者为儿童时，也应询问儿童父母的职业情况和生活居住情况。

表9-2　环境接触史问询表

姓名：_____　性别：_____　出生日期：_____　就诊日期：_____

一、职业环境接触史（请打"√"）

1. 接触来源

1.1　您目前的工作中是否接触下列物质？

金属粉尘、化学物、烟雾、放射线、生物因素

噪声、震动、高温、低温、低气压

1.2　您以前的工作中是否接触下列物质？

金属粉尘、化学物、烟雾、放射线、生物因素

噪声、震动、高温、低温、低气压

1.3　您家人（居住在一起）是否接触上述物质？

是 / 否

上述 3 个问题中只要回答为接触某种物质，请继续回答下列问题。

1.4　请写出具体的物质名称：_____、_____

1.5　在您的工作室能闻到异味吗？

是 / 否

1.6　您在工作中使用下列劳保防护用品吗？

手套 / 口罩 / 面罩 / 呼吸器 / 防护服 / 耳塞 / 耳罩

其他_____

1.7　您工作中是否用溶剂洗手？

是 / 否

1.8　您在车间 / 办公室抽烟吗？

是 / 否

1.9　您工作时或在家里身旁是否有人经常抽烟？

是 / 否

1.10　您有在车间吃饭的习惯吗？

是 / 否

1.11　您的同事中是否有人出现像您一样的症状？

是 / 否

1.12　您的家人中是否有人出现像您一样的症状？

是 / 否

1.13　您的症状在下列情况下是否会有所改变（加重或减轻）？

工作中　是 / 否

在家中　是 / 否

周末　　是 / 否

休假时　是 / 否

1.14　您的工作（如工作环境、方式、压力）最近几个月中是否有变动？

是 / 否

1.15　您是否服用或使用过中药？

是 / 否

1.16　您下班前洗澡吗？

是 / 否

1.17　您有穿工作服回家的习惯吗？

是 / 否

续表

2. 职业史

2.1　请描述您目前或最后一个工作的情况。

公司名称：_____

所属行业：_____

从事的工种：_____

工种描述：_____

_____

开始工作时间：_____　　　结束时间：_____

2.2　请填写以前所从事的工作的情况。

开始工作时间	工种	接触的有害因素	防护措施
_____	_____	_____	_____
_____	_____	_____	_____
_____	_____	_____	_____
_____	_____	_____	_____
_____			

2.3　您工作的车间通风设施的效果是否好？

好 / 不好

二、生活环境接触史（请打"√"）

1. 您家居住的区域是？

工业区、商业区、垃圾场、农村、其他（请说明）_____

2. 您感觉您居住的区域环境质量如何？

好 / 不好_____

3. 您家最近是否装修过或购买过新家具？

是 / 否

4. 您家是否经常使用杀虫剂或农药？

是 / 否

5. 您家饮用何种水？

集中式供水、井水、沟塘水、其他_____

6. 您是否感觉到您家的饮用水有异常？

颜色异常_____　　　有异味_____　　　无异常

　　进一步详细询问病史、职业和生活环境接触史，父亲介绍患儿出生于当地，居住至今。3 年前，家旁边新建了蓄电池厂，于是父亲不再务农而到蓄电池厂上班，母亲在家务农。近一年来患儿很容易烦躁、发脾气。蓄电池厂在生产过程中产生大量废气、废水和废渣，其在该厂工作 3 年，直接接触冶炼烟尘，仅以纱布口罩作为防护物品，每天下班鼻腔都是黑灰。工厂生产烟气直接排放到车间外。患儿父亲无吸烟饮酒史，下班后不换衣服直接回家，父亲和患儿饭前无洗手习惯，家庭住所紧邻工厂，相距约 100m。父亲介绍自己近 1 年也常感头痛、头昏、腹痛，记性不好，但均忍着未到医院就医。

【问题3】　进一步的病史采集结果对临床医生有何提示？

思路 1：提示职业环境污染问题。

　　蓄电池厂在生产过程中产生大量含铅废气、废水和废渣，患儿父亲在该厂工作 3 年，直接接触铅锌冶炼烟尘，且仅以纱布口罩作为防护物品，每天下班鼻腔都是黑灰。说明生产环境的含铅废气污染严重。

思路 2：提示生活环境污染问题。

工厂生产烟气直接排放到车间外,患儿家庭住所距离工厂约100m,提示其生活环境很可能受到工厂生产废气的影响。

思路3:提示个人存在不良生活习惯问题。

患儿父亲经常未换衣服就直接下班回家,父亲和患儿饭前均无洗手习惯。提示不良生活习惯可能是污染物接触机会之一。

医生遂对患儿进行生物样本的实验室检验,发现患儿血铅浓度为269μg/L。医生出于关切,同时也建议患儿父亲做血铅检查,结果发现血铅浓度为630μg/L。

【问题4】　根据以上资料,医生可以作出什么诊断?

思路:根据2006年《儿童高铅血症和铅中毒分级和处理原则(试行)》,患儿可确诊为轻度铅中毒;参照《职业性慢性铅中毒的诊断标准》(GBZ37—2015),患儿父亲可诊断为中度铅中毒。

> 知识点
>
> ### 职业性慢性铅中毒诊断标准要点
>
> (1)轻度中毒。血铅≥2.9μmol/L(600μg/L)或尿铅≥0.58μmol/L(120μg/L),且有下列一项表现者:①红细胞锌原卟啉(ZPP)≥2.91μmol/L(13.0μg/gHb);②尿δ-氨基-γ-酮戊酸≥61.0μmol/L(8 000μg/L);③有腹部隐痛、腹胀、便秘等症状。络合剂驱排后尿铅≥3.86μmol/L(800μg/L)或4.82μmol/24h(1 000μg/24h),可诊断为轻度铅中毒。
>
> (2)中度中毒。在轻度中毒的基础上,具有下列一项表现者:①腹绞痛;②贫血;③轻度中毒性周围神经病。
>
> (3)重度中毒。具有下列一项表现者:①铅麻痹;②中毒性脑病。

【问题5】　推测铅进入患儿体内的途径是?

思路:该蓄电池厂的生产废气直接排放到室外,家庭住所距离工厂约100m,患儿父亲经常未换衣服就直接下班回家,父亲和患儿饭前均无洗手习惯,因此,本案例中患儿主要通过呼吸道吸入大气中的铅尘,其次父亲下班后未换的工作服携带铅尘进入居室可被吸入,以及通过父女直接接触而由手-口摄入铅。

儿童铅接触途径广泛,例如:我国过去若干年使用含铅汽油(汽车尾气);工业污染造成的大气、土壤和水体铅污染;铅作业工人通过工作服等将铅带入家庭。含铅文具和玩具、含铅涂料、含铅食品等均是儿童通过日常生活接触的途径。

> 知识点
>
> ### 环境污染物进入人体的途径。
>
> 环境污染物进入人体有三大途径,包括呼吸道、消化道和皮肤。①呼吸道:环境中以气体、蒸气和气溶胶形式存在的污染物主要经呼吸道进入人体,整个呼吸道黏膜都有吸收作用。②消化道:水和食物中的有害物质主要通过消化道吸收;消化道的主要吸收部位是小肠黏膜上的绒毛,其他各个部位也有吸收作用,并且可经肝肠循环被反复吸收。③皮肤:环境污染物主要通过表皮和皮肤附属器(毛囊、汗腺和皮脂腺)进入人体。污染物经皮肤的吸收率不仅取决于污染物的溶解度、分子大小、浓度等因素,还受皮肤完整性和接触条件的影响。通常,脂/水分配系数较高的污染物易经皮肤进入体内。

【问题6】　该患儿所患铅中毒与生活环境污染密切相关,根据其病史和临床信息,应属于环境污染对健康损害类型中的哪一类?

思路:环境污染物可引起急、慢性危害,以及致癌作用等健康损害。铅对该患儿的健康损害属于慢性危害中的慢性中毒。

知识点

环境污染对健康损害的主要类型

（1）急性危害：指污染物在短时间内大量进入环境，致使暴露人群在较短时间内出现有害效应，出现急性中毒，甚至死亡等。

（2）慢性危害：指低浓度污染物长期反复对机体作用而引起的危害。慢性危害主要有慢性中毒和人群免疫力下降等非特异性损伤。

（3）致癌作用：大部分环境致癌物都是间接致癌物，要经过机体的代谢活化，转化为近致癌物，进而转化为终致癌物。如空气污染与肺癌高度相关，水污染与胃癌、肝癌、膀胱癌的发生亦有显著的相关性。

（4）遗传毒性：指环境中化学因素、物理因素和生物因素引起的生物体细胞遗传物质和遗传过程的改变。

（5）生殖毒性和发育毒性：生殖毒性作用是指外来物质对雌性和雄性生殖系统，包括排卵、生精，从生殖细胞分化到整个细胞发育，也包括对胚胎细胞发育所致的损害，引起生化功能和结构的变化，影响繁殖能力，甚至累及后代。发育毒性作用是指外源性化学物能导致机体发育异常的有害作用，包括孕前、孕期、产后直至性成熟期暴露于有害物质而引起的个体发育损害效应。

（6）对免疫功能的影响，主要表现为 3 种类型：对免疫功能的抑制；作为致敏原引起机体变态反应；少数化学物可引起自身免疫反应。

（7）干扰内分泌功能：目前已证明具有内分泌干扰作用的化学物有 100 多种，其中多氯联苯、二噁英、多溴联苯醚等持久性有机污染物、邻苯二甲酸酯类和烷基酚类有机化合物及某些重金属（如四乙基铅、镍等）是公认的广泛存在于生态环境中对人类危害极大的环境内分泌干扰物。

【问题7】 本案例中环境铅污染对健康影响体现出哪些特点？

思路：从时间、空间、人群等宏观角度来讲，特点如下。

1．案例中父亲和患儿都患有铅中毒，一定程度体现了环境中铅作用对象的广泛性，可作用于不同年龄、不同性别的人。

2．铅的健康损害表现出多样性。影响儿童的生长发育，例如：身高、体重不达标，听力、语言发育落后；影响神经系统功能，患儿容易烦躁、发脾气；影响消化系统功能，食欲差、腹绞痛；影响造血系统，有轻度贫血。

3．患儿出生于当地，3 岁时蓄电池厂投产，6 岁时发病，患儿为低剂量长时间接触铅后导致的慢性铅中毒，体现出环境污染物对人体健康影响的长期性。

知识点

环境污染对健康影响的主要特点

（1）广泛性（university）：受害对象的广泛性，包括不同年龄、不同性别的人群。

（2）多样性（diversity）：对人体健康损害作用形式表现出明显的多样性。有直接作用，也有间接作用；有急性作用，也有慢性作用；有局部作用，也有全身作用；有近期作用，也有远期作用；有特异作用，也有非特异作用。

（3）复杂性（complexity）：受污染环境中可同时存在多种污染物，它们之间可产生联合毒作用；同一污染物进入人体方式不同，进入人体的污染物种类不同，暴露人群对污染物易感性、临床反应也不同。

（4）长期性（long-term）：很多环境污染物可长时间滞留于空气、水体和土壤当中，并长期作用于人体。在污染物浓度很低的情况下，造成的健康损害在短时间内不易被发现，需要几年、十几年甚至几十年才表现出来，有的直到子代才表现出健康效应。

【问题8】 环境铅污染对健康的影响体现了哪些特征?

思路:患儿和其父亲都接触铅长达3年,患儿患有轻度铅中毒,其父已经到中度铅中毒的程度,本案例体现了铅的暴露具有剂量-效应(反应)关系和时间-反应关系。儿童是铅污染的高危人群。

知识点

环境污染对健康影响的一般特征

(1)剂量-效应(反应)关系(dose-effect/response relationship):人群与环境有害因素相互作用过程中,随着作用于机体有害因素计量的变化,机体发生的生物学变化不同。随着环境有害因素剂量的增加,它在机体内所产生的有害生物学效应增强,称为剂量-效应关系。它表示进入机体的剂量与某个体所呈现出的生物效应强度间的关系。例如铅可引起铅吸收、铅轻度中毒、中度中毒和重度中毒,疾病的严重程度随铅在体内蓄积量的增加而增加。剂量-反应关系是环境有害因素与机体间呈现的另一种相互关系,是指随着剂量增加,产生某种特定生物学效应的个体数增加,通常以出现特定生物学效应的个体占总测试个体数的百分数来表示,如发生率、反应率等。

(2)时间-反应关系(time-response relationship):环境有害因素特别是具有蓄积性的化学性污染物,只有在体内的蓄积达到产生病理性损害的剂量时才会出现有害的生物学效应。因此,在环境有害因素某个剂量或强度作用条件下,作用时间的长短对机体产生有害生物学效应的严重程度具有重要影响。

(3)易感人群(susceptible population):人群对同样水平和暴露时间的环境污染物的反应存在差异,通常把反应更为敏感和强烈的人群称为易感人群。例如儿童就是环境铅污染最敏感的人群,雾霾对于老年人、儿童及孕妇等的健康影响更为严重。

【问题9】 该案例铅中毒属于公害病吗?

思路:本案例只是父女两人发病,未体现出区域性人群特点。此外,公害病必须进行科学鉴定和法律认可,否则,不能定义为公害病。

公害(public nuisance)指由于人类活动引起的环境污染和破坏造成对公众在健康、生命财产和生活方面的危害。公害病(public nuisance disease)专指与公害有因果关系的地域性疾病。公害病与环境污染所致疾病的最大区别在于公害病具有严格的法律意义,必须经过科学的鉴定和国家法律的认可。例如,1974年日本施行的《公害健康被害补偿法》中,仅确认了水俣病(甲基汞中毒)、痛痛病(镉中毒)、米糠油事件(多氯联苯中毒)、森永奶粉事件(砷中毒)及四日市哮喘事件(大气污染的二氧化硫刺激)为公害病,并规定了有关的诊断标准及赔偿法。我国尚无相关法律。

知识点

环境污染引起的四大类疾病

(1)公害病:严重的环境污染引起的区域性疾病。

(2)职业病:是指劳动者在职业活动中接触职业病危害因素所引起的特定疾病。我国现行的《职业病分类和目录》(国卫疾控发〔2013〕48号)中规定法定职业病有10大类132种(含4项开放性条款)。

(3)传染病:由病原微生物引起,可在人与人之间、动物与动物或人与动物之间相互传染的一类疾病。环境中病原微生物污染可以引起此类疾病的发生,处理不当可能造成疾病暴发流行。例如,未经消毒净化处理的医院废水、生活污水,以及屠宰场、制革厂废水直接排放到水体,均可能引发介水传染病。

(4)食源性疾病:食源性疾病是通过摄食使各种致病因子进入人体,从而引起具有感染性或中毒性的一类疾病;其中包括食物中毒,也涉及化学物质污染食品后导致的急慢性中毒等。环境污染是食物中有毒、有害物质的来源之一。

需要说明的是,环境污染所致疾病实际并不限于以上四类疾病,其他如室内装修污染所致的儿童白血病。

知识点

常见环境污染物所致疾病的临床表现

不同环境污染物所致疾病有所不同，例如，通过呼吸道进入机体的有害气体、蒸汽、气溶胶，主要引起呼吸系统疾病；存在于水体和食物当中的污染物主要引起食管、胃、肝等消化系统疾病。环境污染物千差万别，所致疾病各有不同，临床表现也多种多样。表9-3列举了常见污染物引起的健康损害。

表9-3　常见环境污染物所致疾病的临床表现

污染物	健康损害	临床表现/疾病
二氧化硫	急性中毒	眼（畏光、流泪、眼炎）和上呼吸道（急性支气管炎、声门水肿、肺水肿）强烈刺激作用
	慢性中毒	慢性鼻炎、慢性阻塞性肺疾病（慢性支气管炎、支气管哮喘、肺气肿）
氮氧化物	急性中毒	刺激深部呼吸道，肺水肿
	慢性中毒	呼吸道慢性炎症、高铁血红蛋白症及中枢神经系统损害
一氧化碳	急性中毒	头痛、头晕、视物模糊、耳鸣、恶心、呕吐、全身乏力、心动过速，口唇、指甲、皮肤黏膜出现樱桃红色，昏迷
颗粒物	多种疾病	局部肺组织堵塞作用、慢性阻塞性肺疾病、心血管疾病、肺癌
苯并（a）芘	恶性肿瘤	肺癌
臭氧	急性中毒	眼和呼吸道刺激作用、肺功能改变、气道反应性增高、头痛、肺水肿、呼吸道炎症
铅	急性中毒	口内金属味，恶心、呕吐、腹胀、阵发性腹部剧烈绞痛（铅绞痛）、头痛、血压升高、出汗多、尿少、苍白面容（铅容）。严重者发生中毒性脑病（多见于儿童），出现痉挛、抽搐，甚至谵妄、高热、昏迷和循环衰竭。可有中毒性肝病、中毒性肾病及贫血等
	慢性中毒	中毒性类神经症状、周围神经炎症状、中毒性脑病、腹绞痛、贫血等
甲醛	急性中毒	眼、呼吸道、皮肤刺激作用，过敏性哮喘、过敏性紫癜
	慢性中毒	神经衰弱、肝中毒性病变、肺功能障碍、肿瘤
汞	水俣病	末梢感觉减退、视野向心性缩小、听力障碍、共济运动失调
镉	痛痛病	增加脂质在主动脉内膜沉积，对肾脏及骨骼有损害
酚	急性中毒	大量出汗、肺水肿、吞咽困难、肝及造血系统损害、黑尿
	慢性中毒	内分泌干扰作用
砷	急慢性中毒	皮肤：色素沉着、色素脱失、角化；神经系统：类神经症、周围神经炎；消化系统：食欲减退、恶心、腹痛、腹泻、消化不良；心脑血管及末梢循环：动脉炎、黑脚病；致癌作用：皮肤癌
藻毒素	急慢性中毒	皮炎、眼睛过敏；急性胃肠炎、肝功能异常、肝癌
噪声	特异性损伤	听觉适应、听觉疲劳、听力损伤
	非特异性损伤	中枢神经系统损伤、心血管系统损伤、消化系统损伤
氡	恶性肿瘤	肺癌
尘螨	过敏	哮喘、鼻炎、皮炎

注：食品和职业环境相关毒物略。

【问题10】　重金属铅对患儿健康损害的靶器官有哪些？

思路：铅可以对全身各个系统产生危害，包括神经系统、消化系统、血液系统、内分泌干扰、肾脏毒性、心血管系统、生殖和发育毒性等。本案例所述铅中毒，铅作用的靶器官分布于中枢神经系统、消化系统和造血系统。铅的毒作用致使大脑皮质兴奋和抑制过程发生紊乱，导致患儿烦躁、易发脾气；肠壁平滑肌痉挛引起腹痛；影响血红素合成过程中的卟啉代谢过程，干扰血红蛋白合成，发生缺铁性贫血。此外，影响了生长发育，使得患儿身高、体重、听力和语言能力落后。

147

知识点

靶器官和效应器官

　　环境化学污染物被吸收后可随血流分布到全身各个组织器官，但其直接发挥毒作用的部位往往只限于一个或几个组织器官，即靶器官。例如，石棉的靶器官是肺，氯乙烯的靶器官是肝，苯的靶器官是造血系统。需要注意的是，靶器官不一定是效应器官。例如有机磷农药的靶器官是神经系统，效应器官则是瞳孔、唾液腺和横纹肌等。

二、环境污染所致疾病的调查

　　患儿及其父亲经医院治疗好转后，回到村里向周围邻居讲述了患病原因，引起村民的恐慌，很多人家纷纷自发带孩子前往市人民医院、妇幼保健院等各大医院进行检查，结果发现数百名儿童血铅升高。村民愤怒不已，来到蓄电池厂进行围堵讨说法。经媒体报道后，此事引起当地卫生厅重视，经由省卫生厅、环保局、卫生监督所、疾病预防控制中心和医院等部门组成联合调查组，赶赴现场对事件原因进行调查。

　　当地的基本情况：

　　事发地点为某乡镇，属于半干旱半湿润季风气候，年平均温度12℃，年降雨量600mm。总面积50平方公里，人口为30万，辖10村，其中建设规划面积12平方公里，分为北部电力能源工业区、中部行政商业区、西南部化工工业区和东南部居住小区4个功能区。蓄电池厂位于化工工业区，靠近蓄电池厂的村有3个，分别为A村、B村和C村。事发村为B村，最近的居民家庭距离蓄电池厂约100m。

　　（一）发病情况

　　儿童血铅检测情况：联合调查组派遣市人民医院医护人员先后到B村、C村和A村对0～14岁婴幼儿及儿童进行血铅测定。3个村庄都出现儿童铅中毒患者，以邻近蓄电池厂最近的B村发病率最高。共检958份血样，有774份血铅超标（正常限值为100μg/L），超标率为80.8%。其中158名属于中度或重度铅中毒，占血铅超标患者的20.4%。男童血铅平均水平为182μg/L，略高于女童170μg/L。

　　职工血铅检测情况：对企业涉铅职工进行血铅检测，共采集451份职工的血样，其血铅水平范围26.4～983.6μg/L，其中400μg/L以上共69人，超标率为15.3%。

　　不同岗位职工血铅水平：所有涉铅岗位中分刷片、焊接岗位职工的血铅水平较高，分别为（374.0±91.1）μg/L和（360.8±97.5）μg/L，而且超标率分别达到了34.1%和26.2%；包装岗位血铅水平较低，为（132.8±72.5）μg/L，尚未发现超标职工。

　　（二）现场环境调查

　　主要进行了蓄电池厂内及厂外周边大气、水体、土壤和植物的铅分布和铅浓度调查。

　　1. 空气样本检测结果　蓄电池厂内共检测了作业区和行政区的21份空气样本。12份作业区空气铅含量范围是0.12～9.24μg/m³，中位数为1.00μg/m³，高于9个行政区空气铅含量中位数0.31μg/m³（铅含量范围0.22～0.78μg/m³），差异具有统计学意义（$Z=-2.135$，$P=0.033$）。企业内21份空气样本中，有6份超过环境空气质量标准限值1.00μg/m³，超标率为28.57%。企业外共检测了28份空气样本，有21份超标，超标率为75.00%。企业内空气铅含量中位数0.46μg/m³，低于企业外空气铅含量中位数1.53μg/m³，差异具有统计学意义（$Z=-3.971$，$P<0.001$）。

　　该企业外周围空气中铅含量的分布见图9-2。总体来看，上风向每个距离点空气样本铅含量波动幅度较下风向而言比较小，而下风向区域200m内的距离点，铅含量呈明显下降趋势，200m以外的距离点铅含量波动不大。

　　2. 水样检测结果　企业内水铅含量检测共收取42份样本。24份自来水样品中铅水平符合生活饮水水质标准；12份企业回用水铅含量均比较高，中位数为3.437mg/L；6份企业内水沟水铅含量均超过地表水环境质量标准Ⅴ类水质标准铅限值0.1mg/L，超标率100%，特别是生产废水处理池旁的水沟水样超过国家标准100多倍。

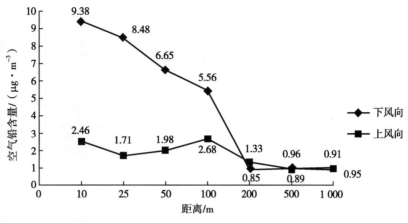

图9-2　空气铅含量的分布

24份企业外水样（水沟水、运河水、水塘水）均未超过地表水环境质量标准Ⅲ类水质标准铅限值0.05mg/L。村民家中自来水和井水铅含量小于检出限。

3. 土壤铅的分布和含量检测结果　该企业周围表层土壤中铅含量的分布见图9-3，总体来看，上风向每个距离点土壤的铅含量波动比较小，而下风向区域100m内的距离点，铅含量呈明显下降趋势，100m以外的距离点铅含量波动不大；每个距离点下风向土壤的铅含量均不同程度地高于上风向。该企业周围植物根部土壤中铅含量的分布见图9-4，植物根部土壤铅含量的分布总体上与表层土壤中铅含量的分布一致。

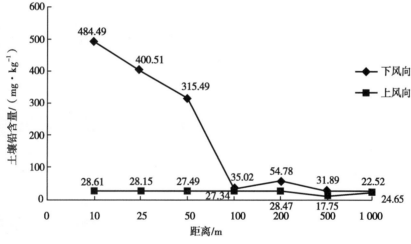

图9-3　表层土壤铅含量的分布

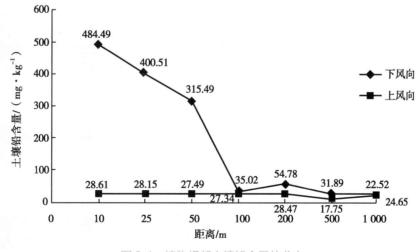

图9-4　植物根部土壤铅含量的分布

土壤样品中铅含量的检测结果见表9-4。在58份样品中,只有2份(下风向10m处2份)铅含量超过土壤环境质量二级标准限值250~300mg/kg,超标率为3.45%;在35份植物根部土壤样品中,有5份(分别为下风向10m、25m处各2份,下风向50m处1份)超标,超标率为14.29%。

表9-4 土壤铅含量的检测结果

组别	土壤类型	样本数	铅含量范围/(mg·kg⁻¹)	$M\pm Q$
上风向区	表层土壤	28	16.36~82.69	22.22±6.10
	植物根部土壤	14	17.46~29.68	27.62±3.61
下风向区	表层土壤	30	27.64~439.10	42.53±81.43
	植物根部土壤	21	18.30~605.24	39.11±212.29

注:以上调查结果差异均有统计学意义。

4. 植物中铅的分布和铅含量检测结果 总体来看,上风向每个距离点植物铅含量波动比较小,而下风向区域200m内的距离点,铅含量呈明显下降趋势,200m以外的距离点铅含量波动不大(图9-5)。

植物铅含量检测结果见表9-5。作业区植物铅含量中位数465.07mg/kg,高于行政区植物铅含量中位数213.10mg/kg;下风向区植物铅含量中位数24.26mg/kg,高于上风向区植物铅含量中位数10.18mg/kg。企业内植物铅含量中位数404.40mg/kg,高于企业外植物铅含量中位数12.10mg/kg。

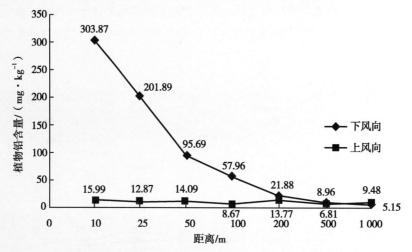

图9-5 植物铅含量的分布

表9-5 植物样铅含量的检测结果

组别	位置	样本数	铅含量范围/(mg·kg⁻¹)	$M\pm Q$
企业内	作业区	28	70.74~9264.71	465.07±694.32
	行政区	8	107.91~1 117.32	213.10±276.32
企业外	上风向	14	4.49~19.88	10.18±6.23
	下风向	17	2.52~458.95	24.26±86.68

注:以上调查结果差异均有统计学意义。

【问题11】 根据上述资料,判断这是一起什么事件?

思路:根据当地基本情况、人群血铅实验室检查以及环境调查,判断这是一起由环境污染所致的公共卫生事件,属于慢性疾病的暴发,致病因子是重金属铅。

【问题12】 当医生明确诊断了来自同一区域数名儿童铅中毒后,除了治疗还应采取什么措施?

思路:当有来自同一区域3名以上的相同病例时,医生就应当考虑是否存在聚集性疾病的可能。当相同病例继续出现时,医生应当立刻向医院管理部门报告,医院管理部门再向上一级卫生部门上报,以争取尽早开展环境污染相关疾病的评估及后续进行的现场调查。本案例是由村民和媒体促成的进一步调查,从理论上讲并不符合规范,说明企业自身无视人体健康和环境清洁而排污,环境、职业等卫生监督部门也存在监管不力问题。但从医生层面来讲,当面对多个相同病例时,也应担负起能力范围内的上报职责。此外,医生应提醒患者,让其注意自己周围人群是否有相似的临床症状或体征,以期及时就诊、尽早诊断治疗。

【问题 13】 医疗卫生机构在面对类似事件时,应承担哪些工作?

思路:医疗卫生机构应当与有关部门密切配合、协调一致,共同应对环境污染所致公共卫生事件。成立现场医疗卫生小队,开展患者接诊工作,书写详细、完整的病历记录;对需要转送的患者,应当按照规定将患者及其病历记录的复印件转送至接诊的或者指定的医疗机构。实行重症和普通患者分开管理,对疑似患者及时排除或确诊。协助疾控机构人员开展标本的采集、流行病学调查工作。做好医院内现场控制工作。做好中毒患者的报告。此外,对群体性不明原因疾病应做好病例分析与总结,积累诊断治疗的经验。

【问题 14】 如何开展环境污染物暴露测量和健康效应测量?

思路 1:暴露测量。

环境污染物(或环境有害因素)存在于空气、水、土壤等环境介质中,可通过呼吸道、消化道、皮肤直接接触或经胎盘血液接触(垂直传播)进入人体,经吸收、代谢,转运到其作用的靶器官,产生有害效应。暴露水平是指人群接触某种环境因素中污染物的浓度或剂量。在暴露测量中,被检测的剂量可分为 3 种:环境暴露剂量、内暴露剂量、生物有效剂量。

(1)环境暴露剂量测量:即测量环境的外暴露剂量(external exposure dose)。通常是测定人群接触的环境介质中某种环境因素的浓度或含量,根据人体接触的特征(如接触的时间、途径等),估计个体的暴露水平。测量时,需在不同的环境暴露区域,按照调查研究计划和要求在不同的时间或空间进行抽样测量。根据实测结果,计算出平均值,代表人群接触的平均水平。测量结果从宏观上可以为环境流行病学调查划分出高、中、低浓度区和对照区,是研究该环境因素对人群健康影响的基础资料。但是用这种抽样测量,常常很难精确地估计环境污染物进入不同个体的暴露剂量。因为个人活动、生活环境、工作环境都不相同,会直接对个人暴露量产生明显影响。在调查空气污染时,采用个体空气采样器,能较精确地估计个体暴露量。另外,个体的暴露途径实际上是多样的,在环境流行病学调查中,应考虑到多种暴露途径,估计总的暴露量。

(2)内暴露剂量测量:内暴露剂量(internal exposure dose)是指在过去一段时间内机体已吸收入体内的污染物的量。通过测定生物材料(血液、尿液等)中污染物或其代谢产物的含量来确定。如以血铅、血汞的含量分别代表铅和汞的暴露剂量,血尼古丁或可替宁的含量作为香烟暴露的暴露剂量。内暴露剂量能真实地反映暴露水平,不仅能反映多种途径暴露的总水平,而且能避免由环境的外暴露剂量估计暴露水平时吸收率的个体差异性的影响。

(3)生物有效剂量测量:生物有效剂量(biological effective dose)指经吸收、代谢活化、转运,最终达到器官、组织、细胞、亚细胞或分子等靶部位或替代性靶部位的污染物量,如致癌物或其活化的产物与 DNA 或血红蛋白形成的加合物的含量。生物有效剂量直接与产生的有害效应相关。不过在检测方法和样品采集上有更多的困难。化学性质稳定、易蓄积于某些组织(如脂肪、毛发)的化学污染物的相应生物材料的监测,能说明这些污染物的"体内负荷",同时也能代表人体暴露的水平。

本案例的铅暴露测量包括测定人群接触的大气、水体、土壤和植物中铅的浓度。测定内暴露剂量,如血铅、尿铅以及生物效应指标,如尿中 δ- 氨基 -γ- 酮基戊酸,血中红细胞中游离原卟啉、锌卟啉等。

思路 2:健康效应测量。

环境因素对人群产生的健康效应是多方面的,为探索环境因素对健康的影响,就必须对该环境因素在机体中产生的各种生物效应进行测量。根据调查的目的和需要、各项健康效应的可持续时间、受影响的范围、人数以及危害性大小等,选取适当的调查对象和健康效应指标进行测量和评价。

(1)健康效应测量的对象:在健康效应测量中,调查对象复杂,涉及面广,工作量大。为能达到更好的预期效果,调查人群的选择可采用两种方法:①如果能筛选出高危人群,可以用较小样本的特定人群来进行研究。高危人群即出现某一效应的风险较大的人群,多为高暴露人群和 / 或易感的人群。②采用抽样调查,它是从研究总体中随机抽取部分研究单位所组成的样本进行调查研究,进而由样本调查结果来推论总体。抽样调查要求样本能代表总体,遵循随机抽样原则。

(2)健康效应测量的内容:健康效应测量的内容主要包括疾病频率的测量及生化和生理功能测量。疾病频率测量常用的指标有发病率、患病率、死亡率，或各种疾病的发病专率或死亡专率，各种症状或功能异常的发生率。

生化和生理功能测量：反映各种功能的指标和方法很多，按其手段的类型不同，可分为生理、生化、血液学、免疫学、遗传学、分子生物学等检测指标和方法，按人体器官系统包括呼吸系统、消化系统、神经系统、造血系统、生殖系统等的功能检测。总之，任何临床的检测指标都可以借鉴。

本案例铅毒物的健康效应测量对象首选居住在蓄电池厂周围、对铅易感的儿童人群。健康效应测量的内容主要包括铅中毒的发病率测量，后期还可测定生化和生理功能，例如神经系统的感觉功能、运动功能检查。

三、环境污染所致疾病的处理与控制

血铅异常事件发生后，相关部门下达了"停产整改通知"，该蓄电池厂被责令停产整改。该县积极召开会议，专题研究部署血铅超标事件处置工作。对确认有血铅超标情况的儿童，政府提出全部免费予以及时有效的治疗，确保早日治愈，并且着眼长远，制订规划，做好相关村民整体搬迁工作。

【问题15】　医生面对环境铅污染所致铅中毒患者需采取哪些措施？

思路：①对患者进行积极临床治疗和康复。主要有驱铅治疗（常用金属络合剂驱铅，首选依地酸二钠钙，也可以用二巯丁二钠和二巯基丁二酸）、对症治疗（有类神经症者给以镇静剂，腹绞痛发作时可静脉注射葡萄糖酸钙或皮下注射阿托品）、一般治疗（适当休息、合理营养、补充维生素等）。②对已经治疗回家的患者要强调定期复查。③加强针对居住于污染地区但未出现临床异常的未就诊人群的二级预防：包括早期发现临床前期人群，保护高危、重点人群，早期诊断、早期治疗。

铅中毒的治疗原则（微课）

表9-6列出了儿童不同血铅水平应采取的相应措施。应该强调的是，认为血铅水平一旦超过100μg/L就立即进行驱铅治疗是不科学的。对于血铅水平小于250μg/L的无症状儿童，不主张进行驱铅治疗，但应断绝与铅的接触；血铅水平≥450μg/L的儿童应立即进行驱铅治疗，通过驱铅药物结合血液和组织中的铅，使铅与药物的结合物经小便和/或大便排出，达到降低体内铅负荷、阻止铅继续对机体产生毒作用的目的。所有的驱铅药物都有一定的副作用，应在医生指导下谨慎使用。

表9-6　不同儿童血铅水平及其相应措施

等级	血铅/(μg·L⁻¹)	措施
Ⅰ	≤90	不应认为铅中毒
ⅡA	100～140	应经常进行筛查，并在社区开展预防铅中毒活动
ⅡB	150～190	接受营养和健康教育干预，加强筛查；如果血铅水平长期保持在该水平，应考虑进行环境调查和干预
Ⅲ	200～440	应接受临床检查并进行药物治疗
Ⅳ	450～690	医学和环境干预，驱铅治疗
Ⅴ	≥700	非常严重，必须立刻开展环境和医学处理

【问题16】　临床医生如何指导铅中毒患者的日常生活？

思路1：铅中毒患者的饮食注意事项。

蛋白质要充足，应占总能量的14%～15%，优质蛋白质占1/2；脂肪应适量限制，因高脂膳食会增加铅的吸收；补充充足的维生素，包括维生素C、B族维生素、维生素A和叶酸；补充无机盐和微量元素，铁、铜充足可减少铅的吸收，可预防铅引起的贫血。

思路2：生活习惯注意事项。

成人应少饮酒或不饮酒，不服用酸性药物；生活中注意适当休息和锻炼；讲究卫生，尤其儿童吃东西前要洗手。

【问题 17】　人群如何有效减少环境污染物的接触？

思路：当不能保证污染物排放对健康无害时，退而求其次的做法是要脱离环境污染源或减少污染物的接触，本案例中政府已经安排搬迁工作，这是现况下减少暴露最好的方法。如果建厂投产之初就按照环境评价要求对村民进行搬迁，就不会出现民众铅中毒和政府出资治疗等被动局面。

策略：①尽可能减少在环境污染地区停留时间。例如居住在某大气污染严重地区，条件许可时则搬离；少去交通拥堵的闹市区等。②人群主动了解环境和健康知识，提高环保意识，控制污染物摄入。例如了解蓄电池厂有哪些污染物，有什么危害。③合理使用防护物品。条件允许者可在家中安装空气净化器，并定期更换滤网；当地表水或地下水也遭受铅污染，则改为饮用处理过的纯净水等措施。④注意卫生习惯。接触污染物的工人回家要换衣服、洗脸、洗手，尤其是儿童一定要戒除咬手指的习惯，勤洗手，不要去工厂及其周边玩耍。

四、知识拓展与问题延伸

1. 环境致病因子与人群健康效应模式　环境致病因子对人类健康影响的效应谱见图 9-6。健康和疾病在特定情况下可以共存，而且健康和疾病的界限往往不是一条线，而是一个范围。健康是动态的，影响一个人健康的因素随时随地都在发生，当健康受到损害，从正常到异常，从急性病到慢性病，从轻病到重病，其发展是一个连续过程，其间并没有明确的界限。一般来说，躯体上的疾病容易被认识，心理和精神上的疾病有时不容易被认识，而适应社会环境变化和人际交往之间的健康与不健康之间的界限则更难划定。

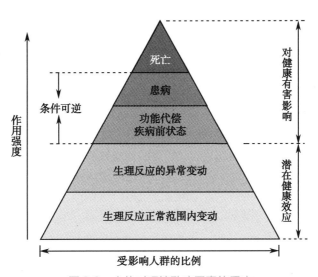

图 9-6　人体对环境致病因素的反应

2. 环境基因组计划及其目标　1990 年美国首先启动人类基因组计划之后，环境基因组计划（Environmental Genome Project，EGP）也于 1997 年由美国国立环境卫生科学研究所首先提出，并于 1998 年投资 6 000 万美元正式启动，研究环境应答基因及其对健康的影响。我国于 2000 年前后开始环境基因组计划的研究。环境基因组计划的主要目标是推进有重要功能意义的环境应答基因的多态性研究，确定其引起环境暴露致病危险性差异的遗传因素，并以开展和推动环境 - 基因相互作用对疾病发生影响的人群流行病学研究为最终目的。

3. 中国环境优先污染物黑名单　优先污染物又称优控污染物。由于化学污染物种类繁多，世界各国都筛选出了一些毒性强、难降解、残留时间长、在环境中分布广的污染物优先进行控制，称为优先污染物。美国环保局（USEPA）于 1976 年率先公布了 129 种优先污染物。我国在进行研究和参考国外经验的基础上也提出来首批 14 类 68 种化学污染物列为优先污染物：

（1）挥发性卤代烃类：二氯甲烷、三氯甲烷、四氯化碳、1，2- 二氯乙烷、1，1，1- 三氯乙烷、1，1，2- 三氯乙烷、1，1，2，2- 四氯乙烷、三氯乙烯、四氯乙烯、三溴甲烷。

（2）苯系物：苯、甲苯、乙苯、邻二甲苯、间二甲苯、对二甲苯。

（3）氯代苯类：氯苯、邻二氯苯、对二氧苯、六氯苯。

（4）多氯联苯。

（5）酚类：苯酚、间甲酚、2,4-二氯酚、2,4,6-三氯酚、五氯酚、对硝基酚。

（6）硝基苯类：硝基苯、对硝基甲苯、2,4-二硝基甲苯、三硝基甲苯、对硝基氯苯、2,4-苯-硝基氯苯，共计6个。

（7）苯胺类：苯胺、二硝基苯胺、对硝基苯胺、2,6-二氯硝基苯胺。

（8）多环芳烃类：萘、荧蒽、苯并（b）荧蒽、苯并（k）荧蒽、苯并（a）芘、茚并（1,2,3-cd）芘、苯并（g,h,1）芘。

（9）酞酸酯类：酞酸二甲酯、酞酸二丁酯、酞酸二辛酯。

（10）农药类：六六六、DDT、敌敌畏、乐果、对硫磷、甲基对硫磷、除草醚、美曲膦酯。

（11）丙烯腈。

（12）亚硝胺类：N-亚硝基二乙胺、N-亚硝基二正丙胺。

（13）氰化物。

（14）重金属及其化合物：砷及其化合物、铍及其化合物、镉及其化合物、铬及其化合物、铜及其化合物、铅及其化合物、汞及其化合物、镍及其化合物、铊及其化合物。

4. 中国的环境变化健康风险管理对策

（1）建立多部门高端综合协调管理机制，应对环境变化与健康风险挑战。

（2）提高全民意识，实施环境变化与健康保护行动计划。

（3）积极开展环境变化与健康风险研究：①深化环境变化与健康关系的复杂性和不确定性研究；②解释环境中多介质、多因素、多剂量的关联性与综合健康效应研究；③建立环境变化与健康安全的综合风险评估体系；④基于数据共享机制，建立综合环境变化-健康风险-社会经济关系的、具有预报功能和辅助决策的模型系统。

（4）建立科学数据共享机制与新的研究方法。

5. 我国现行的主要环境保护法律法规　环境保护方面的法律包括：《中华人民共和国环境保护法》《中华人民共和国水污染防治法》《中华人民共和国大气污染防治法》《中华人民共和国固体废物污染环境防治法》《中华人民共和国环境噪声污染防治法》《中华人民共和国海洋环境保护法》《中华人民共和国放射性污染防治法》等。新修订后的《中华人民共和国刑法》中增加了"破坏环境资源保护罪"。

环境保护方面的法规包括：《中华人民共和国水污染防治法实施细则》《中华人民共和国大气污染防治法实施细则》《中华人民共和国防治陆源污染物污染海洋环境管理条例》《防治海岸工程建设项目污染损害海洋环境管理条例》《放射性同位素与射线装置安全和防护条例》《化学危险品安全管理条例》等。

五、小　结

随着经济的发展，环境污染所致疾病成为我国卫生领域重要的健康问题。对于病因明确、研究比较成熟的环境污染所致疾病，其识别、诊断、处理和控制相对容易一些，需要临床医生和公共卫生医师担起诊断和预防的职责。对于病因复杂、尚处于研究阶段的疾病，首先其诊断就比较困难，需要政府和多部门重视，共同应对处理。临床医生的群体观有助于这一领域的推进，临床医生掌握并应用常见污染物的健康损害相关知识是广大人群的福祉。

在环境污染所致疾病的识别中，临床医生首先要对环境、环境污染物及污染物可以导致的健康损害、毒性效应等有充分了解；其次要根据患者环境有害因素接触史问诊，初步识别可能存在的有害因素。当出现聚集性特点，则立即上报，寻求多部门合作进行环境污染物所致疾病的调查，要根据实际情况选择合适的宏观环境流行病学调查方法，基于调查的基本原则，开展全面环境暴露、内暴露等测量，充分发挥医疗机构在诊断中的作用。政府、企业、医生和人群要积极采取一级预防措施，从环境污染的阻断、减少污染物接触和自我防护三方面进行环境污染所致疾病的控制（图9-7）。

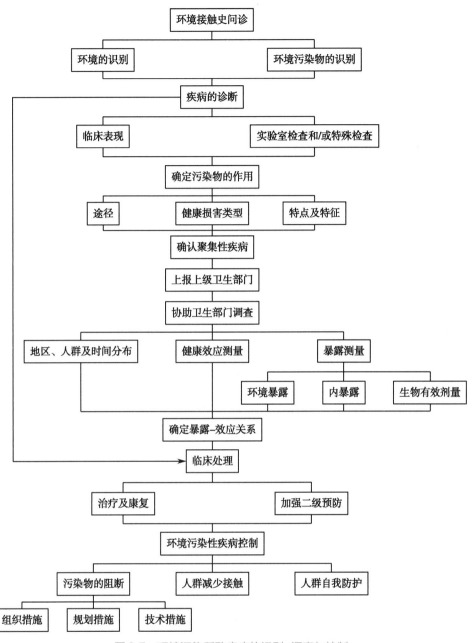

图 9-7　环境污染所致疾病的识别、调查与控制

（张正东）

推荐阅读文献

[1] 傅华,段广才,黄国伟. 预防医学. 6 版. 北京:人民卫生出版社,2013.

[2] 郜爽,张国财,王岩,等. 环境毒理学原理与应用. 哈尔滨:哈尔滨工业大学出版社,2012.

[3] 郭新彪. 环境医学概论. 2 版. 北京:北京大学医学出版社,2010.

[4] 马海燕,李红,王云英. 铅与小儿相关疾病. 北京:人民卫生出版社,2007.

[5] 王五一,叶敬忠,张世秋. 环境与健康:跨学科视角. 北京:社会科学文献出版社,2010.

[6] 奚旦立,孙裕生,刘秀英. 环境监测. 3 版. 北京:高等教育出版社,2004.

[7] 杨克敌,郑玉建,郭新彪. 环境卫生学. 8 版. 北京:人民卫生出版社,2017.

[8] 周宜开,叶临湘. 环境流行病学基础与实践. 北京:人民卫生出版社,2013.

[9] 朱启星,牛侨,吴小南. 卫生学. 9 版. 北京:人民卫生出版社,2018.

第十章 自然灾害卫生防病

在人类发展史上,赖以生存的"环境"与危及人类生存的"灾害"同时存在。鉴于世界范围内"天灾人祸"日益频繁,早在 20 世纪 90 年代美国特拉华州大学灾害研究所就从社会学的角度对灾害环境进行了阐述,并认为灾害的发生类似战时状况,灾害对社会脆弱群体的危害程度比其他阶层大,未来会发生什么样的灾害以及如何采取应对措施是无法预测的。人类不可能避免灾害,但是可以通过各种途径认识灾害,采取科学有效的方法构筑强有力的防灾、减灾、抗灾、救灾体系,能够使灾害的损失降低到最低程度。

自然灾害(natural disaster)是指由于自然界的异常变化造成的人员伤亡、财产损失、社会失稳、资源破坏等现象或一系列事件。我国是世界上受自然灾害影响最严重的少数国家之一,自然灾害种类多、频度高、强度大、损失严重。自然灾害不仅会造成人员伤亡、经济损失、生存条件破坏,而且还可造成各种灾害源性疾病的发生。

灾后卫生应急工作重点是:医疗救援治伤者病痛、卫生防病保生者安康,需要采取快速而有效的行动来挽救生命、保护健康,尽量减少灾害对人民群众造成的影响。

自然灾害卫生防病的思路与环节要点:

1. 对灾害的状况和卫生需求进行评估。
2. 根据评估结果制订工作目标。
3. 基于工作目标,实施应对措施。

自然灾害卫生防病工作关键点

1. 积极组织抢救和治疗患者,减少人员伤亡。
2. 迅速收集分析灾区信息,做好灾害快速评估。
3. 加强疫情监测,控制传染病。
4. 做好饮用水卫生和营养与食品卫生工作。
5. 开展消毒、杀虫、灭鼠工作。
6. 广泛开展爱国卫生运动,做好灾区环境卫生工作。
7. 做好灾区人群心理评估和危机干预工作。

知识点

自然灾害造成的公共卫生问题

1. 社会反应,如恐慌、无望,自发组织自救。
2. 食品危机,如食物短缺现象、食品卫生质量问题。
3. 饮用水供应系统破坏。
4. 疾病流行。
5. 环境卫生条件恶化。
6. 生态平衡破坏。

7. 医疗卫生机构破坏。

8. 居住条件破坏。

9. 人群迁移。

10. 精神卫生问题。

2007年6月3日凌晨5时34分57秒,PE市NE县发生里氏6.4级地震,震中位于东经101°07′,北纬23°00′,震源深度5km。震中位于NE县同心乡,距离NE县城15km,距离PE市27km。此次地震震感强烈,波及NE县所有乡(镇)。

灾害发生后,省卫生厅立即派出一名副厅长于当日8:00时到达灾害现场指挥现场医疗救援工作。随后,组织卫生行政、医疗救援和疾病预防控制人员组成现场工作组,携带了50件消毒灵于当日乘机赶赴PE市,当日14:30乘车到达灾害现场,开展灾后防病工作。省级医疗救援人员专业组成员为急救、骨科、脑外科、外伤科、呼吸外科等人员;疾病预防控制人员专业组成员为现场流行病学、微生物实验室检测和疟疾防控等人员。在工作组乘车前往NE县的路途中发现,通往NE县的公路出现了断裂,工程人员正在抢修,车辆只能缓慢通行。

地震灾情发生后,PE市疾病预防控制中心派出专业人员7人携带部分消杀药品和设备,于当日9:40到达灾区,携带物资包括2个电动喷雾器、100件DDT、10件敌敌畏、2件高效氯氰菊酯。

一、自然灾害卫生防病重点

【问题1】　自然灾害如何分类、分级? 此次事件为哪类哪级?

思路1:根据自然灾害成因和我国灾害管理现状分类。

1. 气象水文灾害　干旱灾害、洪涝灾害、台风灾害、暴雨灾害、大风灾害、冰雹灾害、雷电灾害、低温灾害、冰雪灾害、高温灾害、沙尘暴灾害、大雾灾害和其他气象水文灾害。

2. 地质地震灾害　地震灾害、火山灾害、崩塌灾害、滑坡灾害、泥石流灾害、地面塌陷灾害、地面沉降灾害、地裂缝灾害和其他地质灾害。

3. 海洋灾害　风暴潮、海浪、海冰、海啸、赤潮和其他海洋灾害。

4. 生物灾害　植物病虫害、疫病灾害、鼠疫、草害、赤潮灾害、森林/草原火灾和其他生物灾害。

5. 生态环境灾害　水土流失灾害、风蚀沙化灾害、盐渍化、石漠化灾害和其他生态环境灾害。

思路2:按灾害形成和结束速度分类。

1. 突发性灾害　灾害在几天、几小时甚至几分、几秒内形成,如火山爆发、地震灾害等。

2. 缓发性灾害　灾害是在致灾因子长期作用下逐渐成灾,这类灾害通常要几年或更长时间的发展,如土地沙漠化、水土流失等。

思路3:按灾害链发生分类。

1. 原生灾害　许多自然灾害,特别是等级高、强度大的自然灾害发生以后,常常诱发出一连串的其他灾害,这种现象叫灾害链。灾害链中最早发生的起作用的灾害称为原生灾害。

2. 次生灾害　由原生灾害所诱导出来的灾害则称为次生灾害。

思路4:根据灾害持续时间的长短进行分类。

1. 突发性灾害　灾害骤然发生,往往爆发巨大的能力,如地震、火山、崩塌等。

2. 持续性灾害　灾害一旦发生,持续产生影响,如沙漠化、盐碱化、沼泽化等。

3. 季节性灾害　灾害发生与季节变化有关,如干旱、洪涝、台风等。

4. 周期性灾害　灾害发生呈周期性,有一定的涨落周期,如厄尔尼诺,每隔若干年一次。许多季节性灾害如干旱、洪涝、台风等也具有周期性特点。

5. 偶然性灾害　灾害发生比较偶然,不具普遍性,如陨石撞击等。

思路5：根据灾害波及范围分类。

1. 全球性灾害　灾害分布具有全球性，但往往出现在特定地区。如海平面上升致灾、气候灾害、太阳黑子爆炸等灾害。

2. 区域性灾害　灾害分布在一定地域，有一定的分布范围。如水灾、旱灾、台风灾害、沙漠化等。

3. 微域性灾害　灾害呈点、线状分布，分布范围较小。如地裂缝、地下陷、水土流失等。

思路6：根据地貌类型分类。

1. 山地灾害　发生在山地，由地形起伏所致，如泥石流。

2. 平原灾害　发生在平原、盆地，如盐碱化、地面沉陷。

3. 沿海灾害　发生在沿海地带，包括台风、海啸等。

4. 其他灾害　发生在上述以外，如沙漠化、水土流失等。

思路7：自然灾害的等级划分。

根据我国国情，原国家科学技术委员会和国家减灾委员会建议，采用"灾度"这一概念来表述灾害的程度或等级。根据灾害死亡人数和直接经济损失绝对值分级，将灾度划分为五个等级：

E级：微灾害，死亡十人以下或损失千万元人民币以下。

D级：小灾害，死亡十人至百人或损失千万元至亿元人民币以下。

C级：中灾害，死亡百人至千人或损失亿元至十亿元人民币以下。

B级：大灾害，死亡千人至万人或损失十亿元至百亿元人民币以下。

A级：特大灾害，死亡万人以上或损失百亿元人民币以上。

本次事件属于突发性自然灾害——地震。按死亡人数属于E级；按经济损失属于B级。

【问题2】　何部门应该对此次自然灾害事件进行报告？由谁按照什么程序报告？主要报告什么内容？

思路1：报告主体。

按照《国家救灾防病信息报告管理规范（试行）》要求，自然灾害发生地所在的县（市、区）级卫生行政部门为基本责任报告单位，同级疾病预防控制机构负责提供相关工作和技术支持。如果是灾害造成的各类次生灾害导致疾病发生、流行和潜在危害的，疾病预防控制机构应及时进行报告。

思路2：报告时限及报告方式。

除采用《国家救灾防病报告管理信息系统》报告外，初次必须上报书面报告，时限为县级以上人民政府及其有关部门确认发生灾害后24小时内上报。

思路3：报告内容。

根据卫生应急处置要求，报告分为初次、阶段和总结报告。

1. 初次报告　包括灾害和受灾基本情况、救灾防病工作开展情况和次生、衍生突发公共卫生事件发生情况。

2. 阶段报告　主要报告灾情和次生、衍生突发公共卫生事件进展和控制情况，并对初次报告的内容进行补充、修正。

3. 总结报告　包括灾害的发生与受灾基本情况，卫生系统损失情况，次生、衍生突发公共卫生事件发生和控制情况，救灾防病工作情况及评估，相关卫生资源消耗和需要补充的情况，经验及教训。

【问题3】　省级派出卫生专业人员专业结构是否合理？

思路：灾害现场伤病员的救治工作与日常医疗工作有很大不同，其特点是灾害突然发生，伤员众多，伤病种类复杂。因此在组建救援队伍时要考虑全面，涉及的专业科室尽可能满足救援要求，在队员的年龄、性别、专业、外语、身体素质等方面都要有相应的标准和要求。

本案例中省级派出的医疗救援人员结构合理，但卫生防疫人员还应包括消杀、心理干预等专业人员。

知识点

地震灾害造成的主要伤害

（1）人员大量伤亡。

（2）意外伤害。①机械性损伤：建筑物倒塌，室内家具、设备等直接砸、压、埋的机械性损伤为地震伤的主要原因;②挤压伤和挤压综合征;③休克与地震伤感染;④完全性饥饿:被埋困在废墟中的人员,由于饮食来源完全断绝,加之长时间的消耗,体内储存能量枯竭,成为完全性饥饿状态,以致机体代谢紊乱、抵抗力下降、血压降低而濒临死亡。

（3）精神及心理创伤。

（4）传染病的发生。

（5）慢性非传染性疾病。

【问题4】 卫生救援携带的物资是否充足? 应携带哪些物资?

思路:依照原卫生部颁布的《卫生应急队伍装备参考目录(试行)》要求,准备卫生应急物质装备,尤其保障类装备必不可少,如个人携行装备、后勤保障装备、通信办公装备、徽章标志等。

按照要求,本案例中市疾病预防控制中心现场工作组携带的物资不充足,缺少了处理自然灾害时非常需要的生活用品及户外居住用品。需携带以下物资:

1. 现场应急人员用品,包括帐篷、食物和水、衣物、药品、生活用品、防蚊虫药品等。

2. 越野型车辆(根据实际情况)。

3. 消杀药械(部分)。

4. 通信工具(卫星电话、普通电话、笔记本电脑、移动电源、手机电池)。

5. 饮水及食品卫生快速检测设备。

6. 自然灾害现场处置方案、预案等技术材料。

省级工作组到达现场后,立即分成两组:医疗救援组和卫生防疫组,分别投入救灾防病工作。省级卫生防疫队到达 NE 县,会同 PE 市和 NE 县疾病预防控制中心工作人员共同开展工作。

灾害发生后,NE 县疾病预防控制中心迅速组织车辆人员,在县卫生局的指挥协调下,搬运转移了 22 名伤员。

当日,县疾病预防控制中心迅速抽调相关技术人员 24 名,与市疾病预防控制中心人员一道,组成 8 个现场工作小组,对受灾严重的 NE 镇、同心乡的重点村寨的水源进行消毒处理,对村民居住点和灾民安置点周围环境进行灭蚊灭蝇处理。

6 月 3 日下午,省、市、县工作人员一起前往同心乡,对同心乡卫生院的受损情况及目前工作开展情况进行了了解,同时走访了灾民家,对受灾情况、水源及饮水设施毁损情况、饮食情况、厕所、垃圾堆放等情况进行了现场查看和了解。

6 月 3 日,根据工作需要,现场成立了抗震救灾卫生救援工作领导小组,由省卫生厅副厅长任组长,市卫生局局长和卫生厅 1 名处长任副组长,全面负责灾后医疗救治和灾后防病工作的指挥和协调。

6 月 4 日,针对现场工作情况,省卫生厅加派省疾病预防控制中心主任为抗震救灾卫生救援工作领导小组副组长,全面负责灾区的救灾防病工作,对现场的省、市、县防疫人员实行统一领导,统一指挥,统一管理。

【问题5】 如何开展灾害的现场救援工作?

思路:灾害现场救援工作应遵循的原则。

1. 对个体先抢后救原则 对被倒塌房屋、物体压住或卡住而又暂时无法救出的人员,有条件的应给予一定的食物、饮用水或输液等方式维持生命,等待救援。

2. 检伤分类 各级医疗救援队协助紧急救援中心或者独立完成伤病人员的检伤分类,对伤员实施现场急救;参与患者的转送及途中监护;向现场指挥所报告有关情况。

3. 现场急救 按照"先救命、后救伤,先救重、后救轻"的原则进行现场急救。应随时对已检伤分类的伤员进行复检,发现有危急重症现象应及时进行抢救和治疗。

4. 分区救治原则 紧急医疗救援可采用分区救治原则,救援现场可划分为中心区、分类区、救护区、后送区等 4 个区域。中心区通常在灾害现场或附近,主要由救援队对不能移动(如被压埋)的伤员进行现场急救;分类区在稍外侧,紧邻中心区,主要从事检伤分类工作;救护区一般离事故现场稍远,该区又划分为红、黄、绿色区域,对不同伤者分别进行救治;后送区一般是伤员经过现场处理后转送到后方医疗单位的集结点。

5. 伤员的转运及途中监护 要按照原定地点及时转送伤员，做到合理分流，患者与病情一并转送。途中要安排医护人员观察病情，维持救治措施，避免二次损伤。

6. 紧急卫生救援 在自然灾害期间及灾后的首要任务是积极做好各类传染病的预防与控制工作。主要采取的卫生防病措施包括疫情检测与报告、饮水卫生、食品卫生、环境卫生、预防控制中毒事件、病媒生物的控制等。

【问题6】 如何进行尸体卫生处理?

思路:

1. **喷药** 扒挖尸体与喷药紧密结合，尸体上可用石灰水、黑色草木灰来吸附含臭物质，也可用 1% 的二氧化锰与木屑混合吸附硫化氢之类的臭气，或喷洒 3%～5% 的甲酚皂溶液(来苏尔)。观察结果表明，效果较好的是次氯酸钙、氢氧化钙和漂白粉混合喷洒，能很快除臭消毒。鉴于尸体是感染的隐患，WHO 建议尸体用石蜡浸泡后，就地焚化，以避免疫情的发生。

2. **尸体包裹要求**

(1) 首选统一制作的裹尸袋。

(2) 可因地制宜选用死者生前使用的被褥等进行包裹。

(3) 尸体高度腐烂时，在裹尸袋内要加棉织物吸收液体，并适当喷洒漂白粉或其他消毒除臭剂。

(4) 尸体的包裹要尽量严紧结实。

(5) 对轻度腐烂的一般性尸体，无须进行消毒除臭处理，为减轻周围环境的臭度，在尸体周围环境可适当喷洒消毒除臭剂。

3. **捆紧** 将包裹后的尸体最好捆三道(头、腰、腿部)，便于移运和避免尸臭散发。

4. **尸体的运输要求**

(1) 使用专门的尸体运输车辆。

(2) 尸体装车前要在车厢里衬垫液体吸收物，液体吸收物清除前需对液体吸收物与车厢进行消毒处理。

(3) 尸体运输尽量选择人群较少的路线。

5. **尸体的处理与掩埋要求**

(1) 火化处理场可正常运行时，进行火化处理应为首选方法。

(2) 对甲、乙类传染病死亡者，应做彻底消毒后，以最快速度运出火化或者 2m 以下深埋。

(3) 对高度腐烂的尸体应进行消毒除臭处理。

(4) 尸体埋葬的场所应由当地政府指定，不得随意乱埋。

(5) 选用土葬，应尽可能选择 2m 以下深埋的方式;埋葬人数集中量大时或有特殊原因不能选择深埋方法时，如为避免对地下水的污染等，经现场卫生专家集体决定可选用浅埋(1m)的方法。

(6) 在城镇、乡村外选择好埋尸地点，在便于运输又不影响城镇、乡村生活、活动和景观的地点选择尸体掩埋地。应选择土壤结构结实、地下水位低的场所;掩埋场所还应选择地势较高的地点;埋葬地点必须远离水源地;尽量选择人口密集区的下风向。在埋葬或火化之前，尸体必须鉴定并有记录。

知识点

尸体的消毒、防腐、防臭方法

人、畜尸体应尽早处理，现场应急处理可用 0.2% 过氧乙酸或用 100g 漂白粉加入 25L 水中配成溶液，将动物尸体喷洒湿润，30 分钟后填埋，尸体运送应用塑料袋装后才能进行。需保存者送殡仪馆。如果动物尸体、垃圾有苍蝇滋生，取 80% 敌敌畏 100g 加水 50L，按 100～200ml/m² 均匀喷洒。

【问题7】 自然灾害早期救灾防病工作的重点是什么?

思路:人员抢救和伤员救治;为受灾群众寻找适合的居民安置点;水源的恢复及消毒处理;食品安全。

【问题8】 防疫工作在灾后防病初期有哪些作用?

思路：

1．为居民临时安置点提供卫生学评价，帮助寻找合适的安置点。

2．对临时饮用水开展消毒工作，确保饮水安全。

3．开展食品卫生监测，确保食品安全。

4．开展重点区域环境消杀，降低传染病传播风险。

省疾病预防控制中心主任到达现场后，立即与组长及现场抗震救灾指挥部取得联系，了解目前的灾害情况。

据初步统计，NE 全县 7 乡 2 镇 85 个村 4 个社区 3.5 万余户、18.6 万余人不同程度受灾。城乡房屋受损严重，土木结构房屋墙体普遍倒塌，砖混结构房屋普遍出现墙体开裂，承重柱移位。截至 6 月 3 日 15：30 时，地震已造成 3 人死亡，300 余人受伤。在伤者中，重伤 28 人，其中 22 人已转至 PE 市人民医院救治。

经市政府进一步统计，本次地震波及 SM 区、JG 县、MJ 县、JC 县等 5 个县区的 51 个乡镇，受灾人口 53.6 万人，3 人死亡，313 人受伤（28 人重伤），紧急转移安置灾民 18 万人，266 所中小学、幼儿园不同程度受损，57 所县乡医院受到损坏，经济损失 25 亿元，其中医疗卫生设施损失 1.5 亿元。

根据目前的灾害情况，现场防疫组立即召开会议，对下一步工作进行分工和部署，将省市县防疫人员分为 6 个组，每个组指定 1 名负责人，并制订了各个组的工作职责，具体为：

（1）综合组（组长 1 人，组员 2 人）：负责每日工作资料的收集、信息上报及疫情的核实调查工作。

（2）检验组（组长 1 人，组员 6 人）：负责所有样本的实验室检测工作，同时承担饮用水监测的采样工作。

（3）4 个现场工作组（每组设置组长 1 人，组员 5 人）：负责现场消杀、饮用水消毒、媒介监测、健康宣教等工作。

分工结束后，各组立即分头行动，首先对目前的公共卫生需求情况进行了详细的评估，进一步了解目前灾后防病工作的严峻形势。评估结论如下：

（1）NE 县是鼠疫、疟疾等自然疫源性疾病的老疫区。

（2）本次灾害造成 124 个饮水工程严重受损，灾区饮水合格率仅为 27%。

（3）超过 10 万受灾群众居住在帐篷等临时建筑内，居住拥挤、条件差，极易发生呼吸道传染病（流感、麻疹）和虫媒传染病（疟疾、乙脑、鼠疫）的流行和暴发。

（4）6 月份正是肠道传染病的高发季节，灾区极易发生肠道传染病（痢疾、甲型肝炎、伤寒）流行和暴发，由于灾后天气异常，食物中毒、水源性疾病等突发公共卫生事件的防控态势十分严峻。

（5）临时居住点的厕所设置、垃圾处理等一些措施还未得到很好的落实。

（6）消杀物资使用量大，采购问题还未得到有效解决。

（7）灾区尤其是农村居民生活习惯及卫生条件较差。

（8）灾后防病工作将持续相当长的时间（至少 8 个月）。

【问题 9】　如何进行灾区卫生评估？

思路 1：评估的意义。

及时、高效、准确地开展灾区卫生评估是灾后卫生防病工作非常重要而且必不可少的首要环节，也是灾后科学、有序地制订卫生策略和实施干预措施的基本前提。

思路 2：评估的内容。

1．灾区卫生现状　灾民集中安置情况；灾民的食物和水的供应是否正常，是否安全卫生；安置点的环境卫生及设施情况；媒介生物密度、简易卫生厕所、粪便和垃圾的处理问题；人和动物尸体的清理和掩埋；环境的日常清理和消毒。

2．灾区医疗卫生服务能力　灾民安置点是否有相应的医疗设施和卫生服务；是否有医疗救治站；是否具备心理疏导能力；是否备有常用的治疗药品、预防用药品和疫苗、饮水净化消毒用药品、环境消毒用药品和器械，灭蚊、灭鼠用品等；原有卫生服务系统的破坏程度和现有能力。

3．灾区传染病监测情况　各医疗救助点是否有传染病报告机制；常见传染病的报告流程和方式；灾区常见传染病监测信息的分析和利用；常见传染病的报告种类和数量。

4. 灾区卫生需求 人力资源评估：卫生防疫人员、临床救治人员；物资需求评估：救灾防病物资（消杀灭药品、器械、生物制品）、灾时便携式检测设备、快速检测试剂、预防药品和治疗药品等；卫生饮用水供应设施；粪便、垃圾和人畜尸体的处理设施等；健康教育宣传材料。

思路3：评估的方法。

1. 从灾害可能造成的公共卫生问题逐一进行评估。

2. 按照灾害快速评估、需求评估和风险评估等对灾后的卫生防病工作评估。

思路4：评估报告内容包括受灾地区背景资料、评估内容与方法、识别出的风险及其分析评价、风险管理建议等4个部分。

【问题10】 本次评估有哪些遗漏？

思路：主要遗漏了媒介生物滋生情况的评估、灾民心理状况评估、医疗卫生设施损毁情况评估、传染病监测系统情况评估。

【问题11】 地震灾害造成的公共卫生问题主要有哪些？

思路：地震灾害造成的公共卫生问题主要包括9个方面。

1. 生态环境破坏。

2. 意外伤害。

3. 大量的人员伤亡。

4. 慢性非传染性疾病发病率增加。

5. 破坏了公共卫生服务体系。

6. 增加了潜在的伤残寿命。

7. 媒介生物滋生，传染病流行。

8. 人口迁移、流动。

9. 人的心理、精神伤害。

二、自然灾害区域卫生处置

根据评估结论，各项灾后防病工作开始有序开展。

（一）信息报告

综合组负责每日编制"灾区防疫信息日报"，主要描述当日疫情监测情况、防疫工作开展情况、存在困难和下一步建议及要求，上报省卫生厅、市卫生局、县卫生局、抗震救灾卫生救援工作领导小组和现场抗震救灾指挥部。

6月5日起，所有受灾乡镇和县疾病预防控制中心实行疫情"零报"和"日报"制度，要求各乡镇加强腹泻、发热、皮疹等症状的监测工作，严格做到逢疑必报、逢疑必检。

通过落实各项措施和要求，提高了疫情报告的灵敏性和准确性，同时保证了信息归口管理，对外保持口径一致，防止出现数据不一致、说法不一致的情况。

（二）开展水源的监测及消毒工作

现场工作组对受灾严重的地区进行调查统计，共有2 450个水源需要进行处理，其中集中式供水水源85个。根据统计结果，防疫组及时编制了《NE县地震灾区集中式供水点的水源消毒管理方案》，方案要求对2 450个水源进行分级处理，集中式供水水源全部采样进行检测，统一进行消毒处理；散在的小水源进行抽样检测，由专人进行消毒处理；对暂时检测不合格的水源要进行明显标记。

6月8日—18日，防疫组对135个水源进行了采样检测，合格45个，合格率33.33%。根据监测结果，现场工作组立即分头对集中式供水水源进行了第一次消毒，并与水厂及村委会取得联系，要求其派出专人负责水源的定期消毒，并对消毒人员进行了现场培训与指导。要求每个集中式供水水源均有人负责定期消毒处理，责任落实到人。对散在式的小水源采取将消毒药发放到户，并结合健康教育的开展，指导农户安全饮水。及时将406件（37 500瓶）消毒灵片剂分发到9个乡镇的灾民手中，做到了每户1瓶，并指导灾民正确使用消毒药品。与教育部门联系，由每所学校指定专人负责该校水源的消毒处理工作，同时建议学校为学生提供开水。对一些难以进行处理的不合格水源设置了"此水源不能直接饮用"的明显标识。为更有效地开展水源的监测工作，省疾病预防控制中心紧急调拨2台余氯快速测定仪到灾区现场，快速开展水源的余氯监测工作。

6月23日，再次对49个第一次检测不合格的集中式供水水源采样进行检测，29个合格，合格率59.18%。另外，对学校20个水源进行了第二次监测，合格14个，合格率70%。

根据水源监测结果，进一步加强对不合格水源的督导检查力度，同时将检测结果及不合格水源的学校名单向县指挥部、县卫生局、县教育局进行报告，并通报县卫生监督所，以尽快落实不合格水样的消毒卫生整改工作。

6月30日，第三次对不合格的水源点采样进行检测，检测20个，合格18个，合格率90%。其中城镇集中式供水点和学校水源检测全部合格。农村较大的集中式供水水源尚有2个不合格。工作组专门对这2个水源点进行了督导，要求当地安排专人负责消毒。

7月4日，再次对这2个水源点进行采样检测，均合格。随后，饮用水监测改为以督导和抽查为主，重点关注学校和城镇集中点监测。

（三）开展虫媒及鼠密度监测

为更好地开展消杀工作，了解当地的虫媒及鼠密度情况，工作组开展了监测工作。6月5日起，防疫组在密集的临时居民安置点、受灾严重的村寨开展了虫媒及鼠密度监测工作。

6月5日，工作组通过在3个点设立诱蚊灯进行通宵诱蚊，开展蚊媒密度监测。6月6日共捕获蚊126只，其中中华按蚊81只，占64.29%，三带喙库蚊21只，占16.67%，微小按蚊5只，占3.97%，其他蚊种19只，占15.07%。

同日，工作组在6个行政村11个社区布放鼠笼1800个、鼠夹1800个、粘蚤纸1500张。捕获鼠5只、蚤62匹（猫蚤60匹、人蚤2匹）。通过对捕获的鼠、蚤开展鼠疫的实验室检测，未发现阳性结果。

6月10日，在对居民临时安置点和受灾严重的村寨开展了消杀工作后，再次开展了蚊媒密度的监测。共捕获蚊79只，其中中华按蚊55只，占69.62%；三带喙库蚊11只，占13.92%；其他蚊种13只，占16.46%。本次监测没有发现微小按蚊，蚊密度较前次监测有所下降，证明开展的消杀工作具有一定效果。

随后，工作组先后又开展了6次蚊媒密度的监测，重点针对疟疾的主要及次要媒介微小按蚊、中华按蚊，以及乙脑的主要媒介三带喙库蚊进行监测，均未发现密度异常上升的情况。

至灾后防病工作结束，累计消杀面积达1 253 890m²，覆盖户数9 181户，覆盖人口38 679人。

（四）组织开展大规模的爱国卫生运动

在临时安顿好灾民、解决了居住和饮食问题后，通过县抗震救灾指挥部发文，要求各乡镇各村发动群众开展大规模的爱国卫生运动。

NE县爱卫会向全县发文，要求对灾区内所有二次供水点限期进行清洗和消毒，确保群众的饮用水安全。

【问题12】 如何做好灾区饮用水消毒处理？

思路1：灾害致供水系统破坏，水体污染，亟需对水体进行卫生处置，以防各种介水传染病的发生和流行。

思路2：根据水源不同，采取不同的消毒方法。

1. 湖水、河水、山泉水等地表水的消毒　将漂白粉（按照含有效氯30%计算，每吨水加入70～150g）或漂白粉精片（按照每片含有效氯0.2g计算，每50kg水中加入一片）研细后，用清水调成糊状倒入需消毒的水中，在充分搅拌后加盖放置30分钟，检验水中余氯应达到0.7mg/L（在自然灾害条件下）。用于存水的桶、缸等用具应经常倒空清洗以保证其清洁。

2. 井水消毒　在加氯消毒之前，先应通过实验室确定水的需氯量和加氯量（加氯量＝需氯量＋余氯量）。若条件不允许，可测量出井水的容量，加入量按每升水3～5mg有效氯计算，作用30分钟后，余氯应达到0.3～0.5mg/L。使用漂白粉（100kg水需2.0g漂白粉）时，将所需量漂白粉放入碗中，加少许冷水调成糊状，再加适量的水，静置10分钟。将上清液倒入井中，用取水桶上下震荡数次，30分钟后即可使用，一般每日消毒2～3次。使用漂白粉精片（100kg水需1片漂白粉精片）时可以直接加入水中进行消毒处理。

3. 蓄水设施的消毒　在工作人员进入蓄水池之前，应对蓄水池入口用消毒剂进行喷洒消毒，然后进入

163

蓄水池内,应先用清水刷洗并清理掉蓄水设施内壁的淤积物,在用含有效氯300mg/L的消毒液喷洒设施内壁,并停留30分钟后再用清水冲洗干净。蓄水池中的水在供水前水中余氯应达到0.7mg/L(在自然灾害条件下)才能供水。

4. **个人饮水消毒**　可用漂白粉精片、清水龙片、有机碘片等消毒片放入水壶中,振摇1～2分钟,然后静置30分钟便可使用。

知识点

水源的种类及其卫生学特征

水源分为降水、地表水和地下水三大类。

(1)降水(precipitation):指雨、雪、雹水。水质较好,矿物质含量较低,但易被污染,且水量没有保证。

(2)地表水(surface water):包括江河水、湖泊水、水库水等。地表水水质一般较软,含盐量较少。江河水在涨水期或暴雨后,水中常含有大量泥沙及其他杂质,使水浑浊或带色,细菌含量增高,但盐类含量较低。

(3)地下水(underground water):分为浅层地下水、深层地下水和泉水三种。水质一般,物理感官性状较好,细菌含量较少,但它可溶解土壤中各种矿物盐类而使水质硬度增加,水中溶解氧因被土壤中生物化学过程消耗而减少。

【问题13】　灾后防病工作中应主要开展哪些媒介生物的监测? 为什么?

思路:根据历史上该地的传染病流行史,应开展蝇类(霍乱、伤寒和痢疾)、蚊类(乙脑、疟疾和登革热)、鼠类(鼠疫)的监测。

知识点

灾后相关疾病监测

通过开展重点传染病、症状监测、食品和水质监测以及病媒生物监测,及早发现并控制相关疾病暴发。

(1)重点传染病:自然灾害期间应重点抓好肠道传染病(如霍乱、伤寒、痢疾、肝炎、脊髓灰质炎等)、自然疫源性疾病等重点传染病的报告和监测,以及食物中毒事故的报告。

(2)症状监测

呼吸道症候群:发热(体温≥38℃),伴有或不伴有乏力、头痛、咳嗽、咽喉疼痛、全身酸痛等上呼吸道感染症状;胃肠道症候群:大便性状改变,每日达到三次或以上,伴有或不伴有发热、恶心、呕吐、腹痛等症状;出疹性症候群:出现斑疹、丘疹、斑丘疹、水疱疹、脓疱疹等皮疹症状;黄疸症候群:出现皮肤、巩膜黄染症状。

(3)食品和水质监测:加强灾区的食品监测,确保食品卫生,防止食物中毒的发生;强化水源水和饮用水的水质监测,增加监测频次,确保生活饮用水安全。

(4)病媒生物监测:灾区疾控机构应在灾民集中的地区开展室内、外鼠密度和鼠传疾病监测,开展室内外蚊、蝇、白蛉等虫媒密度监测。

【问题14】　开展消杀工作的重点地区是哪些?

思路:重点地区包括:人口集中的地区,主要有居民临时居住地、学校;人畜死亡较多的地方;历史上虫媒传染病发病率高的地方;监测结果显示媒介生物高的地方;水源周围地区。

（五）编制各种技术方案和应急预案

地震发生后,由于受灾面积大,工作任务重,灾后防病工作人员严重不足,尤其是县、乡级防疫人员严重不足,因此只能抽调所有人员参与灾后防病工作。这些人员专业多样,大部分人员对灾后防病处置工作没有经验,为保证灾后防病工作的质量,防疫组决定尽快编写适用于现场使用、简单易操作的工作方案及应急预案,对参加工作的所有人员进行培训,并按照方案和预案的要求开展工作。

根据工作的实际需要,防疫组编制了《灾区疫情报告及管理方案》《灾区集中式供水点的水源消毒管理方案》《灾区疫苗应急接种方案》《灾区外环境消毒杀虫方案》和《灾区健康教育方案》5个工作方案,以及细菌性痢疾、甲型肝炎、流感、麻疹、疟疾、乙脑、伤寒和副伤寒、食物中毒8个灾区应急处置预案,规范了各项灾后防病工作。

6月13日,县卫生局组织了全县灾后乡(镇)卫生院防疫专干进行各种灾后防病工作方案和应急预案培训,共培训21人。

6月19日,县卫生局组织了全县村医及校医进行了大灾之后防大疫培训,共培训了66名村医和校医。

在实际操作过程中,由现场工作人员不断对工作方案和应急处置预案提出建议和意见,并不断组织人员进行修改完善。

（六）开展健康教育

此次地震受灾面积广、受灾人群多、涉及地区多,各级防疫人员只能把重点放在人口集中的地区,在现有的条件下,不可能兼顾到每一个受灾群众。因此,开展大范围的健康知识宣传教育、建立群防群控机制,对灾后防病工作的开展、保护群众的身体健康都非常重要。

（七）实验室检测能力的建设

在地震之前,县疾病预防控制中心开展的实验室检测项目较少,仅能开展甲型肝炎IgM抗体的检测,常见肠道病原菌的分离,疟疾、鼠疫及饮用水部分指标的检测,不能保障灾后防病工作的需要。防疫组根据实际工作情况,及时从省市相关单位调拨了检测试剂,并派出实验室人员到达现场,帮助县疾病预防控制中心建立了麻疹、风疹、乙脑、部分食物中毒病原、饮用水微生物等的检测流程。

由于有实验室检测的支持,使得饮用水监测、传染病的诊断等工作得以顺利开展。这不仅为当地建立起相关的实验室检测流程,同时还培养了实验室检测人员,更有利于以后防疫工作的开展。

（八）预防接种

为更好地保护重点人群,6月15日,防疫组制订了《灾区疫苗应急接种方案》。从6月16日起,对灾区27所中小学开展了麻腮二联疫苗、乙脑疫苗的应急接种工作,共完成了23 103人份的接种,未出现任何疫苗偶合反应及严重的不良反应。

随着抗震救灾工作的进展,各级领导高度重视灾后防病工作。省、市领导多次作出"有干净水喝"和"确保灾后无大疫"的重要指示,并对灾后防病工作作出明确要求,要求全省各级医疗卫生机构尤其是省级医疗卫生和疾控机构要把灾区防病工作作为当前的主要工作和重中之重,在当地政府的统一领导下,全力以赴投入灾区防病工作。

市抗震救灾指挥部及时向全市下发了《关于开展灾后传染病防治工作的紧急通知》,指导开展灾后防病工作。县抗震救灾指挥部办公室下发了《关于切实做好地震灾区疾病预防控制工作的紧急通知》,要求各乡(镇)抗震救灾指挥部和各成员单位认真贯彻落实上级政府的抗震救灾紧急工作会议精神,切实做好下一阶段地震灾区疾病预防控制工作,严防大灾之后发生传染病的暴发流行。

根据实际工作的需要,市县卫生局及时组织了8支医疗队,每日到受灾乡镇开展巡回医疗工作,负责及时诊治群众伤病,同时肩负传染病疫情的监测和灾后防病知识宣传的任务。

县卫生局及时组织卫生监督部门,每日派人对县城餐饮业、学校、生活饮用水、医疗救治场所开展卫生监督执法检查。同时组织2支卫生监督工作组,每日深入各受灾乡镇,对食品和饮水卫生进行监督检查。共对7 856户次的餐饮机构进行了监督检查,重点对学校食堂26户次、集中式供水单位59户次、医疗机构13户次进行了监督。

由于上述各项工作的有序开展,灾后防病工作进入了良好的运行状态。

【问题15】 是否需要现场编制预案或技术方案? 如需要,如何使用?

思路1:根据实际情况看,如果灾情发生前已经编写过相关的应急预案或技术方案,目前则只需在现场使用中进行不断地修改完善。如果之前未编写过相关技术方案,则需要及时编写重点疾病的防控方案,以指导现场工作人员使用。

思路2：如果时间允许，可进行短期集中培训后使用。如时间来不及，可将方案编写为现场工作手册，但操作性要强，让工作人员在工作过程中一边使用，一边进行修改完善。

【问题16】　在灾区常用的卫生宣传手段有哪些？

思路：社会公众是防灾的主体。各级卫生部门要根据本地区自然灾害特点和工作实际，加强健康教育，利用各种广播、电视、网络、手机报和手机短信、宣传材料、面对面交流等方式，向公众宣传防病救灾的卫生常识（饮用水卫生、食品卫生、环境卫生、传染病防治等），增加公众对突发自然灾害的认知，提高灾民自我防病和自我保护的能力。注意宣传内容要简单、通俗易懂。

【问题17】　实验室支持在救灾防病工作中起到什么重要作用？

思路：实验室支持在救灾防病工作的作用。

1. 突发公共卫生事件（包括传染病疫情、食物中毒等）的病因（病原体或中毒物质）核实。

2. 饮用水的监测。

3. 食品的监测。

4. 媒介生物的监测。

5. 确认临床诊断，协助开展预防和进行临床治疗。

【问题18】　什么情况下，灾区需要开展应急接种？接种中应注意哪些问题？

思路1：需要开展应急接种的情况。

1. 经费允许。

2. 灾区一个单位（临时安置点、学校或救援队伍）内出现了疫苗可预防性疾病的暴发或流行。

3. 人口集中且某种疾病暴发和流行的可能性较大。

思路2：注意事项。

1. 人群集中接种时，防止出现群体心因性反应。

2. 偶合反应。

3. 免疫史。

4. 知情同意、自愿免费接种。

5. 禁忌证。

6. 疫苗的运输、保存。

7. 有效的接种。

【问题19】　巡回医疗在救灾防病工作中的作用有哪些？

思路：巡回医疗在救灾防病工作中的作用。

1. 及时救治伤者及患者。

2. 及时发现传染病疫情。

3. 卫生知识宣传教育。

6月5日，NE县疾病预防控制中心接同心乡卫生院防保科报告，该乡同心村鱼坝四子社发现3例疑似细菌性痢疾病例。

接到报告后，省、市、县联合防疫工作组首先到同心乡卫生院了解情况，卫生院接诊医生介绍，当日1名患者前来就诊，主要表现为发热、腹泻（脓血便）、里急后重等症状，医生在了解病史时，得知其女儿和妻子也出现类似症状，该情况引起了接诊医生的高度重视，立即将情况反映给了防保科，防保科及时向县疾病预防控制中心报告。省、市、县联合防疫工作组了解初步情况后，随即到患者家里开展调查核实。

患者家在一条公路旁，房屋已被震坏，不能居住，一家3口在路旁搭建了一个简易帐篷，从房子里搬出了一些物资堆放在帐篷里面，非常拥挤。可见部分餐具随意摆放在地上，卫生条件差。使用一个独立的蓄水池，卫生防护设施简陋，部分加盖。饮水来源于山泉水和雨水。经目测，蓄水池里的水面有漂浮物，较浑浊。屋后有一简易厕所。患者家相对独立，距离其最近的住户约500m远，近期忙于灾后重建，未与他人来往。

经调查，妻子最先发病，发病日期为 6 月 1 日（地震前），出现发热、腹痛、腹泻（脓血便）、里急后重等症状。发病后，曾到乡卫生院就诊，进行输液治疗（药名不详）。6 月 3 日中午，其女儿出现类似症状，也到乡卫生院进行治疗。6 月 4 日晚，丈夫出现症状，于 6 月 5 日到乡卫生院治疗时被发现并报告。目前妻子和女儿病情已有所好转。

工作组采集了蓄水池水标本 1 份和 3 名患者的肛拭子标本 3 份送实验室进行检测。6 月 7 日，实验室检测结果显示：在蓄水池水标本和丈夫肛拭子标本中均分离到福氏志贺菌、痢疾志贺菌，其余 2 份标本由于接受了超过 3 日的抗生素治疗，未分离到致病菌。根据患者临床表现、流行病学调查资料和实验室检测结果，确认本次疫情为家庭蓄水池受到污染引起的细菌性痢疾聚集病例。经过一个最长潜伏期的观察，该村未发现相同病例，3 名患者经过积极治疗，已痊愈。本次疫情由于发现和处置及时，疫情得到有效控制，未发生扩散。

至 2008 年 2 月 6 日，最后一批灾民搬入新居时，NE 县无甲类传染病报告，累计报告 261 例传染病病例，较上年同期（289 例）下降 9.69%。全县无传染病暴发疫情等突发公共卫生事件发生。

【问题 20】　接到报告后，现场防疫工作组应开展哪些工作？

思路：现场防疫工作组在接到报告后，应考虑开展的工作。

1．进行现场调查，核实疫情。

2．核实是否存在暴发。

3．扩大调查范围，在当地搜索是否有类似病例（依靠乡卫生院和村卫生室）。

4．做好调查前准备。

5．现场消毒处理。

【问题 21】　如何判定此次细菌性痢疾疫情的性质？

思路 1：暴发疫情判断标准。

3 日内，同一学校、幼儿园、自然村寨、社区、建筑工地等集体单位发生细菌性痢疾病例 10 例及以上，或出现 2 例及以上死亡；或 1 周内在 1 个县（市、区）区域内细菌性痢疾的发病水平超过前 5 年同期平均发病水平 1 倍以上。

本案例中菌痢不属于暴发疫情，尚达不到《国家突发公共卫生事件相关信息报告管理工作规范》的要求。但此案例中，防疫人员及早发现、及时处理，很好地控制了可能扩散的疫情。

思路 2：能否及时发现聚集性传染病病例，决定着能否及时开展调查处置，以防止疫情进一步扩散，造成暴发或流行，是"大灾之后防大疫"工作的重要"指示灯"。

通过 8 个多月的艰苦奋战，NE 灾区成功实现了"大灾后无大疫"的目标。

本次地震灾情重，震中距离县城近，导致县城破坏严重，基础设施损毁严重，转移安置人口多达 18 万，但是造成的人员伤亡少，仅 3 人死亡，313 人受伤（其中 28 人重伤）。

各级政府领导对灾后防病工作高度重视，反应迅速，组织有力，部门协调，监测敏感，严防死守，措施得当，无私奉献。省、市领导作出"有干净水喝"和"确保灾后无大疫"的重要指示。其他各级政府领导先后对灾后防病工作提出了明确的要求，要求确保做到"大灾之后无大疫"。

【问题 22】　如何评价灾后防病工作取得的效果？使用哪些指标？

思路 1：一般指标。

信息收集和分析是否快捷？确定的预防策略是否得当？决策者执行适宜的政策和策略的情况是否良好？

思路 2：可使用的指标。

传染病发病率与往年同期比较，或与前 3～5 年同期平均发病水平比较；突发公共卫生事件发生情况，尤其是重大事件的发生。

思路 3：其他参考指标。

1. 组织管理方面 组织机构是否合理,开展活动是否正常,有无管理制度。后勤保障是否落实到位,品种是否齐全,有无实效,使用是否正常规范。资料使用方面,用于灾害突发事件宣传资料、抢救资料、调查资料、措施落实情况资料、采样检验资料等是否齐全,使用是否正常规范,登记项目是否完善,有无专人负责,保管是否规范。

2. 措施质量方面 传染病疫情报告率、传染病隔离率、饮用水消毒覆盖率、饮用水余氯合格率、饮用水检测合格率、饮食及食品单位达标率、食品检测合格率、食具消毒率、食具消毒合格率、环境消毒率、环境消毒合格率、粪便处理率、粪便处理合格率、苍蝇的种类及密度、蚊虫的种类及密度、老鼠的种类及密度、蟑螂的种类及密度、预防服药率、应急免疫率、应急免疫效果。

3. 措施效果方面 暴发疫情数、食物中毒数、疾病罹患率、携带率、感染率、家庭二代续发率、某病死亡率。

4. 社会指标方面 健康教育普及率、健康教育知识知晓率、健康教育行为形成率、伤残调整生命年、成本效益分析。

【问题23】 灾后防病工作应持续多长时间? 随着时间推移,工作重点应如何转变?

思路1: 持续时间应根据灾害的延续情况、防病措施的开展及落实情况以及效果评价情况综合考虑。

思路2: 灾后防病措施分为以下三个时段开展。

1. 应急阶段 在灾害发生后立即开展,主要以公共卫生学快速评估、制订防病措施及落实各项措施为主。

2. 效果评估阶段 对应急响应措施及其效果进行评估。

3. 灾后疾病监测阶段 在应急响应结束后,将开展较长时间的灾后疾病监测。在常规疾病监测的基础上,增加一些与灾害可能相关的症状或疾病监测,必要时开展主动监测。

三、知识拓展与问题延伸

（一）关于灾害源性疾病

因灾害现象而导致或诱发的一系列疾病被称为灾害源性疾病。按照灾害源性疾病的病因、特点等可将其分为灾害创伤性疾病、灾害感染性疾病和灾害应激性疾病三类。

1. 灾害创伤性疾病 主要通过气流、水质、灰尘、泥沙、强光、火焰等物理因素对人体造成的包括死亡在内的各种创伤性疾病,如创伤出血性休克、软组织损伤、胸部损伤(如血胸、气胸、血气胸等)、脏器损伤、骨折、颅脑损伤、挤压综合征等。

2. 灾害感染性疾病 包括原发感染性疾病和继发感染性疾病两类。原发感染性疾病,主要是指传染病的暴发与流行(如鼠疫、霍乱等烈性传染病的暴发与流行而导致的生物性灾害)。继发感染性疾病,主要指继发于各种非生物性灾害(如地震、洪涝、干旱、非生物性战争等)中的以各类创伤作为基础的各种感染,如创伤性感染、脓毒血症、败血症等,或因人们在灾害中难以获得安全卫生饮用水、食品等继发的肠道传染病等。

3. 灾害应激性疾病 主要包括心理应激性疾病、生理应激性疾病及心理生理双重应激性疾病三类。心理应激性疾病主要有心理障碍、恐惧症、焦虑症、绝望症、精神分裂症等,生理应激性疾病主要有中暑、营养不良、脏器功能不良与衰竭等,心理生理双重应激性疾病主要有急性创伤后应激性疾病、慢性创伤后应激性疾病、消化性溃疡、心血管疾病、糖尿病等。

（二）灾后传染病的预防和控制

当发生地震、洪涝、台风等自然灾害时,受灾地区的生活设施受到不同程度的破坏,灾民安置点人口密集,往往可能造成水源污染;粪便、垃圾和腐烂变质的有机物质(包括牲畜尸体)得不到恰当处理,蚊蝇大量滋生,如不注意个人卫生和饮食卫生,受灾地区可能会发生霍乱、痢疾、伤寒、副伤寒等肠道传染病的暴发或流行。因此,灾后首要任务是预防与控制各类传染病的流行。

1. 灾后常见传染病 呼吸道传染病;肠道传染病;虫媒传染病;自然疫源性疾病和人畜共患病;其他常见病,如急性细菌性结膜炎、皮肤病。

2. 灾后预防控制传染病的原则 采取切断传播途径的公共卫生措施;恢复疫情报告体系,及时发现暴发疫情；迅速调查疾病暴发事件，及时控制疫情。

3. 灾后肠道传染病预防控制要点

（1）根据患者活动及排泄物污染情况划定疫点、疫区。

（2）早期发现患者，迅速就地隔离治疗和抢救，做到"三管一灭一宣传"（即管理食品、水、粪便，灭蝇、健康教育）、消杀、预防服药和应急接种为主的综合性防控措施，按照"早、小、严、实"的工作原则，即"时间要早、范围要小、措施要严、落在实处"，在最短的时间将疫情控制在最小的范围内，防止疫情扩散和蔓延。转送患者时要注意防止途中污染。

（3）疫点内应做好随时消毒和终末消毒，特别注意患者粪便、呕吐物及所有污染场所的消毒，消毒剂一般用漂白粉。

（4）对疫点内密切接触者进行医学观察，必要时可预防性服药（多西环素等）。

（5）加强饮水卫生处理和粪便管理，搞好饮食卫生和灭蝇工作。主要是加强水源保护，维持饮用水中高游离性余氯水平（0.4～0.5mg/L），防止排泄物污染水源和食物，鼓励用肥皂洗手，动物尸体及时掩埋或焚烧。

（6）疫点和疫区管理期间停止大型集会，禁止为婚、丧等举办各种聚餐活动。

（7）开展健康教育，在灾区开展预防肠道传染病的宣传，防止"病从口入"，重点向群众宣传不喝生水喝开水；食物要彻底煮熟，剩余食品吃前要彻底再加热，并趁热吃；不吃未煮熟的食物，可削皮、剥壳者例外；不吃腐烂变质食物，熟食品要有防蝇设备；接触排泄物后，应立即洗净手；教育儿童不要随地大小便；指导消杀药品的正确使用；告知群众出现腹泻症状时应及时就诊、自觉隔离；鼓励群众积极配合疫情调查以及消杀工作等。

4. 灾后呼吸道传染病预防控制要点

（1）隔离治疗患者：传染病患者是呼吸道传染病的最主要传染源，隔离治疗患者是控制流行的有效措施。尤其在灾民收治点，如果发生呼吸道传染病暴发，则主张将患者独立隔离。

（2）追踪密切接触者：根据监测信息，确定暴发流行的影响范围和人群，对密切接触者进行有效的观察，及时发现新病例。

（3）保护易感人群：疫情发生时，首先应保护老年人和小孩等易感者，开展预防性服药，同时尽量让他们少受寒和少挨饿，提高抵抗力。

（4）带菌者服药：对于细菌性呼吸道传染病的带菌者，在发生疫情时可考虑选择服用其敏感的预防性抗生素。

（5）健康教育：开展和加强预防呼吸道传染病的宣传，养成良好的个人卫生习惯，注意手的卫生，咳嗽或打喷嚏时用纸巾遮挡口鼻；保持室内空气的流通；远离患者或可能染疫动物。

（6）做好环境的清洁与消毒：呼吸道传染病会通过感染的人或动物污染环境，并通过环境造成扩散。因此，应当结合可能污染来源和污染范围的流行病学调查结果，对环境进行必要的消毒。

5. 自然疫源性疾病预防控制要点

（1）确定疫点、疫区及媒介控制区，对疫点进行随时消毒和终末消毒处理。

（2）控制传染源：病例隔离与管理；疑似、临床诊断或确诊病例应到定点医院进行隔离治疗；出现暴发疫情，患者较多时，应就地设置临时隔离治疗点。动物的管理：对可疑的动物进行扑杀、消毒处理。

（3）媒介控制：开展灭鼠、灭螨、灭蜱、灭蚊等工作；媒介密度应急监测，并及时把监测及控制结果上报上级部门。

（4）个人防护：重点搞好牧民、屠夫、医护人员等高危人群的个人防护。

（5）宣传教育与爱国卫生运动。

（6）开展应急接种工作：对疫区范围内人群进行流行性出血热、乙型脑炎、狂犬病等疫苗的应急接种。

（三）常见自然灾害卫生防病要点

1. 洪涝灾害　洪涝灾害包括洪水灾害和涝淹灾害两大类型。洪水灾害通常是指气候季节性变化所引起的特大地表径流不能被河道容纳而泛滥，或因山洪暴发而使江河水位陡涨，导致河堤决口、水库溃坝、道路和桥梁被毁、城镇和农田被淹没的现象。涝淹灾害指因长期大雨或暴雨导致洼地积水，不能及时清除，从而导致因泽生灾的现象。海洋水位突然升高,海水登陆而泛滥也会造成洪涝灾害。由于洪水灾害和涝淹灾害往往同时发生,有时难以区别,常统称为洪涝灾害。洪涝灾害所造成的危害具有明显的阶段性,包括洪水暴发瞬间引起的直接(原生)灾害和水灾后由水灾引起的次生灾害两个阶段。直接灾害是指洪涝灾害发生过程中直接造成的危害,如人畜伤亡、房屋倒塌、农作物被毁、工厂被迫停产等;次生灾害是由洪涝灾害发生后诱发产生的灾害,如物资供应瘫痪、交通电力通信中断、生态环境恶化、传染病的发生流行、卫生设施破坏及由社会秩序混乱所造成的伤害等。

洪涝灾害对人群健康的直接影响主要有人员伤亡、传染病流行等。对人群健康的间接危害主要有环境破坏、水源污染、食品污染、媒介生物滋生、医疗卫生服务可及性降低、医疗卫生服务系统破坏等。

(1)洪涝灾害积蓄期:洪水积蓄期是指降雨量显著大于往年及降雨时间显著延长,随着降雨量的增加,水位上升使江河湖泊流域的低洼地带随时都有遭遇洪水的可能。这段时间一般为1周左右。

这个时期卫生防病要点:①加强防范意识,完善救灾防病应急物资储备;②加强与相关部门的协作,实现资源共享,及时沟通信息,密切关注灾情动态;③相关卫生单位要掌握辖区内传染病疫情、地质灾害点和生活饮用水的本底资料;④地处低洼地带的医疗卫生单位要根据灾情预测,主动、高效应对;⑤组建应急医疗队伍,强化医务人员培训;⑥事先对重点人群进行预防接种。

(2)洪涝灾害破坏期:大量雨水积蓄,水位猛涨,超过警戒线,破堤、决坝或内涝积水。经洪水巨大的破坏力,大面积田园被淹没,同时造成巨大的生态破坏,严重危及人民群众生命财产的安全。

这个时期卫生防病要点:①开展紧急救治,确保灾民生命安全;②开通急救绿色通道,确保高效救治工作;③落实救灾防病信息报告工作。

(3)洪涝灾害效应期:洪水的破坏能量完全释放后,造成了包括动物、植物和微生物全方位生态环境的严重破坏。受灾居民经历灾难后,在恶劣的环境下极易遭到各种致病因素的袭击,产生各种负健康效应。此期可持续数月至次年。这段时间是卫生系统任务最艰巨的时期,是全面展开各项防病减灾工作,防止灾后出现疫情,确保灾区恢复生产,重建家园的关键阶段。

洪涝灾害后安置点消毒(图片)

这个时期卫生防病要点:①设立监测点负责传染病监测,疫情报告;②医疗救治及疫情控制;③加强环境卫生;④加强食品卫生和饮水卫生;⑤媒介生物控制;⑥健康教育。

2.台风　台风(热带气旋)是地球上气象灾害中破坏性最大的一个天气系统。台风的发生频次很高,在全球热带和副热带海洋上,几乎全年都有台风。我国是受西北太平洋台风影响最严重的国家之一,每年7~9月是我国台风活动最为活跃的季节,广东、台湾、福建和海南四省是台风最易登陆的地区。台风来势凶猛,范围广,破坏力强,致人伤害严重,伤害种类繁多复杂,如强台风袭击时,各种民房农舍及城镇建筑、房屋、广告招牌、电杆、电缆等受台风袭击倒塌,可直接引起砸伤、压伤和挤压综合征,引起颅脑外伤、脊柱脊髓损伤、多发骨折、多发脏器损伤和严重出血等;台风来不及躲避时,特别是翻船时可造成淹溺等,医疗救援要求紧迫。同时需要排险、救困、洗消、防爆等综合救援。台风灾害常常伴发洪涝水灾,对生产、生活、生态环境等造成严重的破坏,卫生救援的任务紧迫而繁重。

卫生防病要点:①台风灾害期间的卫生救援,主要是立即恢复水源,进行饮水消毒,保证食品卫生,做好饮水与食品的卫生监督,杜绝食源性疾病和肠道传染病;②及时清理掩埋人畜尸体,搞好环境卫生,建立卫生厕所,加强对粪便垃圾的管理;③加强疾病监测报告工作,组织医疗卫生人员深入灾区巡回医疗,开展健康教育。

3.旱灾　旱灾指降水异常偏少,造成空气过分干燥、土壤水分严重亏缺、地表径流和地下水量大幅度减少的现象。干旱以其持续时间长、波及范围广和造成饥荒等特点而成为一种严重的自然灾害。旱灾是一种非突发性的渐进性大面积灾害,干旱一般对人类的直接危害没有其他自然灾害大,主要是造成农作物减产和农业欠收,严重时形成大饥荒。干旱的第二大危害是造成水资源严重短缺,水资源不足严重影响工农业生产的发展,还容易引发森林火灾。威胁灾区群众健康的首要问题是饮用水匮乏和食物短缺。旱灾防病工作,必须抓好由缺水、缺粮及其污染引起的卫生问题,预防肠道传染病的流行和食物中毒事故,同时还应预防中暑的发生。

卫生防病要点:①做好饮水卫生工作,一方面要保护好水源,另一方面也要千方百计寻找新水源,认真做好饮用水水质处理和水质监测工作,保障饮水的供应和安全卫生;②做好干旱地区食品卫生工作,防止食用腐败变质食品和误食有毒野生植物,预防食物中毒发生;③加强疾病监测和疫情报告,及时掌握疫情动态;④做好中暑的防治;⑤搞好食品卫生、环境卫生工作;⑥健康教育。

4. 泥石流　泥石流是山区突然暴发的特殊洪流,含有大量泥沙、石块。主要发生在地质不良、地形陡峭的山区,破坏力极强。泥石流具有暴发突然、来势凶猛、迅速的特点,并兼有崩塌、滑坡和洪水破坏的多重作用,其危害程度往往比单一的滑坡、崩塌和洪水的危害更为广泛和严重。泥石流最常见的危害之一是冲进乡村、城镇,摧毁房屋、工厂、企事业单位及其他场所、设施,淹没人畜,毁坏土地,甚至造成村毁人亡的灾难。

卫生防病要点:①注重临时性水源的卫生,注意饮用水安全;②尽量不吃受水浸泡过的食物,自行烹饪食物时注意卫生安全;③做好环境卫生,对卫生厕所和粪便进行无害化处理;④注意个人卫生,加强自我防护等应对措施;⑤人畜尸体处理;⑥灾后疾病监测和防治;⑦虫媒生物控制;⑧灾民临时安置点卫生;⑨精神卫生等健康教育。

5. 海啸　海啸是一种具有强大破坏力的海浪。由于海底地震所造成的地壳移动,引起广大范围的海床垂直移位、海啸斜坡崩塌及海底火山爆发等,使海水激烈起伏,形成强大的波浪,向前推进,将沿海地带淹没。强烈的海啸,破坏性大,波及地区广,短时间内会造成大批伤员和多种健康问题。大量的海水涌来,可导致人畜不同程度的淹溺;在巨浪的冲击和海水的浸泡下,可能有大量建筑物倒塌,伤员会成批出现,特别是挤压伤伤员;由于公共卫生系统的破坏,人群密集,可导致多种传染病的流行,特别是介水传染病的流行;亦可以造成精神创伤等。

(1) 海啸灾后早期:幸存者脱离危险并撤离到安全地点的时期。

卫生防病要点:①妥善处理伤员,保障饮水安全;②保障食物供应;③预防虫媒传染病发生。

(2) 海啸灾后晚期:是指从灾民搭建临时房屋至定居这段时期。

卫生防病要点:①预防呼吸道传染病的发生;②预防疫水传播寄生虫病;③预防灾区传染病的异地传播。

(3) 海啸后效应期:指从灾民返乡到重建家园这段时期。

灾民返回故土可能将一些外地的疾病带回灾区。另外,灾害改变了灾区的生态环境,可能改变一些疾病的存在条件。如海啸常在沿海低洼地区造成积水,这种水洼有利于霍乱弧菌的繁殖,有可能造成霍乱流行。

6. 冰雪灾害　冰雪灾害是一种常见的气象灾害,拉尼娜现象是造成低温冰雪灾害的主要原因。冰雪灾害包括冰雹灾害、低温冷冻灾害和雪灾灾害等。我国冰雪灾害种类多、分布广,每年都受到不同程度冰雪灾害的危害。

卫生防病要点:①做好防寒准备,包括室内取暖设备及衣物、食品准备充足;老、幼、病、弱人群不要外出,注意防寒保暖;多雹灾地区降雹季节农民下地随身携带防雹工具,如竹篮、柳条筐等,以减少人身伤亡。②汽车减速慢行,行人当心滑倒,必要时封闭道路交通。③加强疾病监测报告工作,开展健康教育,注意警惕冻伤。

四、小　　结

在"自然灾害卫生防病重点"中,从自然灾害分类、分级和信息报告管理等方面识别自然灾害,并对现场救援工作队伍、应急物资装备提出科学合理的要求;在实施灾害现场救援时,应把握"先抢后救、分类救治、分区救治、后送原则、紧急卫生救援"原则,及时对尸体采取喷、包、捆、运、埋5个环节处理;在早期救灾防病工作中,应把救治伤员、安置灾民、确保饮用水和食品安全等作为工作重点;通过对灾情的调查与评估,科学、有序地制订卫生防病策略和实施干预措施。

在"自然灾害区域卫生处置"中,采取灾区饮用水消毒处理、媒介生物监测、编制有效技术方案和应急预案、应急预防接种、灾区健康教育等措施;在救灾防病工作中,实施巡回医疗,充分利用实验室检测手段,加强饮用水、食品、媒介生物的监测,及时发现传染病疫情,确认临床诊断,协助开展预防和进行临床治疗(图10-1)。

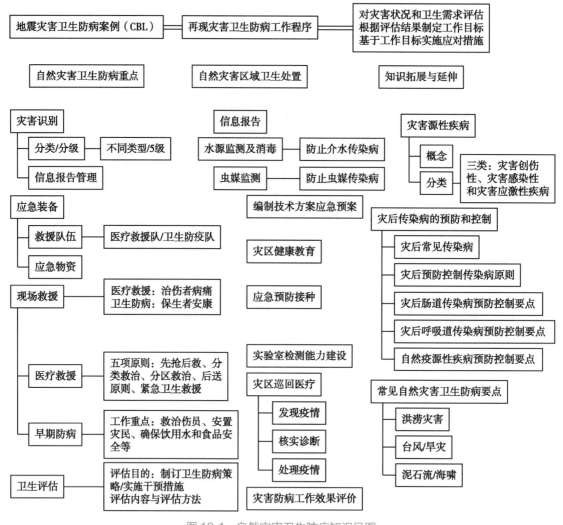

图 10-1　自然灾害卫生防病知识导图

（李　友）

推荐阅读文献

[1] 何作顺. 灾害卫生学. 2版. 西安：世界图书出版公司, 2019.

[2] 全国减灾救灾标准化技术委员会. 自然灾害分类与代码：GB/T 28921—2012. 北京：中国标准出版社, 2012.

[3] 宋铁. 灾后的卫生防病工作评估. 华南预防医学, 2014, 40（5）：493-496.

[4] 孙刚, 李亦纲, 杜晓霞, 等. 2017年地震灾害及应急响应总览. 中国应急救援, 2018, （01）：2, 9-14.

[5] 中国疾病预防控制中心. 自然灾害传染病预防控制工作技术指南（试行稿）. （2014-08-20）[2019-06-01]. https://www.chinacdc.cn/jkzt/tfggwssj/gl/201408/t20140820_101419.html.

第十一章　职业病识别、诊断与职业人群健康管理

职业病是指劳动者在职业活动中因接触化学性、物理性、生物性等职业病危害因素所引起的特定疾病。我国 2013 年 12 月颁布的《职业病分类和目录》，将法定职业病分为 10 类 132 种。确定为法定职业病的患者依法享有国家规定的职业病待遇。职业病病因明确，如能早期发现、正确诊断并及时处理，预后较好；大多数职业病目前尚无特效治疗办法，发现愈晚，疗效愈差。我国职业病患者总量大、发病率较高、经济和社会损失大。由于用工制度的多样性和劳动力的流动性，以及职业病患者临床表现复杂，且缺乏特异性等原因，职业病误诊、漏诊情况时有发生。临床医生在职业病的识别、协助诊断及治疗等方面都起着非常重要的作用。

职业病识别、诊断与职业人群健康管理的思路与环节要点：

1. 询问患者的职业史。
2. 建立"临床表现和某种特定的职业性有害因素有关"的思路。
3. 排除临床表现类似的其他疾病。
4. 判断患者的临床表现与曾经接触的职业病危害因素存在因果关系。
5. 提出"疑似职业病患者"的诊断意见。
6. 建议患者到已在省级卫生健康主管部门备案，可开展职业病诊断的医疗卫生机构进行诊断。
7. 告知患者职业病诊断的法定程序及意义。
8. 必要时，参与职业病的鉴别诊断和职业病患者的救治。

职业病识别、诊断与职业人群健康管理工作关键点

1. 临床医生在早期发现、早期诊断职业病的过程中起重要作用。
2. 职业病的法律诊断有别于医学诊断。
3. 职业病的诊断，关键点是职业史确认。
4. 职业病的诊断必须按照国家规定的法定程序及要求进行。
5. 经省级卫生健康主管部门备案的医疗机构有权进行职业病的诊断工作。
6. 取得职业病诊断资格的医生可以在其资质范围内从事职业病诊断工作。
7. 职业病诊断必须严格按照国家颁布的诊断标准进行诊断。
8. 职业人群健康管理是预防职业病的重要措施。

一、职业病的识别

患者，男，45 岁。头痛、头晕、烦躁、焦虑、失眠、多梦、乏力、双手多汗颤动 3 个月，多家医院均诊断为"自主神经功能紊乱"，服用安神养心类中成药及多种维生素治疗效果不佳。为进一步明确诊断，患者来院就诊。

【问题 1】　为明确诊断，医生应该获得患者的哪些基本信息？

思路 1：医生在接诊时应当询问患者的职业史。多数接诊医生在接诊过程中因缺乏职业病意识，很少关

173

注患者的职业情况，这是造成职业病患者不能早期被识别的主要原因。大部分职业病患者在患病后不知道自己所患的疾病与职业有关，不会直接去职业病诊断机构就医，首诊医院一般是最基层的综合医院。接诊医生应注意询问患者具体工作类别和工种、工作中是否接触有毒有害物质及其强度如何、工作中是否采取防护设施、工作前后身体变化情况、是否有其他工友发生类似症状等，判断临床表现与职业活动中所接触的有害因素是否存在关联。

思路2：我国劳动力人群流动性很大，就业途径复杂，工作变换性大；用人单位存在多样化的用工制度。同时，有些职业病发病过程比较缓慢，在脱离工作环境后疾病可能还在发展。所以在询问职业史的时候，不仅要询问患者目前的工作情况，还应详细询问患者以往的就业情况及工作变化情况。

> **知识点**
>
> 患者的职业史是识别职业病的前提条件。

门诊查体记录

慢性病容，心、肺、腹部无阳性体征，牙龈充血明显，口腔有异味，血压105/75mmHg。神经系统检查：手颤（++），生理反射存在，病理反射未引出。行心脏超声、腹部超声、胸部X线检查、心电图检查、头颅和胸部CT平扫均未见异常。肝肾功能、尿常规正常。血糖、血脂正常。甲状腺功能正常。脑脊液常规未见异常。生化检查未见异常。风湿、类风湿免疫因子未见异常。诊断为"自主神经功能紊乱"。

【问题2】　患者的门诊查体记录反映了哪种职业病的典型表现？

思路1：有些职业病有典型的临床表现。

本案例中，患者的门诊检查记录体现了慢性汞中毒的3个典型症状：易兴奋（主诉中描述有烦躁、焦虑、失眠、多梦）、震颤和口腔炎（牙龈充血明显，口腔有异味）。

思路2：现代医学的发展为临床医生提供了足够多的实验室检查手段和方法，但是医生有时过度依赖实验室检查，忽视典型临床表现与职业病之间的联系。本案例中，患者进行了十余项实验室检查，这些检查对汞中毒的诊断大多不具有诊断意义，医生如能关注"兴奋、震颤、口腔炎"这些汞中毒典型的临床表现，在疾病的诊断过程中会起到事半功倍的作用。

思路3：患者肝肾功能未见异常、尿常规正常，提示汞中毒程度比较轻，肾脏功能尚未受到损害。应注意有些汞中毒患者可能出现肾脏损害，早期表现为近端肾小管功能障碍、低分子蛋白尿等，严重者可出现明显肾功能损害，甚至肾衰竭。

思路4：职业病临床表现具有复杂性且不具有特异性。有些看起来似乎不相干的临床表现，可能是职业病临床表现复杂性的具体体现。职业性有害因素作用于人体，可能有多个靶器官，临床表现可波及多个系统和器官；有些职业性有害因素产生的急性中毒和慢性中毒靶器官完全不同。职业病患者可就诊于临床各科，因此有些职业病在临床判断上有一定的困难。本案例中患者为慢性汞中毒，临床表现主要是兴奋、震颤、口腔-牙龈炎，神经内科医生很少关注患者的口腔症状，口腔科医生很少关注患者的手指震颤。如果是群发的急性汞中毒，临床表现会非常复杂，患者可能出现的症状有：①发热、头痛、头晕（以感冒就诊）；②震颤（神经内科就诊）；③胃肠炎（消化内科就诊）；④急性支气管炎、间质性肺炎（呼吸内科就诊）；⑤口腔-牙龈炎（口腔科就诊）；⑥急性肾衰竭（肾内科就诊）；⑦皮炎（皮肤科就诊）等。这些症状体现了急性汞中毒对机体产生了两方面的损伤作用，一是神经系统，二是在排出过程中对排泄器官的直接损伤作用。

思路5：很多职业病患者经历过误诊过程，有些甚至终生误诊。当某种疾病一般内科疾病无法解释其相关症状时，或者一个患者同时出现多种临床症状，而不能以一种疾病解释时，应考虑职业病的可能性。必要时可请相关科室会诊，做好鉴别诊断，逐一排除病因，不能被患者的主观认识或其他医院的错误诊断所误导。

知识点

典型的临床表现是识别职业病的依据

（1）职业病临床表现具有复杂性，且不具有特异性。
（2）一种职业性有害因素可能有多个靶器官，一个患者可能同时出现多种临床症状。

患者经营养神经类及镇静安神类药物治疗，症状无明显改善，2周后复诊。医生详细询问了患者的职业史，患者发病前曾在某个体荧光灯厂工作11个月，工作中接触水银，2个月前因身体不适而辞职。

【问题3】 依据职业史是否可以考虑患者为汞中毒？
思路：金属汞的主要接触行业包括仪器、仪表和电气器材的制造与维修（如水银温度计、气压计、汞整流器、荧光灯、紫外灯、石英灯、X线球管等）。患者曾在荧光灯厂工作，自述工作中接触水银。依据职业史以及典型的临床表现，可以考虑该患者是接触金属汞而引起的汞中毒。

还应注意的是，金属汞在日常生活中不当接触也会产生中毒，其临床症状往往比较严重，大部分有误诊的经历。例如，使用含有大量水银或者朱砂的药物（内服、熏蒸吸入、皮肤涂抹等）、长期使用某些增白化妆品、学生或者儿童玩耍水银洒落地面、家庭血压计破碎等原因均有可能导致汞中毒发生。

知识点

识别产生职业性有害因素的行业、了解患者是否接触了职业性有害因素是判断职业与疾病存在因果关系的基础。

复诊医生怀疑该患者为"汞中毒"，建议其到当地职业病诊断机构进一步检查确诊。当地职业病诊断机构根据患者的职业史、临床表现、实验室检查结果以及所工作过的荧光灯厂职业卫生资料，最终诊断为"慢性轻度汞中毒"。经驱汞治疗，痊愈出院。

【问题4】 如何认识早期发现职业病患者在治疗上的积极意义？
思路：很多职业病目前还没有特效的治疗方法，只能对症治疗，发现越晚，疗效越差。本案例中，患者汞中毒程度较轻，肾功能正常，诊断比较及时，采取了有效的病因治疗措施，患者痊愈出院。驱汞治疗在发病的早期效果较好。汞中毒晚期或者汞中毒程度较重，肾脏功能可能受到损害，驱汞治疗难以达到理想的效果。汞在体内的半衰期较长，大约60日，肾功能受损之后排出时间会延迟。汞在体内持续作用于靶器官，可能造成靶器官的永久性损伤。

知识点

早发现、早诊断、早治疗是预防和控制职业病的主要措施。

二、职业病的诊断

患者，男，28岁，2004年8月至2007年10月在当地某耐磨材料有限公司（耐火材料厂）工作。2007年10月因健康原因从该公司辞职，到当地某塑化公司工作。因出现咳嗽、胸闷等症状多处就医。

矽肺诊断案例
分析

【问题5】　职业史提示患者可能会患哪一种职业病？

思路：生产耐火材料的行业，工人主要接触含高浓度游离二氧化硅的粉尘，是尘肺病（肺尘埃沉着病）的致病因素。患者在该企业工作3年，存在患尘肺病之一矽肺（硅沉着病）的可能性。

2007年下半年患者开始出现咳嗽、胸闷等症状，以感冒治疗久治未愈。胸部X线检查，发现双肺有阴影。

【问题6】　如何鉴别患者所患的疾病？

思路1：患者出现咳嗽、胸闷等症状，胸部X线片示双肺有阴影，很多呼吸系统疾病会出现类似临床表现。首先考虑肺部感染尤其是肺结核，其次是肺癌，患者职业史明确，还应考虑尘肺病。

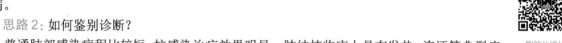

胸部X线片
（图片）

思路2：如何鉴别诊断？

普通肺部感染病程比较短，抗感染治疗效果明显。肺结核临床上具有发热、盗汗等典型症状，痰结核分枝杆菌检查阳性，抗结核治疗有效等。肺癌的诊断方法很多，例如痰中可以查到癌细胞、病情进展快、症状明显等。

思路3：尘肺病患者有明确的粉尘接触史，病程进展较慢。临床表现特点是进行性加重。早期没有明显的症状和体征。由于尘肺病的基本病理变化是肺纤维化，随着病情的发展，肺部的弹性逐渐下降，患者会出现咳嗽、咳痰、胸痛和呼吸困难等症状。可出现呼吸音增粗、干啰音或者湿啰音。

思路4：尘肺病患者胸部X线片有诊断意义的是出现大阴影和小阴影，此为特征性改变。小阴影早期多分布在两肺中、下肺区，密集度较低。随病情进展，小阴影直径增大，密集度增加，并可波及上肺区。临床注意和血行播散性肺结核相鉴别：血行播散性肺结核发病比较急，肺内小阴影分布特点是由肺尖开始，由上向下发展。大阴影是晚期尘肺病主要X线表现，多出现在两侧上肺区，常对称，呈"八"字形等多样形态，也可单侧出现。临床注意和肺癌及结核球（结核瘤）相鉴别，尤其带有"卫星灶"的结核球。

患者按照肺结核治疗至2008年10月，肺部阴影未见减少，症状未减轻。此后相继在多家综合性医院就诊，排除了肺癌及肺结核。

【问题7】　是否可以考虑患者所患疾病是尘肺病？

思路：该患者按照肺结核治疗一年，肺部阴影未见明显变化，具有粉尘接触的职业史，可以考虑所患疾病为尘肺病。

> 知识点
>
> ### 临床表现是职业病诊断的依据
>
> 职业病的临床表现是非特异性的，在职业病诊断过程中需要与非职业病进行鉴别并加以排除。应分析判断患者症状、体征与职业病危害因素接触的关系，寻找不同疾病之间临床表现的差异，必要时进行诊断性治疗，排除相关疾病，推断病因。

2009年初，患者到北京多家国内知名医院以及职业病专科医院就诊，排除了肺癌及肺结核。接诊医生认为患者所患疾病为"尘肺"，但这些医院均没有给患者出具"职业病诊断证明书"。

【问题8】　这些医院的接诊医生为什么不能为患者出具职业病诊断证明？医生应建议患者到哪里进行职业病诊断？职业病诊断证明书有何作用？

患者就诊过的医院分两类，一是综合性医院，二是职业病专科医院。

思路 1：职业病诊断机构必须在省级卫生健康主管部门备案。知名综合性医院虽然具有医学权威性，但如果没有按规定进行职业病诊断备案，不能为患者出具职业病诊断证明。

思路 2：我国对职业病的管理是属地管理。该患者居住地以及工作单位均在其户籍所在地，因此患者在北京曾就诊的具有职业病诊断资质的医疗卫生机构也不能为其出具职业病诊断证明。医生应告知患者到当地经省级卫生健康主管部门备案开展职业病诊断的医疗机构进行职业病诊断。

思路 3：职业病诊断证明书是经省级卫生健康主管部门备案的医疗卫生机构按国家有关法律规定，对确定患有职业病的职工出具的职业病诊断证明文件，具有法律效力。职业病诊断证明书一式五份，劳动者一份，用人单位所在地县级卫生健康主管部门一份，用人单位两份，诊断机构存档一份。

知识点

职业病诊断的相关法律要求

（1）职业病诊断机构

《职业病诊断与鉴定管理办法》规定：医疗卫生机构开展职业病诊断工作，应当在开展之日起十五个工作日内向省级卫生健康主管部门备案。医疗卫生机构开展职业病诊断工作应当具备下列条件：①持有《医疗机构执业许可证》；②具有相应的诊疗科目及与备案开展的诊断项目相适应的职业病诊断医生及相关医疗卫生技术人员；③具有与备案开展的诊断项目相适应的场所和仪器、设备；④具有健全的职业病诊断质量管理制度。

（2）职业病诊断地点：《中华人民共和国职业病防治法》和《职业病诊断与鉴定管理办法》规定，劳动者可以在以下 3 个地方的职业病诊断机构选择进行职业病诊断：①用人单位所在地；②本人户籍所在地；③本人经常居住地。

（3）职业病诊断证明书：职业病诊断证明书的格式和内容由国家卫生健康委员会统一规定。诊断证明书由参加诊断的医生共同签署，并经职业病诊断机构审核盖章。

患者到当地的职业病诊断机构就诊，因曾经工作过的企业拒绝提供职业病诊断所必需的资料，患者不能进入职业病诊断程序。

【问题 9】 如何认识职业病诊断的法律意义？

思路：职业病的诊断是一项政策性和科学性很强的工作。职业病的诊断是根据国家有关法律规定和职业病诊断标准，依据劳动者的职业史、职业病危害接触史和工作场所职业病危害因素情况、临床表现以及辅助检查结果等，进行综合分析判断，并排除其他疾病，最终作出诊断结论的过程。职业病的诊断结论是职业病患者享受相应职业病待遇的基本依据，涉及用人单位和职业病患者双方的直接利益，所以职业病的诊断必须公平和公正。

职业病诊断的难点不是疾病的临床诊断，而是疾病相关职业的确认，即对发生职业病的用人单位的确定。职业病的诊断过程就是获取有效的证据使发生职业病的用人单位承担应有的法律责任的过程。

知识点

职业病诊断工作的法律依据

（1）《中华人民共和国职业病防治法》（全国人大常委会 2018 年 12 月 29 日第四次修改），简称《职业病防治法》。

（2）《职业病诊断与鉴定管理办法》（国家卫生健康委员会 2021 年 1 月颁布）。

（3）相关法律法规中对职业病诊断机构、诊断医生、诊断与鉴定工作程序以及诊断原则等都作了明确、具体、详细的规定。

【问题 10】　按照职业病诊断和鉴定工作的法律要求,用人单位及患者应该向职业病诊断机构提供哪些资料?

思路 1:患者的职业史包括两阶段,一个阶段就职于磨料公司,其后另一个阶段就职于塑化公司。如果在磨料公司工作之前在其他企业工作过,还应包括在其他企业的职业史。

思路 2:提供患者与磨料公司曾经存在劳务关系的证明,还应该提供与塑化公司(或者其他曾经工作过的企业)曾经存在劳务关系的证明。

思路 3:提供患者在不同企业工作的职业史和生产性粉尘接触史。内容应包括工种、工作岗位、在不同时间段内接触生产性粉尘的起止时间、接触粉尘的名称和性质等。

思路 4:提供患者所有时间段的职业健康检查结果。必须提供质量合格的胸部 X 线片。

思路 5:提供患者工作过的工作场所粉尘浓度、游离二氧化硅含量、粉尘分散度等职业病危害因素检测结果以及粉尘防护情况。

思路 6:职业病诊断机构根据上述所提供的资料,以有效证据排除患者在耐磨公司之外的用人单位患尘肺病的可能性。例如用人单位的职业病危害因素依法申报情况、生产环境职业病危害因素定期检测结果、生产工艺过程、职业健康检查结果等。

【问题 11】　如果用人单位拒不提供患者职业病诊断所需的资料或者拒不承认与患者曾经存在劳务关系,应采取哪些措施?

思路 1:该案例发生之后,《中华人民共和国职业病防治法》和《职业病诊断与鉴定管理办法》进行数次修改,对职业病诊断、鉴定过程中提供劳动者职业史、职业病危害接触史以及工作场所职业病危害因素检测结果等方面均作了有利于劳动者的修订,减轻了劳动者的举证责任。此举是《职业病防治法》和《职业病诊断与鉴定管理办法》在使用过程中逐渐完善的具体体现。

思路 2:为避免以往由用人单位提供相关资料"自证其罪"的现象,相关法规主要在两个方面做了修改。一是在确认劳动者职业史、职业病危害接触史时,当事人对劳动关系、工种、工作岗位或者在岗时间有争议的,可以向当地的劳动人事争议仲裁委员会申请仲裁。二是由卫生健康行政部门督促用人单位提供职业病诊断所需要的资料,卫生健康行政部门也可以组织进行现场调查。

思路 3:劳动者在用人单位工作期间使用的门卡、饭票、工资条等均可以作为劳动关系存在的证据;工友对劳务关系、职业史、职业病危害接触史也可以互证。

知识点

职业病诊断、鉴定工作基本程序

(1)劳动者向职业病诊断机构提出职业病诊断申请。

(2)用人单位按规定提供职业病诊断所需资料。如果用人单位不按照要求提供职业病诊断所需要的资料,职业病诊断机构依法提请卫生行政部门督促用人单位提供。

(3)职业病诊断机构组织有职业病诊断资格证书的执业医师进行诊断。可以根据诊断需要,聘请其他单位职业病诊断医生参加诊断。必要时,可以邀请相关专业专家提供咨询意见。

(4)出具的职业病诊断证明书应当由参与诊断的取得职业病诊断资格的执业医师签署,并由诊断机构审核,确认诊断依据与结论符合有关法律法规、标准的要求,并在职业病诊断证明书上盖章。

(5)职业病诊断机构对职业病诊断档案妥善管理,永久保存。

(6)职业病鉴定实行两级鉴定制。如果当事人对职业病诊断机构出具的职业病诊断结论有异议,在接到职业病诊断证明书之日起三十日内,向作出诊断的职业病诊断机构所在地区的市级卫生健康主管部门申请鉴定(首次鉴定)。当事人对设区的市级职业病鉴定结论不服的,可以在接到诊断鉴定书之日起十五日内,向原鉴定组织所在地省级卫生健康主管部门申请再鉴定,省级鉴定为最终鉴定。职业病诊断机构不能作为职业病鉴定办事机构。

在有关部门的协调下,患者到当地职业病诊断机构进行诊断。诊断机构限于当时具有的资料和检查结果,未确诊尘肺病。

【问题 12】 如何掌握职业病的诊断标准?

思路 1:本案例发生时,尘肺病诊断采用的是 2002 年的尘肺病诊断标准,此标准将尘肺病按照轻重程度依次分为Ⅰ、Ⅱ、Ⅲ期,Ⅰ期最轻,Ⅲ期最重;0^+、$Ⅰ^+$、$Ⅱ^+$、$Ⅲ^+$ 是过渡性的病变描述,不是独立的分期。原标准中的 0^+ 期不属于职业病患者,是指长期接触致病潜伏期较长的职业病危害因素后,其临床表现和 / 或实验室及特殊检查异常改变的性质和程度需要进一步临床观察或复查者。此类情况是否能发展为职业病患者,要根据动态观察和定期复查的结果进行诊断。

现行《职业性尘肺病的诊断》(GBZ70—2015)已经取消了上述过渡性的病变描述,并将罗马字母Ⅰ、Ⅱ、Ⅲ改为汉字壹、贰、叁描述疾病。

思路 2:职业病诊断标准是具有法律意义的诊断技术标准。

对每一种职业病,国家都颁布有相应的诊断标准,包括反映职业病严重程度的分级标准。各种职业病诊断标准概括了相对应职业性疾病的主要临床表现和有关的实验室检查及其处理原则等,是职业病医生诊断及处理职业病的依据,充分体现了职业病诊断的科学性和技术性,也是避免职业病诊断过程中的主观臆断的准则和依据。

> 知识点
>
> 职业病诊断必须按照相应的职业病诊断标准进行诊断。

【问题 13】 如何认识尘肺病的诊断标准?

思路 1:我国尘肺病的诊断标准,除了详细的文字描述之外,还有 X 线诊断标准片,标准片包括不同病因引起的尘肺病以及不同期别的尘肺病,诊断医生将患者的胸部 X 线片与标准片对照进行诊断,避免诊断医生之间对病变描述出现理解差异。

思路 2:尘肺病的诊断标准适用于我国法定职业病分类中的所有尘肺病,包括矽肺(硅沉着病)、煤工尘肺、石墨尘肺、碳黑尘肺、石棉肺、滑石尘肺、水泥尘肺、云母尘肺、陶工尘肺、铝尘肺、电焊工尘肺、铸工尘肺、根据《职业性尘肺病的诊断》和《职业性尘肺病的病理诊断》可以诊断的其他尘肺病。

思路 3:尘肺病诊断的 X 线标准片中,将尘肺病依轻重程度分为壹期、贰期、叁期。

思路 4:胸部 X 线片中出现的小阴影和大阴影是尘肺病 X 线诊断的依据。阴影形态划分、密集度判定、肺区划分等,诊断标准中均有详细描述。小阴影、大阴影、不同密集度的小阴影均有相应的标准片供诊断时进行比对。

> 知识点
>
> ### 尘肺病诊断分期(GBZ70—2015)
>
> (1)尘肺病壹期
>
> 有下列表现之一者:①有总体密集度 1 级的小阴影,分布范围至少达到 2 个肺区;②接触石棉粉尘,有总体密集度 1 级的小阴影,分布范围只有 1 个肺区,同时出现胸膜斑;③接触石棉粉尘,小阴影总体密集度为 0,但至少有两个肺区小阴影密集度为 0/1,同时出现胸膜斑。
>
> (2)尘肺病贰期
>
> 有下列表现之一者:①有总体密集度 2 级的小阴影,分布范围超过 4 个肺区;②有总体密集度 3 级的小阴影,分布范围达到 4 个肺区;③接触石棉粉尘,有总体密集度 1 级的小阴影,分布范围超过 4 个肺区,同时出现胸膜斑并已累及部分心缘或膈面;④接触石棉粉尘,有总体密集度 2 级的小阴影,分布范围达到 4 个肺区,同时出现胸膜斑并已累及部分心缘或膈面。
>
> (3)尘肺病叁期
>
> 有下列表现之一者:①有大阴影出现,其长径不小于 20mm,短径大于 10mm;②有总体密集度 3 级的小阴影,分布范围超过 4 个肺区并有小阴影聚集;③有总体密集度 3 级的小阴影,分布范围超过 4 个肺区并有大阴影;④接触石棉粉尘,有总体密集度 3 级的小阴影,分布范围超过 4 个肺区,同时单个或两侧多个胸膜斑长度之和超过单侧胸壁长度的 1/2 或累及心缘使其部分显示蓬乱。

之后，患者到所在地某省级医院住院诊疗。应患者的要求，医生对其进行了"胸腔镜辅助小切口右肺楔形切除术，肋间神经冷冻术"，取病灶样本进行肺组织活检，病理学检查结果支持尘肺病。出院诊断为"尘肺病合并感染"。

【问题14】　临床医生能否给患者作出职业病诊断？

思路1：临床医生可以对患者进行临床诊断和鉴别诊断，对于确诊职业病，必须经职业病诊断机构进行诊断。

思路2：临床诊断与职业病诊断的区别是医学诊断和法律诊断的区别。

职业病的诊断从诊断的性质、诊断结论的效力和诊断技术方法上都与一般疾病的诊断有很大区别。疾病的临床诊断是医生利用医学知识和手段揭示疾病的本质，认识发病原因以及可能的病理生理过程，从而判断患者患了什么疾病的过程，面对的是患病的个体。职业病诊断是在临床诊断的基础上判断患者的疾病是否由职业病有害因素引起、目前疾病程度如何、在哪一个用人单位工作时患的疾病、谁应该对患者所患的疾病承担法律责任的过程，是法律层面的问题，面对的不仅仅是患病的个体。

思路3：该医生出具的"尘肺病合并感染"仅仅是出院诊断证明，尚不能作为职业病诊断证明，不具有法律效力。

> **知识点**
>
> 职业病的诊断是法律诊断，有别于普通疾病的临床诊断。

【问题15】　如何理解尘肺病的实验室检查结果？

思路1：实验室检查结果是职业病诊断的依据之一，是职业病有害因素对机体造成健康损害及其损害程度判定的客观指标，在职业病的诊断中具有重要作用。每一种职业病的诊断标准中，采用哪些实验室检查方法，结果如何判定，都有具体的规定。

思路2：尘肺病诊断的实验室检查依据是X射线高千伏或数字化摄影（digital radiography，DR）后前位胸部X线片。

思路3：综合性医院所做的普通病理学检查结果，不能作为尘肺病诊断的依据，只能作为排除其他疾病的参考。尘肺病的病理学检查在使用中有严格的条件限制，必须按照《职业性尘肺病的病理诊断》标准要求实施。病理的申请、标本检查方法、记录、评分、报告均有规范化要求，病理医生需经培训之后方可从事尘肺病病理的诊断工作。

思路4：作为理论研究，近年来一些先进的影像学技术如计算机X线摄影（computed radiography，CR）、计算机断层扫描技术（computed tomography，CT）、磁共振成像（magnetic Resonance imaging，MRI）等技术在尘肺病诊断方面做了很多探索，虽然这些技术通过改变条件可以提高图像质量，更好地显示病变的内部结构、显示更多的小结节阴影，但是只能用于尘肺病的鉴别诊断或者辅助性诊断，尚不能作为尘肺病的诊断依据。

> **知识点**
>
> **尘肺病诊断的实验室检查依据**
>
> （1）"技术质量合格的X射线高千伏或数字化摄影（DR）后前位胸部X线片"是尘肺病诊断的实验室检查依据。
>
> （2）病理检查仅适用于尸体解剖和外科肺叶切除标本（本病以外的其他疾病而实施肺叶切除术所获得的标本），不适用于小片肺组织活检。
>
> （3）病理医生需经培训之后方可从事尘肺病病理的诊断工作。

【问题16】　患者的病理检查结果能否作为尘肺病的诊断依据？

思路1：尘肺病的诊断是通过胸部X线片综合考虑全肺的病变程度以及病变分布范围，既要考虑病灶

（阴影）的形态和大小，还要考虑病灶的密集度和分布范围，后者可以反映病变的数量变化。既要考虑"点"，又要考虑"面"。

思路 2：病理检查一般只能反映某个局部的病变，不能反映全肺的病变情况。因此病理诊断标准规定是外科肺叶切除标本，而不适用于小片肺组织活检、肺穿刺等局部取样标本的尘肺病病理诊断，以防以点带面。

思路 3：尘肺病的病理诊断原则同样是要根据可靠的职业活动中粉尘接触史，参考受检者历次胸部 X 线片、病历摘要、死亡志，并排除其他原因可能导致的相似病理改变，方可作出尘肺病的病理诊断。

【问题 17】　对尘肺病患者进行胸腔病理检查要预防哪些风险？

思路 1：病理检查是一种创伤性的诊断方法，要预防继发感染或者其他症状。

思路 2：尘肺病患者肺部广泛纤维化，应考虑病理取样后伤口的愈合，杜绝取样部位形成气胸，防止取样后患者因疼痛不敢呼吸可能导致肺不张等并发症。

思路 3：尘肺病患者肺部血液循环差、抵抗力下降，大多合并有肺部感染，应积极降低取样后感染或者使原有感染加重、增加肺组织发生粘连的风险。

【问题 18】　临床医生对疑似职业病患者如何下诊断结论？

思路 1：患者在被职业病诊断机构确诊之前，是疑似职业病患者，确诊之后才可以称之为"职业病"患者。只有职业病诊断机构有权给患者作出"职业病"的诊断结论。因此，今后临床医生对类似于本案中的情况，可作出"疑似职业病，建议到职业病诊断机构确诊"的诊断结论。

思路 2：职业病患者大多数是医学知识和法律意识缺乏的弱势群体，不能准确区分职业病诊断和临床诊断的关系。如果遇到疑似职业病患者，接诊医生应告知其正确的职业病诊断程序和诊断机构以及相关法律规定，使患者尽快获得正确诊断的机会，少走弯路，避免出现不一致的诊断结论。

思路 3：临床医生发现疑似职业病患者还应当向当地卫生行政部门报告。

事件发生后，当地省级卫生行政部门对此病例的诊断进行了监督检查。

【问题 19】　卫生行政部门对于职业病诊断和鉴定工作担负哪些职责？

思路 1：按照我国职业病防治法规定，地方卫生行政部门对职业病诊断及鉴定工作负有监督管理的责任。法律法规的执行情况是监督检查内容之一。

思路 2：我国现行职业病防治法规定：医疗卫生机构超出资质认可或者诊疗项目登记范围从事职业卫生技术服务或者职业病诊断的；由卫生行政部门责令立即停止违法行为，并且视情节给予处罚。

> 知识点
> （1）卫生行政部门对职业病的诊断和鉴定具有监督和管理的责任。
> （2）临床医生应掌握职业病诊断的相关法律知识。

2009 年 7 月，地方职业病诊断部门组织省、市专家进行会诊。最终该患者被确诊为"尘肺病叁期"。

【问题 20】　专家组对该患者诊断尘肺病的依据有哪些？

思路 1：可靠的生产性粉尘接触史及高千伏摄影的后前位胸部 X 线片。二者缺少任何一项不可诊断为尘肺病。

思路 2：结合生产场所职业卫生调查资料（例如粉尘浓度、粉尘性质、粉尘颗粒大小、防护措施等）、尘肺病流行病学调查资料和健康监护资料并排除其他肺部类似疾病。

思路 3：当时诊断所依据的是《尘肺病诊断标准》（GBZ 70—2009）。我国现行尘肺病诊断标准是《职业性尘肺病的诊断》（GBZ 70—2015）。

【问题 21】　该患者可能有哪些典型的临床表现？

思路：该患者是晚期尘肺病，呼吸困难和胸痛的症状可能比较突出。胸部 X 线片除了大阴影之外，还可能出现胸膜增厚粘连、肺气肿及肺门变化，如肺门阴影扩大、密度增高、肺门蛋壳样钙化等改变。在所有的临床表现中只有胸部 X 线片的大阴影具有尘肺病叁期的诊断意义。患者会出现肺功能的改变,表现为肺活量及肺总量降低,肺功能检查对评定病情及劳动能力鉴定有重要作用。

2009 年 8 月 14 日,按照《职业病诊断与鉴定管理办法》规定要求,该省卫生行政部门批准上述实施尘肺病病理检查的省级医院以及另外两家省级医院为"职业病诊断机构"。

【问题 22】 如何理解对职业病诊断机构设立准入门槛?

思路:职业病诊断资质管理是保证诊断的公正性、准确性的措施。职业病诊断属于技术仲裁,涉及劳动者、用人单位的利益,是政策性、技术性、科学性非常强的工作。职业病诊断一旦成立,就涉及法律责任的追究和经济赔偿。因此,实施职业病诊断资质管理制度,对职业病诊断机构设立准入门槛,是保证诊断机构能够按照职业病防治相关法律、法规、标准进行客观公正诊断的前提。

【问题 23】 哪些医疗机构可以申请职业病诊断资质?

思路 1:符合《职业病诊断与鉴定管理办法》规定的公立医疗卫生机构可以提出申请,经省级卫生行政部门组织专家进行技术评审合格并获得批准后可以开展职业病诊断工作。诊断机构要承担《职业病防治法》中规定的职责,在批准的职业病诊断项目范围内开展职业病诊断并按照规定报告职业病和职业病诊断情况。

思路 2:我国大部分设区的市(地级市)设有职业病诊断机构。虽然我国实行了职业病诊断资质管理制度,但并未对地区诊断机构的数量进行限定。由于职业病诊断责任大、风险高、不能与经济利益相联系,要求具备基本的技术条件作支撑等,综合性医院申请承担职业病诊断工作并不积极。该患者所在地同时增加3 家省级医院为职业病诊断机构,之后国内其他省也有增加当地省级医院为职业病诊断机构,这些举措对当地的职业病诊断工作将起到积极的作用,充分体现了职业病诊断及时、便民的原则。

思路 3:职业病诊断机构依法独立行使诊断权,并对其作出的职业病诊断结论负责。职业病诊断机构还应当建立和健全职业病诊断管理制度,加强职业病诊断医生等有关医疗卫生人员技术培训和政策、法律培训。

> 知识点
>
> **职业病诊断机构应当具备下列条件**
>
> (1) 持有《医疗机构执业许可证》。
> (2) 具有相应的诊疗科目及与开展职业病诊断相适应的职业病诊断医生等相关医疗卫生技术人员。
> (3) 具有与开展职业病诊断相适应的场所和仪器、设备。
> (4) 具有健全的职业病诊断质量管理制度。

> 知识点
>
> **职业病诊断机构的职责**
>
> (1) 在备案的诊断项目范围内开展职业病诊断。
> (2) 及时向所在地卫生健康主管部门报告职业病。
> (3) 按照卫生健康主管部门要求报告职业病诊断工作情况。
> (4) 承担《职业病防治法》中规定的其他职责。

【问题 24】 医疗卫生机构向省级卫生健康主管部门备案开展职业病诊断以后,是否所有临床医生都可以诊断职业病?

思路:从事职业病诊断的医生必须取得省级卫生行政部门颁发的职业病诊断资格证书。取得职业病诊断资格证书的职业病诊断医生依法在其资质范围内从事职业病诊断工作,不得从事超出其资质范围的职业病诊断工作。例如资质范围是诊断尘肺病，不可以参加放射损伤的诊断。

知识点

从事职业病诊断的医生必须具备的条件

（1）具有医师执业证书。
（2）具有中级以上卫生专业技术职务任职资格。
（3）熟悉职业病防治法律法规和职业病诊断标准。
（4）从事职业病诊断、鉴定相关工作三年以上。
（5）按规定参加职业病诊断医生相应专业的培训，并考核合格。

三、职业人群健康管理

患者确诊为尘肺病之后，进行了不间断的治疗。

【问题25】 尘肺病患者可能出现哪些并发症？

思路：尘肺病患者慢性长期的疾病过程使机体的抵抗力下降，容易出现并发症。对疾病的进展及预后有重要影响。尘肺病患者肺内血液循环差、通气不足，容易合并感染，尤其是肺结核。一旦合并结核，由于血液循环差，药物难以到达治疗部位，结核难以控制，可加速尘肺病病情恶化。肺组织纤维化的牵拉等因素使局部肺组织破裂可引起气胸。肺内血管床严重破坏，肺组织及毛细血管广泛纤维化使肺循环阻力增加，出现肺动脉高压，最后可导致肺心病。尘肺病并发症是常见的死亡原因，死因中半数以上是气胸和肺结核。

【问题26】 如何治疗职业病患者？

思路1：尘肺病尚无公认的特异性治疗手段。尘肺病的病理改变是肺组织纤维化，目前还没有办法能够阻止纤维化的发展。肺内反复感染会加速纤维化的进程，抗感染治疗是尘肺病患者治疗的主要措施之一。治疗目的是通过采取综合性治疗，控制并发症，延缓病情进展，提高生活质量，延长寿命。

思路2：目前临床上试用的药物主要是抗纤维化作用的药物，例如粉防己碱等，这些药物疗效有待进一步观察和评估。大容量肺泡灌洗术是目前尘肺病治疗的一种探索性方法，肺泡灌洗可排出一定数量的沉积于呼吸道和肺泡中的粉尘，可缓解患者的临床症状，在有限程度上延缓尘肺病的进展，但由于存在术中及术后并发症，因而有一定治疗风险，远期疗效也有待于研究。

知识点

尘肺病没有特效的治疗办法。尘肺病患者的治疗，主要是治疗并发症。尘肺病患者主要并发症是肺结核、肺部感染、肺心病以及自发性气胸等。

患者在耐磨材料有限公司工作期间，曾参加公司组织的体检，但是体检结果从未通知本人。

事件公开报道之后，该公司对接触粉尘的工人进行了体检，相继又确诊了十余名尘肺病患者。其中3人被确诊为尘肺病叁期，均在确诊后不久离世。

曾经在该磨料公司工作过的工友王某，2003年4月至2004年7月在该公司从事"破碎工"，破碎硅石。因出现呼吸困难、胸痛等症状，自行辞职。辞职到某煤矿从事井下工作，一段时间后因身体原因又辞职，以打零工维持生计。王某在磨料公司上班之前曾经在煤矿工作过，多年来为了尘肺病的诊断也不断反映情况。磨料公司认为王某在本单位仅工作1年4个月，在其他单位也从事过粉尘作业，有可能是在其他单位工作时患了尘肺病，不愿为其承担诊断职业病的责任。前述病例报道之后，在省卫生行政部门和地方政府的干预帮助之下，经地方劳动争议仲裁委员会调解，王某最终被诊断为尘肺病叁期。

【问题27】 该企业在职业人群健康监护方面存在什么突出问题?

思路1:我国的《职业病防治法》和《职业健康监护技术规范》规定,用人单位对接触职业病危害因素的劳动者负有健康监护的责任,对劳动者可能产生的健康影响和健康损害要按规定进行职业健康检查并及时将职业健康检查结果告知劳动者本人;对在职业健康检查中发现有与所从事的职业相关的健康损害的劳动者,应当调离原工作岗位,并妥善安置。该企业没有按照规定为劳动者进行职业健康检查,也没有及时将检查结果告知患者本人,对劳动者的健康状况有恶意隐瞒的行为。

思路2:职业健康检查是职业人群健康监护的主要内容。检查内容包括上岗前健康检查、在岗期间定期健康检查以及离岗时健康检查。职业健康检查的目的是发现职业禁忌证以及早期发现职业病。

思路3:大多数尘肺病患者早期没有明显症状和体征。无论是该患者,还是其因患尘肺病而离世的工友,用人单位如果能通过定期健康检查早期发现他们的健康损害,在患职业病的早期阶段积极申请职业病诊断,积极治疗并调换工作岗位,他们就可能会有比较好的生存质量,尽可能减少遭受不必要的痛苦和伤害。

思路4:本案例中同被诊断为尘肺病叁期的工友王某,所经历的工作都和接触粉尘有关,没有任何上岗前健康检查的记录,不能完全排除在耐磨公司工作之前肺部已经出现异常或者存在职业禁忌证的可能性。如果该耐磨公司能对其进行上岗前的健康检查,对其健康状况作出甄别,无论对患者还是对企业都是有益的。

思路5:患者及其曾经的工友王某在离开磨料公司时均因为健康原因自动离职,按照规定,公司应该为他们进行离岗时健康检查,并对他们在磨料公司工作期间出现的健康损害负责。

知识点

职业健康检查

(1)职业健康检查由向省级卫生健康主管部门备案开展职业健康检查工作的医疗卫生机构承担。

(2)职业健康检查包括上岗前、在岗期间和离岗时健康检查。

(3)职业健康检查目的是了解受检者健康状况,早期发现职业病和职业禁忌证等。

患者所在地区矿产资源十分丰富,煤炭和耐火材料是当地的主要支柱产业,存在职业病危害因素的企业数以千计。其中耐火材料企业数百家,年产耐火材料超过百万吨,约占全国同类产品的1/4,当地农民大多有到上述厂矿工作的经历。耐火材料企业的主要工艺之一是将硅石粉碎并碾磨成为硅粉。据工友反映,患者所工作过的耐磨公司,生产时为了减少对环境的污染,厂房窗门紧闭,车间内没有排风设施,粉尘浓度很高,工作时2m之内看不见人的面孔。

【问题28】 采取哪些策略能够控制职业病的发生、促进职业人群的健康?

思路1:各级政府在经济发展的决策和实施过程中,应该首先考虑尊重生命、以人为本,保障劳动者的生命及健康,不能以生命和健康损害作为经济发展的代价。

思路2:对违法企业加大惩罚力度,提高违法成本,起到震慑作用,要加强法治宣传教育,树立敬畏法律的意识。

思路3:从严执法,加强职业卫生监督管理工作。

思路4:劳动者应当积极学习和掌握职业卫生知识,增强职业病防范意识。学习和掌握基本的法律知识,增强维权意识。

思路5:产生粉尘的作业,用人单位应采取综合性的防尘措施,使工作环境粉尘浓度达到相关职业卫生标准的要求。对接触生产性粉尘的作业工人,应提供防尘口罩等个人防护用品。

四、知识拓展与问题延伸

该患者确诊"尘肺病"后,2009年9月地方劳动部门认定其为工伤,经劳动能力鉴定为"工伤三级伤残"。患者原工作单位某耐磨材料有限公司以往没有给患者缴纳工伤保险费用,以工伤保险同等金额进行了赔付。

【问题 29】 如何理解职业病和工伤的关系以及工伤保险的意义？

思路 1：依据我国目前相关法律法规，患职业病的职工按照《工伤保险条例》获得医疗救治和经济补偿。

我国《工伤保险条例》规定，工伤有多种情形，职业病属于其中之一。职工参加工伤保险，由用人单位缴纳工伤保险费。当劳动者发生职业病时，工伤保险基金是职业病患者治疗、康复的主要资金来源。我国职业病防治法规定，用人单位必须依法参加工伤保险。职工所在用人单位未依法缴纳工伤保险费，发生工伤事故的，由用人单位支付工伤保险待遇所需费用。

思路 2：有施工资质的用工单位如果将工程承包给不具有施工主体资格的组织或者个人，或者层层承包，劳动者发生职业病或者其他工伤事故时，有施工资质的用工单位（发包单位）为承担工伤保险责任的单位。

【问题 30】 劳动能力鉴定对职业病患者有何意义？

因职业病致残的劳动者，在工伤认定之后，要及时到当地的劳动能力鉴定委员会进行劳动能力鉴定，评定伤残等级，获得相应的经济补偿。职工工伤与职业病致残等级根据工伤致残程度将残情级别分为一至十级。最重为第一级，最轻为第十级。案例中患者所患的"尘肺病叁期"，属于三级伤残。三级伤残的分级原则是：器官严重缺损或畸形，有严重功能障碍或并发症，存在特殊医疗依赖，或部分护理依赖。尘肺病患者的致残等级划分主要依据肺功能损伤程度以及低氧血症的程度。例如对于尘肺病叁期的职业病患者，由于肺功能损伤程度以及低氧血症的程度不同，可能是一级伤残，也可能是二级伤残或者三级伤残。

五、小　结

临床医生应具有职业病的意识和知识，注意询问患者的职业史，结合典型的临床表现，分析患者的疾病是否与所从事（或者曾经从事）的职业有关系。职业病的诊断是法律诊断，而不是临床诊断。如果发现疑似职业病患者，应建议患者到具有职业病诊断资质的机构就诊，尽早进入职业病诊断程序，并及时告知患者职业病诊断相关的法律知识。

职业病识别、诊断流程图见图 11-1。

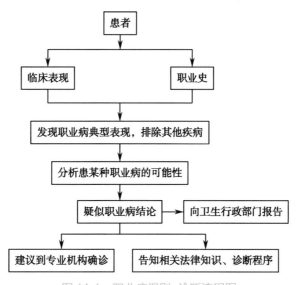

图 11-1　职业病识别、诊断流程图

（姚　武）

推荐阅读文献

[1] 中华人民共和国职业病防治法（2018 年修订版）. [2019-06-01]. http://www.nhc.gov.cn/zyjks/zcwj2/201905/23139e16d2 3c4ffdba281988ce52467e.shtml.

[2] 国家卫生和计划生育委员会. 职业健康监护技术规范: GBZ 188—2014. (2014-05-14)[2019-06-01]http://www.nhc.gov.cn/wjw/pyl/201406/3b708e4fb8214dd4a03637fe4967b4fe.shtml.

[3] 国家卫生和计划生育委员会. 职业性尘肺病的诊断: GBZ 70—2015. (2016-06-27)[2019-06-01]. http://www.nhc.gov.cn/fzs/s7852d/201607/c596a2d9d2f74bd784c42bac79d5fc3e.shtml.

[4] 国家卫生和计划生育委员会. 职业性尘肺病的病理诊断: GBZ 25—2014. (2014-10-13)[2019-06-01]. http://www.nhc.gov.cn/wjw/pyl/201412/fd456c49dc8542819baa2d32643d932a.shtml.

[5] 国家卫生健康委员会. 职业病诊断与鉴定管理办法. (2021-01-04)[2021-05-01]. http://www.nhc.gov.cn/fzs/s7846/202101/ecdae14ac7c640ffb11a26d1de4cbe38.shtml.

[6] 国家质量监督检验检疫总局,国家标准化管理委员会. 劳动能力鉴定职工工伤与职业病致残等级: GB/T 16180—2014. (2014-11-21)[2019-06-01]. http://www.mohrss.gov.cn/gsbxs/zhengcewenjian/201504/t20150412_156057.htm.

[7] 朱启星. 卫生学. 9 版. 北京:人民卫生出版社,2018.

第十二章 医源性电离辐射防护

　　医源性电离辐射是指在疾病的诊断和治疗过程中,由放射性核素和医用射线装置等"源"将能量以电磁波的形式发射到空间并在空间传播的现象。包括施行诊断或治疗的执业医师和医技人员、患者或不一定患病的受检者因自身医学诊断或治疗所受的照射、知情但自愿帮助和安慰患者的人员所受的照射,以及生物医学研究计划中的志愿者所受的照射。近年来,随着不断涌出的数字化 X 射线设备,如计算机体层成像(CT)、多排(层)螺旋 CT、数字减影血管造影(DSA)等的普及应用,导致医源性电离辐射人群增多。目前,医源性电离辐射已成为公众接受人工电离辐射的主要来源,约占公众所受人工电离辐射的 90%。医疗照射检查与治疗是一把双刃剑,对于必要的放射性检查和治疗,人们从中获得的利益大于承受的风险是值得的,但是,每人每次检查和治疗承担的辐射风险以及由此引发的健康有损效应引起了关注和重视。根据国际辐射防护委员会的研究结果估算,一座 1 000 万人口的城市,每年大约会有 350 人可能因照射 X 线诱发癌症、白血病或其他遗传性疾病。而临床 X 射线检查阳性率仅为 20% 左右,该检查存在着不合理且滥用的现象,这势必会对人体造成不必要的伤害甚至致癌。因而,医源性电离辐射的防护十分重要。

医源性电离辐射
设备(图片)

　　医源性电离辐射防护的思路与环节要点:

　　医源性电离辐射防护包括 2 个方面:一是对医用诊断 X 射线工作者、核医学工作者以及放射治疗工作者等职业性放射工作人员放射防护;二是对受检者、患者等公众的放射防护。为了最大限度地减少不必要的照射,避免事故发生,保障医学放射工作人员、受检者、患者以及公众的健康与安全,确保电离辐射的医学应用获取最佳效益。医源性电离辐射防护通常包括以下思路与环节:

　　1. 充分认识到任何辐射(无论剂量多低)的检查和治疗都需要评估可能存在的潜在风险。

　　2. 根据患者的性别、年龄及所需电离辐射诊疗部位进行辐射敏感性和生物学效应初步判定,并对其相应的生物剂量估算和照射健康危险判断。

　　3. 权衡医疗照射个人临床利益和辐射健康效应风险之间的利弊,判定是否需要进行医疗照射,包括诊断检查、群体检查、辐射治疗等。

　　4. 根据临床诊疗情况的准确判断,合理选择医疗辐射的检查治疗方法,并在开具医疗辐射诊疗报告单时征求患者的意愿并告知辐射对健康的潜在影响。

　　5. 考虑医疗照射指导水平,正确实施辐射诊疗过程中的各项操作,同时,严格执行辐射诊疗防护措施。

　　6. 对于医疗外照射防护,根据实际情况,综合利用各种防护措施(如时间防护、空间防护、屏障防护等),尽可能避免不必要的照射。

　　7. 对于医疗内照射的防护,应采取各种有效措施,阻断或尽可能减少放射性物质进入人体内的各种途径和机会。对于儿童、育龄妇女、健康体检等医疗照射的特殊人群,严格掌握适应证,注意检查方法、诊疗思维和辐射防护的特殊性。

医源性电离辐射防护工作的关键点

　　1. 医疗照射的正当性判断是在多层次上强调患者接受任何放射学诊疗必须具有正当理由。

　　2. 医疗照射的防护最优化是多方位要求必须正确合理运用医疗照射以趋利避害,在不影响诊疗效果的前提下,采用尽可能小的照射剂量,必须避免一切对受检者和患者的不必要照射。

　　3. 潜在危害的告知义务是我国法规、标准的要求。

4．医疗照射指导水平或剂量约束是由于基于医疗目的的医疗照射不能采用剂量限值，因而，借助定量化参考水平有助于更好地帮助改善防护最优化。

5．剂量限值是只适用于职业照射和公众照射，个人所受到的有效剂量或当量剂量不得超过的值。

6．剂量是对某一对象所接受或吸收的辐射的量度。吸收剂量、比释动能是基本剂量学量；当量剂量、有效剂量、器官剂量等是基本放射防护量，无法直接测量；个人剂量当量、周围剂量当量、定向剂量当量是辐射监测实用量。

7．外照射防护的原则是尽量减少或避免射线从外部对人体的辐射，使之受照射不超过国家规定的剂量限值。

8．内照射防护的关键在于防止放射性物质进入人体。

9．放射性废物处理使其活度与体积达到并保持最小，所致危害减低到可接受水平，不增加后代不适当的负担。

10．放射防护标准是预防控制放射危害的重要依据。

张某，女性，25岁。2012年10月8日发生车祸，车翻倒，擦伤了颜面部，但意识清醒，感觉头痛、胸痛、腹痛，除左下肢不能动以外，其他肢体活动正常，2小时后入某市医院急诊科就诊。查体：血压120/75 mmHg，呼吸22次/min，脉搏72次/min，患者神志清楚，双侧瞳孔等大等圆，对光反射灵敏；上腹部轻度压痛、无反跳痛；棘突及椎旁叩击痛阴性；左踝关节疼痛，肿胀；双上肢感觉及血运正常，左下肢血运尚可，感觉无明显异常，足背动脉搏动可及。辅助检查及结果：左下肢X线片提示左胫腓骨远端粉碎性骨折；头颅CT未见明显异常；胸部CT，双肺轻度挫伤，无肋骨骨折；上腹部CT，肝脾轻度挫伤，轻度包膜下积液。急诊科行颜面部清创和补液等对症支持治疗并转入骨科行进一步检查和治疗。入科完善相关常规检查，并给予跟骨牵引、消肿和支持治疗；进一步行左踝关节CT+三维重建。CT结果显示：左侧胫腓骨远端骨质不连续，可见多处碎片形成，未累及关节面。患肢肿胀消退后，择期在全身麻醉下行左胫腓骨下端粉碎性骨折切开复位内固定术，术中及C臂机透视见骨折复位内固定良好。术后给予抗炎、消肿、换药等治疗。10日后X线片示：骨折对位线尚可，可见高密度金属固定影，X线片提示手术成功后出院。术后1、3和6个月X线片复查骨生长良好。从医疗安全角度，你认为张女士仅在这次车祸中接受了不同方式的多次医源性电离辐射是否合适？

一、医疗X线诊断中电离辐射的暴露剂量及防护

为了满足临床早期治疗和及时的司法鉴定需要，骨折和内脏创伤的放射诊断十分重要。根据病史、临床症状，临床医生需遵循医疗照射防护的基本原则，对放射实践的正当性作出判断，而职业放射性工作人员则应当决定放射防护的最优化。

【问题1】　作为张女士的主治医生或放射专业医生，您认为该医疗照射方案是否合理？

思路1：车祸常常造成头颈部外伤、胸部外伤、腹部外伤以及骨折，如果有器质性外伤，急性期一般能够检查出来，但有一些外伤比较隐匿，需要仔细辨别，全面检查。这时放射诊断检查也是必要的，但需要医生根据病情分析，核实所需信息是否已经存在，避免不必要的重复检查，考虑拟建议的检查对于提供所需临床信息是否是最合适的方法，正确合理地使用诊断性医疗照射。通常通过X线片检查四肢骨、胸腰椎、胸部等有无骨折、血气胸等；通过超声、CT等检查排除内脏损伤、出血等；特别注意有无头部外伤，有无颅骨骨折、颅内出血等，需要行头颅CT等检查。此外，还需做一些血常规化验，心电图等检查。

思路2：该患者胸痛、腹痛，左下肢活动受限的体征，实施左下肢的X线以及胸腹部CT的诊断性检查程序时，通常无需额外的正当性判断。但是，在无症状进行头颅CT，以及X线片已明确了左胫腓骨远端粉碎性骨折时，下肢CT的应用都可能使患者受到较高辐射剂量和辐射危险。因而，执业医师分析判断CT用于

伤者的正当性也是必要的。另外,在随后的复查骨生长情况时,尽可能地减少 X 线片的次数。此外,根据病情和临床表现,如果可选用超声进行腹部内脏损伤检查排除者,则可不首选用 CT 检查。

知识点

医疗照射的正当性判断

(1)患者接受的任何放射学诊疗必须有正当理由:在考虑了可供采用的不涉及医疗照射的替代方法的利益和危险之后,仅当通过权衡利弊,证明医疗照射给受照个人或社会所带来的利益大于可能引起的辐射危害时,该医疗照射才是正当的。对于复杂的诊断与治疗,应注意逐例进行正当性判断,还应注意根据医疗技术与水平的发展,对过去认为是正当的医疗照射重新进行正当性判断。

(2)诊断检查的正当性判断:在判断放射学或核医学检查的正当性时,应掌握好适应证,正确合理地使用诊断性医疗照射,并应注意避免不必要的重复检查;对妇女及儿童施行放射学或核医学检查的正当性更应慎重进行判断。

(3)群体检查的正当性判断:涉及医疗照射的群体检查的正当性判断,应考虑通过普查可能查出的疾病、对被查出的疾病进行有效治疗的可能性和由于某种疾病得到控制而使公众所获得的利益,只有这些受益足以补偿在经济和社会方面所付出的代价(包括辐射危害)时这种检查才是正当的。X 射线诊断的筛选性普查还应避免使用透视方法。

(4)与临床指征无关的放射学检查的控制:判断因职业、法制需要或健康保险目的而进行放射学检查是否正当,应考虑能否获得有关受检者健康状况的有用信息及获得这些信息的必要性,并应与有关专业机构进行磋商。

(5)关于医学研究中志愿者的照射:对医学研究中志愿者的照射应按照国家有关规定仔细进行审查(包括涉及人体生物医学研究的伦理审查等);应将接受此类照射的可能危险控制在可以接受的水平并告知志愿受照者;只能由具有相应资格又训练有素的人员施行这种照射。

【问题 2】 张女士在这次车祸的诊疗过程中,所受到的辐射量是否有可能超过了照射剂量限值? 对其可能产生的健康影响?

思路 1:该问题在放射诊疗实践中经常被患者问及,同时,也是临床医生和放射医生应该考虑的问题。在我国《电离辐射防护与辐射源安全基本标准》中,只有放射性工作人员及公众剂量限值,而没有对受检者所受医疗照射的剂量限值。但是,为了使患者接受的剂量达到可以合理做到的尽可能低的水平,各国制订了本国的放射诊断医疗照射指导剂量水平,做到医疗照射防护最优化。

我国《电离辐射防护与辐射源安全基本标准》中,X 线片、X 线透视和 CT 断层摄影吸收剂量指导水平见表 12-1。

表 12-1 成年患者不同医疗诊断照射指导剂量水平 单位:mGy

检查部位	X 线片		CT 剂量
	投射方法	剂量	
头部	前后位	5	50
	侧位	3	
腰椎	前后位	10	35
	侧位	30	
	腰骶关节	40	
腹部	前后位	10	25

思路 2:目前,多数 CT 扫描受检者辐射剂量不超过 50 mGy/ 次。由于电离辐射所致的生物学效应,不仅与受检者的组织或器官吸收的辐射剂量有关,还与电离辐射的品质、受照射各组织或器官对不同辐射敏

感性等因素有关。国际辐射防护委员会(International Commission on Radiological Protection,ICRP)1990 年建议用有效剂量来表达电离辐射对人体的危害。有学者调查,头颅 CT 检查有效剂量为 0.58~1.39mSv,胸部为 3.64~8.80mSv,腹部 3.25~6.18mSv。胸部 X 线片有效剂量为 0.2mSv,骨组织有效剂量为 0.01mSv。一般单次 CT 检查和 X 线片的有效剂量小于 10mSv,但如重复扫描、随意选择宽的身体部位等,将会增加受检者的有效剂量。而骨折手术照射平均剂量为 40mSv/min。按照 ICRP60 号出版物数据,每增加 10mSv 剂量,辐射导致致死癌的概率将增加 0.05%,导致非致死癌的概率将增加 0.01%,导致严重遗传效应的概率将增加 0.013%,三者总和为 0.073%。因此,在满足临床需求的情况下,应尽量降低其剂量。

思路 3:电离辐射作用于机体,将能量以电磁波的形式传递给器官、组织、细胞核,使其发生电离,引起一系列复杂的物理、化学和生物学变化,由此产生生物体组织细胞和生命各系统结构、功能的改变,产生各种生物学效应。放射线引起生物效应是一个非常复杂的过程。当辐射剂量超过一定限值时,可引起造血系统、免疫系统、心血管系统、皮肤、骨骼、甲状腺、性腺等有害的确定性效应(组织反应),而反复的照射则增加了肿瘤的发生率。

知识点

医疗照射的防护最优化

医疗照射的防护最优化是指优先考虑在诊断性照射中获得可靠的诊断信息和在治疗照射中到达治疗效果的前提下,采取各种措施使所受照剂量保持在可合理到达的最低水平。诊疗程序中患者防护最优化的基本目标是使利益最大程度地超过危害。

医疗照射最优化过程包括设备、设施的选择和建造,以及日常放射诊断治疗和核医学工作方法、工作程序等的考虑。《医疗照射放射防护基本要求》(GBZ 179—2006)、《电离辐射防护与辐射源安全基本标准》(GB 18871—2002)等对设备要求、操作要求、质量保证等做了医疗照射防护最优化方面的一些具体规定。

知识点

医疗照射指导剂量水平

医疗照射指导剂量水平是医疗业务部门选定并取得审管部门认可的剂量、剂量率或活度值,用以表明一种参考水平,高于该水平时则应由执业医师进行评价,以决定在考虑了特定情况并运用了可靠的临床判断后是否有必要超过此水平。

医疗照射指导水平仅仅适用于诊断性照射(包括放射诊断和核医学诊断)的安全防护管理和质量控制。在医学诊断为目的的医疗照射中应鼓励建立诊断指导水平,并以它来约束其实践活动。

不应将所确定的医疗照射指导水平视为在任何情况下都能保证达到最佳性能的指南;实践中应用这些指导水平时应注意具体条件,如医疗技术水平、患者身材和年龄等。

知识点

辐射剂量、有效剂量

(1)辐射剂量(radiation dose):表达空间射线场强度的一个物理量,是射线到达照射物体表面前的剂量,也称作照射量。用空气比释动能(air kerma)来表示,国际单位是 Gray,简写为 Gy。可用传感器直接进行测量。

(2)有效剂量(effective dose):是生物效应剂量的量度,表示全身脏器受到不均匀照射或局部不同组织照射以及内外混合照射同时存在时,辐射对人体的总危害。用人体各组织或器官的当量剂量乘以相应的组织权重因子(Wr)后的总和表示。

知识点

确定性效应、随机性效应

（1）确定性效应（deterministic effect）：若射线照射人体全部或局部组织器官时，引起的生物效应改变程度随辐射剂量增加而增加，当达到或超过剂量阈值时，将引起组织或器官的可检查到的功能性损伤，即确定性效应（组织反应）。如电离辐射引起的白细胞减少、白内障、皮肤红斑脱毛等。可通过剂量限值预防其发生。

（2）随机性效应（stochastic effect）：若射线照射人体全部或局部组织器官后，产生生物效应的概率与受照射剂量的大小成正比关系，而效应的严重程度与受照射剂量大小无关，不存在阈剂量的效应即随机性效应。如电离辐射的致突变、致癌、遗传效应，只能限制它的发生率，无法制订剂量限值来预防其发生。

知识点

相对生物效能、传能线密度

（1）相对生物效能（relative biological effectiveness，RBE）：电离辐射类型不同，照射剂量相等，会产生不同的生物效能。常用 250kV X 射线作为比较标准。RBE 常用以下公式计算：

$$RBE = \frac{所测试射线产生的生物效能}{相同剂量标准射线产生的生物效能}$$

（2）传能线密度（linear energy transfer，LET）：是指直接电离粒子在其单位长度径迹上消耗的平均能量，反映射线剂量在微观上的空间分布，也可用以表示电离辐射贯穿物质时，因碰撞而发生的能量转移。

射线 RBE 与其 LET 有密切关系。一般在相同吸收剂量下射线 LET 值越大，其 RBE 越大。

【问题3】 整骨复位是针对骨折的另一种复位方法，但需要长时间频繁 X 线辅助，在整骨复位过程中操作人员所受到的辐射剂量是多少？如何防护？

思路1：从事辐射工作人员自始至终都需要接受个体剂量监测，并将准确的个人剂量监测数据记入自己的个人剂量监测档案。个人剂量数据终身存档，作为评价放射性工作人员是否受到辐射危害的依据，也作为评价辐射防护效能的重要参数以及反映国家核能发展水平的基础数据。

思路2：个人剂量监测是通过佩戴个人剂量计。整骨复位操作人员可在左胸前铅围裙外缘（或左颌前）佩戴一个剂量计，手中指带一个指环形状剂量计。调查显示，整骨复位操作人员皮肤受照射剂量手部0.42mGy，胸部0.17mGy。

思路3：X 线影像引导下的整骨复位需要连续、长时间频繁 X 线照射定位和动态观察，医生和患者受到 X 线照射剂量较大，在 X 线辐射防护应做到：

（1）加强骨伤医生 X 线防护知识的系统学习和培训，提高防护意识，并对其进行放射工作人员管理。

（2）尽可能使用最先进的设备，并充分利用最好的个人技术，在保证影像质量能提供足够有用信息的前提下，使患者辐射剂量控制在可以合理达到的最低水平，做到 X 线应用的最优化。

（3）充分利用 X 线机本身固有的安全防护和 X 线机房固定的安全防护设施，同时加强手术操作人员及患者的个人防护用品。

（4）兼顾操作人员和患者的防护，暂时无工作任务的器械护士、巡回护士等人员应该回避到铅屏风后，对非照射部位采用屏蔽防护等。

（5）进行操作技能训练，提高熟练程度，从而缩短曝光时间。必要时，可通过减少年、月的手术例数来减少累积接触时间，保证医生健康。

医源性电离辐射
防护设备用品
（图片）

知识点

个人剂量监测

个人剂量监测是通过个人佩戴剂量计对个人所受照射强度进行测量，或对受照射人员的体表、体内、或排泄物中放射性核素种类、活度进行监测。包括外照射和内照射个人剂量监测以及皮肤和衣服的污染监测。

知识点

外照射防护原则

（1）剂量控制：在条件允许情况下，尽量减少源强度和照射野面积。

（2）时间防护：除非工作需要，应避免在电离辐射场做不必要的逗留，即使工作需要，也应尽量减少在电离辐射场的逗留时间。

（3）空间防护：利用各种措施增大人体与放射源之间的距离。对外照射来说，人体与放射源之间的距离增大 1 倍，辐射剂量减少 3/4。

（4）屏障防护：在人体与放射源之间设置能够吸收放射线的屏障物质，以减少人体所受到的辐射剂量。

该医院放射科的吴医生（男，30 岁），从 24 岁开始连续从事 X 线工作 6 年，省级具有资质的剂量检查单位提供了他外照射个人剂量档案的 6 年骨髓受到照射的记录分别是：70mGy、70mGy、60mGy、30mGy、30mGy、25mGy。

【问题 4】　吴医生 30 岁时被医院诊断为急性白血病，因职业照射患急性白血病的概率是多少？

思路 1：电离辐射致癌为随机效应，无法鉴别某人所患癌症是来自照射还是来自其他的原因。因此，给出特定性别，在特定年龄，受到特定剂量照射，经过特定时间后，可知道发生特定癌症的概率。

思路 2：依据《放射性肿瘤病因判断标准》（GBZ 97—2017）获得潜伏期校正因子（T）和年龄、性别、单位剂量的超额相对危险（$ERR_{1\,Gy}$），然后计算癌症超额相对危险（ERR），见表 12-2。根据 $PC=ERR/(1+ERR)$ 计算职业照射患急性白血病的概率。

表 12-2　癌症 ERR 值及其相关参数

年龄/岁	$ERR_{1\,Gy}$	D/Gy	$F(D)$	t/年	T_t	$ERR_{T校正}$	$ERR_{合计校正}$	PC/%
24	4.656	0.07	0.074 26	6	1	0.345 9		
25	4.729	0.07	0.074 26	5	0.999	0.351 0		
26	4.817	0.06	0.063 13	4	0.987	0.300 0	1.191 2	54.36
27	4.945	0.03	0.030 78	3	0.866	0.131 8		
28	5.195	0.03	0.030 78	2	0.350	0.056 0		
29	5.908	0.025	0.025 54	1	0.042 9	0.006 5		

注：$ERR_{1\,Gy}$ 是单位剂量（每戈瑞）超额相对危险，D 是吸收剂量，$F(D)$ 是剂量函数，T_t 是潜伏期校正因子，ERR_T 校正是潜伏期校正后的超额相对危险，PC 是病因概率。

依据《职业性放射性肿瘤判断规范》（GBZ 97—2017）附录 G 的方法计算 95% 置信区间上限的 PC 值（$PC_{95\%,\,U}=G\times S^{1.96}$）和经偏倚系数校正后的 95% 置信区间上限 PC 值，$PC'_{95\%,\,U}=V\times PC_{95\%,\,U}/[1+PC_{95\%,\,U}\times$

（V–1）]，见表 12-3。据此，可判断吴医生所患急性白血病是职业性放射性肿瘤。

表 12-3 急性白血病 PC 值及其相关参数

癌症	照射后年数	S	V	G	$S^{1.96}$	$PC_{95\%, U}$	$PC'_{95\%, U}$
急性白血病	6	1.59	1.62	0.543 6	2.48	1.348 1	1.189 6

注：G 是几何均数，S 是几何标准差，V 是偏倚校正系数。

知识点

放射性肿瘤

放射性肿瘤是指受电离辐射照射后，发生具有与该电离辐射照射一定程度流行病学病因联系的恶性肿瘤。

判断依据：《职业性放射性肿瘤判断规范》（GBZ97—2011）。放射性肿瘤病因判断必须满足以下条件：

（1）有接受一定剂量电离辐射的照射史和受照剂量相关资料。

（2）受照经一定潜伏期后发生，符合 GBZ97—2017 规定的 10 种原发性恶性肿瘤要求，并且得到了临床确诊。

（3）根据患者性别、受照时年龄、发病时年龄和受照射剂量，按 GBZ97—2017 附录 A 至附录 G 所列的方法计算所患恶性肿瘤起因于所受照射的病因概率（PC）。凡有 2 种方法计算的，取其数值较大者。

（4）凡按 GBZ97—2017 附录的方法而得的 95% 置信区间上限的 $PC \geq 50\%$ 者，可判断为放射性肿瘤。

张女士，自 22 岁大学毕业后在公司工作，单位提供每两年一次的 CR 技术乳腺癌检查，作为对女职工的关爱。

【问题 5】 你对此有何看法？

思路 1：育龄妇女、孕妇、婴幼儿、儿童少年以及健康体检人群等都是医疗照射的特殊人群，育龄妇女和孕妇由于卵巢和胚胎组织对辐射敏感性高，因此对电离辐射损伤更为敏感，而婴幼儿、儿童少年以及健康体检人群等则较成人或患者有更大可能显现辐射引起的有害效应，因而，我国《放射诊疗管理规定》和《医用 X 射线诊断受检者放射卫生防护标准》（GB16348—2010）规定了对其的特殊要求，强调医疗卫生机构和各相关人员对受检者的防护与安全负有责任，对于医疗照射的特殊人群进行 X 射线诊断检查必须经过"正当性判断"，并实施"安全防护的最优化"，降低受检者的吸收剂量，降低全民剂量负荷。

思路 2：《医用 X 射线诊断受检者放射卫生防护标准》要求，严格限制对育龄妇女进行 X 射线普查，严格掌握乳腺 X 射线检查的适应证并使用专用软 X 射线装置进行乳腺 X 射线检查。对年轻妇女特别是 20 岁以下的妇女，更应慎重使用乳腺 X 射线检查。对 40 岁以下妇女除有乳腺癌个人史、家族史或其他高危因子等适应证外，不宜定期进行乳腺 X 射线检查。

思路 3：目前，ICRP 将乳腺组织的组织权重因数危险值从 0.05 调整到 0.12，进一步强调了乳腺发生辐射随机效应的敏感性。李杰等对 100 例乳腺钼靶摄影辐射剂量的调查表明，腺体厚度 <20mm 者，平均辐射剂量为 6.689mGy，腺体厚度 >50mm 者，平均辐射剂量为 11.205mGy。根据乳腺组织权重因数 0.12，计算所得一次乳腺钼靶摄影的有效剂量为腺体厚度 <20mm 者，0.803mSv，腺体厚度 >50mm 者，1.345mSv。《电离辐射防护及辐射源安全基本标准》中尚没有针对医疗照射受检人员的剂量限值，但是从公众照射和职业照射剂量限值可以了解剂量与损害之间的关系。公众照射剂量限值为年有效剂量 1mSv，职业照射剂量限值连续 5 年的年平均有效剂量为 20mSv，任何一年中的有效剂量为 20mSv。

知识点

当量剂量

当量剂量（equivalent dose）：是经过加权的吸收剂量，衡量不同类型的电离辐射和不同照射条件下，生物体所引起辐射损伤的量值。用吸收剂量与辐射权重因子 Q 相乘的乘积表示，单位是 Sievert，简写 Sv。

二、核医学诊疗中电离辐射的特点及预防控制

2014 年 2 月 5 日张女士生育一名男孩，4 月张女士被诊断患有甲状腺癌，随即手术，术后 1 个月医生和核医学技术人员在给药前均未核实该患者是否在授乳期就进行了 ^{131}I"清甲"治疗。

【问题6】 治疗过程中所存在的问题及后果？在治疗中的防护要求是什么？

思路 1：首先，母亲体内的碘很容易转移到乳汁，并可在乳汁中浓集并被新生儿或婴儿摄取，如在 24 小时内，母亲摄入碘的 1/4 分泌到乳汁中。其次，在给定剂量下，新生儿、婴儿和儿童是最敏感的人群，辐射致癌敏感性较成人高 2～3 倍，每单位剂量诱发甲状腺癌的危险高于成人，且出现甲状腺癌增加的危险持续时间较长。是否对哺乳妇女施行放射性核素诊疗，应当权衡婴儿与母亲之间的利弊，除非十分必要，一般情况下应当推迟对哺乳妇女施行放射性药物注入体内的核医学诊疗，如放射性碘对婴儿污染可能导致其甲状腺受照射剂量显著增加，在判断核医学诊疗的正当性时，应掌握好适应证，正确合理地使用核素治疗。同时，国际原子能机构（International Atomic Energy Agency, IAEA）建议，母亲接受核医学放射性核素治疗，应酌情停止喂乳，直到体内放射性药物的分泌量不会给婴儿带来不可接受的剂量为止。

如果事故导致患者的婴儿甲状腺和全身受到高剂量照射，为了确保婴儿生长发育，该婴儿将需要长期补充人工甲状腺激素的替代治疗。

思路 2：核医学诊疗辐射的特点是患者摄入放射性核素，对自身造成内照射，此外，给药后的患者成为没有铅罐屏障的流动放射源，对周边环境和周围人群（医务人员，患者家属、公众成员等）产生外照射，因而，在防护上要考虑到患者、环境和周围人群。

核医学患者的防护除了诊疗正当性、辐射防护最优化和施用放射性核素活度控制三原则以外，对患者而言，应尽可能减少靶组织以外组织对放射性药物的吸收，并在诊疗结束后促进放射性药物的排出以降低患者体内的放射性药物剂量。对环境和周围人员应做到防护放射性物质进入体内。

核医学周边人员及周边环境的防护应包括以下几方面：

1．围封 对源的操作过程中，放射性物质密闭；对操作人员要用工作服、鞋、口罩等将其围封起来，防止放射性物质进入体内。

2．隔离 ①根据放射性核素的大小，操作量多少和操作方式等就将工作场所进行分级、分区管理。放射性工作场所分为控制区、监督区和非限制区，避免放射性物质向环境扩散。如放射性药物制备、分装的操作室、给药室、治疗患者的病床边 1.5m 处（应有防护栅栏）为控制区，其入口处应有放射性标志，除医护人员以外，其他无关人员不得入内，患者也不应该随意离开该区。②根据放射性核素的形态、特性、活度，确定核医学治疗病房的位置及其屏障防护要求。③接受治疗患者使用专用设施，如便器、洗手间等。

3．去污 使用的被褥和个人用品应经常去污处理；使用过的一次性物品应作放射性废物收集和处理。

4．监管 严格控制核医学治疗者出院条件，使其在正常状况下，对家属和公众的辐射剂量不会超过剂量限值。如近期接受放射性药物治疗的患者需做外科手术时，应遵循一定的原则：①尽可能推迟到患者体内放射性水平降低到可接受水平且不需进行放射性防护时，再施行手术；②手术中外科医生及护理人员应佩戴个人剂量计；③手术后的手术室以及术中使用过的物件如敷料、覆盖物等应进行辐射监测和去污处理，无法去污时可作为放射性废物收集和处理。

三、介入放射中电离辐射的暴露剂量及预防控制

患者吴某,65 岁,高血压、冠心病多年,突然面色苍白、大汗淋漓、剧烈胸痛,家人送往医院急诊,心电图检查发现,Ⅱ、Ⅲ、aVF 导联 ST 段抬高 >1mm,同时血清心肌酶超过正常值 2 倍以上,诊断为急性心肌梗死。医院采用 Sedinge 法穿刺右股动脉,置入 6F 动脉鞘。

【问题7】 在介入过程中医生和患者辐射剂量大小受什么影响? 如何做好防护?

思路 1:目前介入放射学已经成为与内科学、外科学治疗并列的第三种重要治疗学科。迄今为止,介入技术主要是在 X 线透视引导下进行穿刺 / 引流、开展灌注 / 栓塞、血管扩张 / 成形等介入操作,操作过程复杂、操作时间较长,患者和医生接受的 X 线辐射剂量要高于传统 X 线工作人员数倍至 10 倍,是目前电离辐射剂量最大的医源性电离辐射来源之一。影响患者受辐射剂量的因素主要有介入操作参数、患者因素和操作者技术熟练程度等方面。介入操作参数包括透视与造影时间管电压、诊疗床与球管及影像增强器距离远近、焦点、帧率、过滤、照射方向和照射野大小等;患者因素主要是疾病类型和患者体厚,不同疾病介入治疗时由于曝光条件、时间等差异患者剂量相差悬殊,而在其他操作条件相同的情况下,肥胖患者可能接受较高的辐射剂量。对于介入操作者受照射剂量来说,不同部位、距离环境放射水平存在差异,不同的操作位置和方向、防护条件和措施是否使用恰当等都会对操作者的有效剂量产生影响。

思路 2:介入放射属于医疗照射范畴,应遵循医疗照射防护的三个基本原则:实践的正当化、放射防护的最优化和个人剂量限值。从其所获得的利益来衡量,所实行的介入放射学程序应有足够的净利益,在能取得相同净利益的情况下,尽可能采用非电离辐射的替代方法;在无法替代时,应权衡利弊。接受介入放射必须有正当理由,既要到达诊断和治疗目的,又要把辐射剂量限值到可以到达的最低水平,避免一切不必要的照射。

介入放射性照射属于外照射范畴,防护主要可从四个基本措施入手:缩短受照射的时间,做好时间防护;增大人体与辐射源之间的距离,加强距离防护;设置各种防护屏障,采用屏障防护;尽量减少源强度和照射野面积,争取技术防护。由于介入放射学是利用传统的 X 线对人体的"衰减"参量成像,连续曝光次数较多,操作时间长,医务人员和患者受照射剂量大,因而,介入操作的技术防护应给予重视。如在满足诊疗的前提下,改变摄影条件以降低管电流、合理设置曝光程序、附加过滤板等。

思路 3:由于介入放射性诊疗的特点,介入放射防护的全面管理也十分重要。分别针对介入放射学机房、介入放射学设备以及防护设施、工作人员资质、介入放射学手术全过程(手术前规划准备、手术过程中剂量控制和手术后档案管理和随访)以及患者和工作人员的个体防护等提出具体要求,并进行监管。如在患者的个体防护中应要求介入放射学工作的医疗机构为患者配备保护辐射敏感器官(乳腺、性腺、晶状体、甲状腺等)的防护用品,其铅当量不低于 0.5mmPb;从事介入手术操作的医生也应正确使用个人防护用品,其防护服的铅当量不应低于 0.35mmPb,其他的防护用品(除手套外)不应低于 0.25mmPb。

【问题8】 介入放射学的剂量估算与传统的 X 射线诊断检查剂量估算一样吗?

思路 1:介入放射学诊疗中因每一位受照射时间不均等、受照射区域变化大,且照射条件可变因素多等特点,加之介入操作是在自动曝光和自动辐射剂量控制下进行,故而,与传统的 X 射线诊断检查不同,不能通过直接量度进行剂量估算,而是需要同时考虑 X 射线束流变化和照射野变化,再通过加权求出平均结果来分别进行患者剂量估算和介入操作者剂量估算。

思路 2:介入放射操作中患者的受照射剂量目前没有统一的标准测量方法和评价指标。常用指标有:

患者最高皮肤剂量(peak skin dose,PSD),是评价确定性效应的指标,测量复杂,尚未广泛使用。

患者皮肤表面入射平均剂量(entrance skin dose,ESD),可定量描述确定性损伤的严重程度,可用直接的热释光剂量计等仪器测定。

累积剂量(cumulative dose,CD),与 PSD 有良好的相关性,可直接通过 X 线机内置剂量测量系统获得。

剂量 - 面积乘积(dose-area product,DAP),是较客观评价随机性效应的测量方法,可通过 X 线机内置剂量测量系统直接获得,用测得吸收剂量与照射面积乘积表达。

由 ESD、CD 和 DAP 可估算患者的有效剂量,为改善患者的辐射防护提供依据。

思路3：介入操作者估算可在胸前或在身体的多个部位佩戴剂量计进行器官体表剂量的累积剂量测量，然后估算有效剂量。

四、知识拓展与问题延伸

【问题9】 案例1中，张女士甲状腺癌术后采用的是核医学治疗，请问肿瘤放射治疗还有哪些，其防护的原则和要求是什么？

思路：肿瘤放射治疗有两种形式，即远距离放射治疗和近距离放射治疗（表12-4）。

表12-4 远距离放射治疗和近距离放射治疗的比较

项目	远距离放射治疗	近距离放射治疗
概念	辐射源至皮肤间距离大于50cm，通常有^{60}Co治疗机、电子、中子束治疗设备、质子束治疗设备、放射刀治疗设备等	一个或多个密封放射源植入患者腔内、组织间隙或表浅部位
特点	射线能量高、穿透力强，正常组织不可避免地受到相当剂量的辐射	放射源附近的剂量很高，肿瘤周围正常组织受照射剂量低
防护原则	实践的正当化、放射防护的最优化和处方剂量个体化，没有剂量限值，也没有医疗照射指导水平	
患者防护	在保证治疗效果的前提下，保证治疗安全	根据治疗计划确定所需种子源个数和活度，并正确植入
患者管理	制订和实施个体化治疗方案，对治疗过程中出现的放射反应和可能的放射损伤，采取必要的医疗保护措施	植入部位穿戴0.25mmPb铅背心、围脖或腹带 患者床边1.5m处或单人病房划为临时控制区 患者使用专用设施，如便器、洗手间等 保证种子源植入体内后不丢失到周围环境 出院患者应有登记制度，与家人保持距离 患者死亡，应从治疗部位取出种子源
工作人员或家属、公众防护	个人剂量监测 健康监护 专业技术和防护知识培训 个体防护等	通过时间、距离和屏蔽措施设法减少放射线的照射 防止密封源泄漏或丢失所致污染

【问题10】 什么情况属于事故性医疗照射，如何预防控制？

思路1：联合国原子能辐射效应科学委员会（United Nations Scientific Committee on the Effects of Atomic Radiation，UNSCEAR）2000年报告中指出，患者的事故性医疗照射是指任何意外的事件，包括操作失误、设备缺陷或其他事故等给患者造成的与正常实践所应受照射明显不同的照射。《电离辐射防护与辐射源安全基本标准》（GB18871—2002）中，事故是指从防护或安全的观点看，其后果或潜在后果不容忽视的任何意外事件，包括操作错误、设备失效或损坏。事故性医疗照射，包括：①各种治疗事件，如弄错患者或其组织的、用错药物、剂量或分次剂量与处方数值严重不符以及可能导致过度急性刺激效应的治疗事件；②各种诊断性照射事件，如剂量明显大于预计值的诊断性照射，或剂量反复并显著超过所规定的相应指导水平的诊断性照射；③各种可能造成患者的受照剂量与所预计值显著不同的设备故障、事故或其他异常偶然事件。

思路2：对于所谓"受照剂量与所预计值显著不同"，到目前为止，尚没有一个被普遍接受的定量界定的国际标准。英国规定，如果患者在接受近距离放射治疗和远距离放射治疗整个疗程中接受的辐射剂量超过处方总剂量的10%，或任意分割照射超过处方剂量的20%，必须正式通知该照射事件。美国医学物理学家协会第35工作组（American Association of Physicists in Medicine Task Group 35，AAPM TG-35）将事故性医疗照射分为Ⅰ级危险（可能导致死亡或严重损伤）和Ⅱ级危险（严重损伤的危险较小）。其中Ⅰ级危险又细分为A、B两类，A类危险（超过处方总剂量25%）是指事件很可能导致危及生命的并发症，B类危险（超过处方总剂量5%～25%和绝大多数照射不足情形）是指增加不可接受治疗结果（并发症或肿瘤得不到有效控制）的发生概率。

思路3：①严格贯彻执行有关法律、法规和标准，建立健全各种监督管理制度；②加强放射工作人员放射防护培训，强化所有有关人员的安全文化素养；③实现医疗照射的防护最优化，实施放射防护的技术监管；④严格掌握可能导致设备故障和意外照射的各种因素，制订全面的放射诊疗规范操作程序或规定；⑤制订医疗照射事故应急预案，做好应急准备工作，定期进行演习。

五、小　　结

辐射源分类及医源性电离辐射防护总结见图12-1、图12-2。

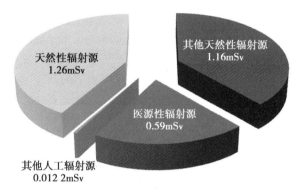

图 12-1　辐射源分类

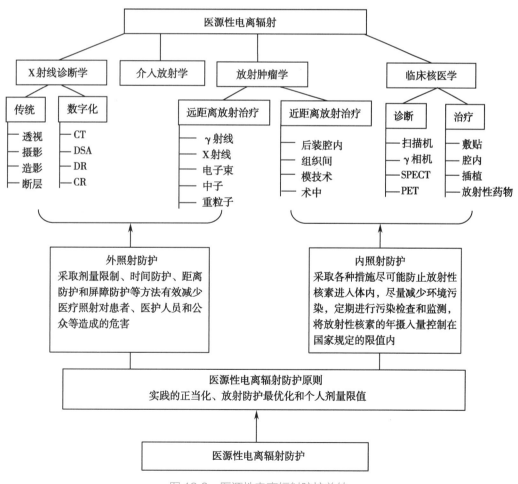

图 12-2　医源性电离辐射防护总结

（范广勤）

推荐阅读文献

[1] 国家卫生和计划生育委员会.临床核医学患者防护标准：WS 533—2017.（2017-05-18）[2019-06-01].https://max.book118.com/html/2017/0611/113592635.shtm.

[2] 国家卫生和计划生育委员.医学放射工作人员放射防护培训规范：GBZ/T149—2015.（2015-01-13）[2019-06-01].http://www.nhc.gov.cn/wjw/pcrb/201501/a2eac48a26474963aa1b4b400676351b.shtml.

[3] 国家卫生和计划生育委员.职业性放射性肿瘤判断规范：GBZ（卫生）97—2017.（2017-05-18）[2019-06-01].https://www.spc.org.cn/online/GBZ（%25E5%258D%25AB%25E7%2594%259F）%252097-2017/?.

[4] 国家质量监督检验检疫总局.放射性废物管理规定：GB14500—2002.（2002-08-05）[2019-06-01].https://www.spc.org.cn/online/GB%252014500-2002/?.

[5] 国家质量监督检验检疫总局.电离辐射防护与辐射源安全基本标准：GB18871—2002.（2002-10-08）[2019-06-01].http://www.nhc.gov.cn/wjw/pcrb/201410/5fffe01da4634747918d15662d3d22ae.shtml.

[6] 环境保护部，工业和信息化部，国家国防科技工业局.关于发布《放射性废物分类》的公告.（2017-12-01）[2019-06-01].https://www.mee.gov.cn/gkml/hbb/bgg/201712/t20171212_427756.htm.

[7] 中华人民共和国卫生部.生产和使用放射免疫分析试剂（盒）卫生防护标准：GBZ136—2002.（2002-04-08）[2019-06-01].http://www.nhc.gov.cn/wjw/pcrb/201212/34598.shtml.

[8] 中华人民共和国卫生部.放射性核素敷贴治疗卫生防护标准：GBZ134—2002.（2002-04-08）[2019-06-01].http://www.nhc.gov.cn/wjw/pcrb/201212/34532.shtml.

[9] 中华人民共和国卫生部.临床核医学放射卫生防护标准：GBZ120—2006.（2006-11-03）[2019-06-01].http://www.nhc.gov.cn/wjw/pcrb/201212/33832.shtml.

[10] 中华人民共和国卫生部.医用放射性废物的卫生防护管理：GBZ 133—2009.（2009-10-26）[2019-06-01].http://www.nhc.gov.cn/wjw/pcrb/200911/44480.shtml.

[11] 中华人民共和国卫生部.医疗照射放射防护基本要求：GBZ179—2006.（2006-11-03）[2019-06-01].http://www.nhc.gov.cn/wjw/pcrb/201410/b907ace61e3b40fbadad817c6f88e44e.shtml.

[12] 中华人民共和国卫生部.医疗照射放射防护名词术语：GBZ/T146—2002.（2002-04-08）[2019-06-01].http://www.nhc.gov.cn/wjw/pcrb/201212/34533.shtml.

第十三章　食物中毒的识别、调查与控制

食物中毒（food poisoning）是指摄入了含有生物性、化学性有毒有害物质的食品或将有毒有害物质当作食品摄入后所出现的非传染性（不属于传染病）的急性、亚急性疾病。

食源性疾病
（微课）

食物中毒是食源性疾病的一种。其特征有：食物是传播病原物质的媒介，即食物中含有某种致病因子；临床上多出现以急性病理过程为主的感染性或中毒性临床综合征。

人们日常食用的食物一般不具有毒性。食物产生毒性并引起食物中毒常与下列因素有关：①某些致病性微生物污染食品并急剧繁殖导致食品中存在大量活菌（如沙门菌属）或产生大量毒素（如金黄色葡萄球菌产生的肠毒素）；②有毒化学物质混入食品并达到引起急性中毒的剂量；③食品本身含有有毒成分（如河豚体内含有河鲀毒素）；食品贮存过程中由于贮存不当而产生了毒素，例如马铃薯发芽产生龙葵素等。此外某些外形与食物相似但本身含有有毒成分的物质被误作为食物而误食，也可引起中毒，例如有毒蘑菇等。

食品安全（food safety）是指食品无毒、无害，符合应当有的营养要求，对人体健康不造成任何急性、亚急性或者慢性危害。食源性疾病的不断上升和恶性食品污染事件的不断发生是公众普遍关注的公共卫生问题。

食品安全事故指食源性疾病、食品污染等源于食品、对人体健康有危害或者可能有危害的事故。

食物中毒的识别、调查与控制的思路与环节要点：

1. 食物中毒是食物源性疾病的一种。
2. 食物中毒致病因子主要为微生物及其产生的毒素、化学物对食物的污染，以及某些动植物所含毒素等。
3. 食物中毒临床上有急性中毒和/或感染性疾病的表现，以胃肠道症状多见。
4. 群体性食物中毒患者多有共同的摄入相同食物史。
5. 我国法律规定临床医生有及时报告食物中毒的责任和义务。

食物中毒识别、调查与控制的关键点

1. 对临床上以急性胃肠炎就诊者，应当考虑或排除食物中毒。
2. 对疑似食物中毒者，特别是出现群体性发病现象，要及时上报。
3. 食物中毒的临场处置中，应保留好需要检测的生物样本。
4. 临场医生应积极配合卫生行政部门的食物中毒调查。
5. 食物中毒处置应遵循救治患者、调查、处置同步进行的原则。

某乡镇食物中毒暴发：*某年8月10日14时30分某乡镇卫生院收治一患者，女，65岁。午饭后突然恶心、头晕、头痛、全身无力、食欲降低、出冷汗等，继而出现呕吐、腹泻、腹痛、体温升高等，故来医院就诊。*

一、食物中毒的识别

【问题1】　这是食物中毒吗？具有什么特点？

思路1：急性胃肠炎（个案）。

　　患者主诉：当日中午在镇上某饭店参加婚宴后出现不适。婚宴提供的餐饮主要有热菜、凉盘等十多种食物。

　　医生在接诊时应关注当天和前一天的饮食情况，即一日三餐的主、副食等，查找疑似有毒食物。

　　入院查体：体温 39.5℃，血压 95/60mmHg。神志清，轻度脱水貌，全身皮肤稍干燥，弹性尚可。双肺呼吸音清。心前区未触及震颤心界，叩诊不扩大，心率 91 次 /min，节律齐，各瓣膜区未闻及病理性杂音。腹平软，上腹部及脐周压痛（+），无反跳痛，肠鸣音亢进；尿常规正常。血常规：白细胞计数 10.9×10⁹/L，中性粒细胞百分比 86%，淋巴细胞百分比 14%。便常规：稀水便，脓球（++）。心电图正常。

　　入院诊断：细菌性食物中毒（疑似）。

　　方案如下：

　　对症治疗：补液、纠正电解质紊乱及酸中毒；用阿托品或莨菪碱解痉。

　　病原治疗：按不同的病原菌选用有效的抗菌药物。沙门菌食物中毒、副溶血性弧菌食物中毒一般可选用喹诺酮类抗生素。

　　思路 2：相似患者增加，有何提示？

　　随后就诊人数陆续增加。至次日 10：00 已有 103 人以相似症状到该卫生院就诊。年龄在 10～79 岁之间。

　　入院查体：患者主要表现为恶心、腹痛、腹泻、发热等症状。腹痛呈上腹及脐周阵发性绞痛和隐痛为主；发热，体温在 38～40℃；大便以黄色水样便为主。化验结果显示，血常规：中性粒细胞增加。便常规：脓细胞 +～+++；红细胞 +～++；隐血试验阳性。

知识点

食物中毒的特征

　　食物中毒是我国常见的食源性疾病。其特征是潜伏期短，发病突然，呈暴发性。集体性暴发的食物中毒在短期内很快形成发病高峰；中毒患者有类似的临床表现，以恶心、呕吐、腹痛、腹泻等胃肠炎症状为主。

　　思路 3：关注患者接触史（饮食史）。

　　相似患者增加，提示共同接触史，即共同病原；又主要为胃肠炎，应主要为食物来源。

　　问诊发现，这些患者 10 日中午在同一家饭店参加婚宴。

　　筛查可疑食物发现：发病者皆食用了一份凉菜，即黄瓜拌猪头肉；问及陪伴的亲友，未食用该菜者未发病。

　　因为这些患者进食的是同一种有毒食物，病原相同，因此临床症状相似。但由于个体差异，其临床症状、潜伏期等可能有些差异。

　　思路 4：关注季节性特点。

　　细菌性食物中毒主要发生在夏秋季。一是由于气温高适合于微生物生长繁殖；二是人体肠道的防御功能下降易感性增强。细菌性食物中毒的好发食品主要为动物性食品。本案例发生在 8 月，此时正逢夏季高温，是食物中毒的高发季节。

　　该案例中的凉拌猪头肉，从集市购买，放置室温下 2 日，致细菌大量生长繁殖，食用前未加热或未彻底加热，是引发中毒的主要环节。

【问题2】　如何救治食物中毒患者?

思路1:临床抢救治疗措施。

对症治疗:急性胃肠炎型以对症治疗为主。轻者口服补盐液,重者禁食8～12小时,静脉输注葡萄糖氯化钠液2 000～3 000ml/d;口服颠茄片解痉止痛,止泻。高热、中毒症状重时使用抗生素,必要时短期使用皮质激素。

抗感染:适用于感染型食物中毒。可选用下列药物之一:环丙沙星0.2g,静脉滴注;头孢曲松1.0g,静脉滴注;或泰利必妥、氨苄西林、庆大霉素、阿米卡星、氯霉素等。

知识点

细菌性食物中毒的分类

细菌性食物中毒主要分为两大类。

感染型食物中毒:由于食品被致病性微生物污染后在适宜的温度、水分、酸碱度和营养条件下微生物急剧大量繁殖。大量活菌随食物进入人体侵犯肠黏膜引起胃肠炎症状并伴发热。发热是其重要的临床症状,多升至38℃以上。

毒素型食物中毒:细菌污染食品并在食品上繁殖后产生有毒的代谢产物(外毒素),达到中毒量的外毒素随食物进入人体经肠道吸收而发病,一般不发热。

思路2:关注高危人群。

儿童处于不断生长发育的时期,营养物质的需要量相对较成人多,消化系统的负担较重,但功能尚未发育完善;同时其免疫系统尚未发育成熟,故当有病原菌入侵时极易引发疾病。老年人器官功能减退,免疫器官退化,正常免疫功能减弱,故老年人也易受细菌、病毒和其他病原体的感染。

儿童、老年人、免疫力低下者是食源性疾病的高危人群。一旦发生食物中毒,临床症状凶险。

本案例中一76岁男性患者症状最重,表现为急性胃肠炎,体温41.5℃,伴外周循环衰竭。精神极度萎靡,黏膜苍白,心率加快,心音减弱,脉搏细弱;少尿以至无尿,肌肉松弛无力,反应迟钝,陷入抽搐、昏迷状态。既往病史:该患者半年前曾因高血压、心肌缺血入院治疗。

该重症患者在抗感染及对症治疗后,病情好转,10日后出院。

知识点

食物中毒的高危人群

食物中毒的高危人群是指抵抗力较弱的患者、老年人、儿童,在发生食物中毒时症状较重,在临床治疗中应特别给予关注以降低死亡率。如能及时抢救,一般病程短,恢复快,预后较好(除肉毒中毒)。

思路3:采样送检,查找病原体。

如果怀疑患者患有食物中毒,临床医生应当及时采集患者的临床样品送临床实验室进行检验。本案例医生采集了患者呕吐物、排泄物等样品,并采集到剩余食物的样本。

实验室在患者的吐泻物及剩余食物的样本(凉拌猪头肉)均检出沙门菌(未检出其他致病微生物),其余食物中未检出沙门菌。

结论:本次食物中毒是由沙门菌污染熟猪头肉,饭店购买后,未二次加工而引起。

知识点

沙门菌污染的来源

肉类食品被沙门菌污染的来源：一是生前感染。家畜生前已感染沙门菌，使其肌肉和内脏含有大量活菌；二是宰后污染。家畜在宰杀后其肌肉、内脏接触粪便、污水、容器或带菌者而污染沙门菌。此外，蛋类可因家禽带菌而污染，水产品可因水体污染而带菌。沙门菌属是夏秋季细菌性食物中毒的主要病原体，引起中毒的食品是动物性食品。

沙门菌无芽孢，对热抵抗力不强，在100℃时立即死亡。水经氯化消毒5分钟可杀灭其中的沙门菌。

金黄色葡萄球菌肠毒素引起的幼儿园食物中毒：某年3月14日16：30至21：35，某幼儿园的27名幼儿相继出现恶心、呕吐、腹痛等症状，并陆续到镇医院治疗。经抗菌消炎及对症治疗后，患儿病情好转，到3月15日早上10：00，患儿已基本好转出院。病程半天左右，无死亡和危重病例，3月14日22时后未发现继发病例。

患儿发病的潜伏期：2.5~6.5小时，平均为5.5小时。

进食史及食谱分析：3月14日该幼儿园提供早餐、午餐和午点。早餐是猪肝瘦肉汤米粉，午餐是腐乳炒瘦肉、烩大白菜，午点是杯状麦香奶、煮鸡蛋。学校提供的资料显示患儿共同进食了以上的食物。

可疑食物的调查：麦香奶饮品是由该镇某鲜奶店提供，由某奶业公司生产。幼儿园员工将麦香奶常温存放至下午15：00（产品要求的存放温度2~6℃）供应给幼儿和老师食用。

细菌学检测结果：幼儿园和鲜奶店内剩余麦香奶饮品均检出金黄色葡萄球菌肠毒素，该日进食的食物未检出沙门菌、致病性大肠杆菌、副溶血弧菌等致病菌。

知识点

葡萄球菌肠毒素食物中毒

寄生在人体皮肤、鼻咽部、指甲及各种皮肤化脓灶的金黄色葡萄球菌，可污染牛乳及乳制品、淀粉类（剩饭、粥、米面等）、鱼、肉、蛋类等。被污染食物在室温下搁置数小时，病菌可大量繁殖产生肠毒素。肠毒素是单链蛋白质，A型毒性最强，B型耐热性最强，因此破坏食物中存在的葡萄球菌肠毒素须在100℃下加热2小时。

临床特征：潜伏期短，一般为2~5小时。主要症状为突然恶心、反复剧烈呕吐，呕吐物中常有胆汁、黏液和血，同时伴有上腹部痉挛性疼痛及腹泻，腹泻物呈水样便。以呕吐为其主要特征，一般不发热。由于剧烈吐泻，常导致严重失水和休克。故在临床救治中以补液、补电解质为主。

肉毒梭菌食物中毒：某年3月1日，某村夫妻2人，中午食用臭豆腐等食物，次日晚出现恶心呕吐、头疼、视力模糊、腹胀、吞咽困难，来医院就诊。经流行病学调查，出现症状的2村民均进食过其自制臭豆腐。

采集剩余的可疑食物，根据国家《食品卫生微生物学检验》（GB4789.12—2008）中肉毒梭菌及肉毒毒素检验标准，经过实验室检测，该起因食用家庭自制臭豆腐引起的食物中毒，为A型肉毒毒素引起。

特效治疗：早期可使用多价抗肉毒毒素血清及支持疗法，预防呼吸肌麻痹和窒息。

【问题3】　发生了食物中毒应如何向上报告？

《中华人民共和国食品安全法》（2019）明确规定：国务院组织制订国家食品安全事故应急预案。医疗机构发现其接收的患者属于食源性疾病患者或者疑似患者的,应当按照规定及时将相关信息向所在地县级人民政府卫生行政部门报告。县级人民政府卫生行政部门认为与食品安全有关的,应当及时通报同级食品安全监督管理部门。

县级以上人民政府食品安全监督管理部门接到食品安全事故的报告后,应当立即会同同级卫生行政、农业行政等部门进行调查处理,并采取下列措施,防止或者减轻社会危害:

1. 开展应急救援工作,组织救治因食品安全事故导致人身伤害的人员。

2. 封存可能导致食品安全事故的食品及其原料,并立即进行检验;对确认属于被污染的食品及其原料,责令食品生产经营者依照本法第六十三条的规定召回或者停止经营。

3. 封存被污染的食品相关产品,并责令进行清洗消毒。

4. 做好信息发布工作,依法对食品安全事故及其处理情况进行发布,并对可能产生的危害加以解释、说明。

发生食物中毒时应立即向当地卫生行政机构报告是法定义务和责任。食物中毒报告的及时与否是查明食物中毒的原因和控制事态发展的重要环节。报告发生了食物中毒,是临床医生的职责,也是发生食物中毒事故单位的职责。

思路 1:明确需要向上报告的部门。

接收食物中毒或者疑似食物中毒患者进行治疗的单位,应当及时向所在地人民政府行政部门报告发生食物中毒情况。

思路 2:明确报告所应涉及的内容。

发生食物中毒的单位、地址、时间、中毒人数、可疑食物等。

多个就诊患者具有共同饮食史或食用了相同的食物而出现胃肠道症状或临床诊断患有某种疾病,临床医生如能作出食源性疾病临床诊断并上报,有助于公共卫生部门或食品安全管理机构察觉辖区内发生的食源性疾病暴发事件,从而尽早确定引发疾病的污染食品并对市场上的污染食品予以控制。

县级以上地方人民政府卫生行政部门接到食物中毒或者疑似食物中毒事故的报告应当及时填写食物中毒事故报告登记表(表 13-1),并按要求报告同级人民政府和上级卫生行政部门。中毒人数较多的食物中毒事故实施紧急报告制度。任何单位和个人不得干涉食物中毒或者疑似食物中毒事故的报告。

表 13-1　食物中毒事故报告登记表

食物中毒发生单位:
地点:
发病时间:　　　日　　时　　　　　　　　　　进食时间:　　　日　　时　　　分
发病人数:　　　　　　　　进食人数:　　　　　　　　死亡人数:
可疑中毒食品:1.　　　　　　　2.　　　　　　　3.
临床表现:
1. 恶心　　　　　　　　　2. 呕吐_____(次/d)　　　　　3. 腹痛
4. 腹泻_____(次)　　　5. 头痛　　　　　　　　　6. 头晕
7. 发热_____(℃)　　　8. 脱水　　　　　　　　　9. 抽搐
10. 青紫　　　　　　　　11. 呼吸困难　　　　　　12. 昏迷
若有腹痛,部位在:1)上腹部　　2)脐周　　3)下腹部　　4)其他
腹痛性质:1)绞痛　　2)阵痛　　3)隐痛　　4)其他
若有腹泻,腹泻物性状:
1)洗肉水样　　2)米泔水样　　3)糊状　　4)其他
其他症状:
治疗情况:　　　　　　　　诊断:　　　　　　　　就诊地点:
报告人姓名:　　　　　　　住址:　　　　　　　　电话:

临床医生报告食源性疾病应遵循的基本要求和程序是：一旦临床上确诊某种经由食物传播的法定报告疾病，就应及时与当地公共卫生部门联系。在临床实验室出具诊断检验报告以前，患者是否罹患某种食源性疾病不确定的情况下，临床医生也应当报告可能是食源性疾病暴发或疑似食源性疾病暴发的情况。基层公共卫生部门接到临床医生报告疑似食源性疾病暴发事件后，应及时上报本级政府有关部门和上级卫生部门，并决定是否有必要作进一步的调查。

二、食物中毒的诊断与临床急救

由亚硝酸盐引起的食物中毒：某年 1 月 4 日 22 时，县卫生监督所接电话报告，该县某单位有 47 人发生食物中毒，正在人民医院进行抢救治疗。接到报告后，县疾病预防控制中心（县卫生监督所）相关人员前往该单位开展流行病学调查和案件调查处理。

【问题 4】　如何判断食物中毒？

食物中毒诊断标准主要以流行病学调查资料及患者的潜伏期和中毒的特有表现为依据，实验室诊断则是针对中毒的病因而进行的。

中毒患者在相近的时间内均食用过某种共同的中毒食品，未食用者没有中毒。停止引起中毒食品供应后，发病很快停止；潜伏期较短，发病急剧，病程亦较短；所有中毒患者的临床表现基本相似；一般无人与人之间的直接传染；食物中毒的确定应尽可能有实验室诊断资料，但由于采样不及时或已用药或其他技术、学术上的原因而未能取得实验室诊断资料时，可判定为原因不明食物中毒，必要时可由三名副主任医师以上的食品卫生专家进行评定。

食物中毒患者的诊断：根据食品食入史及流行病调查、临床症状与体征以及实验室检查，综合判断。

食物中毒事件的确定：由食品卫生监督检验机构根据"食物中毒诊断标准及技术处理总则"确定。

食物中毒临床表现主要是胃肠道炎症状如恶心、呕吐、腹泻和腹痛等，但有时也可以出现其他发病症状和体征。如果临床上同时出现多个具有类似胃肠道症状的患者同时就诊，而且患者具有相同的经历或暴露史，临床医生应当高度怀疑就诊者可能为一起食源性疾病暴发事件的相关病例。但在许多情况下，食源性疾病暴发事件的相关病例通常是以单个病例自行前往医院就诊的方式出现的。因此临床医生在接诊中遇到具有胃肠道炎症状的患者时，应当根据就诊患者的典型临床表现和发病症状把握好早期诊断的机会，并迅速作出相应的临床诊断。对符合食物中毒典型发病症状的患者应引起高度的警觉，并仔细询问相关病史，以尽早发现可疑食物中毒事件。

该案例职工在食堂就餐后，相继出现不同程度的嘴唇和指甲发绀、头晕、头痛、恶心、呕吐、轻度腹泻、面色绿黄、呼吸困难等症状。医院接诊患者 47 人，其中有 2 例患者病情较重。

知识点

亚硝酸盐中毒

亚硝酸盐为强氧化剂，进入人体后，可使血红蛋白中二价铁离子被氧化为三价铁离子而生成高铁血红蛋白。高铁血红蛋白失去携带氧的能力，致使组织缺氧，而出现中毒。

亚硝酸盐中毒发病急速，一般潜伏期 1~3 小时，中毒的主要特点是由于组织缺氧引起的发绀，如口唇、舌尖、指尖青紫；重者眼结膜、面部及全身皮肤青紫。头晕、头疼、乏力、心跳加速、嗜睡或烦躁、呼吸困难、恶心、呕吐、腹痛、腹泻。严重中毒者起病急，发展快，病情重，若不及时抢救治疗，可因呼吸困难、缺氧窒息或呼吸麻痹、循环衰竭而死亡。

临床上辨别食物中毒的线索：①发病潜伏期；②疾病的持续时间；③突出的临床症状；④暴发事件涉及的人群。

【问题5】　在临床上应如何处理这类食物中毒？

　　根据临床表现，初步诊断为中毒。47 名患者均为该单位职工，发病前均有在该职工食堂的就餐史，发病时间集中，最短发病时间为就餐后 1.5 小时，平均为 3.5 小时；47 名患者均为男性，年龄 17～58 岁，平均年龄 35.37 岁。严重者起病急，发展快，病情重。

　　患者入院后迅速给予吸氧，采用还原物质促使高铁血红蛋白还原成血红蛋白是治疗的关键。可静脉注射或口服 1% 亚甲蓝溶液，另外需给予大剂量维生素 C 和葡萄糖。经催吐、导泻、补液及其他对症治疗，患者病情迅速好转，3 日后 47 名患者全部痊愈出院。

　　思路：一般急救处理原则是尽快清除胃肠道内未被吸收的毒物，防止毒物继续吸收，排除已吸收的毒物，采取必要的对症治疗并防止感染或后遗症。

　　1. 清除未被吸收毒物　方法有 3 种。①催吐：可使残留于胃内的毒物迅速排出。多用于中毒发生不久，毒物尚未完全吸收的患者。②洗胃：如患者催吐困难或不适于催吐者可进行洗胃；有时催吐后怀疑胃内尚有残留亦可进行洗胃。洗胃可彻底清除胃内未被吸收的毒物，洗胃进行越早越彻底则效果越好。一般中毒后 4～6 小时内洗胃效果最好。③导泻与洗肠：如中毒时间较久，毒物已进入肠内，可于洗胃后进行导泻，但已有严重腹泻者则不需要导泻。

　　2. 阻止毒物吸收　可应用局部拮抗药直接与胃肠道中未被吸收的毒物发生作用，使毒物毒性降低或变为无毒或减少毒物与胃肠黏膜接触机会，以延缓吸收。有些拮抗药可与催吐或洗胃的液体结合使用，有些则于催吐洗胃后给予。拮抗药的作用原理有中和、氧化、吸附和沉淀等。弱碱性物质如肥皂水、4% 氧化镁或氢氧化镁和石灰水的上清液皆可中和酸性毒物。弱酸性物质如 5% 醋酸和柠檬酸可中和碱性毒物。

　　3. 促使毒物排泄　一般毒物或毒素进入人体后多由肝脏解毒经肾随尿排出。输液可稀释毒物，保护肝肾功能，并可促进毒物排泄补液，还可及时补充机体所丢失的液体。病情许可者可大量饮入温开水或糖盐水。体液丢失较多者，用静脉滴注生理盐水、5% 葡萄糖盐水或 10% 葡萄糖溶液等。某些主要由肾脏排出的毒物，可反复多次应用甘露醇或山梨醇利尿以加速排出。某些食物中毒（如毒蕈和重金属中毒等）可应用透析疗法（如人工肾透析、腹膜透析）等进行急救。

　　4. 对症治疗　排除毒物、减少毒物的吸收和解毒治疗虽是抢救食物中毒的首要措施，但对于毒物已经损害器官，影响其正常生理功能减退或紊乱发生各种严重症状者，积极进行对症治疗也非常有必要。

　　食源性疾病患者采用何种治疗处理措施，主要取决于临床诊断和实验室病原学检验结果，并确定该种食源性疾病是否有特异性的治疗方法。

三、食物中毒的调查与处理

知识点

食物中毒调查前的准备

　　食物中毒调查前的准备包括如下步骤：

　　（1）接到食物中毒报告、举报或投诉时，疾病预防控制中心的工作人员应进行详细登记，内容包括：时间、姓名、单位、联系电话、地址、可疑食物、感染或中毒发生地、发病人数、症状体征、就诊单位等，并作复述以核对记录。

　　（2）告知报告人或投诉人保护好现场，留存患者粪便和呕吐物及可疑中毒食物以备取样送检。

　　（3）立即成立突发事件应急队伍，携带事先准备好的物资或设备奔赴现场。实验室人员也可到现场参与采样。

【问题6】　到现场后，如何开展工作？
　　思路 1：积极救治患者。

食物中毒发生后,应立即采取下列措施救治患者并保全中毒线索:封存可疑致中毒食品;尽量采集患者血液、尿液、吐泻物标本,以备送检。积极救治患者。

思路2:场所调查。

场所包括食物中毒发生地、患者治疗所在地、中毒食品流入地和其他与食物中毒事件发生有关的地点。所在地与事件发生地跨辖区的,应及时将食物中毒情况通报有关辖区,请求相关单位参与或配合调查。

沿着生产流程,对可疑食品加工制作过程进行现场勘察,重点检查项目包括:①食品原料的来源、成分、质量、使用方法、保质期、包装完好程度、贮存环境等;②检查配料、加工、包装、运输、储存等生产过程是否存在直接或间接的污染环节;③检查加工方法是否能够杀灭或消除可能的致病因素;④检查食品的贮存条件是否符合卫生要求;⑤检查生产车间的消毒隔离和其他卫生管理制度;⑥查阅生产过程中的相关记录等。

思路3:患者调查。

对接报的情况进行核实,进一步了解食物中毒发生的经过和简要情况。调查对象应尽可能是调查事件所涉及的所有对象,包括有共同饮食史的中毒患者和非患者。

思路4:患者发病前进餐食物的调查。

发病前进餐食物基本情况,如饮用水、食品原料的来源、可疑中毒食品的工艺配方、食品生产至食用前的整个加工过程和现场环境,尤其应注意分装、储存的条件、时间及使用的工具和用具、接触可疑中毒食品的从业人员的健康状况(有无健康证、近期病史等)。

47名患者发病前均在该职工食堂就餐,无外出就餐史。

进餐食物为:早餐(7:30)为发糕、鸡蛋、鲜汤;午餐(11:30)主食为米饭,炒菜4个(炒菜花、冬瓜、笋瓜、四季豆);晚餐(17:30)主食为米饭、葱花饼,炒菜3个(炒笋瓜、冬瓜、菜花)。晚餐进餐后相继有47人出现不同程度的嘴唇和指甲青紫、头晕、头痛、恶心、呕吐、轻度腹泻、面色绿黄、呼吸困难等症状。

在该职工食堂调查时发现,厨房放置调味品的柜子上有半包可疑的白色粉末(后经实验室检测确定为亚硝酸盐),经食堂员工回忆,准备晚餐时,曾误认为袋内粉末为泡打粉而加入面粉中制作葱花饼,这就是调查中发现的误食亚硝酸盐的可疑途径。

【问题7】 如何采集待检样品?

根据已经得到的中毒事件临床症状和流行病学特点,初步确定应进行现场或实验室检验的项目,有针对性地采集现场样品,以便能够尽快找到中毒因素。

思路1:采集样品种类。

1. 可疑食品的剩余部分、半成品和原料;生产设备上的残留物;食品加工工具、用具及食品容器、餐饮、抹布、操作人员双手等接触食品物品的涂抹采样等。

2. 中毒患者的大便、血液、尿液、呕吐物或洗胃水等;从业人员粪便、肛拭子、咽拭子、疮疖脓液等;其他与食物中毒有关的可疑样品。

思路2:在采样时应注意的问题。

应根据患者出现的临床症状和检验目的选择样品种类。可疑食品的剩余部分、半成品和原料为必须采集的样品;患者的呕吐物要尽量采集;对腹泻患者要注意采集粪便;对发热患者注意采集血液样品;对可疑化学性食物中毒应采集血液和尿液;无剩余可疑物时,应采集生产设备上的残留物、食品加工工具、用具、炊具及食品容器、餐饮具、抹布等。

思路3:决定样品采集的数量。

不同样本,样品采集量不同。

1. 食品 固体采样量为200~500g(取不同部位);流体及半流体食品采样量为200g(充分搅拌后取)。

2. 患者样本 呕吐物50~200g(每人);粪便50~100g(每人);尿液100~200ml(每人);血液5~10ml(每人)。

3. 工具容器洗涤水 100~200ml(每件)。

4. 尸体标本 10~20g(每种脏器)。

疾病预防控制中心实验室依据 GB/T5009—2003（食品卫生检测方法）在现场对采集的样品进行快速检测。检测结果为呕吐物和葱花饼亚硝酸盐超标，可疑白色粉末为亚硝酸盐粉末。01 号呕吐物亚硝酸盐含量 167.3mg/L；02 号呕吐物亚硝酸盐含量 309.5mg/L；03 号可疑食物葱花饼亚硝酸盐含量 562.5mg/kg；可疑白色粉末亚硝酸盐纯度为 98.5%。

化学性食物中毒，有条件时尽可能采用快速检验方法在现场进行定性检验，以协助诊断，为抢救患者提供依据。

> 知识点
>
> ### 亚硝酸盐食物中毒事故的特点
>
> 亚硝酸盐是我国限量使用的肉类制品发色剂，保存不当或认识错误可导致急性亚硝酸盐中毒甚至死亡。我国对亚硝酸盐在食品中的使用有着严格的规定，亚硝酸盐对人体的中毒剂量为 0.3～0.5g，致死剂量为 1～3g。本次因误食亚硝酸盐引起的食物中毒事故有以下特点：发病病例均有共同的进餐史，不食者不发病，停用可疑食物后发病很快停止；发病病例具有极其相似的临床特征，均表现为不同程度的嘴唇和指甲发绀、头晕、头痛、恶心、呕吐、轻度腹泻、面色绿黄、呼吸困难；发病时间集中，潜伏期短，发病较急。

思路 4：在样品运送与交接方面，如果不能进行现场检测的样品应及时送回实验室检测。

> 知识点
>
> ### 样品运送与交接
>
> 样品运送与交接注意事项：
> （1）样品必须贴上标签，填写名称或编号、时间、地点、数量、现场条件、采样人等，做到严密封闭包装，置冰箱内保存，温度通常控制在 4℃左右，并应在 4 小时内送至实验室，若没有条件，在样品采集和运送途中应用冰壶冷藏。
> （2）如发现容器可能影响检验结果时，应在检验报告上注明。
> （3）送检材料必须注明材料件数、重量、采样的条件（容器是否灭菌、有无封印）、样品名称、采样时间、送检时间。
> （4）为使检验室明确样品的送检目的，应注明送检理由、食物中毒情况以及食物中毒可疑原因等。
> （5）检验室接到样品必须签字，注明接到时间，并应立即进行检验。

【问题 8】 如何进行食物中毒的流行病学调查？

流行病学调查是整个食物中毒调查的重要组成部分，主要目的和任务是对患者和未发病的对照人员进行个案调查，采集患者的临床样品进行病原学检验。通过流行病学调查分析，明确诊断，提出病因假设，并最终调查认定引起疾病暴发的原因。

> 知识点
>
> ### 食物中毒的流行病学调查
>
> 流行病学是研究人群中疾病频率分布和影响因素的一种科学方法，主要通过资料的收集和分析，确定一种或多种暴露因素是否与暴发疾病之间可能存在的关联。在实际应用中，流行病学专业人员经常利用统计学和概率分析的方法分析哪些人发病和造成发病的原因。疾病暴发事件常常要组织流行

病学调查,以确定疾病暴发的原因,并采取控制措施,防止疾病的进一步扩散。调查人员要善于将流行病学关联分析结果与食品卫生学调查和实验室调查结果联系起来,并利用这些资料形成和验证病因假设。根据建立的流行病学推断,加上临床和实验室的有关证据,就能够提供令人信服的有关疾病传播方式及其来源的可靠证据。特别是在缺乏可疑食品和临床样品检验阳性结果的情况下,疾病暴发原因经常是通过流行病学的关联性分析依据确定的。

根据已得到的进食了中毒食品或可疑中毒食品患者的资料,统计分析发病的潜伏期,计算各种临床症状与体征的发生频率,确定中毒患者特征性的临床表现,以此作为确定病例的主要依据之一。

思路 1:确定潜伏期。

将病例发病时间制作成频数分布图或频数分布表,分析病例发病时间的分布特点,用于确定可能的致病因素。

如果已知每个患者进食可疑食物和发病的大致时间,就可以计算每个患者的发病潜伏期。潜伏期是指摄入受病原体或毒素污染、其含量或数量足以引起发病的食物至出现最初症状与体征之间的间隔时间。由于个体疾病抵抗力的差别,进食数量的不同,食物中毒性物质或感染因子的分布不均匀以及其他因素,每个患者的潜伏期长短不一。

对暴发疾病来说,可通过计算分析平均潜伏期、最短与最长潜伏期,来确定疾病的性质和作出鉴别诊断。

潜伏期在食源性疾病暴发事件的调查处理中有着十分重要的流行病学意义:第一,根据潜伏期可推测受感染的时间,以便追踪感染源和确定传播途径。如属食源性感染引起继发感染,则可根据其平均、最短和最长的潜伏期,判断是否暴露于原发病例或其他感染源以及暴露的时间。第二,根据潜伏期可确定对接触者医学观察的期限。第三,根据中位数潜伏期及其范围,结合疾病的突出症状与体征的分析,可以鉴别食源性疾病临床综合征和病种,并为确定实验室检验项目提供参考。

思路 2:确定高危人群。

按病例性别、年龄、职业等特征分组,计算发病者的男女性别比例、平均年龄和年龄范围,比较各组罹患率或发病率,有助于确定高危人群。

思路 3:描述地区分布的特点。

为了分析患者与发病地区、地点或场所的联系,可按居住地、工作场所、学习场所(如班级)、生活场所、供餐单位(如各食堂)或就餐场所等性质将患者分组。病例的地区分布特点可以提示发病的暴露地点或场所以及引起发病的某种暴露因素。有时可利用行政区划图将病例数直接标注在地图上,直观地了解病例的地区分布特点。

知识点

食物中毒的特征

(1)潜伏期短:发病突然,呈暴发性。集体性暴发的食物中毒在短期内很快形成发病高峰。

(2)中毒患者有类似的临床表现:以恶心、呕吐、腹痛、腹泻等胃肠炎症状为主。

(3)发病者均与某种食物有明确的关系:近期内都食用过同样的食物,发病范围局限在食用该类有毒食物的人群,未吃者不发病。

(4)患者对健康人无传染性:停止食用有毒食品,人群发病很快停止。发病曲线呈突然上升、又迅速下降的趋势,无传染病流行时的余波。

(5)从中毒食品和中毒患者的生物样品中检出与引起中毒临床表现一致的病原。

【问题 9】 如何处理一起食物中毒事件(图 13-1)?

思路 1:确定控制的范围。

在经过初步调查确认为疑似食物中毒后,调查人员要依法采取行政控制措施,防止食物中毒事态扩大。

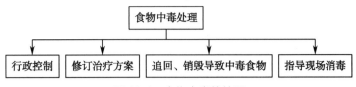

图 13-1 食物中毒的处理

控制范围包括：封存可疑食物及其原料和被污染的食品工（用）具、加工设备、容器；行政控制实施方式是使用加盖卫生行政部门印章的封条，并制作行政控制决定书，以便在紧急情况或特殊情况下调查人员可到现场封存机关场所和设备；卫生行政部门应在封存之日起15日内完成对封存物的检验或作出评价，并作出销毁或解封决定。因特殊原因需延长封存期的应作出延长控制限期的决定。

思路2：及时修订治疗方案，开展对症治疗和特殊治疗。

思路3：及时追回、销毁导致中毒的食物。

经过现场调查与检验结果，对确认的中毒食物卫生部门可直接予以销毁，也可在卫生行政部门监督之下由肇事单位自行销毁，对已售出的中毒食物要责令肇事者追回销毁。

思路4：中毒场所的处理。

根据不同性质的食物中毒，调查人员应指导发生中毒的单位和个人对中毒场所采取相应措施。对接触细菌性、真菌性食物中毒的餐具、用具、容器设备等物品用1%～2%碱水煮沸消毒或用150～200mg/L的氯制剂溶液浸泡、擦拭消毒；对接触化学性食物中毒的物品应彻底清洗消除污染。

思路5：行政处罚。

卫生部门收集违法事实、证据，制作执法文书，按执法程序进行行政处罚。在追究引起中毒的当事人的法律责任之外，还应重视卫生宣传与指导工作，并提出具体改进意见和措施。针对中毒原因总结经验教训，制订严格的卫生制度和预防措施，以免同类事件再次发生。

如果食物中毒暴发事件的来源为公共餐饮业或集体供餐单位，在必要的情况下，公共卫生人员应采取相应的行政控制措施，以纠正其不当的餐饮食品烹饪操作活动，避免事态的进一步扩大。如果污染发生在居民家庭，公共卫生人员应当对家庭成员进行有关食品安全制作方法的健康教育与具体指导。

【问题10】 如何预防食物中毒的发生？

思路1：建立和实施食源性疾病报告制度，强化食物中毒报告制度。

食物中毒报告是国家规定的法定报告制度。各级医疗卫生机构的相关责任人要认真执行这一规定，发现食物中毒后应及时、准确、完善地向上级部门进行汇报。以对食物中毒进行及时处理，防止继发，降低病死率。各医疗机构要加强对医务人员的突发公共卫生事件报告培训，增强食物中毒报告的责任意识。落实首诊负责制，医务人员在接诊疑似食物中毒患者时，除及时向卫生行政机构报告外，还应交代患者留取治疗前的呕吐物、排泄物、血样、洗胃液等，为查明食物中毒原因提供依据。

思路2：普及食品卫生知识。

通过多种形式，对居民进行食品卫生知识宣传，提高对防范食物中毒重要性的认识和食品卫生知识的整体水平，使居民能积极主动地对污染及变质食品进行防范。

保持清洁：定期清洗和消毒食品加工、制作的所有场所及其设备。避免虫、鼠及其他动物进入厨房和接近食物。

生熟分开：生的肉、禽和海产食品要与其他食物分开；处理生的食物要有专用的设备和用具；避免生熟食物互相接触。

做熟：恰当的烹调可杀死几乎所有危险的微生物。食物要彻底做熟，尤其是肉、禽、蛋和海产食品。需要特别注意的食物如肉馅、烤肉、大块的肉和整只禽类的彻底加热。

保持食物的安全温度：熟食在室温下存放不得超过2小时；所有熟食和易腐烂的食物应及时冷藏（最好在5℃以下）；熟食在食用前应保持温度（60℃以上）。

当温度保持在5℃以下或60℃以上，可使微生物生长速度减慢或停止。但有些危险的微生物在5℃以下仍能生长。

使用安全的水和原材料：挑选新鲜和未被致病微生物污染的食物；水果和蔬菜要清洗干净；不吃超过保存期的食物等。

209

四、知识拓展与问题延伸

【问题11】 什么是食源性疾病?

WHO 对食源性疾病的定义为"通过摄入食物进入人体的各种致病因子引起的、通常具有感染或中毒性质的一类疾病",即指通过食物摄入的方式和途径致使病原物质进入人体并引起的中毒性或感染性疾病。食源性疾病是当今世界上最广泛的公共卫生问题之一,已经成为一个至关重要的全球性课题,它不仅严重影响着食品贸易和旅游事业的发展,还会给社会经济造成极大的损失,乃至威胁生命安全。全世界每年数以万计的人患有食源性疾病或死于食源性疾病。食源性疾病包括食物中毒,也包括经食物而致感染的肠道传染病、食源性寄生虫病、人兽共患传染病、食物过敏以及由食物中有毒、有害污染物所引起的其他慢性中毒性疾病。

【问题12】 经食物传播的疾病是否都是食物中毒?

病原体经食物传播所致的感染性疾病不都是食物中毒,如甲型肝炎由甲型肝炎病毒(HAV)引起,通过污染食物或水经消化道传播,属于食源性疾病。因具有传染性故不属于食物中毒。

其他肠道传染病也不属于食物中毒:此类传染病主要经粪 - 口传播,病变在肠道的,包括霍乱、副霍乱、伤寒、副伤寒、细菌性痢疾、阿米巴性痢疾和细菌等;病变主要在肝脏的,有传染性肝炎;病变主要在中枢神经系统的有脊髓灰质炎等。传染源主要是人和病原携带者。病原体排出体外后污染食物与水源可造成传播与流行,人可经过饮水、进食、手、餐具、苍蝇、蟑螂等媒介等而被感染。

五、小　　结

一般认为,凡是由于食用各种"有毒食品"所引起的以急性过程为主的疾病可统称为食物中毒。所谓"有毒食品"系指可食状态的、正常数量的、经口摄入而使健康人发病的食品。如摄取非可食状态的(如未熟的水果)、非正常数量的(如一次食入极大量脂肪或暴饮暴食)某种食物虽也可引起疾病,但不能认为是有毒食品而引起的食物中毒。

食物中毒发生的原因主要有:①原料选择不严格,食品本身有毒或受到大量活菌及其毒素污染或食品已经腐败变质;②食品在生产、加工、运输、贮存、销售等过程中不注意卫生、生熟不分造成食品污染,食用前又未充分加热处理;③食品保藏不当致使马铃薯发芽、食品中亚硝酸盐含量增高、粮食霉变等都可造成食物中毒;④加工烹调不当如肉块太大内部温度不够,细菌未被杀死;⑤食品从业人员本身带菌,加之个人卫生不良造成对食品的污染;⑥有毒化学物质混入食品中并达到中毒剂量。

临床医生在食物中毒防治中的作用非常重要,医生在临床诊疗活动中要能及时识别、处置、报告食物中毒,并为疾病预防控制机构和卫生行政部门的食物中毒调查提供临床和检测样本等资料(图 13-2)。

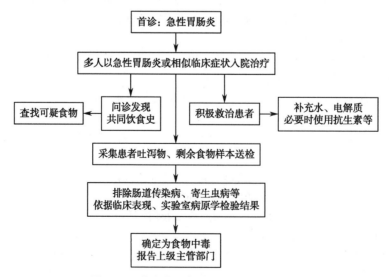

图 13-2　临床发现及诊治食物中毒流程图

（刘晓芳）

推荐阅读文献

[1] 金培刚,丁刚强,顾振华. 食源性疾病防制与应急处置. 上海:复旦大学出版社,2006.

[2] 世界卫生组织. 食源性疾病暴发:调查和控制指南. 周祖木,仝振东,译. 北京:人民卫生出版社,2009.

[3] 孙长颢,刘金峰. 现代食品卫生学. 北京:人民卫生出版社,2017.

[4] 尹力,王陇德. 公共卫生与预防医学. 15版. 北京:人民卫生出版社,2012.

第五篇
慢性非传染性疾病预防与控制

我国正处于工业化、城镇化快速推进和人口老龄化快速发展时期，随之而来的生态环境、生活方式和人群疾病谱变化，使卫生工作面临多重疾病威胁并存、多种健康影响因素交织的复杂局面。心脑血管疾病、癌症、慢性呼吸道疾病以及糖尿病等慢性非传染性疾病已经成为我国居民主要死亡原因，占全死因构成的 85% 以上。目前我国慢性非传染性疾病在医疗费用总负担中占比达 70%。WHO 用伤残调整寿命年（disability adjusted life year，DALY）作为疾病负担的定量指标，测量全球疾病负担，结果显示疾病负担的 50% 以上是慢性非传染性疾病所致。慢性非传染性疾病的预防与控制既是公共卫生问题，更是社会可持续发展问题。积极开展慢性非传染性疾病预防、治疗与控制已成为临床医学工作者的重要职责之一。

慢性非传染性疾病多与一些可改变的危险因素有关，如不合理膳食、身体活动不足、成瘾性行为（如吸烟酗酒）等。这些危险因素均可导致慢性非传染性疾病一些中间危险因素的形成，如血压高、血糖高、血脂异常及超重或肥胖等，这些中间危险因素则是许多慢性非传染性疾病的发病基础。从维护人的健康层面考虑，尽早采取膳食干预、行为干预、药物干预等综合预防措施，控制这些引起慢性非传染性疾病中间危险因素，即可有效遏制此类疾病的流行。

第十四章　健康风险评估与健康维护计划

在临床场所提供预防服务是临床医学工作者的责任和义务。在我国，每日有成千上万的人去医院看病，其中有很多人如果能及早地识别潜在的健康危险因素并采取一定的预防措施，就可以减缓或终止危险因素的长期作用，阻止疾病的发生，避免其所导致的一些创伤性治疗（如化疗、外科手术、透析等）、不良的结局（如疼痛、瘫痪、精神疾病、致残、死亡等）。事实表明，临床医生可以通过相对简单的干预措施（改变不良的行为方式如吸烟、筛查早期疾病等）来预防可产生高额治疗费用的慢性病和早死。现实情况是我国大多数人在到医院看病时并没有得到这样的预防服务。其中的原因，包括医院的政策导向，组织管理措施不到位，没有提供预防服务的补偿机制，患者没有预防的意识，不遵从医嘱或劝告等。许多情况下，临床医生在对无症状和看似健康的患者进行常规诊疗的过程中没有考虑到进行健康风险的评估，不知道如何为就诊者提供合理的健康维护计划也是一个重要的原因。为此，本章将介绍在临床场所如何对就诊者进行健康风险评估和制订健康维护计划的具体操作方法。

健康风险评估与健康维护计划制订思路与环节要点：

1. 结合就诊患者的具体情况，了解可能在将来会导致他健康严重问题的危险因素。

2. 对收集到的健康危险因素进行评估。

3. 与就诊者进行风险沟通。

4. 根据就诊者的意愿，选择可以干预的1～3个健康危险因素进行干预。

5. 制订健康维护计划。

6. 安排随访和反馈。

实施临床预防服务的关键点

1. 养成"以危险因素为导向的思维模式"，把预防服务纳入日常的临床诊疗工作中。

2. 有针对性地收集就诊者的健康危险因素。

3. 对收集到的健康危险因素进行分析和评估。

4. 与就诊者一起讨论决定选择1～3个近期要干预的危险因素。

5. 针对这些危险因素制订干预措施，形成健康维护计划。

6. 指导就诊者实施健康维护计划和安排随访。

王某，女，42岁，近日感到双腿膝关节疼痛，行走、提重物和在上楼时疼痛加剧。因多日未愈而来就诊，现在就膝盖疼痛咨询如何治疗和调理。

【问题1】　以上病例，我们应该以什么样的思维模式来处理？

思路：两种处理的思维模式。

1. 疾病为导向的思维模式　这样的思维模式是定向于现在而不是未来。把主诉当作患者的首要问题，把确定诊断和治疗计划作为诊疗的目的。

处理的方式是：医生检查了她的膝关节，发现没有红肿，做关节屈曲运动时可听到关节弹响。随后医生让她做了化验检查和拍摄关节X线片。化验结果显示血沉和类风湿因子阴性，X线片结果显示有骨赘形成；因此，医生告诉她没什么大问题，给她开了一些对乙酰氨基酚类的止痛药和一些氨基葡萄糖醛酸类保护关节的药物,并嘱咐她注意休息,不要过多走路,不要让关节承受过重的压力,过段时间再来看看。

2. 以危险因素为导向的思维模式　这种思维模式不但是考虑现在,更多是考虑将来可能发生威胁其生命的健康问题。这种思维模式一旦明确了当前病痛和提出解决的方案后,下一步就是寻找所有潜在的健康危险因素,进行评估分析,然后和就诊者一起制订干预健康危险因素的方案。

本章将介绍在临床场所如何培养以危险因素为导向的思维模式和做法。

临床医生的思维习惯往往是以疾病为导向,把目前的主诉作为主要的健康问题。所以,临床医生很快就发现患者膝关节疼痛是主要症状,再通过另外的体检就可确定诊断和治疗。尽管在采集病史、体检和实验室检查过程中也可能收集一些危险因素的信息,但目的还是为了解释患者目前的症状。因为患者来看病就是膝关节疼痛,而我是一名临床医生,为什么要获得一个明显是膝关节炎患者其他的个人危险因素以及社会、家庭、职业史呢?做进一步的健康风险评估去考虑他将来的健康问题似乎是没有必要。所以患者看完病回家后,除了进行抗炎治疗外,就不会得到改善饮食习惯和增加体育锻炼的忠告。像这样不重视预防而导致患者后来病情严重危及生命或早死的情况并不少见。

但是,如果临床医生的思维是以危险因素为导向,在患者来医院看病时能够为患者进行早期识别和评估潜在的健康危险因素,并及时采取一定的预防措施,就可以阻止疾病和早死的发生。在预防医学中,因为患者还没有发生危及生命的特定疾病,所以健康风险评估有其特殊目的,这就需要建立以健康危险因素为导向的思维模式。该思维模式是以患者的健康危险因素而不是患者目前的病痛为主导来考虑服务对象的健康问题和处理方法。

健康危险因素虽在有症状的患者中的作用很小,但却构成了在预防措施中的主要问题,因而健康风险评估就成为阐明一系列健康问题的必不可少的起点。为患者进行健康风险评估,在患者早期看似健康的时候检测和处理健康危险因素,可以避免因其长期作用而导致的创伤性治疗或慢性疾病。一些慢性疾病或早死的发生在我国造成了人力、物力、财力上的巨大损失,是严重的疾病负担。事实表明临床医生通过鼓励和帮助患者修正不健康的行为、针对患者的健康危险因素制订一些简单的健康干预措施等临床预防服务,就能够预防疾病和早死的发生。

但是,在现实中把预防措施纳入临床的诊疗过程会出现两个问题。首先,患者一般只注意自己现在身体哪儿不舒服,通常并不准备与医生讨论将来不见得会发生而且目前既无关又不明显的健康问题的危险因素;其次,临床医生很容易忽略患者需要什么样的预防性措施。他们通常也只注重于患者当前的问题,而不能认识到那些威胁患者将来身体健康的危险因素。临床医生不可能指望患者仅仅为了进行预防而再到诊所来,因为大多数患者尤其是那些最需要预防服务的高危人群很少会有如此安排。

临床医生必须养成习惯,不仅看到患者目前的问题,还要通过健康风险评估的方法看到患者在将来可能发生的疾病。通过提供临床预防服务,推行临床与预防一体化的、连续性的卫生保健服务。

知识点

临床预防服务

所谓的临床预防服务(clinical prevention services),是指医务人员在临床场所对"健康者"和无症状"患者"的健康危险因素进行评价,实施个性化的预防干预措施来预防疾病和促进健康。临床预防服务的提供者是临床医务人员,服务的地点是在临床场所,服务对象是健康和无症状"患者",服务的内容强调第一级和二级预防的结合,且是临床与预防一体化的卫生服务。这里所说的"无症状(asymptomatic)"和"健康(healthy)",并非指患者没有任何主诉,而是指没有危及生命特定疾病的症状和体征的患者,实际上只有少数患者没有主诉,就诊仅仅是为了预防性检查。而目前的情况往往是患者去医院看其他更为急迫的疾病时,才发现当前无症状(针对危及生命的疾病来说)疾病的危险因素。

一、健康危险因素相关信息的收集

【问题2】　应如何与就诊患者开展讨论并收集可能危及其将来健康的危险因素?

思路:在了解明确患者的主诉后,询问其就诊还有什么要求。在任何诊疗接触时,医生都应遵循尊重患者和医学访谈的基本原则,包括确定与患者的讨论议程、应用开放式问题和保持目光接触等。但在应诊过程中转到讨论生活方式的细节时,患者往往没有思想准备,所以提出危险因素问题时患者可能会被突然的主题转变弄得不知所措,甚至感到被冒犯,以致不乐于配合回答问题。这时使用一些婉转的词语就显得十分重要。如医生可以在开始时和患者说:"你有什么事情我能帮你的吗?你今天来有什么特别的事情吗?"以一种友好的对话交流开始可以让就诊者在一种放松的心情下诉说他所要关心的问题,并能营造一个和谐的就诊氛围。"好了,王女士,请放心,我看您的关节问题在服用这些药物后很快会得到缓解的。您知道,有时我们常过于注意一个健康问题,例如您的膝关节,而忽视了其他一些更为重要的健康问题。我想问一些与您健康有关的其他问题。您同意吗?"从而开始和患者讨论,并由此收集患者的一些健康危险因素。

据患者描述,她27岁生完孩子后,身体就逐渐发胖。随着年龄增长,工作和生活压力也有所增长,而身体也逐渐出现不少毛病,如颈椎变形供血不足而时有头晕。另外,她还说她的同事在5年前被诊断为乳腺癌。从那时候起,她自己就开始进行乳腺自检,至今也没有发现什么问题。她想知道是否要做乳腺的钼靶筛查。

根据经验,她的膝关节问题可能与肥胖有关。在给她处理完膝关节问题后,根据临床预防服务的要求,应该利用这次就诊的机会,帮她进行健康风险评估和制订一份健康维护计划。

知识点

什么是健康风险评估

健康风险评估是指通过收集个体有关健康危险因素的信息,反馈并提供个性化的干预措施来促进健康、维持功能和预防疾病的系统方法。健康风险评估收集的信息一般包括:人口学特征(性别、年龄)、生活方式(吸烟、身体活动、饮酒、膳食)、个人的疾病史、家族史,有时还包括一些生理性指标(身高、体重、血压、血脂)等。

知识点

为什么要应用健康风险评估

(1)开展预防服务首先必须知道所要预防疾病的原因。健康风险评估通过收集个体有关健康危险因素的信息,综合分析这些危险因素对健康的影响,从而采取有针对性的干预措施来促进健康和预防疾病。由于健康风险评估是个性化的,也避免了我们平时在诊所中因提供一些同质化的健康处方而不被患者所重视的现象。所以,健康风险评估是在临床场所开展预防服务的第一步。

(2)通过健康风险评估,把评估的信息反馈给受评估者,让其了解自己存在的健康风险,从而提高了对自身健康风险的意识,激发其进一步改变这些健康危险因素的内在动力,能主动地和医生一起来制订和执行健康的维护计划来促进健康和预防疾病。

(3)健康风险评估是一种个性化的评估,它可根据被评估对象的实际情况来确定应该做什么筛查项目,多长时间做一次,而不是像目前大规模体检那样,不管男女老少,体检的项目和间隔时间都是一样。多年以来,医生都把一系列标准的实验室检查作为每年体检的一部分,如血细胞计数和生化分析、尿常规、胸部X线片和心电图,一方面花费了巨大的财力,另一方面也产生了大量的假阳性结果,从而导致了不必要的诊断措施和治疗干预的"筛查链"。如果针对具有特定危险因素的患者(他们的试验前概率和阳性预测值较高)进行筛查的话,会较少出现这些副作用。所以,临床医生如果能首先识别患者的危险因素,根据其危险因素进行有选择性的筛查项目,不仅针对性强,且可以避免很多副作用。

【问题3】 健康风险评估需要收集哪些危险因素?

思路:根据收集健康危险因素的原则和我国国民疾病谱的情况,在临床场所进行健康风险评估可收集包括与预防心血管疾病、肿瘤、伤害、传染病、代谢性疾病、心理健康有关的一些危险因素,以及既往病史和家族史等。该就诊者来说,可了解她的一些和健康相关的行为因素、过去病史、家族史、以前所做过的健康检查等。

知识点

确定收集健康危险因素内容的原则

可以增加个体未来患病风险的危险因素可能有几百种,包括个人的生物学参数、环境接触物、症状和临床前疾病状态等。由于实际操作和理论发展上的局限性,在健康风险评估过程中,医生不可能把所有的危险因素都收集。最主要的实际限制就是缺少时间;一次典型的门诊看病只够讨论两三个危险因素。另外,对许多危险因素来说没有足够的证据表明该因素具有显著的危险性,或者采取措施改变这些危险因素可以有效地促进健康。如果在这些方面浪费时间,可能会使医生和患者忽视了本来更应该得到重视的重要危险因素。那么,医生如何选择危险因素进行健康风险评估呢?下面是一些需要考虑的原则:

(1)与危险因素相关疾病的重要性:可以用疾病的发生频度和严重度来评价患病的重要性。频度通常用发生率或患病率来衡量;严重度包括死亡率及存活率,有些还包括生活质量、功能状态和综合健康状况。那些无关紧要的健康问题的危险因素不值得去重视。

(2)危险因素在人群中的普遍性:与上述疾病重要性一样,在人群中危险因素的频度一般也可以用患有率(与患病率的方法相同)和发生率来测量,但需要注意的是同一人群不同亚群中频度的变异可能非常大。通常,非常少见的危险因素和一些多见但可能导致未来疾病强度却很弱的危险因素,不值得进行常规筛查。

(3)危险因素的危险性:可通过相对危险度或绝对危险度来确定。相对危险度是暴露于危险因素人群中疾病的危险度与不暴露于危险因素人群中疾病的危险度之比。暴露组与对照组发病率之差的绝对值,反映危险特异的归因于暴露因素的程度。除此之外,还要考虑人群归因危险度。归因危险度是指人群中受影响的比例。很多医学文献和非专业媒体都常常使用相对危险度来强调危险程度,但如果没有结合绝对危险度和归因危险度的信息,将使人误解。

(4)可检测危险因素的准确性:即使某疾病及其危险因素很严重,如果检测的方法不准确的话,检测危险因素可能没有意义甚至有害。不准确的筛查试验可产生严重的假阳性或假阴性结果,假阳性结果可引起不必要的心理焦虑以及后续的随访性检查和临床处理;而假阴性结果可拖延危险因素的检测和处理。筛查试验的准确性可用灵敏度、特异度和预测值等指标衡量。一般来说,如果危险因素在人群中较为少见的话,筛查试验容易出现假阳性结果。

(5)所采取的干预措施能促进健康的科学性:即使危险因素及其相关疾病都很重要,可用的筛查试验也很准确,但如果没有适当的科学证据表明现有的干预措施可以改善预后,筛查也是无意义的。假如接受了改变危险因素的干预措施后的人比没有接受干预的人有更好的健康结局,这样的干预研究就可以提供最好的科学证据。

【问题4】 如何收集健康危险因素?

思路:收集就诊者的健康危险因素,可以直接通过问诊的方式来收集,也可以应用健康风险评估软件中列出的健康危险因素来收集。下面简单介绍两种方法:

方法一:可以在门诊看病的过程中通过询问的方式了解患者的健康危险因素。如在患者进入诊室之后,医生应简单回顾病史记录,了解哪些危险因素在以前的应诊中已经讨论过,确定本次应诊时需注意哪些危险因素。有些病史记录封面内页有危险因素"存在问题目录"或上次应诊记录的提示,这将有助于很快了解已经问及的危险因素,以及知道尚未询问的其他危险因素,从而确定本次应诊中值得注意的危险因素。然后开始询问患者有关的健康危险因素。

据王女士说，她在一家大型的企业工作，是该企业的行政助理，所以经常在外面吃饭。由于很多是应酬的事务，为了表示对客户的尊重常常要劝酒劝吃，所以吃饭很难自己管控。但是，她偶尔利用业余时间来走路锻炼身体。她不吸烟，但由于接待任务，在会议室和招待客人吃饭时经常被动吸烟。她说在小时候已完成国家规定的免疫接种。3 年前做过妇科的宫颈巴氏涂片检查，但从来没做过乳腺钼靶筛查。平时开车很少系安全带。她否认有心理和情绪问题，也没有婚姻和家庭的问题。在家族史方面，其母有糖尿病、高血压和骨质疏松。她的姐姐最近也被诊断为糖尿病，所以她害怕自己是否也会患糖尿病。

物理检查发现地身高 1.64m，体重 80kg[体重指数（BMI）为 30kg/m²]，血压为 140/95mmHg。她去年（最近的一次）检查的血总胆固醇为 5.6mmol/L。

方法二：也可以应用在线的健康风险评估软件来收集健康危险因素。典型的健康风险评估软件要求受评估者回答有关个人的健康行为、家族史及其他危险因素方面的问题，有些还包括当时的临床资料如血压和血胆固醇水平，或者让患者回忆最近一次的检查结果。该软件可以输出包括应引起患者注意的一个危险因素清单以及疾病综合危险度的定量分析的结果。目前国际上一款比较认可的心脑血管疾病风险评估的手机版应用软件（APP）是"stroke riskometer"，并已有中文版可供使用。

二、健康风险评估

【问题 5】 如何根据这些收集到的健康危险因素，作出健康风险评估呢？

> 知识点
>
> ### 健康风险评估
>
> 健康风险评估是估计具有某些健康危险因素的个人在一定时间内发生某种疾病的可能性。以往常用的健康风险评估一般以死亡为评价结果，近年由于技术的发展及健康管理需求的改变，健康风险评估已逐步扩展到以疾病为基础的风险评估。因为后者能更有效地使个人理解危险因素的作用，并能更有效地实施控制措施和减少费用。

思路：根据上述健康危险因素收集的方法不同，可有不同的健康风险评估方法。

方法一：可把所了解和检查发现的健康危险因素，根据以前学到的知识，把影响我国人群健康重要疾病的相关危险因素以及所要采取的预防服务联系起来。如根据此位就诊者所述的健康危险因素，可总结列出下表。从表 14-1 可以看出，该就诊者是糖尿病和心血管疾病的高危人群，另外，不系安全带将会提高发生车祸时的安全风险。

表 14-1　健康风险评估及预防服务总结表

健康问题	健康危险因素	预防服务
心血管疾病	血压升高、肥胖、糖尿病和高血压家族史	定期监测血脂、血糖，改善饮食和锻炼
肿瘤	年龄和性别相关	宫颈巴氏涂片、乳腺钼靶筛查
伤害	不常系安全带	保证开车系安全带
传染病		
代谢性疾病（糖尿病、骨质疏松）	肥胖、血压升高、糖尿病家族史；骨质疏松家族史、更年前期	预防糖尿病：监测血脂、血糖，改善饮食和锻炼；预防骨质疏松：钙摄入，负重锻炼
心理健康	无	

方法二：也可利用一些学术机构或国际组织设计的健康风险评估表来进行健康风险的评估。

1. 可应用中华医学会心血管病学分会的《中国心血管病预防指南（2017）》评估心血管疾病的风险（图 14-1）。心血管病总体风险的评估是指根据心血管病多种危险因素的水平高低和组合来判断或预测个体或群体未来（5 年、10 年或余生）发生心血管病急性事件（急性心肌梗死、冠心病猝死和其他冠心病死亡以及急性脑卒中）的“概率”。所收集的信息包括性别、年龄、有无糖尿病、有无高血压及高血压分级、血清胆固醇水平、吸烟史、BMI 等。

符合下列任意条件者，可直接列为高危或极高危人群，无需进行ASCVD危险评估：
极高危：ASCVD患者（包括有症状的PAD患者）
高危：（1）糖尿病患者（年龄≥40岁）
（2）单个危险因素水平极高者，包括：①LDL-C≥4.9mmol/L（190mg/dl）或 TC≥7.2mmol/L（280mg/dl）；②3级高血压；③重度吸烟（吸烟≥30支/d）

↓ 不符合者，根据下表评估ASCVD 10年发病风险

危险因素[a]（个）		血清胆固醇水平分层（mmol/L）		
		3.1≤TC＜4.1 或1.8≤LDL-C<2.6	4.1≤TC＜5.2 或2.6≤LDL-C<3.4	5.2≤TC＜7.2 或3.4≤LDL-C<4.9
无高血压	0~1	低危（＜5%）	低危（＜5%）	低危（＜5%）
	2	低危（＜5%）	低危（＜5%）	中危（5%~9%）
	3	低危（＜5%）	中危（5%~9%）	中危（5%~9%）
有高血压	0	低危（＜5%）	低危（＜5%）	低危（＜5%）
	1	低危（＜5%）	中危（5%~9%）	中危（5%~9%）
	2	中危（5%~9%）	高危（≥10%）	高危（≥10%）
	3	高危（≥10%）	高危（≥10%）	高危（≥10%）

↓ ASCVD 10年发病风险为中危且年龄<55岁者，评估余生危险

具有以下任意2项及以上危险因素者，定义为ASCVD高危人群
- 收缩压≥160mmHg或舒张压≥100mmHg
- 非HDL-C≥5.2mmol/L（200mg/dl）
- HDL-C＜1.0mmol/L（40mg/dl）
- BMI≥28kg/m^2
- 吸烟

[a]危险因素包括吸烟、低HDL-C及男性≥45岁或女性≥55岁。本危险分层方案重点在于促进多重危险因素的综合评估，积极采取预防措施，特别是生活方式干预。对单个危险因素的控制应以相应指南为准。ASCVD为动脉粥样硬化性心血管疾病，PAD为周围动脉疾病，TC为总胆固醇，LDL-C为低密度脂蛋白胆固醇，HDL-C为高密度脂蛋白胆固醇，BMI为体重指数。1mmHg=0.133kPa。

图 14-1　动脉粥样硬化性心血管疾病发病风险评估流程图

结合不同的评估结果，采取不同程度的干预措施（表 14-2）。

表 14-2　不同心血管疾病发病风险的干预策略

10 年发病风险	干预策略
低危（<5%）	建议采取稳妥的管理方式，重点是生活方式干预，改变不健康的生活习惯，如戒烟、减少钠盐摄入量，限制酒精摄入量，增加体力活动和控制体重及合理膳食等
中危（5%～9%）	在生活方式干预的基础上，针对不同危险因素开始进行监测与控制，如监测血压、血糖、血脂等并采取相应的治疗措施。部分适合人群可服用低剂量阿司匹林（75～100mg/d）进行预防
高危（≥10%）	在生活方式干预、针对不同危险因素开始进行监测和控制的基础上，建议服用低剂量阿司匹林（75～100mg/d）预防动脉粥样硬化性心血管疾病

本案例的王女士，年龄 42 岁，不吸烟，无糖尿病，血压 140/95mmHg，血总胆固醇为 5.6mmol/L，BMI 为 30kg/m^2，但缺少低密度脂蛋白胆固醇（LDL-C）和高密度脂蛋白胆固醇（HDL-C）等指标的数据，只测 1 次血压尚不能对是否高血压下诊断，建议检测后再进行评估。

2. 可应用中国糖尿病风险评分表（表14-3）来评估糖尿病的风险。

表14-3　中国糖尿病风险评分表

评分指标	分值/分	评分指标	分值/分
年龄/岁		收缩压/mmHg	
20～24	0	<110	0
25～34	4	110～119	1
35～39	8	120～129	3
40～44	11	130～139	6
45～49	12	140～149	7
50～54	13	150～159	8
55～59	15	≥160	10
60～64	16	糖尿病家族史（父母、同胞、子女）	
65～74	18	无	0
体重指数/(kg·m^{-2})		有	6
<22.0	0	性别	
22.0～23.9	1	女性	0
24.0～29.9	3	男性	2
≥30.0	5		
腰围/cm			
男性<75.0，女性<70.0	0		
男性75.0～79.9，女性70.0～74.9	3		
男性80.0～84.9，女性75.0～79.9	5		
男性85.0～89.9，女性80.0～84.9	7		
男性90.0～94.9，女性85.0～89.9	8		
男性≥95.0，女性≥90.0	10		

注：1mmHg=0.133kPa；判断糖尿病的最佳切点为25分，总分≥25分者应进行口服葡萄糖耐量试验检查。

该案例王女士年龄42岁得11分，体重指数［体重80kg/（身高1.64m）²=30.3kg/m²］得5分，腰围92cm得10分，收缩压140mmHg得7分，有家族糖尿病史得6分，性别为女性得0分。所以王女士的总分为39分，根据"评分标准"得分≥25分有患糖尿病的风险，建议做口服葡萄糖耐量试验（即OGTT）。

方法三：慢性病的风险评估还可以应用计算机软件来实现。目前国内有不少公司开发了这方面的软件。其原理是在收集个人的危险因素资料后，与当地同年龄同性别进行比较，预测个人在今后一定时间内发生某病的概率，并根据预测的死亡风险，计算评估年龄。再根据个人改变不良生活方式的潜在可能，计算降低后的疾病风险，推算出通过建立健康行为可达到的年龄，即增长年龄。比较实际年龄、评估年龄、增长年龄，即可了解由危险因素所带来的死亡风险，寿命可延长的程度。个体健康风险评估流程见图14-2。根据实际年龄、评估年龄和增长年龄三者之间的不同量值，可以将评估结果分成四种类型。

1. 健康型　个体的评价年龄小于实际年龄。例如，一名50岁男性评估年龄为46岁，说明他的危险因素低于平均水平，健康状况良好。当然，他还可以进一步降低危险因素，但是潜力有限。

2. 自创危险因素型　个体的评估年龄大于实际年龄，并且评估年龄远大于增长年龄，说明危险因素的平均水平较高，但是有降低的潜力。例如，50岁男性的评估年龄达到54岁，但是增长年龄为47岁，说明他身上有多种自创的危险因素存在，如果能把这些自创的危险因素去除，可以较大程度地延长寿命。

3．难以改变的危险因素型　个体的评估年龄大于实际年龄，但评估年龄和增长年龄的差别较小。例如，50 岁男性的评估年龄为 53 岁，但增长年龄为 51 岁，说明个体的危险因素主要来自个体的生物遗传因素或者既往病史等难以改变的因素，提升空间有限。

4．一般危险型　个体的评估年龄接近于实际年龄，说明个体的危险因素水平和人群的平均水平相接近。

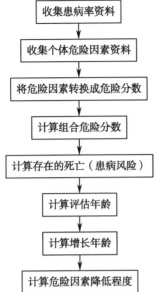

图 14-2　个体健康风险评估流程图

健康危险因素采
集和评估案例
（视频）

三、个性化健康维护计划的制订

【问题6】 如何根据健康风险评估的结果，为患者制订一份个性化的健康维护计划？

思路：该患者血压为 140/95mmHg，需要进一步确诊是否为高血压。BMI=30kg/m²，可确诊为肥胖。糖尿病风险评估属于糖尿病高风险个体，建议安排她改日做 OGTT 测量血糖和糖化血红蛋白，以明确是否有糖尿病，并同时能再次测量血压来确定是否为高血压（患者第二天的检测结果显示血糖和糖化血红蛋白均正常，但有高血压）。从心血管疾病风险评估可知，她未来 10 年心血管疾病的风险为<10%（属于低风险）。但如表 14-2 所述，低风险并不意味着没有风险。建议采取积极的管理方式，重点是生活方式干预。

中国居民平衡膳
食宝塔（2016）
（图片）

中国糖尿病膳食
指南（2017）
（图片）

可以参照相关健康维护流程，为该患者制订一份健康维护计划表，如表 14-4。合理膳食、运动和安全行为是健康指导的主要内容。这里要指出的是：由于该患者已经诊断为高血压，所以必须按照高血压防治指南来管理。

表 14-4　成人健康维护流程表

姓名：王某　　　出生年月：1979 年 3 月　　　编号：××

（代码）项目		日期项目	2021	2022	2023	2024	2025	2026	2027	2028	2029
		年龄/岁	42	43	44	45	46	47	48	49	50
健康指导	（1）吸烟　（7）计划生育 （2）饮酒　（8）职业卫生	日期	0308								
		项目代码	3								
	（3）营养与饮食　（9）心理卫生 （4）运动　（10）吸毒	日期	0308								
		项目代码	4								
	（5）损伤　（　　） （6）性行为　（　　）	日期	0308								
		项目代码	5								

续表

	项目	频率		2021	2022	2023	2024	2025	2026	2027	2028	2029
检查与试验			结果代码									
	血压	每1~3个月1次	日期	○	⊗	⊗	⊗	⊗	⊗	⊗	⊗	⊗
			结果代码	A								
	胆固醇	每3年1次，35~60岁	日期	⊗	○	○	⊗	○	○	⊗	○	○
			结果代码	N								
	大便隐血试验	每年1次50~75岁	日期	○	○	○	○	○	○	○	○	⊗
			结果代码									
	乳腺X线片	每1~2年1次40~69岁	日期	⊗	○	⊗	○	⊗	○	⊗	○	⊗
			结果代码									
	巴氏涂片	每3年1次18~65岁	日期	⊗	○	○	⊗	○	○	⊗	○	○
			结果代码									
			日期	○	○	○	○	○	○	○	○	○
			结果代码									

结果代码说明：N—正常；A—异常；R—拒绝；E—在其他地方已做；把日期右侧"○"写成"⊗"标示为下次检查的时间。

四、健康维护计划的实施和随访

【问题7】 针对这份健康维护计划，如何指导患者进行行为干预？

思路：当为该就诊者做好健康风险评估和健康维护计划后，就需要开始和就诊者一起讨论如何来实施这个计划。在这个过程中，患者和医生之间的信任契约对如何作出正确的判断和提供合适的干预是非常重要的。如果患者有顾虑或保留，要了解其顾虑和保留是什么，从而帮助其排除这些障碍，有利于患者感到自己参与了这个决策过程而接受这个决策。然后要和患者一起选择其想做并且恰当的预防服务。考虑到一次就诊的时间限制，一次就诊能选择1~3项预防服务和随后1~3次随访较适宜。也可以在诊室里摆放一些有关预防服务的小册子或张贴预防服务的海报，供患者学习以加深理解。

重新回到这个案例，因为患者姐姐最近诊断为糖尿病，该患者非常关心自己是否会有糖尿病。因此，有必要和她一起讨论有关糖尿病的危险因素并制订有关的预防计划（预防糖尿病：改善饮食和加强锻炼）。这样做还有助于和患者建立良好的信任关系，提高她的依从性，有利于随访。鉴于合理膳食和如何加强运动需要更为细致的指导，可约就诊者改日进行咨询。在后面讨论行为改变的过程中，医生应该和患者一起讨论制订目标明确、行动计划具体的实施方案，并根据患者的信念和价值观进一步修改完善。在整个过程中，医生要把握患者的整体工作和生活情况确定如何实施计划，如何在工作需要应酬时控制好自己的饮食，如何在没有规律的工作时间中安排自己的运动时间等。

另外，在对患者的询问和物理检查过程中，发现她有高血压（140/95mmHg）。因此，要和她讨论改变工作和生活中的不良行为，然后制订改善血压的时间表。该患者同意用3个月来改善血压水平。在这3个月中，鼓励和调动患者的积极性纠正其不良的生活方式，并经常测定血压、记录血压值。图14-3反映患者一个月血压波动情况。横坐标是日期，纵坐标是血压值（mmHg）。建议患者把当日测量的血压值（包括收缩压和舒张压）标记纵坐标相应的位置上。所有的标记点（收缩压和舒张压分开）连起来，就可以看到这段时间自己的血压变化情况。另外，要告诉患者，如果在这3个月中，有任何问题和需要，可以打电话给医生。3个月后复诊，以便随访其行为改变和血压控制情况。

通过以上沟通，提高了患者自我保健的意识和行为，同时也有助于改善医患关系。在这次医患交流过程中，医生要表现出热情、关心，随时注意到患者在作出行为改变的过程中所流露出的情绪反应。

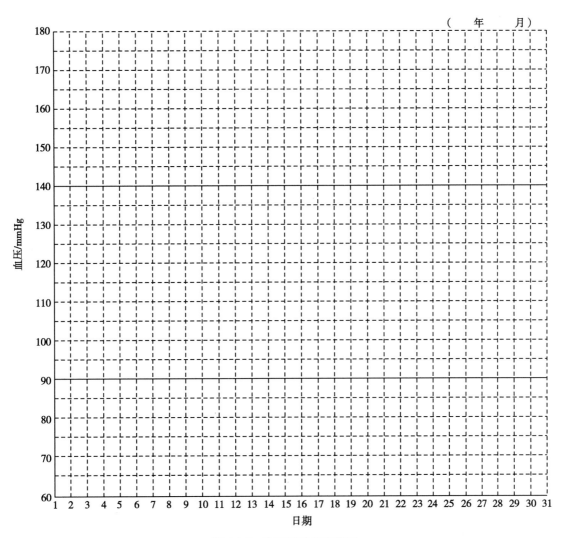

图 14-3　血压波动月变化图

五、知识拓展与问题延伸

【问题 8】 该患者在前面提及 3 年前曾做过宫颈巴氏涂片检查,结果正常。根据《子宫颈癌防控综合指南》,是否推荐其进一步做宫颈癌的筛查?

思路:根据《子宫颈癌防控综合指南》,年龄在 30 至 64 岁之间的女性,每 3 年进行一次宫颈细胞学检查,或者每 5 年进行一次高风险人乳头瘤病毒(HR-HPV)检测并结合宫颈癌细胞学检查。

【问题 9】 另外,该患者在前面陈述时提出:她的同事在 5 年前被诊断为乳腺癌。从那时候起,她自己就开始进行乳腺自检,至今也没有发现什么问题。她想知道是否要做乳腺的钼靶筛查。根据我国乳腺癌诊疗规范,是否应该推荐 40~49 岁的女性做乳腺肿瘤的钼靶筛查?

思路:根据我国《乳腺癌诊疗规范(2018 年版)》一般风险人群妇女乳腺癌筛查策略,40~69 岁女性应每 1~2 年完成 1 次乳腺 X 线检查;条件不具备时,可选择乳腺超声检查。对致密型乳腺(腺体为 C 型或 D 型)推荐与超声联合检查。

【问题 10】 40~49 岁女性做钼靶筛查乳腺癌的益处是什么?

思路:根据循证医学的研究,有可靠的科学证据表明钼靶筛查乳腺癌可减少乳腺癌的死亡率,但 50~74 岁妇女用钼靶筛查乳腺癌的效益比 40~49 岁妇女的效益大。

【问题 11】 40~49 岁女性做钼靶筛查乳腺癌有什么害处?

思路:钼靶筛查乳腺癌的害处。

1. 假阳性结果的后果 一个假阳性结果就是一个假警报，会对个人、卫生系统产生影响：被错判为阳性的个体将承受很大的心理压力；卫生系统要额外提供足够的设施和人力以确诊真正患有该疾病者；个人、单位或保险公司要为这些服务支付费用；假阳性结果在 40～49 岁年龄组的受检人群中更为多见。

2. 假阴性结果的后果 假阴性结果给受筛查者错误的安全感，肿瘤有可能进展至无法治愈的阶段而导致患者死亡。这有可能引起医疗法律纠纷，尤其是如果目前已经存在更敏感的检查方法。漏诊一例患者将引起不良的公众效应，并对筛查计划造成负面影响。

【问题 12】 如何估计 40～49 岁女性做钼靶筛查乳腺癌的净效益？

思路：荟萃分析结果表明，39～49 岁女性做钼靶筛查乳腺癌的相对危险度（*RR*）为 0.85（*CI*：0.75～0.96），筛查 1904（*CI*：929～6378）人可减少 1 例乳腺癌死亡。而 50～59 岁女性做钼靶筛查乳腺癌的 *RR* 为 0.86（*CI*：0.75～0.99），筛查 1339（*CI*：322～7455）人可减少 1 例乳腺癌死亡；60～69 岁女性做钼靶筛查乳腺癌的 *RR* 为 0.68（*CI*：0.54～0.87），筛查 377（*CI*：230～1050）人可减少 1 例乳腺癌死亡。由此可得出结论，40～49 岁女性做钼靶筛查乳腺癌的净效益相对较小。

【问题 13】 根据筛查的要求，受检对象应被告知该检查的好处和坏处，以便受检对象根据自己的价值观来判断是否要做这一筛查。应该如何告知这位 42 岁女性就诊者有关做钼靶筛查可能出现的坏处呢？

思路：根据研究的结果，40～49 岁女性做一次钼靶筛查可能有 9.8% 概率出现假阳性，8.4% 概率要做其他的检查和 0.9% 概率要做活检，该患者可能会诊断为乳腺癌的概率是 0.81%。另外，患者必须了解，即使是检出了乳腺癌，这并不意味着她会死于乳腺癌。

六、小 结

临床中有很多为就诊者提供预防服务的机会。医生首先要树立以危险因素为导向的临床思维模式。在此基础上，可按如下 4 个步骤（图 14-4）对就诊者进行健康风险评估和制订健康维护计划。

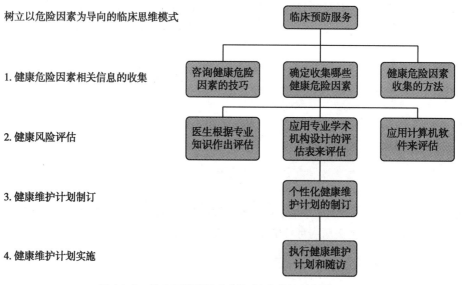

图 14-4 健康风险评估和制订健康维护计划流程图

（郝元涛）

推荐阅读文献

[1] 傅华. 预防医学. 7 版. 北京：人民卫生出版社，2018.

[2] 傅华. 临床预防医学. 2 版. 上海：复旦大学出版社，2014.

[3] 国家卫生健康委员会. 乳腺癌诊疗规范（2018 年版）. 肿瘤综合治疗电子杂志，2019，5（03）：70-99.

[4] 中国高血压防治指南修订委员会,中华医学会心血管病学分会高血压联盟中国,中国医师协会高血压专业委员会, 等. 中国高血压防治指南(2018年修订版). 中国心血管杂志, 2019, 24(1): 24-56.

[5] 中国心血管病预防指南写作组, 中华心血管病杂志编辑委员会. 中国心血管病预防指南(2017). 中华心血管病杂志, 2018, 46(1): 10-25.

[6] 中华医学会糖尿病学分会. 中国2型糖尿病防治指南(2017年版). 中华糖尿病杂志, 2018, 10(1): 4-67.

[7] 中华预防医学会妇女保健分会. 子宫颈癌防控综合指南. 北京: 人民卫生出版社, 2017.

[8] NELSON H D, CANTOR A, HUMPHREY L, et al. Screening for breast cancer: a systematic review to update the 2009 U.S. preventive services task force recommendation [Internet]. [2019-06-01]. https://pubmed.ncbi.nlm.nih.gov/26889531/.

第十五章 吸烟的干预

烟草危害是当今世界上最严重的公共卫生问题之一。大量的科学数据表明,烟草使用与环境烟雾暴露不仅导致疾病和死亡的显著增加,而且降低劳动生产力,增加了医疗服务成本。

根据我国 2018 年人群烟草调查报告结果,我国 15 岁以上人群的吸烟率达到 26.6%。其中成年男性的吸烟率更是高达 50.5%;吸烟者超过 3 亿,而戒烟率仅为 20.1%。吸烟每年在我国导致超过 100 万人的死亡,因二手烟导致的死亡人数超过 10 万。吸烟其本质是一种慢性成瘾性疾病,需要提供反复的干预服务。临床医生是对吸烟患者进行戒烟干预的最佳人选,在烟草控制领域担负着重要使命。本章主要介绍医生要如何在临床场所指导患者戒烟,提高戒烟动机,教授戒烟方法,并通过随访等方式为患者提供戒烟支持。

烟草预防与控制思路与环节要点:

1. 吸烟是最可预防的导致人类早亡或致残因素,对吸烟者的干预对于慢性病防治而言,成本效益更优。

2. 吸烟不仅仅是个体行为,而且深深植根于特定的文化、习俗、社会经济环境影响之中。应帮助戒烟者建立社会支持。

3. 患者来就诊是改变不良行为的可教育时机。医务人员应抓住可教育期提高戒烟意愿;提供戒烟帮助。

4. 基于健康信念模式的 5R 法可以提升其戒烟动机。

5. 基于阶段变化理论的 5A 法帮助患者实施戒烟干预。

6. 戒烟药物可以帮助吸烟者减轻戒断症状,提高戒烟成功率。

烟草预防与控制的关键点

1. 烟草依赖已作为一种慢性病列入国际疾病分类,需要提供多次的干预服务。

2. 所有形式的烟草制品都危害健康,不存在安全的卷烟和安全的吸烟方式。

3. 临床场所的戒烟干预应该个体化,应根据特定情况、特定人群特点选择合理的行为改变理论开展干预。

4. 5A 法是临床场所戒烟干预的主要流程,5R 法是提升戒烟意愿的关键手段。

5. 复吸可以是戒烟的一个重要组成,医生应可以帮助患者从过去的复吸中吸取经验,并通过随访帮助戒烟者预防复吸。

患者李某,男,40 岁,吸烟者,此次因为近期头晕不适来就诊,检查发现血压 160/95mmHg。

一、吸烟评估与干预的基本方法

【问题 1】 如何有效地劝导患者戒烟?

思路:进行有效劝导的要点。

1. 明确的态度 态度明确是劝导的第一要点。

2. 强烈地建议 应告诉吸烟者毫不犹豫地戒烟，以强烈的语言告诉吸烟者戒烟的重要性。

3. 个体化的信息 不同的患者其戒烟的动机是不同的，医生要根据患者的情况，个体化地提供建议，提高其戒烟动机。

> 患者以往的体检报告还显示肺纹理增加。交谈中了解到，患者母亲目前早年因为出血性脑卒中病故。目前家里有10岁的儿子，时有哮喘发作。李某觉得吸烟使自己近年来咳嗽较多，其他没有觉得不适。

针对该患者，应该明确戒烟是非常重要的，戒烟对于他的血压和慢性支气管炎的控制、减少儿子的哮喘复发都具有重要意义。语气必须清晰而强烈：根据你目前情况，必须尽快戒烟。

【问题2】 如何结合患者实际情况，进一步说服患者戒烟？

思路1：从吸烟导致疾病的易感性说服。本次患者因为头晕就诊，体检发现血压增高。而且以往体检报告显示肺纹理增加，提示慢性支气管炎，这些都是患者健康已经受到吸烟危害的表现，应该使患者认识这些危害，意识到戒烟和自身健康密切相关。由于二手烟雾可以诱发哮喘发作，吸烟也危及到孩子的健康。

思路2：从吸烟的严重性来劝导对方。高血压等疾病也是更为严重的心脑血管事件（冠心病、脑卒中）的危险因素。长期吸烟也会导致慢性阻塞性肺疾病。吸烟可以引发多种肿瘤。让患者明白，吸烟的危害不仅仅是导致已经发现的疾病，还可以增加很多潜在疾病的风险。同样，二手烟的风险也不仅仅是加重孩子的哮喘，还可能导致儿童中耳炎，增加上呼吸道感染的危险。值得指出的是，即使是成年人短暂的二手烟暴露，也会导致上呼吸道损伤，增加血液黏稠度，伤害血管内膜，引起冠状动脉供血不足，增加心脏病发作的危险等。同时可以强调，危害不仅仅限于健康风险，还包括对于环境的风险、经济的负担、对于孩子的负面示范作用等。

思路3：向患者介绍戒烟的好处。一味地强调吸烟的危害可能会引起患者的防御心理，所以更重要的是在吸烟风险的基础上强调戒烟的好处，抓住可教育时机，让患者了解戒烟的益处。戒烟可以改善现有疾病的预后，可以降低多种慢性病的风险，可以提高生活质量。具体的戒烟益处包括：提高健康；体力增强；提升生活质量（食物味道更好）；嗅觉的功能更加灵敏；省钱；家里环境更好；给孩子更好的榜样等。根据患者情况给予个体化咨询。

思路4：一起评估戒烟可能遇到的障碍。医生应该使患者认识到在戒烟过程中可能会遇到的障碍以及可以应对的方法。很多人会把戒烟后的戒断症状当作戒烟后生病的表现，这是必须澄清的。对于该患者而言，应该向其说明烦躁、焦虑等是常见的戒烟症状，一般在最初两周最为明显，之后逐步减弱。同时可以建议患者通过参加体育活动等方法缓解。

思路5：提升患者戒烟的自我效能。对于那些尝试过戒烟却失败的吸烟者，应该告诉他们大多数人在戒烟成功之前都曾有过反复多次戒烟尝试。可以列举一些戒烟成功的例子，鼓励患者增强戒烟的自信。

知识点

吸烟的危害

全球每年因吸烟导致的死亡人数超过800万，超过因艾滋病、结核、疟疾导致的死亡人数之和。

烟草烟雾中含有至少有69种致癌物。

吸烟可以引发多种疾病，包括心脏病发作、脑卒中、肺癌和其他癌症（喉、口腔、咽、食管、胰腺、膀胱、子宫颈、白血病）及慢性阻塞性肺疾病。不仅如此，吸烟还可以导致生殖与发育异常。

知识点

二手烟

"二手烟"又称"环境烟草烟雾暴露"，是指不吸烟者吸入吸烟者呼出的主流烟雾及卷烟燃烧产生的侧流烟雾。侧流烟雾因为燃烧温度更低，燃烧更不完全，而且不经过任何过滤，所以一些有害物质的浓度比主流烟雾更高。

由于二手烟雾包含多种能够迅速刺激和伤害呼吸道内膜的化合物，因此即使短暂的暴露，也会导致上呼吸道损伤，激发哮喘频繁发作，增加血液黏稠度，伤害血管内膜，引起冠状动脉供血不足，增加心脏病发作的危险等。

二手烟可以导致新生儿猝死综合征、中耳炎、低出生体重等风险升高。

二手烟的暴露没有安全水平，任何浓度、任何时间的暴露都可能对人体产生危害。

知识点

5R 动机干预

5R 动机干预是在健康信念理论指导下，用于提高戒烟动机的干预策略。

相关性（relevance）：使患者认识到戒烟与他们密切相关，越个体化越好。如患者目前的健康状态或发生某种疾病的危险性、家庭或周围环境、年龄、性别等。

危险性（risk）：使患者认识到吸烟的潜在健康危害，应该建议患者戒烟并强调那些与他们最密切相关的健康危害。

益处（rewards）：使患者认识到戒烟的益处，突出说明那些和吸烟者最可能相关的益处，并强调任何年龄戒烟都可以获益，但戒烟越早获益越大。

障碍（roadblocks）：使患者认识到在戒烟过程中可能会遇到的障碍以及可以为他们提供的治疗手段（如咨询和药物）。典型的障碍包括：戒断症状；对戒烟失败的恐惧；体重增加；缺少支持；抑郁；吸烟冲动；周围吸烟者的影响；缺乏有效的戒烟治疗知识。

反复（repetiton）：利用每次与患者接触或者沟通的机会，反复加强戒烟动机的干预，不断鼓励吸烟者积极尝试戒烟。每次可以选择不同的角度开展咨询。

李某对于戒烟提出了自己的疑虑：此外，他提出周围熟人中从不吸烟的也有发生肺癌的，而很多吸烟者反而没发现什么问题，到底吸烟是否那么有害？何况，他多年来都是吸高价烟，焦油含量较低，是否减轻了危害？

【问题3】　如何帮助患者走出戒烟认识误区？

思路：吸烟者在不愿意戒烟的时候，往往会找出一些证据作为自己继续吸烟的理由，如对于吸烟风险的易感性或者危害性的弱化。这可以称之为吸烟合理化信念。这种信念降低了吸烟者的戒烟意愿，并且在我国吸烟者中非常普遍。因此，在与患者的交流中，注意倾听他们的声音，了解他们的想法，采取有的放矢的干预方法，比简单地传递信息更为有效。善于发现患者的认识误区，解答他们的疑问，可以有效地提升戒烟意愿。常见误区如：低焦油烟或者添加中药的卷烟是否有害；从某个吸烟者长期吸烟依旧健康等个体的经验作出臆断吸烟无害；认为戒烟可能生病；认为能够吸烟是自己健康的表现等。

知识点

戒烟的动机访谈

医生使用动机访谈策略的重点是探索吸烟者的感受、信心、想法以及价值观，以求努力揭示吸烟者的矛盾心理。一旦找出矛盾心理，医生就应该对患者进行选择性地引导、支持和强化以帮助他们改变（如戒烟的原因、想法、戒烟的意义等）和作出承诺（改变吸烟行为，如不在家里吸烟等）。动机访谈有四个主要的原则：①共情；②呈现矛盾；③处理阻抗；④提升自我效能。

知识点

常见的吸烟误区解析

误区 1（怀疑与自我赦免）：我周围的吸烟者都身体挺好，吸烟的危害是否真的那么严重？

解释：估计烟草使用造成的疾病和死亡，一般使用流行病学研究方法，即通过人群大样本，经过抽样调查分析后得出结论。只看个体的经历没有意义，只有通过大规模人群研究，才能客观评价面临的疾病风险。

烟草危害的流行病学研究，在不同国家不同人群中进行过多次，其结果都证明了烟草使用的严重后果。在英国医生的一项 50 年前瞻性调查研究表明，吸烟医生的肺癌死亡率是不吸烟医生肺癌死亡率的 40 倍；一生吸烟的人比一生中不吸烟的人平均寿命减少 10 年。如前所述，吸烟与人体几乎所有器官的疾病都有关联；吸烟会增加癌症治疗的失败风险。

误区 2（生活风险论）：空气污染这么严重，吸烟与之相比危害不大。

烟草烟雾的颗粒，粒径在 0.107～0.4μm 之间，对心血管影响尤甚，且粒径越小，健康危害越大。无论何种烟草只要燃烧，室内空气便会受到烟草烟雾的污染。实验数据说明，室内如有人吸烟，直径 ≤2.5μm（PM2.5）的烟草烟雾颗粒，将与室外雾霾"入侵"的 PM2.5 叠加。研究证实，在一个 40m² 室内燃烧四支烟所产生的 PM2.5 的浓度，远远超过室外雾霾中 PM2.5 浓度的最高记录。值得注意的是，不存在符合安全标准的二手烟雾，无论通风、同一空间划分吸烟区和非吸烟区的方法都无法消除二手烟，100% 室内无烟是唯一可行办法。

误区 3（安全减害信念）：低焦油烟等于低危害。

事实上卷烟设计的变化，包括加过滤嘴、低焦油，调香和加中药等，改变的只是吸食的口味，并没有降低吸烟者的疾病风险。恰恰相反，一些改进甚至成为更高肺癌风险的诱因。首先，焦油的高低不能作为卷烟危害性评价指标。焦油中的有害物质只占卷烟中有害物质的 0.6%，因此焦油量的变化不能真实反映烟草燃烧后有害成分释放量的变化。且卷烟中的尼古丁和焦油含量是相对稳定的，焦油含量降低，导致尼古丁摄入降低，吸烟者为了获得足够的尼古丁满足其成瘾性，会增加每日吸烟量，更深地吸入肺部，促使肺腺癌发病概率增加。大量的流行病学、毒理学等学科的证据均证明吸食低焦油卷烟的人群的健康并未有所改善，由吸烟引起的疾病与死亡也并未因此下降。卷烟的"减害降焦"，只是烟草业的促销手段。戒烟是防止烟害、增进健康的唯一方法。

误区 4（戒烟有害信念）：一直吸烟没有什么问题，而一旦戒烟反而大病一场。

其实这完全是一种误解。从吸烟到发病甚至死亡有漫长的距离，因此戒烟后发生的肿瘤或心脑血管疾病，有可能就是长时间吸烟的结果。即使吸烟时没有出现严重的疾病，可是吸烟作为潜在危险因素，已经为健康埋下了巨大隐患。戒烟后虽然发病的危险有所减少，可如果长期的吸烟已经导致疾病的形成，发病的结果就不可避免了。这里导致发病的原因是长期吸烟，而绝不是戒烟！有人在戒烟后出现了烦躁、情绪低落等症状，这是由于体内尼古丁下降的戒断反应，大约持续半个月左右。只要坚持度过这段时间，就是戒烟的成功。

李某自述自己在 5 年前在妻子的劝导下试过戒烟，但因为戒烟后烦躁易怒最终放弃。而且，在一些禁止吸烟场所会觉得非常难熬。

【问题 4】　如何评价患者吸烟的成瘾性？

烟草依赖性疾病是一种慢性高复发性疾病，其本质是尼古丁依赖，特点为无法克制的尼古丁觅求冲动，以及强迫性地、连续地使用尼古丁，以体验其带来的欣快感和愉悦感，并避免可能产生的戒断症状。对于成瘾性较高的吸烟者，可能会在戒烟时出现更为明显的戒断症状，可以考虑使用戒烟药辅助戒烟。

知识点

烟草依赖程度评估

（1）采用尼古丁依赖评估量表（表 15-1）。

表 15-1　Fagerström 尼古丁依赖评估量表

评估内容	0分	1分	2分	3分
您早晨醒来后多长时间吸第一支烟？	>60min	31～60min	6～30min	≤5min
您是否在许多禁烟场所很难控制吸烟的需求	否	是		
您认为哪一支烟您最不愿意放弃？	其他时间	早晨第一支		
您每日吸多少支卷烟	≤10支	11～20支	21～30支	>30支
您早晨醒来后第1小时是否比其他时间吸烟多？	否	是		
您卧病在床时仍旧吸烟吗？	否	是		

注：积分 0～3 分为轻度依赖；4～6 分为中度依赖；≥7 分提示高度依赖。

（2）吸烟强度指数：更为简单的烟草依赖程度评估方法（表 15-2）。

表 15-2　吸烟强度指数

项目	0分	1分	2分	3分
您早晨醒来后多长时间吸第一支烟？	>60min	31～60min	6～30min	≤5min
您每日吸多少支卷烟？	≤10支	11～20支	21～30支	>30支

注：总分 4 分以上为重度烟草依赖。

本次采用吸烟强度指数的两个问题快速评价，李某每日吸烟一包以上，晨起半小时内吸第一支烟，吸烟强度指数评分为 4 分，达到重度依赖。

【问题5】 如何评价患者的戒烟意愿？

思路：行为改变的阶段变化理论把行为变化解释为一个连续、动态、逐步推进的过程。处于不同阶段的个体具有不同的心理特点，应该根据行为改变所处的阶段给予相应干预。如果患者这时已经有强烈的戒烟意愿（打算阶段及以后），应该给予具体的戒烟帮助；如果患者没有戒烟意愿（无打算阶段），则应该对其进行动机干预，具体可以参照 5R 法。

知识点

行为改变的阶段变化理论

行为变化阶段认为人的行为变化通常需要经过以下 5 个阶段：

（1）无打算阶段（precontemplation）：处于该阶段的人没有在未来六个月中改变自己行为的考虑，或有意坚持不改。

（2）打算阶段（contemplation）：处于该阶段的人打算在未来（六个月内）采取行动，改变疾病危险行为。

（3）准备阶段（preparation）：进入"准备阶段"的人将于未来一个月内改变行为。

（4）行动阶段（action）：在此阶段的人，在过去六个月中目标行为已经有所改变。

（5）行为维持阶段（maintenance）：处于此阶段的人已经维持新行为状态长达六个月以上，已达到预期目的。

目前，李某已经愿意在两周后戒烟，但也谈到自己在晚饭后和朋友聚会时很难控制自己的烟瘾。另外，他朋友有人吸电子烟，并且号称健康无害，所以他也想尝试一下。

【问题6】　医生应该如何为他提供戒烟帮助？
思路1：行为干预。

李某已经进入准备阶段，医生应该帮助他确定某一特定的日期来戒烟。一般来说，所确定的戒烟日通常在两周内，给患者在戒烟心理以及其他方面准备留出必要的时间。应该鼓励吸烟者为自己创造一个有助于戒烟的环境。如告诉家人、朋友、同事自己戒烟的决定，并获得他们的理解和支持。同时，在准备戒烟日到来前，处理掉周围与烟草有关的全部物品，并避免在停留较长时间的地方（如工作场所、家里、汽车内）吸烟。请李某预先设想戒烟可能遇到的障碍和处理方法。例如：在感到焦虑时可以采用深呼吸，晚饭后出去散步或者做家务代替吸烟，在朋友聚会时有意识地回避或事先告诉大家已经戒烟。

思路2：戒烟药物。

在戒烟治疗过程中，尼古丁替代疗法（NRT）类药物、盐酸安非他酮和伐尼克兰是常用的戒烟药物。该患者目前没有这些药物的明显禁忌证，可以根据情况选用。其中伐尼克兰的戒烟效果更优。

知识点

常见戒烟药物

NRT类药物主要是通过向人体提供外源性尼古丁以代替或部分代替从烟草中获得的尼古丁，从而减轻尼古丁戒断症状，如注意力不集中、焦虑、易怒、情绪低落等。现有剂型包括咀嚼胶、贴片、吸入剂、喷雾剂、含片等。

盐酸安非他酮（缓释片）是一种有效帮助吸烟者戒烟的非尼古丁类戒烟药物，盐酸安非他酮可以抑制多巴胺及去甲肾上腺素的重摄取以及阻断尼古丁乙酰胆碱受体。对于尼古丁严重依赖的吸烟者，联合应用NRT类药物可增加戒烟效果。

伐尼克兰是一种新型非尼古丁类戒烟药物，对神经元中 $\alpha_4\beta_2$ 尼古丁乙酰胆碱受体具有高度亲和力及选择性，是尼古丁乙酰胆碱受体的部分激动剂，同时具有激动及拮抗的双重调节作用。

联合使用一线药物已被证实是一种有效的戒烟治疗方法，可提高戒断率。有效的联合药物治疗包括：长程尼古丁贴片（>14周）+ 其他NRT类药物（如咀嚼胶和鼻喷剂）；尼古丁贴片 + 盐酸安非他酮。需要注意的是，盐酸安非他酮与伐尼克兰属于处方药，以及有禁忌证和需要慎用的情况时需谨慎。

电子烟全称为电子尼古丁传送系统。电子烟烟雾中包含细颗粒物和超细颗粒物，丙二醇、挥发性有机物、尼古丁和重金属。其产生的某些金属含量，如镍和铬，甚至高于传统卷烟产生的二手烟。因此无论直接使用这些产品还是吸入二手释放物都存在健康风险，尤其是未成年人、非吸烟者和孕妇。由于一些电子尼古丁传送系统中尼古丁浓度过高，暴露于电子尼古丁传送系统烟雾有可能导致意外的健康后果，存在意外中毒的风险。此外青少年可能从吸电子烟开始养成吸烟习惯，最后转为吸传统卷烟或者电子烟与传统卷烟的双重使用。截至目前，还没有研究最终证明电子尼古丁传送系统是否能帮助吸烟者戒烟。因此，世界卫生组织不建议以电子尼古丁传送系统为戒烟辅助手段。电子烟只适用于对于上述推荐戒烟药物无效或者不能耐受的吸烟人群。

知识点

5A法戒烟流程

临床干预可以使用5A法进行简短干预。5A法是由5种活动所组成，每一个都由字母"A"开始，即：Ask，询问所有患者关于吸烟的问题；Advise，建议吸烟者戒烟；Assess，评估吸烟者的戒烟意愿；

Assist，提供戒烟药物或者行为咨询治疗等；Arrange，安排随访。故称之为5A法。

2A+R方案，询问（ask）、建议（advice）和转诊（refer）：前两个步骤同5A法，第三步为转向更专业的部门进一步诊治。主要用于时间不足或者不具备戒烟能力时。

> 知识点
>
> ### 5A法和5R法的联系与区别
>
> 　　5A法和5R法的方法不仅是在实践中行之有效的临床场所戒烟干预方法，也是行为改变理论在实践中的应用。5A法是完整的临床戒烟干预流程，其中的"Assess"步骤强调通过评价吸烟者的戒烟意愿决定采取的干预措施正是行为改变阶段模式的体现。而对于没有戒烟意愿的吸烟者，5R法的动机干预正体现健康信念模式的五个关键因素：疾病的严重性、疾病的易感性、行为的有效性、行为改变的障碍以及自我效能。

二、戒烟后的随访与强化干预

患者谈到，以前在妻子的劝说下尝试过戒烟，但只进行了1周，没有坚持下来。

【问题7】　戒烟后会遇到哪些障碍？

思路：戒烟后遇到的障碍主要分为三个方面。

尼古丁导致的生理成瘾性：尼古丁为尼古丁乙酰胆碱受体的兴奋性物质，在烟草中的浓度为1%~3%，可刺激脑中多种神经递质的释放，使吸烟者出现愉悦的快感以及其他奖赏感受。当吸烟者减少烟量或停止吸烟时，尼古丁浓度降低到一定水平，吸烟者无法继续体验愉悦感，从而引起对尼古丁的渴求，产生强烈的吸烟欲望。

心理成瘾性：吸烟者往往把吸烟与一些情感、信念等联系起来，例如，有人在压力很大或者烦躁的时候吸烟，也有人在心情愉悦时吸烟。帮助吸烟者摆脱这样的联系很重要，可以建议吸烟者通过自我交谈的方法帮助他们摆脱心理成瘾性。

5A法与5R法
戒烟干预（微课）

行为和社会障碍：在长期的吸烟过程中，吸烟行为（拿烟-点燃-吸食）本身不断地被重复，而欣快感又使这种行为不断得以强化。而一旦吸烟和社会行为（如人际交往）等结合起来，就会使戒烟更为困难。

重要的是，吸烟者在戒烟前需要了解可能会诱发自己吸烟的场景，并事先做好应对预案。

本次门诊后，医生帮助李某制订了戒烟计划，并通过电话进行随访。在1个月后的电话交谈中，李某提到自己前不久在一个朋友聚会中又吸了烟，事后感到沮丧，觉得自己又一次戒烟失败了。

【问题8】　如何对吸烟者进行随访？

思路：当患者知道医生要检查他们戒烟的进展时，其戒烟成功的机会将会提高。对于李某而言，他过去有失败的戒烟经历，成瘾性也比较高，特别要加强随访。在刚开始戒烟的1~2个月内最好每周能够和患者进行交流，通过咨询增强他们戒烟的决心，处理戒烟过程中出现的问题。之后的随访可以每月一次，连续3个月。

> 知识点
>
> ### 随访要点
>
> 　　时间：第一次随访应在戒烟日的第1周内。第二次随访应在戒烟的1个月内。

如何随访：可以通过面谈、电话或者邮件的方式进行。通过团队随访更好。

随访内容：对于所有戒烟者，帮助他们识别遇到的挑战；提醒他们可以利用外界资源；评价戒烟药物的使用情况；约定下一次随访时间。

对于顺利戒烟者：祝贺他们的戒烟进步，鼓励继续坚持。

对于再次吸烟者：提醒他们戒烟是一个学习过程，出现这样的问题很常见。帮其评价环境因素，避免再次犯错。

【问题9】　对于李某遇到的上述情况应该怎样处理？

思路：首先应该鉴别目前的哪些问题降低了患者成功的机会。患者本身尼古丁重度依赖，戒烟症状比较明显，如果患者缺乏戒烟的社会支持或者对于成功戒烟信心不足，更增加了戒烟的难度。

诱发复吸场景及
应对方法（图片）

本次患者参加朋友聚会是吸烟的主要诱因，应该对这样的环境因素予以识别并提出改进方法。建议在戒烟的前一个月内，尽量回避可能会诱发吸烟的场所，之后再"逐步暴露"，并事先做好应对计划。比如主动和朋友声明"我已经戒烟了"。

此外，让患者明白，戒烟是一个过程，这其中有反复很正常，并不意味着戒烟的失败，吸取教训，依然可以获得戒烟的成功。对于李某而言，偶然的一次吸烟只能算是偶吸，而不是复吸。医生应该帮助患者从中吸取经验，而不是将其看作为戒烟失败或逃避未来戒烟的一个理由。

针对李某戒烟遇到的困难，可以采用戒烟强化干预。

知识点

在戒烟过程中遇到的问题和应对的解决方法

（1）缺少戒烟支持：为患者安排门诊或电话随访；鼓励患者拨打戒烟热线；帮助患者了解周围的戒烟支持资源；推荐能提供咨询或支持的有关组织。

（2）不良情绪或抑郁：可提供咨询，处方适合的药物，或将患者推荐给相关的专家。

（3）明显的或持续较长时间的戒断症状：如果患者报告有持续较长时间的吸烟渴望或其他戒断症状，可以考虑给其使用适合的药物或增加戒烟药物的剂量或联合用药。

（4）体重增加：建议开始或增加锻炼；使患者认识到戒烟后体重增加是常见的，并且通常具有自限性；强调戒烟的健康获益远远超过体重增加所带来的健康风险；强调健康饮食和健康生活方式的重要性；建议食用低能量的食物，如无糖咀嚼胶，蔬菜或薄荷糖；使患者知道有些戒烟药物可以减少增重（如盐酸安非他酮缓释片；NRT类药物，特别是4mg尼古丁咀嚼胶）；建议患者咨询营养师或参加相关的体重管理项目。

（5）复吸：建议患者坚持使用戒烟治疗药物，这能够减少偶吸可能，防止复吸；鼓励患者再次尝试戒烟；让患者认识到戒烟可能需要反复尝试；向患者提供或推荐强化干预治疗。

【问题10】　如何进行强化干预？

思路：强化干预是指延长每次治疗时间、安排多次访视、由多位医生参与或进行综合治疗的戒烟方法，适用于那些愿意进行此种治疗的吸烟者。具体操作方法见表15-3。

表15-3　戒烟的强化干预

项目	干预措施
评估	评估有助于明确吸烟者是否愿意进行强化戒烟治疗，所获信息（如尼古丁依赖程度等）也有助于医生对患者进行针对性咨询
执行医生	各专业医生均能进行强化干预治疗。由临床医生或卫生机构的其他医务人员向患者传达必须戒烟的信息，讲解吸烟的危害和戒烟的益处，处方指南推荐的药物。非临床类医务人员可以给予患者辅助的戒烟咨询

续表

项目	干预措施
干预强度	有证据支持干预强度与戒烟效果显著相关,因此干预强度应尽量为:治疗时间延长至 10 分钟以上;次数增加至 4 次或更多
形式	可以使用个人或群组咨询;电话咨询也有效,可作为临床治疗的补充;可以选择使用辅导材料以及戒烟网站;安排随访
咨询和行为治疗的形式	针对具体问题进行咨询和行为治疗(解决问题/技巧训练)
药物	将咨询和药物治疗相结合能够有效增加戒烟成功率
人群	愿意进行强化治疗的吸烟者

在整个戒烟过程中,除了上述的戒烟流程,还需要注意戒烟咨询的技巧训练,见表 15-4。

表 15-4　戒烟咨询技巧

项目	内容	举例
解决问题技巧训练	识别危险情况:识别可能诱发吸烟或复吸危险的情况	<ul><li>负性情绪或压力</li><li>处于吸烟环境</li><li>饮酒</li><li>吸烟冲动</li><li>存在吸烟的诱发因素</li><li>容易获得烟草</li></ul>
	学习应对技能:练习应对或解决问题的技能,特别是应对危险情况的技能	<ul><li>学会预见并避免诱发吸烟的情形</li><li>减少负性情绪</li><li>改变生活习惯</li><li>学会认知并改变行为以应对吸烟冲动(如分散注意力)</li></ul>
	提供基本信息:向患者提供关于吸烟与成功戒烟的基本信息	<ul><li>戒烟后如果再吸烟,哪怕是一口烟,都会增加复吸的可能</li><li>戒断症状最明显的时期是戒烟开始后 1~2 周内,但可能会持续数月;这些症状包括负性情绪、吸烟的冲动以及注意力不集中等</li><li>吸烟成瘾的机制</li></ul>
支持治疗	鼓励患者尝试戒烟	<ul><li>现在可以获得有效的戒烟治疗</li><li>烟是可以戒掉的,已有很多吸烟者成功戒烟</li><li>帮助患者提升成功戒烟的自我效能</li></ul>
	给予患者关心	<ul><li>询问患者戒烟时的感受</li><li>直接对患者表示关心</li><li>询问患者对于戒烟的顾虑</li></ul>
	鼓励患者谈论自己的戒烟经历	询问:<ul><li>患者的戒烟理由</li><li>对于戒烟的顾虑</li><li>患者已经获得的成功</li><li>戒烟时遇到的困难</li></ul>

三、知识拓展与问题延伸

【问题 11】　和李某一样需要戒烟帮助的人还有很多。在了解如何帮助个体戒烟后,从宏观的角度,政府和卫生部门能够提供哪些主要的戒烟措施?

思路:世界卫生组织推荐把戒烟帮助融入初级卫生保健、戒烟热线和药物治疗三种最基本的策略。通过把戒烟融入基本的医疗卫生服务以及常规的就诊活动,对于已经建立了初级卫生保健的国家尤为适用。

戒烟热线:开设配备相关工作人员的戒烟热线,向社会大众免费开放。服务内容包括介绍烟草依赖治疗手段,简短戒烟方法,提供咨询等。药物治疗:戒烟药物要遵循可得、可负担和有证据支持有效的原则。

【问题12】 如何建立戒烟门诊?

思路:建立戒烟门诊所需的条件。

(1)主管部门的支持:开设戒烟门诊首先应根据当地卫生部门规定获得本医院和/或上级主管部门批准。因戒烟门诊开设之初可能不会有经济效益,而且戒烟的普及需要一个长期的、坚持不懈的过程,所以只有依靠主管部门大力支持,戒烟门诊才能度过先期的艰难阶段。

(2)创造安静、温馨的就诊环境:吸烟干预是对吸烟者生理及心理等方面的综合治疗,常涉及个人的隐私,所以最好能有一个单独房间供戒烟医生对吸烟者进行治疗;戒烟门诊可张贴一些宣传戒烟益处的图片,吸烟有害健康宣传画上的警句要清晰明确,体现对吸烟者的关爱;戒烟门诊应摆放戒烟知识手册,并免费提供给吸烟者。

(3)戒烟门诊所需的检查设备:由于烟草不完全燃烧产生CO,致使吸烟者血中HbCO以及呼出气中CO浓度升高,呼出气CO测试仪通过测试呼出气体中CO浓度来判断受试者是否为吸烟者。另外,呼出气CO测试仪还可以使吸烟者客观地认识吸烟对他目前所造成的危害。而且在戒烟过程中,由于吸烟量的减少使呼出气CO浓度降低,受试者会认识到戒烟带来即刻的好处,从而增加对戒烟成功的信心。

(4)具有专业戒烟技能的医生:戒烟门诊医生常常需要提供高强度戒烟干预,必须具备一定的医学知识和专业戒烟技能。除此之外,戒烟医生还应当掌握心理咨询技巧,因为解除吸烟者对吸烟行为的心理依赖比解除其对尼古丁的生理依赖可能难度更大。有充分的证据显示,专业戒烟医生提供的标准、高强度的戒烟干预,比非专业医生的干预成功率要高。

【问题13】 目前,我国吸烟者中到戒烟门诊寻求戒烟服务的比例依然很低,原因何在? 医务人员能够做些什么?

思路:提升戒烟门诊就诊率,除了开展戒烟门诊能力建设,提升卫生专业人员对于戒烟的专业指导水平之外,还必须从宏观角度分析这一公共卫生问题。应该意识到,控烟是一项系统工程,为吸烟者提供戒烟帮助,不过是整个控烟策略的一个部分。烟草控制包括两大部分:减少烟草供应和降低烟草的需求。世界卫生组织从减少烟草需求的角度提出了6项十分重要且有效的烟草控制政策,即MPOWER战略,其中字母M(monitor)代表监测烟草使用与预防政策,P(protect)代表保护人们不接触烟草烟雾,O(offer)代表提供戒烟帮助,W(warn)代表警示烟草危害,E(enforce)代表执行禁止烟草广告、促销和赞助的规定,R(raise)代表提高烟草税。

自从《烟草控制框架公约》2006年1月在中国生效以来,中国在包括公共场所无烟、提供戒烟帮助、警示烟草危害、禁止烟草广告、促销和赞助以及提高烟草税收和价格等方面作出了一些努力,但总体而言,政策制定以及执行力度都比较薄弱。

在无烟政策方面,目前中国多个城市出台了地方性控烟法规,但尚没有统一的国家级无烟立法。地方性法规仅覆盖全国10%的人口。

在烟草警示方面,一些国家已经开始采用平装标准化包装,采用统一形状和包装方式,具有震撼力的图片,大而清楚的文字警示,从而大大降低烟草制品的吸引力。

中国大陆的烟盒包装警语只有笼统的文字警示,对吸烟者的健康警示作用十分有限。

在烟草税收方面,目前在每包烟零售价格中的比例为56%,离世界卫生组织推荐的75%的标准仍有较大距离。在戒烟帮助方面,戒烟服务尚未纳入社区卫生服务和基本公共卫生服务项目,相关费用也没有纳入医保,因此,戒烟干预措施难以落到实处。

烟草的标准化包装(图片)

在烟草广告、促销和赞助方面,2015年4月,中国颁布了修订后的《中华人民共和国广告法》,对于烟草广告的控制迈出了重要一步,但是还需要完善的实施细则。而对于烟草促销与赞助,中国的法律约束力度有限。

要解决上述问题,需要以健康共治的理念,通过公共政策、媒体倡导与公众动员等手段来调动社会各方面力量,共同开展控烟工作。这其中医务人员可以并且必须发挥重要作用。首先,作为医务工作者,理应成为不吸烟的行为模范。其次,医务人员要成为戒烟的引导者。戒烟干预应该融于医生日常临床诊疗工作中,为患者提供最有效的个体化戒烟建议。在社区和社会层面,医务人员应该成为无烟倡导者,推动控烟政策的制订和实施。

四、小 结

70% 以上的吸烟者每年就医至少一次，戒烟是挽救生命最经济的干预措施（图 15-1）。医生适时有效地向吸烟者提供烟草依赖治疗能显著降低吸烟者遭受烟草相关疾病的风险。本章介绍了临床场所中戒烟方法，包括如何提升戒烟动机的 5R 法、5A 法的戒烟干预流程以及戒烟的药物治疗。有时一句中肯的劝告可以帮助患者改变行为，医生应该成为帮助患者戒烟、远离烟草相关疾病的健康守护者。但同时也必须意识到，控烟是一项系统工程，戒烟服务必须和其他戒烟干预策略协同落实方能奏效。

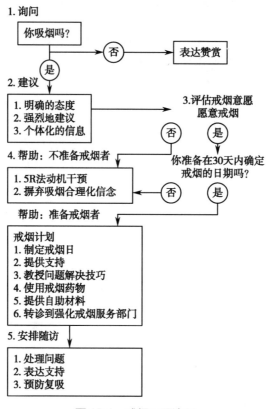

图 15-1 戒烟干预流程

（郑频频）

推荐阅读文献

[1] 傅华. 预防医学. 7 版. 北京：人民卫生出版社，2018.

[2] 姜垣，杨焱，王立立. 简短戒烟干预手册. 北京：军事医学科学出版社，2013.

[3] 卫生部国家医学考试中心. 执业医师与控烟. 北京：人民卫生出版社，2013.

[4] 杨功焕. 中国控烟. 北京：中国协和医科大学出版社，2018.

[5] 中华人民共和国国家卫生和计划生育委员会. 中国临床戒烟指南. 北京：2015.

[6] World Health Organization. Toolkit for delivering the 5A's and 5R's brief tobacco interventions in primary care. Geneva：WHO，2014.

[7] World Health Organization. A guide for tobacco users to quit. Geneva：WHO，2014.

第十六章　酒精依赖和药物滥用干预

酒精依赖（alcohol dependence）是指饮酒时间和量达到一定的程度，饮酒者无法控制饮酒行为，并出现了躯体耐受或戒断症状。长期饮酒不仅导致酒精中毒、酒精依赖，还与 60 多种疾病与伤害密切相关。据 WHO 发布的 2018 年饮酒和健康报告 *Global status report on alcohol and health 2018* 指出，全球饮酒者 23 亿多人，我国占 1/4；2016 年约 300 万死亡归因于饮酒，占全球所有死亡人数的 5.3%，2016 年，全球所有可归因于饮酒的死亡中，28.7% 死因是受伤，21.3% 为消化系统疾病，19% 为心血管疾病，12.9% 为感染性疾病，12.6% 为癌症。约 49% 的饮酒所致伤残调整生命年（DALYs）是因为非传染性慢性疾病和精神健康疾病。目前，15～19 岁人群中，超过 1/4（26.5%）为当前饮酒者，约为 1.55 亿青少年，饮酒低年龄化趋势较为明显，出现酒精依赖的年龄有所提前。因此，近年来，我国过量饮酒及酒精依赖问题日趋严重，酒精依赖在某些地区已成为首要的公共卫生问题，故控制饮酒、防治危害刻不容缓。

药物滥用（drug abuse）是指与医疗目的无关的反复大量使用一些具有依赖性或依赖性潜力的药物，用药者采用自身给药形式，导致精神依赖性和身体依赖性，造成精神错乱和一些异常行为。药物滥用是国际通用的术语，习惯称之为"吸毒"。根据《中华人民共和国刑法》第 357 条规定，毒品是指鸦片、海洛因、甲基苯丙胺（冰毒）、吗啡、大麻、可卡因以及国家规定管制的其他能够使人形成瘾癖的麻醉药品和精神药品。《麻醉药品及精神药品品种目录》中列明了 121 种麻醉药品和 130 种精神药品。毒品通常分为麻醉药品和精神药品两大类。其中最常见的主要是麻醉药品类中的大麻类、鸦片类和可卡因类。据估算，全球有近 5 000 万吸毒者，相当于全球每 100 人中就有一位吸毒者。截至 2018 年底，我国现有吸毒人员 240.4 万名，较 2017 年底人数（255.3 万名）有所下降。目前我国药物滥用状况和流行趋势是：男性、青少年、低学历及无业者是药物滥用的高危人群；在 240.4 万名现有吸毒人员中，滥用冰毒人员 135 万名，占 56.1%，故含甲基苯丙胺的毒品是我国流行滥用的主要合成毒品，且呈增长趋势；"多药滥用"在局部地区流行情况较为严重。因此，我国禁毒形势依然严峻，药物滥用防治任务艰巨。

酒精依赖和药物滥用已成为当今全球的重大公共卫生问题。它们的形成原因复杂且各异，危害是多方面的，既危害自身、他人，还危及家庭、社会。因此，对酒精依赖和药物滥用干预的总体思路：以减少需求、降低危害、促进健康为主要策略，树立正确的人生观，动员全社会力量，采取综合性措施，构建和谐社会和幸福生活。

酒精依赖与药物滥用干预工作的关键点见图 16-1。

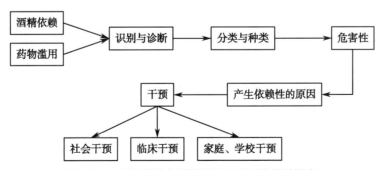

图 16-1　酒精依赖与药物滥用干预工作的关键点

患者，男，35岁。因近些天来出现全身乏力、出虚汗、心悸、入睡困难、做噩梦就诊。

经医生询问了解到：患者是典型的白领一族，工作努力，每日早出晚归，也常有一些酒席的应酬。为了缓解精神压力过大、情绪低落或入睡困难等经常饮酒，用之缓解。自2013年10月开始，不管是啤酒、白酒还是洋酒，他每晚都饮酒，没有间断过。后来，患者总觉得心里害怕，心跳感觉异常不适，全身酸痛感。他经常跟家人说在夜间能看见"鬼"，并且怀疑别人说他的坏话，或自己被黑社会监视等。故睡眠质量越来越差，只有加大饮酒量才能入睡。之后，他的记忆力严重下降，注意力不能集中。患者在一次体检时发现有中重度酒精性肝硬化，并试图改变每日饮酒的习惯，但停酒后会出现全身不适，唯有继续饮酒才能正常工作与生活。

据此，你是否考虑患者为酒精依赖？应如何诊断和处理？

一、酒精依赖的诊断

【问题1】 如何识别酒精依赖者？

思路1：询问饮酒史是诊断酒精依赖的首要条件。

临床医生要尽量获得准确的饮酒史：把握患者典型一天中的饮酒行为；一天中喝多少酒？每日从什么时候开始喝酒？一天喝几次？早晨或停饮后出现哪些戒断症状？确定饮酒持续时间：从什么时候开始每日喝酒？什么时候开始在早晨喝酒？什么时候第一次出现戒断症状？另外，要询问有无内科合并症、患者对饮酒的态度，还应询问一些与饮酒相关的"风险"因素，如婚姻、家庭、工作、经济或法律等方面的问题。

思路2：结合患者的临床特征和利用筛查工具是诊断酒精依赖的重要依据。

临床特征：①强迫性饮酒；②固定的饮酒方式；③以饮酒为中心的生活模式；④耐受性（饮酒量）逐渐增加；⑤反复出现戒断症状；⑥以酒解除戒断症状（晨饮现象）；⑦戒断后重饮。

酒精滥用/依赖筛查工具：CAGE（cut down, annoyed, guilty, eye-opener）问卷、酒精使用障碍识别测试（AUDIT）、密歇根酒精筛查问卷（MAST）、强制性饮酒问卷（OCDS）、酒精依赖量表（ADS）、酒精依赖严重度问卷（SADQ）等。

思路3：实验室检查是发现酒精滥用的客观指标。

因多种原因饮酒者倾向于隐瞒自己的真实饮酒情况，借助实验室检查可确定患者的饮酒史。尽管它无法确诊酒精依赖，但却能客观反映饮酒状态。

常用实验室检查有：血酒精浓度（BAC），如BAC很高而患者没有明显中毒症状说明酒精耐受性高（最小中毒浓度>0.3g/L），提示个体有持续过量饮酒行为。在临床实践中常以呼气中酒精含量检测来代替BAC检测。平均红细胞容积（MCV）>94fl，γ-谷氨酰胺转移酶（GGT）升高（>65IU/L）表示个体存在饮酒行为，饮酒量越大，GGT升高的幅度就越大。缺糖基转铁蛋白（CDT）在重度饮酒者中升高。CDT≥20个单位表示重度饮酒。

患者自2013年开始饮酒，每日从不间断，表现为对酒的渴求和经常需要饮酒的强迫性体验，停止饮酒后常感心中难受、难以入睡，记忆力严重下降等，饮酒量逐渐增加，CAGE问卷两项以上的肯定回答，体检发现酒精性肝中毒，基本可以诊断为酒精依赖。

临床上诊断酒精依赖时要注意与急性酒精中毒、酒精所致精神障碍相鉴别。依据明确的长期慢性饮酒史和典型的临床特征及相应的实验室检查鉴别并不困难。

知识点

酒精依赖症

酒精依赖症是长期过量饮酒引起的中枢神经系统严重中毒，可出现肢体震颤、恶心、呕吐、出汗等

戒断症状,恢复饮酒则这类症状迅速消失。由于长期饮酒,多数合并躯体损害,以心、肝、神经系统为明显,最常见的是肝硬化,周围神经病变和癫痫性发作,有的则形成酒精中毒性精神障碍及酒精中毒性脑病。

其诊断可通过详细询问饮酒史,结合临床特征,参照诊断标准,参考心理评估工具和实验室检查。诊断时应关注精神和躯体状况,如果同时出现有其他精神神经障碍、躯体并发症和其他药物依赖,则应分别诊断。

【问题2】 酒精依赖如何分类?

思路1:根据饮酒时间及患者的临床症状体征来确定。酒精依赖的具体分类如下:

1. 轻度 饮酒2~5年,对酒产生欲望,对机体有轻度损伤,但无明显的临床表现为轻度。

2. 中度 饮酒5~10年,对酒产生依赖,机体各组织器官出现轻重不同的病理改变,临床表现为记忆力减退、失眠、表情呆板、手足震颤、四肢麻木、视力下降、脂肪肝、酒精肝、失眠健忘等症。

3. 重度 饮酒长达10年以上者,对酒产生完全依赖,他们像吸毒一样,无法自控并且机体出现了严重病理改变,临床表现为打人、骂人、小脑萎缩、精神失常、癫痫病、幻听、幻视,脑动脑硬化、高血压、冠心病、肝硬化、末梢神经炎等,更甚者危及生命。

思路2:酒精依赖根据程度不同而具有不同的临床表现。

酒精依赖一般多在5~10年内形成,女性进展过程快于男性。酒精依赖患者常见的临床表现为:

1. 强迫性饮酒体验 酒精依赖者自知不能停止饮酒,停止饮酒则出现强烈和强制的饮酒渴求,难以控制地寻求饮酒行为。饮酒者为不断体验饮酒后的心情愉快、缓和紧张和疲劳等,会在较长时期内保持饮酒状态,称为"习惯性饮酒",这种状态不认为是酒精依赖。当患者为了防止发生戒断症状而强烈或强迫性渴求饮酒,并有明显的酗酒行为,则成为典型的酒精依赖患者。

2. 躯体依赖性(physical dependence) 反复饮酒使中枢神经系统发生了某种生理、生化变化,以致需要酒精持续地存在于体内方能行使正常功能,当停止饮酒或减少饮酒量而导致酒精浓度下降时,则出现戒断综合征(withdrawal syndrome)。

3. 耐受性(tolerance) 指饮用原有的酒量达不到期待的饮酒效果,为了得到期待的效果必须增加饮酒量。耐受性一般在青壮年时期达到高水平,而后随中毒的加重及年龄增长耐受性降低。酒精耐受性降低时,只要少量饮酒就会导致功能失调,每次饮酒量减少,但饮酒次数增多。

4. 固定的饮酒模式 晨起饮酒是酒精依赖者常见的一种饮酒模式,也被看作是酒精依赖的标志之一。有些患者反复出现"饮酒—醉酒—入睡—清醒—饮酒—醉酒—入睡"的饮酒周期,称为"山型"饮酒。

知识点

戒断综合征

戒断综合征(withdrawal syndrome)是指躯体对酒精已形成依赖,一旦断酒,即可出现一定的躯体和精神症状。一般发生在饮酒量减少或断酒后6~8小时,24小时达高峰,持续1周左右。戒断综合征的轻重程度取决于诸多因素,如饮酒量、酒的种类、饮酒时间及方式、种族及个体素质等。

早期戒断症状常为焦虑、不愉快、抑郁情绪、同时伴有恶心、呕吐、食欲差、恶寒、出汗、心悸、高血压等自主神经系统症状。

震颤是酒精依赖者阶段的典型体征之一,常发生于停酒后7~8小时,常表现为晨起手指及眼睑震颤,严重者可出现不能咀嚼、不能握杯、不能扣纽扣和站立不稳。

戒断综合征若未得到恰当处理,可出现癫痫发作和震颤谵妄。震颤谵妄常发生于断酒后72~96小时,可作为酒精依赖患者后期戒断症状之一。如能坚持戒酒,戒断症状一般于1周以内消失,体力恢复,少数人可出现戒断症状延迟。

【问题3】 酒精依赖有哪些危害?

思路1:酒精依赖对本人的危害及影响。

长期饮酒会导致患者的身体发生以下疾病：

1. 胃肠道疾病 主要有消化道出血、急慢性胃炎、胃溃疡、结肠炎、痔疮、食管静脉曲张，甚至胃癌高发。

2. 肝胆系统疾病 主要有胰腺炎、肝炎、酒精肝、脂肪肝、肝硬化、肝硬化腹水、急慢性胆囊炎，甚至肝癌、胰腺癌高发等。

3. 循环系统疾病 主要有心肌病、心律失常、高血糖、高血脂、高血压等相关疾病。

4. 神经系统疾病 主要有手颤、心悸、烦躁、焦虑、出汗、抽搐、甚至出现幻觉、幻听、癫痫样发作等，常以周围神经损害、癫痫和小脑退行性病变为主要表现。酒精依赖可导致患者的性格及智力发生改变。性格变得自私、孤僻、狂妄自大、不听劝阻、以自我为中心以及自卑、自闭同时或单独存在，这和不喝酒时的性格形成明显差异。智力方面主要表现在记忆力、处事能力的下降，或伴有痴呆的表现。

5. 其他 引起营养障碍、慢性感染和性功能障碍，如贫血、发作性低血糖、维生素缺乏症、肌病、血红蛋白沉着症，结核，性欲减退、勃起功能障碍，股骨头损害，一些慢性皮肤病以及意外伤害高发等。

思路 2：酒精依赖对优生优育的危害及影响。

女性饮酒者除以上躯体损害外，还会出现提前绝经、闭经及乳腺癌。在孕妇体内，酒精很容易通过胎盘进入血液循环，并影响子宫内胎儿的发育，并可通过哺乳传递给婴儿。妊娠早期饮酒可产生胎儿酒精综合征（fetalalcoholsyndrome，FAS），出生后表现为低体重、身体矮小、低智力、小头畸形、多动，部分患儿出现不同程度的心脏畸形、泌尿生殖系统及四肢畸形等。

思路 3：酒精依赖能导致多种精神障碍。

1. 酒精所致幻觉症 酒精依赖患者在意识清晰状态下可出现以幻觉为主的精神病状态，以幻听多见。

2. 酒精所致妄想症 酒精依赖患者在意识清晰状态下可出现嫉妒妄想与被害妄想，临床上以嫉妒妄想多见。

3. 韦尼克脑病 是最严重的酒精所致精神障碍。是酒精依赖常见的一种代谢性脑病，为硫胺素（维生素 B_1）缺乏所致的急症。典型者可出现眼肌麻痹、意识障碍和共济失调三组特征性症状。

4. 柯萨可夫综合征 又称遗忘综合征。临床表现为近记忆缺损、顺行性或逆行性遗忘、虚构和错构等记忆障碍。

5. 酒精所致痴呆 常缓慢起病，出现多种高级皮质功能损害，如记忆、理解、判断、计算、思维、定向能力和语言功能的损害。先是人格改变，然后出现记忆障碍，智力低下，逐渐发展到痴呆，严重者生活不能自理。

6. 酒精所致人格改变 酒精依赖者生活以饮酒为中心，变得自私、不关心他人、责任心下降，可出现说谎、偷窃和诈骗等行为，丧失家庭和社会责任感。

思路 4：酒精依赖患者对家庭和社会的负面影响。

1. 家庭方面 以饮酒为中心的生活模式导致酒精依赖患者的工作能力及家庭责任心下降，经常引发家庭矛盾，出现家庭不和、家庭暴力、婚姻关系紧张，严重影响子女的学习、心身发育和人格培养。

2. 社会方面 近年来，随着经济的发展，饮酒所导致的社会问题越来越多，酒后情绪及行为失控引发的矛盾冲突层出不穷，甚至出现酒后违法事件而获刑，严重影响社会的安定与和谐。另外，酒驾所导致的悲剧也屡见不鲜。

知识点

酒精依赖的危害

（1）酒精所致精神障碍：幻觉症、妄想症、韦尼克脑病、柯萨可夫综合征、痴呆、人格改变。

（2）酒精相关性躯体损害：消化系统、神经系统、心血管系统、生殖系统等损害。

（3）胎儿酒精综合征及畸形。

（4）家庭与社会的损害。

（5）高血压、脑卒中等。

二、酒精依赖的干预

【问题4】 酒精依赖的形成原因?

思路1:生物学因素是酒精依赖的形成基础。

1. 遗传因素　研究发现,有些人具有对酒精依赖的先天遗传倾向。双生子和寄养子研究都表明酒精依赖是具有中到高度遗传性的精神疾病,携带饮酒易感基因的个体出现酒精滥用或酒依赖的危险性远高于正常人群。酒精依赖患者一级亲属患酒精依赖的危险性比对照组高4～7倍。

2. 生化因素　酒精对精神行为的影响与中枢神经系统的许多神经递质作用有关,包括阿片肽、5-HT、γ-氨基丁酸(GABA)、尼古丁受体、大麻受体(CB1)、钙离子通道等。

3. 肝脏代谢　乙醇主要在肝脏内代谢,首先由乙醇脱氢酶(ADH)将乙醇转换为乙醛,乙醛脱氢酶(ALDH)再将乙醛转换为乙酸。ADH 的活性高或 ALDH 的活性低具有相同的生物学效应,会使个体饮酒后血液中乙醛浓度升高加重"脸红反应"等不适反应,具体表现为脸红、头痛、心悸、眩晕和恶心。这种不适反应往往可以保护个体避免发生过量饮酒及酒精依赖等相关问题,相反则可能会促使酒精使用问题的出现。

思路2:心理学因素和社会文化环境因素是酒精依赖形成的重要诱因。

1. 心理学因素　负性情绪如烦恼、苦闷、孤独、紧张、焦虑、忧愁、抑郁等,是酒精依赖形成的重要动因。人格因素如羞怯、内向、孤独、活动过多、急躁、易激惹、焦虑、过度敏感等为酒精依赖好发的人格特征。此外,研究显示酒精依赖常与其他精神障碍合并存在,或是继发于其他精神障碍。有调查显示近80%的酒精中毒患者至少同时合并一种其他精神障碍。

2. 社会文化环境因素　酒精依赖与不同地区、种族、习俗、环境、职业以及公众和政府对酒的态度等有关。西方人常有在社交场合、回家之后、工作之余空腹饮酒的习惯,而东方人则是以酒作为宴席的佐餐,在婚丧嫁娶、年节团聚时狂饮,可谓"无酒不成宴",甚至以酒量论英雄,把酒视为感情的纽带。很多青少年不仅从父母处学习饮酒行为,并且趋向于模仿父母的饮酒模式。当饮酒者第一次学习并体验到饮酒可以暂时缓解紧张焦虑等不良情绪后,便产生了正性强化作用,逐渐发展到酒精依赖。在寒冷和潮湿地区饮酒原因绝大多数是借酒抗寒、解乏或助眠等。随着经济发展,酒产量的增加势必会带来酒消费的增加,也将增加产生酒精依赖的可能。

知识点

酒精依赖的发病机制

酒精为亲神经物质,长期饮用可产生慢性中毒,造成神经系统难以逆转的损害,大脑皮层接通功能减弱,灵活性降低,是慢性酒中毒的主要发病机制,其病理改变是神经细胞的炎性改变及变性改变,严重者出现脑萎缩,脑体积减小。除中枢神经外,周围神经同样受累,并可导致其他脏器的病理改变,从而产生临床症状。一般认为:酒精依赖是生物因素、心理因素和社会文化环境因素相互影响、共同作用的结果。

酒精相关性躯体损害:消化系统如肝损伤、胃炎、胃溃疡、胃出血、食管静脉曲张、急慢性胰腺炎、急慢性胆囊炎等;神经系统损害除上述精神神经障碍外还包括周围神经损害、癫痫和小脑退行性变;心血管系统损害如心肌病、心律失常、冠心病、高血压、脑卒中等。

【问题5】 酒精依赖的干预方法是什么?

思路1:对酒精依赖者实施临床干预。

治疗的关键在于戒酒,要重视急性戒酒期的治疗,防止出现严重并发症和戒断症状,安全有效地使酒精依赖者从生理上脱离酒精,并使其生理功能恢复到正常平衡状态。

1. 酒精戒断反应的治疗　根据酒精依赖程度及戒断反应严重程度控制戒酒的进度。对于躯体状况良好,酒精戒断症状轻,无严重躯体并发症者可考虑一次性断酒,不需要用药。戒断症状严重者应住院戒酒治疗。可采用苯二氮草类药物进行替代治疗,如氯氮草、地西泮等。这类药物具有减轻焦虑、镇静催眠、减少震颤以及预防抽搐发作等作用。用药原则：首次足量，逐渐减量，先快后慢。一般第一天应给予足量苯二氮䓬类药物缓解患者的戒断症状，一般应用致轻度镇静作用出现时是停止加量的指标。地西泮 10mg/ 次，2～3 次 /d，口服治疗，必要时可静脉滴注，根据患者的兴奋、自主神经症状调整剂量，一般维持一周，直至谵妄消失为止。对有肝功能损害的酒精依赖者，需要一些代谢较快的短半衰期苯二氮䓬类药物。控制精神症状可选用氟哌啶醇，5mg/ 次，1～3 次 /d，肌内注射，根据患者反应适当加减剂量。

2．戒酒后药物维持治疗 保持戒断是一个非常困难的问题，研究表明约一半的患者在结束治疗 3 个月后再次饮酒。纳曲酮能有效降低饮酒所引起的欣快感，减少酒精依赖者饮酒量，降低复饮率。长效肌内注射纳曲酮使用方便，只需每月一次，可增加治疗的依从性。双硫仑能抑制肝细胞乙醛脱氢酶活性，使酒代谢停留在乙醛阶段，属于酒增敏剂。若用药同时再饮酒，5～10 分钟即可出现多种严重症状甚至死亡，因此，必须在住院及医疗监护下实施。

3．支持疗法 酒精依赖者生活不规律，以酒代饭，进食较少，常导致营养不良，维生素缺乏。所有戒酒者都应该在戒酒治疗的第一时间给予足够维生素 B_1 治疗，口服剂量要大，必要时可肌内注射；叶酸缺乏可导致贫血，要考虑叶酸的补充，直到贫血得到纠正为止。

4．急性中毒治疗 除催吐、洗胃，生命体征的维持等措施外，纳洛酮可用于急性酒精中毒的救治。用 0.4～0.8mg 溶解在 5% 葡萄糖溶液中静脉滴注，可重复使用，直到患者清醒为止。

思路 2：对酒精依赖者实施心理社会康复治疗。

由于酒精依赖的形成与心理社会环境因素密不可分，而且患者往往伴有精神方面的症状，因此，心理社会康复治疗也是重要的环节。首先，要教育酒精依赖者认识到过度饮酒的危害，激发改变饮酒行为的信心与决心，提高治疗的依从性。其次，要提高心理应激技能，不要用酒来消愁和缓解压力，更不要把中国的酒文化曲解为"酒是感情联络的唯一纽带"。一旦酒精依赖形成，不仅对自己的心身造成重大伤害，而且亲情、友情、爱情也会被淡化或损害甚至抛弃。一定要提倡减少饮酒频率并控制饮酒数量，重建健康的生活方式。

思路 3：实施三级预防。

一级预防：又称病因预防。通过国家制定相关的政策与法规，从整体上降低人群酒消耗，进而减少酒精所致危害的发生。主要措施包括：健康教育；严禁酒后驾车；不允许在工作期间饮酒；控制酒类广告等。

二级预防：又称"三早"预防。针对过量及有害饮酒者采取早期干预，以改善受影响的个体及家庭生活。如经常饮酒者定期体检；家庭成员间互相提醒或监督；建议在门诊患者就诊时，医生注重询问饮酒史并及早发现酒精依赖者的早期临床表现；社区居民、朋友、同事发现酒精依赖者应及时劝告，必要时进行强制戒酒治疗等。

三级预防：又称临床期预防。对酒精依赖者采取积极有效的治疗、抢救，防止复发，减少并发症，提高生活质量。主要措施有：相应的戒酒治疗；药物维持治疗；心理社会康复治疗等。

知识点

酒精依赖治疗关键点

（1）急性戒酒期的治疗：合理应用苯二氮䓬类药物。

（2）震颤谵妄的治疗：治疗首选苯二氮䓬类药物。控制精神症状可选用氟哌啶醇或奋乃静等抗精神病药物。

（3）戒断性癫痫治疗：单用足量苯二氮䓬类药物可以预防患者癫痫发作，亦可选用丙戊酸或苯巴比妥类药物。

（4）躯体及支持治疗：补充维生素、矿物质、蛋白质、脂肪酸等。补充维生素 B_1 可预遗忘综合征和痴呆；补充叶酸，预防贫血。

（5）戒酒后药物维持治疗：使用乙醛脱氢酶抑制药戒酒硫、阿片受体拮抗药纳曲酮、纳美芬等。

（6）心理社会康复治疗：矫正不良心理及行为。

酒精依赖知识框架图（图片）

酒精依赖案例分析

患者，男，46岁，因头痛头晕、全身酸痛、失眠、流涎打哈欠、烦躁易激动，出现妄想而就医。

经医生询问了解到：患者是公司经理，工作忙，压力大，两年前出现头痛、失眠等症状，自行服用地西泮可缓解，一年后症状加重，用药量也逐渐增加，最多达30mg/d。患者曾因睡中多次惊醒到社区门诊求治，医生给予肌内注射地西泮10mg，当晚睡眠极佳且出现强烈的欣快感。以后，患者总是设法每日注射地西泮，尽管医生告诫地西泮不能长期使用，但仍无法控制其觅药行为。若停用地西泮，便出现全身酸痛、流涎、烦躁易激动、无法入睡等，甚至出现妄想及轻生念头。查体：头颅CT、脑电图、神经系统等检查均未见异常。

据此，患者可能是药物滥用——地西泮成瘾，应如何诊断和处理？

三、药物滥用的诊断

【问题6】 药物滥用如何识别与诊断？

思路1：患者用药经历、所用药物的种类为诊断的关键点。

患者多有明确的药物滥用经历，且成瘾症状较明显。所用药物种类为国内外管控的麻醉药物或精神药物。

思路2：患者的戒断症状、躯体和精神症状可作为药物滥用诊断的重要依据。

凡药物滥用后成瘾者，其症状普遍表现为身体虚弱、面色蜡黄、精神颓废、萎靡不振。一旦毒瘾发作，有的涕泪交流、顿足捶胸；有的站立不起、咯血不止；有的乱碰乱撞、啃墙吃土；有的满地打滚、哭天喊地。种种丑态，不一而足。药物滥用者未形成瘾癖，不能认定为药物滥用行为。只有同时具备这两点，对行为人才能按照关于药物滥用的规定予以处置。

思路3：国内外药物滥用诊断的标准。

目前国内常用的药物滥用诊断标准主要有中华医学会精神病学分会制订的《中国精神疾病分类方案与诊断标准（第3版）》（CCMD-3）、世界卫生组织制订的《国际疾病分类（第10版）》（ICD-10）中的精神与行为障碍分类以及美国精神病学协会制订的《精神障碍诊断和统计手册（第5版）》（DSM-5）。

（1）DSM-5中药物滥用诊断标准

在过去12个月内至少具备以下1项：反复用药导致无法完成工作、学习或家庭的主要职责；在危害躯体健康的情况下反复用药；反复出现物质相关法律问题（如因销售毒品而被捕）；尽管使用该物质导致或加重了一些持续的或反复发生的社交或人际关系问题，仍然继续使用。

（2）ICD-10中药物滥用的诊断要点

急性损害已经影响到使用者的精神或躯体健康；有害使用的方式经常受到他人批评，并导致各种不良社会后果；患者的某种使用方式或对某种特殊物质的使用遭到他人或文化处境的反对或导致负性社会后果；急性中毒或"遗留效应"本身不能作为有害使用诊断所要求的健康受到损害的依据；如果存在依赖综合征、某种精神病性障碍或另一种特殊的与药物或酒精有关的障碍，则不应诊断为有害使用。

（3）CCMD-3中吸毒的诊断要点

①症状标准：有反复使用某种精神活性物质导致心理或躯体损害的证据；②严重标准：社会功能受损；③病程标准：最近1年中至少有一段时间符合症状标准和严重标准；④排除标准：排除更重的亚型诊断，如依赖综合征、戒断综合征，或精神病性综合征等；⑤说明：急性中毒不至于导致明显心理或躯体健康损害时，不适用本诊断。

根据以上诊断标准或要点，临床上作出诊断并不困难。

患者有长期、大剂量使用精神活性物质（地西泮）的用药史，出现明显的戒断症状且产生了躯体和精神依赖，从而通过觅药来寻求欣快感，经体检并未发现精神病症等，基本可诊断为药物滥用——地西泮成瘾。

临床上所使用的一些精神活性物质（如地西泮、哌替啶等）成瘾后，诊断、治疗等各环节与吸毒完全一样。由于吸毒者多见，故以吸毒来阐述药物滥用。

> 知识点
>
> ### 阿片类药物戒断综合征的临床表现与诊断
>
> （1）临床表现
>
> ①疼痛症状：全身不适、骨关节疼痛、肌肉酸痛、腰背疼痛等；②情绪症状：渴求感、焦虑不安、烦躁激动、坐卧不宁、手足无处放置等；③睡眠障碍：入睡困难、屡睡屡醒、早醒等；④卡他症状：流泪、流涕等；⑤呼吸系统症状：哈欠、喷嚏等；⑥消化系统症状：恶心、呕吐、腹痛、腹泻等。
>
> （2）诊断依据
>
> ①有海洛因等阿片类物质滥用史，用药持续时间一般超过1个月；②近2周来持续使用阿片类物质；③尿阿片类物质检测阳性（特殊情况除外）；④有明确的3项以上的戒断症状。

【问题7】 常见药物滥用的种类（图16-2）。

思路1：依据毒品对人类中枢神经的作用分类。

①中枢神经抑制剂：能抑制中枢神经系统，具有镇静、催眠、抗焦虑和放松作用，如鸦片、巴比妥类；②中枢神经兴奋剂：能刺激中枢神经系统，使人睡眠减少、活动增加、血管收缩、抑制食欲等兴奋状态，如可卡因、苯丙胺类；③致幻剂：能使人产生幻觉，导致自我歪曲和思维分裂，如麦角酰二乙胺（LSD）、麦司卡林；④大麻类：在小剂量有兴奋抑制双重作用，高剂量以抑制作用为主，而且对免疫及心血管系统也有影响；⑤麻醉性镇痛剂：如盐酸哌替啶、阿片类；⑥挥发性有机溶剂：也具有抑制作用，如酒精、甲苯等；⑦烟草：同时具有兴奋和抑制作用，如香烟等。这种分类实质上就是精神活性物质的分类。

思路2：依据毒品的自然属性分类。

可分为麻醉药品和精神药品。麻醉药品是指对中枢神经有麻醉作用，连续使用易产生身体依赖性的药品，如阿片类（吗啡、海洛因）、大麻类（北美大麻、印度大麻）、可卡因类（古柯叶、可卡因）等。精神药品是指直接作用于中枢神经系统，使人兴奋或抑制，连续使用能产生依赖性的药品，包括镇静催眠药（巴比妥类、安眠酮、苯二氮䓬类）、中枢神经兴奋剂（甲基苯丙胺）、致幻剂（LSD、色胺类）等。这种分类也是目前国际禁毒公约的分类方法。

思路3：依据毒品流行的时间顺序分类。

可分为传统毒品和新型毒品。传统毒品一般指鸦片、海洛因等阿片类流行较早的毒品。新型毒品是相对传统毒品而言，主要指冰毒、摇头丸等人工化学合成的致幻剂、兴奋剂类毒品。这些物质早已合成，在我国主要从20世纪末、21世纪初开始在歌舞娱乐场所中流行。

思路4：根据毒品的来源分类。

从毒品的来源可分为天然毒品、半合成毒品和合成毒品三类。天然毒品是直接从毒品原植物中制取的毒品，如鸦片。半合成毒品是天然毒品与化学物质合成而得，如海洛因。合成毒品是完全用化学有机合成方法制成，如苯丙胺类兴奋剂冰毒等。

【问题8】 药物滥用产生依赖性的原因？

思路1：吸毒成瘾的主要原因是对毒品的"好奇心"。

在吸毒人群中，35岁以下的青少年所占比例最高，那么，是什么让青少年甘愿与毒品"亲密接触"？好奇无知是青少年接触"白色幽灵"的主因。青少年生理、心理都未完全成熟，与此同时，他们又乐于探索一切新鲜事物，再加上不了解吸食毒品的危害性，毒品便顺势打开了缺口。

思路2：青少年的吸毒与青少年阶段的社会、心理特征相关。

青少年违禁药物的使用常常与其冒险行为相关，追求某种感觉如冲动、欣快等和满足欲望是促成初次使用药物的原因。Jessor的一项研究结果提示对使用违禁药物最敏感的青少年具有如下特征：具有自主性，对传统社会的目标缺乏兴趣，对社会有偏见，追求异常行为，很少获得家长支持，在朋友和家长期望之间缺乏兼容性，容易被朋友所影响和怂恿。此外应对压力、抑郁、焦虑、孤独和生活混乱也是青少年发生药物滥用的心理特质。

思路3：吸毒存在极强的心理、生理依赖性。

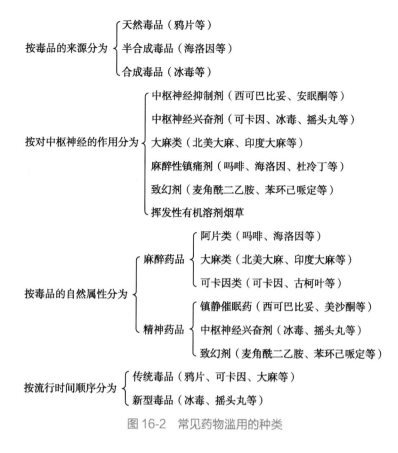

图 16-2　常见药物滥用的种类

1. 生理依赖性　亦称躯体依赖性,是指中枢神经系统对长期使用依赖性药物所产生的一种身体适应状态。例如吸毒者成瘾后,必须在足够量的毒品维持下,才能保持正常生理状态。一旦断药,生理功能就会发生紊乱,出现一系列严重的生理反应,医学上称之为戒断症状。吸毒者戒断症状的出现就是其生理依赖性的外在反应。由于反复用药所造成的一种强烈的依赖性。用药者为了避免戒断反应,就必须定时用药,并且不断加大剂量,使吸毒者终日离不开毒品。

2. 心理依赖性　心理依赖性亦称精神依赖性,是指多次反复使用毒品后,使人产生愉快满足的感觉,这种心理上的欣快感觉,导致吸毒者形成对所吸食毒品的强烈渴求和连续不断吸食的强烈欲望,继而引发强迫用药行为,以不断地获得心理上的满足感。吸毒者成瘾后的"终生想毒"和戒毒后又复吸,就是其心理依赖性的内在反应。毒品进入人体后作用于神经系统,使吸毒者出现一种渴求用药的强烈欲望,驱使吸毒者不顾一切地寻求和使用毒品。一旦出现精神依赖后,即使经过脱毒治疗,在急性期戒断反应基本控制后,原有生理功能要完全康复往往需要数月甚至数年的时间。更严重的是,对毒品的依赖性难以消除。这是许多吸毒者复吸毒品的原因,也是世界医药学界尚待解决的课题。

知识点

药物滥用的原因

（1）社会性滥用:娱乐、好奇、无知、逆反、时髦、炫耀、被投毒、环境影响、负面生活事件等。

（2）生物学因素:脑内啡肽作为脑的内源性阿片肽,与精神活性药物相似;成瘾脑通路即中脑边缘的多巴胺系统,阿片类、兴奋剂、酒精、尼古丁和大麻均可作用于该系统;神经递质多巴胺、内啡肽和去甲肾上腺素在药物成瘾中起着重要作用。

（3）医源性滥用:由于国家对于麻醉品控制较严,现在医源性药物成瘾已不多见。

【问题9】　药物滥用的危害有哪些?

思路1:吸毒可致躯体的急性中毒和慢性危害。

1. **急性中毒** 一次性大剂量摄入药物最大的危害是急性药物中毒乃至死亡。中枢神经抑制剂如酒精、巴比妥类、镇静催眠药中毒最典型的表现为意识障碍与类躁狂状态；中枢神经兴奋剂如苯丙胺类药物、可卡因类药物等急性中毒可有血压升高、恶心、呕吐、精神错乱，严重者可因循环衰竭而导致死亡。海洛因等阿片类药物中毒主要表现为昏迷、呼吸抑制以及瞳孔针尖样缩小，其中瞳孔针尖样缩小为海洛因过量的特征性症状。大麻过量可出现急性抑郁反应或谵妄状态。需要注意的是，有些药物滥用与成瘾者可能存在多种药物滥用情况，由于药物间的相互作用，如苯二氮䓬类与酒精间的协同抑制作用，可增加导致过度镇静的危险，严重者极易因呼吸与循环系统抑制导致昏迷甚至死亡。

2. **慢性中毒** 慢性中毒损害可涉及神经系统、免疫系统、循环系统和泌尿生殖系统等。在呼吸系统，它可以使人的呼吸加深、加快；在消化系统食欲减退、腹痛、腹泻；在心血管系统，感觉脉搏加快、血压升高；在精神和神经系统的表现就更为突出，首先表现的是强烈的渴求感，内心的渴求，有焦虑、烦躁不安等这些表现，同时，有失眠，甚至整夜地失眠；在运动系统可以出现各种震颤，肌肉震颤、手发抖等；皮肤有一种像蚂蚁爬的感觉，有时候甚至是钻心地痒，不仅皮肤痒，骨头也痒；另外，还有流涕、流眼泪、多汗、出汗；泌尿生殖系统可以出现排尿困难，男性出现自发性射精等。

思路2：吸毒合并躯体疾病和病态人格。

常见的合并症有艾滋病、梅毒、肝炎、局部皮肤溃疡、出血、皮肤脓肿、静脉炎、静脉栓塞、败血症、细菌性心内膜炎、肺炎、肺脓肿等。

常见的病态人格行为有药物滥用者行为冲动，不顾及后果，对失败与挫折的耐受性差，缺乏自信心与决策能力，内心孤独，缺乏爱心与责任感。有研究表明，男性戒毒人员的人格因素主要表现为高兴奋性、高敢为性、高乐群性、高幻想性、低有恒性、低独立性、低智慧性。有大量文献报道，药物滥用者精神障碍的发病率很高，轻者表现为内疚、自卑、抑郁、沮丧、无助、绝望、负罪感、失落感、挫折感，焦虑、紧张、缺少家庭和社会责任感，常有敌意和攻击倾向；重者可出现幻觉、妄想或明显的行为紊乱等重性精神障碍。

思路3：吸毒对优生优育的影响。

吸毒使众多女性走向卖淫的歧途。生理上，常出现闭经、不排卵或不能生育。近来在吸毒的孕妇中发现，她们娩出的新生儿体重甚低，胎儿发育迟缓。临床上，这些受母体毒害的胎儿，一出生就表现出类似成人的戒断症状。主要表现为震颤、不安、多动、肌张力增高、哭号、呼吸增快、吮奶不佳、抽搐。此外，还有的新生儿发热、打哈欠、吐、泻、流鼻涕等；新陈代谢也会发生障碍，出现呼吸性碱中毒，大量钠丢失，血浆血清素含量改变等。

思路4：吸毒对家庭和子女的影响。

家庭成员特别是夫妻间情感易失和，并常因吸毒者生活衰退、道德沦丧及家庭的钱财耗尽造成妻离子散和家破人亡。据研究，吸毒成瘾者的家庭有极高的离婚率。吸毒者的妻子易产生焦虑、抑郁、绝望，有的因丈夫恶习不改而自杀身亡。家庭失和或道德感低下的家庭模式或夫妻离婚会严重影响子女心理健康的发展与成长。生活在这类家庭中的未成年子女，出现异常行为或神经症的概率较高。他们学习成绩下降，升学率和就业率均低于出身于普通家庭中的子女。

思路5：吸毒对社会的影响。

据许多社会学家研究提示，吸毒与犯罪可产生互为因果的关系，即吸毒制造了犯罪，而犯罪者更易沾染吸毒、酗酒，严重影响社会道德和社会治安。同时人群中的药物滥用使一个国家在禁毒和戒毒的防、治、管理工作中消耗大量人、财、物和社会财富，增加了国家巨大开支。

知识点

药物滥用的发展过程

（1）尝试阶段：与好奇心驱使、周围人的影响有关，尝试吸毒。

（2）蜜月阶段：是成瘾的"蜜月期"，在数周或更短时间即可由尝试阶段过渡为习惯性使用，并主动地吸毒，是"量"到"质"的变化过程，表明对毒品产生了一定的依赖性，且以精神依赖性为主。

（3）强迫阶段：程度最深、最顽固的药物滥用阶段，已产生心理和生理依赖性，一旦停药会出现戒断症状，需每日定时滥用药物。

四、药物滥用的干预

【问题10】 如何进行吸毒干预?

思路1:我国《中华人民共和国禁毒法》对吸毒人员治疗的规定。

我国《中华人民共和国禁毒法》规定:"对吸毒成瘾人员,公安机关可以责令其接受社区戒毒。……吸毒人员可以自行到具有戒毒治疗资质的医疗机构接受戒毒治疗。……对于吸毒成瘾严重,通过社区戒毒难以戒除毒瘾的人员,公安机关可以直接作出强制隔离戒毒的决定。……被解除强制隔离戒毒的人员,强制隔离戒毒的决定机关可以责令其接受不超过三年的社区康复。"《中华人民共和国禁毒法》强调:"国家采取各种措施帮助吸毒人员戒除毒瘾,教育和挽救吸毒人员。吸毒成瘾人员应当进行戒毒治疗。"从现行法律法规来看,我国目前的戒毒治疗工作分为社区戒毒、社区康复和强制隔离戒毒三种类型。

思路2:对吸毒患者采用药物治疗。

药物治疗的目的是有效控制戒断症状、将患者保留在治疗程序中、防止复吸、对症处理。

1. 常用戒毒治疗药物 目前治疗毒品成瘾的药物主要是针对阿片类物质成瘾,针对其他毒品成瘾的药物很少。美沙酮:为 μ 阿片受体纯激动剂,可有效控制和缓解阿片类药物的戒断症状,作用时间长和致欣快作用较弱,足剂量可降低患者的渴求感,临床上用于治疗阿片类物质成瘾的脱毒治疗和维持治疗。美沙酮替代治疗的原则是:逐日递减、先快后慢、只减不加、停药坚决。其首次剂量一般为20~40mg/d口服,原则上不超过60mg/d。如戒断症状控制不理想可酌情追加5~10mg口服。递减程序根据个体情况而定,一般在10~20日内停药。丁丙诺啡为 μ 阿片受体部分激动剂;纳曲酮为 μ 阿片受体纯拮抗剂,可有效阻断阿片类物质的致欣快作用,有助于防止复吸。

2. 中药戒毒 毒品进入人体后,损耗脾肾的阴气,引起阴阳失调、气血亏损,造成湿浊内生,全身各通路堵塞,进而阻塞心窍,完全损害大脑,所以吸毒症表现为全身各种功能全部失调。要达到成戒毒的目的,就要调节阴阳、通心窍。中药类戒毒药以参附脱毒胶囊比较常用。

3. 脱毒治疗 脱毒指解除体内的毒性物质,通过躯体治疗来减轻由于突然停药导致的戒断症状,预防因突然停药导致的躯体损害。脱毒治疗可分为药物脱毒法、物理脱毒法(针灸、戒毒仪)、自然脱毒法(不应用任何药物和治疗手段,强制患者不吸毒,使戒断症状自行消失)。

脱毒治疗方法与时间的选择:应根据毒品的类型、纯度、使用方式、吸毒时间、吸毒量、戒断反应的轻重以及身体素质、既往用药史进行综合判断。

海洛因脱毒治疗如下:

(1)轻度依赖(<0.5g/d)、身体状况较好者:可选择中药脱毒、非替代药物脱毒、物理脱毒和自然脱毒,时间5~10日。

(2)中度依赖(0.5~1.0g/d)、身体状况较好者:可选择替代药物脱毒、非替代药物脱毒、中药脱毒,时间10~15日。

(3)重度依赖(>1.0g/d)以及中度依赖、身体状况较差者:可选择替代药物脱毒法,时间为15日以上。

(4)替代疗法的理论基础是利用与阿片类药物有相似药理作用的其他药物替代原使用药物,使患者能够较好地耐受戒断反应。替代治疗一般在14~21日内将替代药物逐渐减少,最后停用。目前常用的替代药物有美沙酮和丁丙诺卡。非替代疗法:应用中枢 α_2 受体激动剂来减轻阿片类药物依赖的戒断症状。该类药物有可乐定和洛非西定,控制戒断症状作用比美沙酮和盐酸丁丙诺啡弱。

思路3:对患者的心理行为治疗。

研究表明,吸毒和某些精神症状在很多病例中是并存的,这其中最常见的是重症抑郁、抑郁性神经症和焦虑症。

1. 海洛因厌恶治疗 心理学的"习得理论"认为吸毒是一种长期的错误行为习惯和心理变异的行为障碍,可采用集物理、化学和语言为一体的"对抗性条件反射"治疗方法,这种治疗引起与患者错误行为习惯相对抗的反应,如厌恶、恶心、反感,从而使这些错误行为消退。该疗法是利用瞬间痛苦的条件刺激来替代异常行为引发的快感达到戒毒最终目的。

2. 社会关怀疗法　是指在戒毒所中发挥吸毒者之间、吸毒者与心理健康者之间的相互良性影响，以克服心理障碍的疗法。吸毒者最怕被人歧视和冷落，戒毒时更需要社会的接纳和帮助。可成立友谊小组、协作组，或采取集体生活、工作等方式进行治疗。

3. 支持疗法　吸毒者对戒毒缺乏信心，因此在治疗时，要慎用批评，多肯定其戒毒成绩，并指出他们潜在的优点、特点、能力，以增加他们重新做人的信心。

4. 环境疗法　治疗吸毒的生理阶段只需要不到 20% 的工作量，心理戒毒阶段却要用 4 倍或更多的时间。治疗心理依赖是戒毒的重中之重。环境与交往及互动又是关键中的关键。不少吸毒者回归社会后，与吸毒旧友接触就无法抗拒心理诱惑而复吸。可在戒毒者自愿的前提下，转移患者生活的城市是永久戒断的根本方法。如将患者迁居到相对平静的乡居山林，戒断毒瘾效果显著。

5. 军营疗法　一些心理治疗专家成功地实施过"封闭企业工作疗法"（又称军营疗法）。将患者在两年内安置在一个与外界相对没有直接沟通的环境，工作、休闲、生活规程、严格控制除睡眠以外的所有时间，形成生活的新的充实化和习惯化。这种戒断率高达 98%。

知识点

心理行为治疗的早期目标和中后期目标

早期目标：
（1）激发戒毒者动机。
（2）提高自信心与自我效能。
（3）提高治疗依从性。
中后期目标：
（1）提高解决问题的能力。
（2）改善家庭关系。
（3）心理行为矫正。
（4）提高心理技能。
（5）预防复吸。
（6）建立社会支持系统。
（7）建立健康的生活方式。

思路 4： 对吸毒患者的家庭和社区干预。

与戒毒者家庭及单位积极沟通，获得亲人与朋友的理解、关怀、支持和帮助，尽量为他们提供一个相对宽松的家庭、社会环境，更有利于戒毒人员彻底戒毒。家庭治疗方法可以有效地改善家庭内部的相互作用，使家庭发生有益的变化，通过这种变化对患者个人和家庭整体起作用。特定的方法包括多维家庭治疗（MDFI）、短程家庭治疗（BSFT）、多系统治疗（MST）。

社区可通过宣传来加强高危人群的法律法规学习，提高心理素质；通过观看戒毒、禁毒录像，讲解有关法律法规，使其纠正对毒品的不良认知，增强法制观念，提高守法意识。

思路 5： 吸毒的三级预防。

药物滥用知识框架图（图片）

1. 一级预防　是针对普通人群的预防，其主要目的是提高普通公众对毒品及其危害的认识，采取的主要手段包括利用各种传播媒介，如广播、电视、报纸、标语口号、招贴画等。在中小学生中，进行有关毒品和毒品危害的课堂教育。

2. 二级预防　为针对易感人群主要是高危人群的预防。这种预防活动重在促进预防对象的健康生活方式，帮助他们形成抵制毒品的能力。

药物滥用案例分析

3. 三级预防　主要目的在于降低毒品需求，是针对已经吸毒的人群而进行的，包括为吸毒者提供脱毒（戒毒治疗）、康复、重返社会、善后照顾等一系列的服务，以期减少吸毒人数，降低吸毒者对毒品的需求，预防吸毒的各种并发症。

五、知识拓展与问题延伸

在激烈的社会竞争中，许多人处在高压力状态下，成瘾物质能够带来特殊的愉悦感，也能暂时解除人的烦恼。从而导致非法物质和合法物质成瘾者增多。非法物质就是毒品；合法物质是人们常用的食物、药物，比如各种烟酒、减肥药、止痛片、止咳药、安眠药等。地西泮属于苯二氮䓬类药物，止咳糖浆中的可待因、阿片酊类物质，均可刺激大脑中阿片受体，形成物质依赖，作用机制与海洛因一样。

临床上为何少见药物滥用患者？一是临床上使用的成瘾药物管理严格且须在医生指导下用药，所以医源性的药物滥用相对少见。二是药物滥用绝大多数是自己用药而发生，若能通过觅药得到缓解往往不去就医；即使出现严重并发症或精神症状求医时也经常会隐瞒吸毒史。三是众多的吸毒者被发现后，会送戒毒所强制戒毒。

如何早期诊治药物滥用者？首先医生要熟知药物滥用的相关知识并引起足够的重视。对就诊者要详细询问精神活性物质的既往和现用药史，特别对于青少年是否有不明药物的吸食史，以关爱的态度来沟通并给予保密才能早期发现。然后根据临床症状和各种检查综合判断，一经诊断应立即采取戒断治疗。

更广义的药物滥用也可以包括抗生素、激素等物质的滥用，尽管它们不能成瘾，但其造成的危害及副作用也很严重，应引起临床用药的重视。

六、小　结

酒精依赖和药物滥用已成为当今全球性的严重社会问题。酒精、一些临床使用的麻醉镇痛药（如哌替啶）以及毒品（如海洛因）都是精神活性物质，在使用过程中酒精等是合法的，哌替啶等是严格管制的，海洛因等是非法的、被禁止的。这些物质能影响人类的心境、行为、情绪、改变意识状态，具有较强的身体依赖性和精神依赖性，也叫成瘾性。酒精依赖和药物滥用的形成原因多种多样，有好奇心与学习因素、生物学因素、复杂的心理因素和社会因素、文化和环境因素等。造成的危害广泛且严重，除急性危害外，还会造成躯体的多系统（呼吸、消化、神经、运动、心血管等系统）损害，精神障碍与变态人格，各种并发症，胎儿畸形，对家庭、社会造成安全威胁等。

对酒精依赖和药物滥用者应采取综合性干预措施。临床干预首先是抢救生命，预防严重并发症和戒断综合征的治疗。根据依赖（成瘾）者不同的临床表现采用相应的药物进行戒酒、脱毒治疗是第一步，心理社会康复治疗是改变依赖行为的关键，应根据治疗需要及时调整治疗计划和治疗方法。同时采取社会干预、社区干预、学校干预、家庭干预等措施，使他们抛弃酒精和毒品依赖，回归社会与生活。

对酒精依赖和药物滥用的预防控制是关系到国家兴亡、民族昌盛的一项战略性任务，也是一项系统工程，需要国家乃至全民的共同努力、密切配合才能取得成效。

（宿　庄）

推荐阅读文献

[1] 郝伟,陆林. 精神病学. 8 版. 北京:人民卫生出版社,2018.

[2] 吉特洛. 物质使用障碍:精神科临床指南. 2 版. 梁建辉,邓艳萍,译. 北京:人民军医出版社,2010.

[3] 王同瑜,DEGENHARDT L, WHITEFORD HA, et al. 全球药物滥用的疾病负担:2010 年全球疾病负担研究. 中国药物依赖性杂志,2015,24（06）:493-499.

[4] 赵敏,郝伟. 酒精及药物滥用与成瘾. 北京:人民卫生出版社,2012.

[5] KYUNGEUM BAE, NAM JI KWON, EUNYOUNG HAN. A review on the abuse of three NPS（synthetic cannabinoids, kratom, poppers）among youths in Asia. Forensic Sci Int, 2018, 292: 45-49.

[6] WHO. Global status report on alcohol and heath. Geneva: WHO, 2018.

第十七章　身体活动咨询与指导

身体活动(physical activity,PA),又称体力活动,是指骨骼肌收缩导致机体能量消耗明显增加的各种活动。目前,身体活动主要按照以下方法分类。

1. 根据能量供应途径的不同,身体活动分为2类。

(1)有氧运动(aerobics activity):是指躯干、四肢等大肌肉群参与为主的、有节律、时间较长、能够维持在一个稳定状态的身体活动,这类活动形式需要氧气参与能量供应,以有氧代谢为主要供能途径,又称耐力运动。

(2)无氧运动(anaerobic activity):是指以无氧代谢为主要供能途径的身体活动形式,一般为肌肉的强力收缩活动,因此不能维持一个稳定的状态。运动中用力肌群的能量主要靠无氧酵解供应。

2. 根据人们日常生活的不同,身体活动分为4类。

(1)职业性身体活动。

(2)交通往来身体活动。

(3)家务性身体活动。

(4)闲暇时间身体活动。

3. 按生理功能和运动方式的不同,身体活动可分为3类。

(1)抗阻力活动(resistance training):又称强壮肌肉活动(muscle strengthening activity),指肌肉对抗阻力的重复运动,具有保持或增强肌肉力量、体积和耐力的作用。

(2)关节柔韧性活动(flexibility exercise):指通过躯体或四肢的伸展、屈曲和旋转,锻炼关节的柔韧性和灵活性的活动,又称拉伸。

(3)身体平衡和协调性练习(balance training):指改善人体平衡和协调性的组合活动,可以改善人体运动能力、预防跌倒和外伤、提高生活质量,又称神经肌肉训练。

缺乏身体活动已成为全球范围内死亡的第四位主要危险因素,导致各国社会医疗保障费用快速增长,成为政府的一大负担。2008年,世界卫生组织(WHO)呼吁各成员国制订身体活动指南,帮助人们进行身体活动咨询和指导,以达到疾病预防和健康促进的目的。2006年日本发布了《运动指南(2006)》;2008年美国卫生与公共服务部(HHS)颁布了《美国身体活动指南(2008)》;中国也于2011年起草完成了《中国成人身体活动指南(试行)》,成为人群健身的科学依据。

身体活动咨询与指导的思路与环节要点:

1. 身体活动咨询　根据行为改变理论的原则,遵循"5A"模式开展。

2. 行为指导　应用行为改变阶段模式指导身体活动的开展,获得相应的干预指导。

3. 制订运动处方　制订个体化运动处方,指导参与者有效开展身体活动,达到保持健康或增强体质及减少运动损伤等运动目标。

身体活动咨询与指导的关键点

1. 身体活动评估　评估参与者当前的身体活动,为制订运动处方提供依据。

2. 运动前风险评估　评估参与者进行运动的风险,避免发生运动损伤。

3. 定期沟通与监测　对个人身体活动进行随访与沟通,了解其对运动处方的反馈,除调整运动计划外,还可帮助其解决在运动中遇到的困难或给予鼓励、指导等,同时可避免个人在活动时和活动后可能出现的不适症状,以及导致的运动损伤。

一位 27 岁的办公室女职员因需要减体重前来医院咨询。检查结果：身高 160cm，体重 70kg，血压 120/85mmHg，自述无既往病史。应如何指导她进行科学的身体活动？

一、身体活动评估

【问题 1】 如何评估该女职员的身体活动情况？

思路：评估普通人群的身体活动，可采用国际身体活动量表（international physical activity questionnaire，IPAQ）和全球身体活动量表（global physical activity questionnaire，GPAQ）进行测量和评价。国际身体活动量表有长版和短版，本次评估采用短版（表 17-1），该女职员在表格中填写的数据如下。

表 17-1 国际身体活动量表（短版）

这个问卷会问你在最近 7 日里花在身体活动上的时间，请回答每一个问题。适用于年轻人和中年人（15～69 岁）

1. 最近 7 日里做过的所有强而有力的活动，强而有力的身体活动是指以费力的身体负荷且使呼吸较正常更为急促的活动，且每次至少 10 分钟。

（1）最近 7 日里，你会多少天做强而有力的身体活动，如提重物、苦力、有氧活动或快骑脚踏车？

1）每周____日　　　　2)_√_没有强而有力的身体活动（跳到问题 2）

（2）在参与强而有力的身体活动期间，你通常花多少时间做强而有力的身体活动？

1）每日_____分钟　　　2)_____不知道 / 不确定

2. 想一想最近 7 日里你做过所有适度的活动，适度的活动是指以适度的身体负荷并且让你呼吸比正常费力一些的活动。

（1）最近 7 日里，你花多少时间做适度的身体活动，例如提轻的物品、正常的速度骑脚踏车或打网球？不包含走路。

1）每周_7_日　　　　　2)_____没有适度的身体活动（跳到问题 3）

（2）在参与适度身体活动的那些天，通常你花多少时间做适度的身体活动？

1）每日_20_分钟　　　　2)_____不知道 / 不确定

3. 想一想最近 7 日你花多少时间在走路，包含工作、在家、从某地到某地、娱乐、游戏或休闲时的走路。

（1）最近 7 日里，你花多少天走每次至少 10 分钟的路？

1）每周_7_日　　　　　2)_____没有走路（跳到问题 4）

（2）在走路的那些天，你通常花多少时间在走路？

1）每日_30_分钟　　　　2)_____不知道 / 不确定

4. 最后的问题是，在最近连续 7 个非假日时间（扣除周六与周日）你有多长时间是坐着的，包含花在工作、家里、做作业及休闲的时候，以及包含花在书桌、拜访朋友、读书或看电视时躺着或坐着的时间。

过去一周内，工作日期间你有多长时间是坐着的？

1）每日_____分钟　　　2)_√_不知道 / 不确定

知识点

身体活动的强度衡量

身体活动强度可根据身体活动者的生理反应或活动的绝对物理负荷量衡量，常用衡量指标有最大心率百分比、最大耗氧量百分比、自我感知运动强度和代谢当量。

（1）最大心率百分比：当人体剧烈运动时，耗氧量和心率达到极限水平时的心率即为最大心率（maximal heart rate，HRmax）。最大心率可以通过运动测试获得，也可以用公式进行估计：最大心率 =220- 年龄。身体活动中应达到的适宜心率称为靶心率（target heart rate，THR），其与最大心率的百分比值即为最大心率百分比（HRmax%）。目前推荐以最大心率百分比为 60% 和 85% 作为运动强度的有效界值和安全界值。监测靶心率一般采用中止运动后立即测 10 秒脉搏数，然后 ×6 表示每分钟脉率，桡动脉、耳前动脉或颞动脉是常用测脉率部位。

（2）最大耗氧量百分比：最大耗氧量（maximal volume of oxygen consumed per minute, VO₂max）是机体在进行有大肌肉群参与的肌肉动力性收缩活动中，达到本人极限水平时的耗氧量。身体活动的实际耗氧量与最大耗氧量之比即为最大耗氧量百分比（VO₂max%）。

（3）自我感知运动强度（ratings of perceived exertion, RPE）：是以受试者自我感觉来评价运动负荷的心理学指标，它以个体主观用力和疲劳感的程度来判断身体活动的强度。自我感知运动强度可通过0~10级 RPE 量表测量。其中 0 级表示休息状态；1~2 级为很弱或弱；3~4 级为温和；5~6 级为中等；7~8 级为有疲惫感；9~10 级为非常疲惫。对于老年人和体质较差者，自我感知运动强度比较方便实用，可以结合自己的体质和感觉来确定运动强度。

（4）代谢当量（metabolic equivalent, MET）：又称梅脱，指身体活动时的能量消耗与安静坐姿时的能量消耗之比，即相当于安静休息时身体活动的能量代谢水平。1 梅脱相当于每公斤体重每分钟消耗 3.5ml 的氧，或每公斤体重每分钟消耗 1.05kcal（4.4kJ）能量的活动强度。

根据以上四种衡量指标，通常将身体活动强度进行分级，详见表 17-2。

日常生活身体活动强度分级（微课）

表 17-2　身体活动强度分级

运动强度	最大心率百分比 /%	自我感知运动强度	代谢当量 /MET	最大耗氧量百分比 /%
低强度	40~60	较轻	<3	<40
中强度	61~70	稍累	3~6	40~60
高强度	71~85	累	7~9	61~75
极高强度	>85	很累	10~11	>75

知识点

国际身体活动量表计算及分析标准

（1）身体活动总量（total volume of physical activity）：是指个体身体活动强度、频度和每次活动持续时间的综合度量，其数值上等于上述三个变量的乘积。身体活动总量是决定健康效应的关键。国际上常采用梅脱 - 分钟（MET-min）或梅脱 - 小时（MET-h）作为度量单位。

（2）身体活动强度和频度、持续时间

1）身体活动强度（intensity）：指单位时间内身体活动的能量消耗水平或对人体生理刺激的程度。

2）频度（frequency）：指在一段时间内进行身体活动的次数。一般以"周"为单位。

3）持续时间（duration）：指进行一次某种身体活动时所持续的时间，包括持续维持一定强度或以一定节奏重复运动的时间，通常以"分钟"表示。

根据国际身体活动量表（短版）计算身体活动总量时，某一项身体活动的 MET 值都用这种类型活动的均值来表示。在分析中，步行为 3.3MET，中强度身体活动为 4.0MET，高强度身体活动为8.0MET，则步行活动总量 =3.3× 持续时间 × 频度，中强度身体活动总量 =4.0× 持续时间 × 频度，高强度身体活动总量 =8.0× 持续时间 × 频度，而身体活动总量等于三者之和。

（3）国际身体活动量表分析标准

1）身体活动高度活跃，满足以下标准的任何一项：①高强度活动至少 3 日，累计至少 1 500MET-min/ 周；②至少 7 日行走与中强度和高强度的组合，累计至少 3 000MET-min/ 周。

2）身体活动中度活跃，满足以下标准的任何一项：①3 日以上，高强度身体活动至少 20 分钟；②5日以上中强度和 / 或每日步行至少 30 分钟；③5 日或以上步行与中强度或高强度活动的组合实现至少600MET-min/ 周。

3）身体活动不足：未达到以上标准的身体活动水平，都属于身体活动不足。

对表 17-1 的计算结果如下：

步行的代谢当量（metabolic equivalent, MET）值为 3.3MET，中强度身体活动的代谢当量值为 4.0MET，最后结合持续时间和频度,计算一周内的身体活动总量,即身体活动总量 = 3.3×30×7+4×7×20=1 253MET-min/ 周。

根据国际身体活动量表的分析标准,该女职员目前为身体活动中度活跃。

二、运动前风险评估

运动前,需对参与者进行运动前风险评估。评估内容主要包括个体健康史、当前的疾病情况、症状 / 体征、危险因素、当前的体力活动 / 运动的习惯和运动环境以及用药情况等。

【问题 2】　如何评估该女职员的运动前风险?

思路 1:运动前风险评估包括自我评估和专业评估。自我评估时可填写身体活动准备问卷(physical activity readiness questionnaire,PAR-Q)(表 17-3),根据指定问题的回答情况决定运动前是否需要征求医生的意见。

表 17-3　身体活动准备问卷

问题	是	否
1.医生是否告诉过你患有心脏病并且仅能参加医生推荐的身体活动		
2.当你进行身体活动时,是否感觉胸痛		
3.自上个月以来,你是否在没做身体活动时也感觉到胸痛		
4.你是否曾经因为头晕跌倒过? 或者曾经失去知觉		
5.你是否有随身体活动变化而加重的骨或关节问题(如背部、膝关节或臀部等)		
6.近来医生是否因为你的血压或心脏问题给你开药		
7.你是否知道一些你不应该进行身体活动的其他原因		

该女职员对 7 个问题都回答为"否",根据判定标准,该女职员可进行更多的运动,但需循序渐进,在制订运动处方前需参加一次体适能评估。

知识点

体适能的概念

体适能(physical fitness)是指人们拥有或获得的、与完成身体活动的能力相关的一组要素或特征。这些要素通常分为健康相关或技术相关两个部分。健康相关的体适能成分包括心血管耐受性、身体组成、肌肉力量、肌肉耐力、柔韧性等,技术相关的体适能成分则包括灵活性、协调性、平衡性、力量、反应时间、速度等。

知识点

身体活动准备问卷结果判定

(1)只要有一个(或更多)问题回答"是",在你开始更多身体活动或接受体适能评估以前,请给医生打电话或面谈,告诉医生在填写的这个问卷中你对哪些问题回答了"是",你希望参与的活动,听从医生的建议。

(2)如果你对所有问题回答的都是"否",你能开始更多的运动,但要缓慢开始并循序渐进,这是最安全、最容易的方法;参加一次体适能评估,这是确定基础体适能的最好方法,并能够确定最适的运动类型;强烈建议你测量血压,如果读数超过了 144/94mmHg,那么在你开始比以前更频繁的活动前请咨询医生。如果你由于暂时的疾病如感冒或发热而感觉不适时,请等到感觉良好后再开始。如果你已经或者可能怀孕了,在你开始积极运动之前,请咨询医生。

注意事项:如果你的健康状况发生了改变,使你对以上任何一个问题回答了"是",请及时告知运动指导人员,询问是否需要调整身体活动计划。

思路2：完成自我评估之后，应该对该女职员进行专业评估。专业评估是由经过培训的专业人员对其进行的心血管、呼吸系统以及代谢性疾病危险因素及症状/体征的评估，判定个体进行身体活动或运动项目前是否需要必要的医学检查和医学监督，以及是否需要进行运动测试等。该女职员进行了体格、代谢指标、心功能、运动系统检查，结果如下：

未发现心血管、呼吸系统以及代谢性疾病危险因素及症状和体征。危险分层为低危，因此她在进行中强度和高强度的身体活动时，不必要进行医学检查及运动测试。

知识点

危险分层

危险分层：通过合理分析某个体的医疗和健康史信息，将个体划分为低危、中危、高危三个危险类别的过程称为危险分层。危险分层的主要依据是：①是否存在已知的心血管、呼吸系统和/或代谢疾病；②是否存在心血管、呼吸系统和/或代谢疾病的症状或体征；③是否存在心血管疾病的危险因素。

一旦将个体分为低危、中危和高危某个危险级别后，应该对其是否有必要进行医学检查和运动测试作出建议，请参看表17-4。

表17-4 基于危险分层的医学检查和运动测试建议

项目	危险分层		
	低危	中危	高危
特征	危险因素小于2个	危险因素在2个及以上	有已知疾病
医学检查	中强度身体活动：不必要	中强度身体活动：不必要	中强度身体活动：推荐
	高强度身体活动：不必要①	高强度身体活动：推荐②	高强度身体活动：推荐
运动测试	不必要	推荐	推荐

注：

①不必要：反映医学检查或测试不是运动前筛查必需的，但并不意味着做这些是不合适的。

②推荐：医师必须做好跟进工作并能及时到达现场处理有关情况。

三、个体化运动处方的制订

运动处方（exercise prescription）是指对从事运动锻炼者或患者，根据医学检查资料（包括运动测试与体适能测试），按其健康、体适能及心血管功能状况，结合生活环境条件和运动爱好等个体特点，用处方的方式规定适当的运动类型、强度、时间及频度，并指出运动中的注意事项，从而达到科学健身或治疗的目的。

（一）普通人群的个体化运动处方

【问题3】 如何制订上述案例中女职员的个体化运动处方？

思路1：首先进行身体活动咨询。

根据行为改变理论的原则，遵循"5A"模式开展。具体步骤如下：

1. 询问与评估（ask/assess） ①根据该女职员的健康状况，询问和发现她的问题所在，如体重超重；②评估该女职员当前的身体活动水平，评估结果为中度活跃；③评估该女职员对于身体活动的了解和担忧；④了解该女职员之前行为改变的经历，如是否尝试过减重；⑤评估该女职员的改变阶段和目标，如询问她是否现在愿意提高自身的身体活动水平、是否考虑过在几周内改变自身的运动水平等问题，也可参考下面行为改变阶段模式来询问；⑥评估该女职员想作出改变的有利和不利方面，如她想（不想）要更积极运动的原因以及阻碍运动的原因。

2. 建议（advice） ①提供改变所带来的个性化风险和益处；②提供生理学指标，如告知该女职员其体检结果提示体重指数偏高，影响健康；③建议该女职员改变目前状态，增大身体活动量，减轻体重。

3. 共识（agree） ①向该女职员描述可进行干预的一些方案，如增加有氧运动等；②与患者一起商量干预方案，找到适合患者行为阶段的干预措施，并达成共识。

4. 帮助（assist） 根据实际情况提供合适的帮助，对实施过程遇到的困难表示理解，对所取得的进步给予表扬和鼓励。

5. 随访安排（arrange follow-up） ①重申所确定要实行的计划；②安排随访日程，如每两周与该女职员联系，检查进展等。

思路2：其次，应用行为改变阶段模式指导身体活动的开展。

要求该女职员回答表17-5的问题，根据表17-6的判断方法，判断该女职员目前身体活动所处的阶段为行动阶段，提出相应的干预指导（表17-7），即确定支持患者运动的资源和帮助，给患者制订运动处方，识别使患者不能坚持运动的因素并提供应急计划。

表 17-5 评价身体活动行为改变阶段

在下列每个问题后面的"是"或"否"空格内打钩。	是	否
我目前身体活动活跃①		√
在接下来的6个月里，我打算进行更为活跃的身体活动	√	
我目前渴望进行规律的身体活动	√	
在过去的6个月里，我从事规律的身体活动		√

注：①身体活动活跃是指每日至少运动30分钟，每周至少5日。例如，每日你可以连续步行30分钟，或者步行3次，每次10分钟。

表 17-6 判断改变身体活动行为所处阶段

阶段	问题1	问题2	问题3	问题4
无打算阶段	否	否		
打算阶段	否	是		
准备阶段	是		否	
行动阶段	是		是	否
维持阶段	是		是	是

表 17-7 不同改变身体活动行为所处不同阶段的干预指导

阶段	干预指导
处于无打算阶段的患者	• 提供运动所带来的个性化健康益处 • 提供不运动所带来的个性化风险 • 注重改变患者的想法并提供支持帮助
处于打算阶段的患者	• 表扬其有想要积极运动的想法 • 了解患者想要锻炼的原因并补充需要锻炼的原因 • 识别阻碍患者锻炼的因素 • 帮助患者克服这些障碍 • 确定支持患者运动的资源和帮助 • 给患者开运动处方
处于准备阶段的患者	• 表扬其现在的身体活动水平 • 加强患者所知的运动益处并补充其他运动所带来的健康益处 • 识别阻碍患者锻炼的因素 • 帮助患者克服这些障碍 • 让患者逐渐实现规律锻炼的项目
处于行动阶段的患者	• 确定支持患者运动的资源和帮助 • 给患者开运动处方 • 识别使患者不能坚持运动的因素并提供应急计划

续表

阶段	干预指导
处于维持阶段的患者	<ul><li>表扬其现在的身体活动水平</li><li>加强患者所知的运动益处并补充其他运动所带来的健康益处</li><li>鼓励患者进行自我监督和自我奖励</li><li>识别阻碍持久运动的因素</li><li>帮助患者克服这些障碍</li><li>增强患者利用周边支持其运动的资源和帮助</li><li>给患者开一个新的运动处方</li></ul>

思路 3：制订个体化运动处方，具体步骤如下。

1. 运动前风险评估 包括自我评估和专业评估。

2. 确定身体活动目标量 应遵循 FITT 原则：即确定身体活动的频度（frequency）、强度（intensity）、时间（time）和类型（type）。FITT 的多样组合取决于个体的特点和目标，同时需要根据个体的反应、需要、限制、运动适应性以及运动计划的目的和目标进行调整。

3. 确定活动进度 应以日常身体活动水平为基础，循序渐进地增加活动量、强度、时间和频度。对于一般成年人，较合理地提高速率是在最开始的 4~6 周内，每 1~2 周将每次运动时间延长 5~10 分钟。参与者进行有规律的运动 1 个月后，在接下来的 4~8 个月，逐渐增加运动的频度、强度和 / 或时间。

4. 定期沟通与监测 应对个人身体活动进行随访与沟通，了解其对运动处方的反馈，除调整运动计划外，还可帮助其解决在运动中遇到的困难或是给予鼓励、指导等。个人在活动时和活动后可能出现不适症状，为了避免运动损伤，应对运动反应进行监测。常用运动反应衡量标志包括 3 项。①运动量适宜的标志：运动结束后，心率在休息后 5~10 分钟恢复到运动前水平，并且运动后感到轻松愉快，食欲和睡眠良好，虽然可能有肌肉酸痛和疲劳，但经休息后可以消失；②运动量过大的标志：如果运动结束 10~20 分钟后心率仍没有恢复，并感觉疲劳、心悸、食欲缺乏、睡眠不佳，就说明运动量过大，应该减量，或停止运动至身体状况好转；③运动量不足的标志：运动后身体没有发热感、无汗、脉搏无明显变化或者 2 分钟内很快恢复，表明运动量不足，不会产生运动效果，应加大运动量。

根据上述步骤，制订该女职员的运动处方。其目前身体活动主要有擦窗户、打扫房间、步行和跳舞，其中擦窗户、打扫房间、跳舞为中强度身体活动，这三者活动的总时间已达到每周 150 分钟，达到了世界卫生组织身体活动推荐量，但是其目前体重仍为超重。因此，为了减轻体重，需要增加身体活动量，可建议其在一个月内循序渐进，将活动量增至每周 300 分钟中强度或 150 分钟高强度的身体活动。该女职员目前的身体活动量为每周 150 分钟中强度，可增加 150 分钟中强度的活动，如增加骑车 30 分钟，每周 5 次。另外，该女职员缺少抗阻力活动，因此需增加并达到每周至少 2 次，每次重复 8~20 次（知识点中没有明确说明抗阻力运动的持续时间，因此可参考中国成人身体活动指南 2011 试行版），并隔日进行。该女职员可按照运动处方增加活动量，一个月后，再对运动处方进行调整。如果体重持续下降，则每周可增加活动时间或频度（表 17-8）。执行运动处方过程中应进行监测，若运动心率未达到靶心率或过高，或者自我感觉不舒服，应停止，及时与医务人员沟通并调整运动处方。

表 17-8 某女职员的运动处方建议

周数	体重 /kg	身体活动	
		新增身体活动	目前身体活动
0	70	骑车 30min，每周 5 次 仰卧起坐重复 8~20 次，每周 2 次	擦窗户 20min，每周 1 次 打扫房间 20min，每周 5 次
4	69	骑车 35min，每周 5 次 仰卧起坐重复 20~25 次，每周 2 次	步行 40min，每周 5 次 跳舞 20min，每周 1 次
5	68	骑车 40min，每周 5 次 仰卧起坐重复 25~30 次，每周 2 次	
6	66	骑车 40min，每周 6 次 仰卧起坐重复 25~30 次，每周 3 次	

知识点

个体化运动处方的制订原则

（1）制订运动处方要个体化，具有针对性。

（2）制订运动处方要循序渐进，即运动强度应由小到大，运动时间由短到长，休息时间由长变短，重复次数由少到多，同时应根据患者的自觉症状和耐受程度随时调整运动处方，通常每5~7日可增加运动量一次。

（3）制订运动处方要具有安全性和有效性。一定运动强度和运动量才能达到运动目的，这个最低效果的下限为有效界限。运动强度超过一定上限，就可能出现危险，不仅影响运动系统，而且使心脑血管等系统功能受损，这个运动强度或运动界限，称为安全界限。运动处方的制订范围就应在安全界限和有效界限之间，以达到既安全又有效的目的。

（4）制订运动处方要具有系统性和长期性。

知识点

世界卫生组织2010年《关于身体活动有益健康的全球建议》中身体活动量推荐

（1）5~17岁年龄组身体活动推荐

1）5~17岁儿童青少年应每日累计至少60分钟中强度到高强度身体活动。

2）大于60分钟的身体活动可以提供更多的健康效益。

3）大多数日常身体活动应该是有氧活动。同时，每周至少应进行3次高强度身体活动，包括强健肌肉和骨骼的活动等。

（2）18~64岁年龄组身体活动推荐

1）18~64岁成年人每周至少150分钟中强度有氧身体活动，或每周至少75分钟高强度有氧身体活动，或中强度和高强度两种活动相当量的组合。

2）有氧活动应该每次至少持续10分钟。

3）为获得更多的健康效益，成人应增加有氧身体活动，达到每周300分钟中强度或每周150分钟高强度有氧身体活动，或中强度和高强度两种活动相当量的组合。

4）每周至少应有2日进行大肌群参与的强壮肌肉活动。

以上建议也适用于该年龄组人群中患高血压、糖尿病等不影响活动的慢性非传染性疾病患者。孕妇、产后妇女和曾发生心血管事件者，在计划达到该年龄组建议身体活动量前，需要采取特别的预防措施并寻求医学咨询。

（3）65岁及以上年龄组身体活动推荐

1）老年人应每周至少完成150分钟中强度有氧身体活动，或每周至少75分钟高强度有氧身体活动，或中强度和高强度两种活动相当量的组合。

2）有氧活动应该每次至少持续10分钟。

3）为获得更多的健康效益，该年龄段的老年人应增加有氧身体活动量，达到每周300分钟中强度或每周150分钟高强度有氧身体活动，或中强度和高强度两种活动相当量的组合。

4）活动能力较差的老年人每周至少应有3日进行增强平衡能力和预防跌倒的活动。

5）每周至少应有2日进行大肌群参与的增强肌肉力量的活动。

6）由于健康原因不能完成所建议身体活动量的老年人，应在能力和条件允许范围内尽量多活动。

（二）慢性非传染性疾病人群的个体化运动处方

世界卫生组织报道，身体活动不足是导致慢性非传染性疾病的主要死因之一。适度的身体活动对于慢性非传染性疾病的控制有着积极的作用，可降低这些疾病的发生率和死亡率。

一位患有糖尿病的男性，16 岁，身高 172cm，体重 101kg，空腹血糖 7.51mmol/L，餐后血糖 12.17mmol/L。对这位糖尿病患者你应如何指导他进行身体活动？

【问题 4】　如何制订该糖尿病患者的个体化运动处方？

思路 1：制订糖尿病患者的运动处方时，首先进行运动负荷试验，即参与者进行心电图踏车运动试验，结合血浆乳酸测定，确定个性化的靶心率。参与者脚踩功率自行车，初始运动功率为 80W，以 40r/min 开始做匀速运动，每 2 分钟递增 20W，于每个运动功率末检测血浆乳酸，运动过程中自动描记 12 导联心电图并自动检测血压等数据。根据心率、血压、血浆乳酸和心电图踏车运动试验中的心电图变化及患者的主观感受，以最接近乳酸阈值时所对应的心率作为糖尿病患者中强度有氧运动所对应的靶心率。

思路 2：根据运动负荷试验所得的靶心率，糖尿病患者可选择《糖尿病量化运动处方》中相应的等级处方，由经过糖尿病量化运动处方专业培训的医务工作者对患者进行动作培训，规范动作，保证患者可以正确、规范、独立完成一套运动处方，最后让患者佩戴 Polar 心率监测表独立完成一遍，将 Polar 心率监测表中的运动心率图谱导入电脑分析，制订个性化运动处方，并以光盘的形式让患者带回家自行完成，要求每周 5～6 次，持续治疗 9 个月。

该男性进行运动负荷试验，当运动功率为 140W 时，达到其身体活动的极限，此时未发现心脏功能的异常，表明心率 137 次 /min 及以下的运动是安全的，乳酸为 2～4mmol/L 范围内的心率为运动有效心率，即该男性的靶心率约为每分钟 101～120 次，运动负荷试验结果见表 17-9。

表 17-9　某糖尿病患者运动负荷试验结果

功率 /W	心率 /(次·min^{-1})	血压(收缩压 / 舒张压)/mmHg	乳酸 /(mmol·L^{-1})	胸闷、胸痛等其他症状或心电图改变
运动前	71	87/63	—	窦性心律
80	90	94/56	1.89	无变化
100	101	114/70	2.68	无变化
120	120	120/74	3.34	无变化
140	137	134/85	4.25	无变化

根据 5 级运动处方的推荐使用对象，该男性推荐使用 4 级，然后给患者讲解并教会患者动作要领，之后给患者佩戴 Polar 心率监测表，监测其运动过程中的心率，选择符合靶心率的运动处方，若不符合，再对其他处方进行选择。该男性的体重已经达到肥胖的标准，为了减肥，增加了中强度的有氧活动，如 6.0km/h 的跑步机运动。坚持运动处方一个月后，根据运动结果，对运动处方进行调整，运动处方向上一级调整，增加跑步机的运动时间或速度。如体重已经减少，可相应作出药物调整，如减少药物的量或种类。该男性的运动处方制订见表 17-10。

表 17-10　某糖尿病患者运动处方建议

周数	体重 /kg	腰围 /cm	BMI/(kg·m^{-2})	血糖(空腹 / 餐后)/(mmol·L^{-1})	HbA1c/%	药物	运动方案
0	101	111	34.1	4.1/5.96	5.9	糖脉康颗粒、罗格列酮、二甲双胍	跑步机 5min，6.0km/h；处方 4.1
4	96	104.5	32.4	4.7/5.6		罗格列酮、二甲双胍	跑步机 50min，6.0km/h；处方 5.1
9	92	101	31.1	4.57/6.32		二甲双胍	跑步机 35+5+35min，6.0km/h；处方 5.1
12	91	100	30.8	5.07/5.87	5.4		跑步机 35min，6.5km/h，休息 5min，再 35min，7.0km/h；处方 5.1
13	90.5	99	30.6				

> 知识点

身体活动对糖尿病患者的积极作用

身体活动对糖尿病患者有积极作用，主要表现在 3 个方面：

（1）对糖尿病患者血糖指标的影响：一定强度和持续时间的运动可增加骨骼肌对葡萄糖的利用，增强胰岛的分泌功能；可增强胰岛素敏感性，减轻胰岛素抵抗，另外还可以减少胰岛素分泌及胰岛素抵抗危险因素的产生，并且可减少运动后儿茶酚胺分泌，从而促进肌糖原合成和细胞内葡糖 -6- 磷酸的清除，进一步降低血糖。

（2）对糖尿病患者血脂指标的影响：运动能有效增加肌肉游离脂肪酸及胆固醇的摄取和利用，还可以促进脂肪的代谢，从而降低血脂水平。

（3）对糖尿病患者部分体质指标的影响：有氧运动可以大量动员脂肪氧化供能，减小脂肪细胞的体积；运动还可使体脂尤其是内脏脂肪丢失，因而，运动锻炼是控制体重、防治肥胖症的有效措施。

> 知识点

制订糖尿病患者个体化运动处方的原则

（1）适当运动：临床医生要根据患者运动治疗的目的选择运动处方，包括适当的运动方式、运动强度、运动时间、运动频率等。

（2）监测病情，调整运动处方：糖尿病的病情和健康状况在不断变化，需要转换不同强度的运动处方。

（3）制订运动处方要有统一的实施标准：运动处方的选择、运动前的评估及一定时间后运动量的调整都应该有统一的标准，以便医生开具运动处方并做好病情监控，利于患者实施。

> 知识点

制订糖尿病人群运动处方的要素

（1）运动方式选择依据：运动能增加骨骼肌对葡萄糖的摄取，其机制是局部性的而不是全身性的，因此，只有运动了的肌肉对葡萄糖的摄取才会增加；能够调动更多肌肉运动的运动方式，可以使更多的肌肉细胞对胰岛素的敏感性增强。这为糖尿病患者选择什么样的运动方式提供了依据。

（2）运动强度的控制：个体的健康状态和身体素质、心肺功能、日常的运动习惯等原因决定了对运动强度大小的耐受程度。高强度运动主要以糖的无氧酵解供能为主，会导致胰岛素拮抗激素的分泌增加，导致血糖进一步升高，还引起血浆过氧化脂质的增多，使机体处于氧化应激状态，加重原有并发症的脏器损害。而中强度的有氧运动可以提高胰岛素的敏感性、降低血糖，还可以改善心肺功能。长时间较低强度的有氧运动也有消耗脂肪的作用等。目前推荐的运动强度：①靶心率能获得较好的运动效果，并能确保安全；②美国糖尿病学会（ADA）糖尿病运动手册推荐中强度（相当于 60% 的 VO_2max）运动可以达到改善代谢和心血管功能的目标；③适合糖尿病患者的运动应达到 5.5～8MET。

（3）运动持续时间控制：一般要求每次运动持续 30～60 分钟，其中包括热身活动和整理活动各占 5～10 分钟，主体部分是真正锻炼时间，一般为 20～35 分钟，运动强度要求达到靶心率。

（4）运动频度的控制：每周锻炼至少 3 次以上为最适宜频度，糖尿病量化处方的运动属于中、低强度，因此根据患者的个体差异，推荐每周 4 次以上。

知识点

糖尿病人群5级运动处方内容结构

糖尿病量化运动处方是针对糖尿病患者不同病程阶段和症状而开发设计的。运动设计中包括被动运动、主动运动和抗阻运动。运动姿势包括卧位、坐位、站位和跑跳,可供不同运动能力的糖尿病患者选择。糖尿病人群5级运动处方内容结构如表17-11

表17-11　糖尿病人群5级运动处方内容结构

分级	推荐使用对象	运动处方目录
一级	糖尿病重症、瘫痪或其他原因卧床的患者;情绪低落不愿主动运动的患者;但生命体征不稳定、高热、各种急症的危险状态、心功能Ⅳ级时不适合	处方1.1(热身按摩运动,主体按摩运动,放松按摩运动,48min) 处方1.2(糖尿病相关穴位按摩,23min) 处方1.3(热身按摩运动,主体按摩运动,抗阻力量练习,放松按摩运动,63min) 处方1.4(自我按摩运动,22min)
二级	糖尿病患者有多种较严重的慢性并发症、身体虚弱无法下床运动的患者;糖尿病患者因各种原因实施手术治疗后或某些急症状态后的恢复期训练;但生命体征不稳定或有急性并发症、心肌梗死或脑卒中急性期、严重感染急性期、心功能Ⅳ级时不适合	处方2.1(坐位运动,卧位运动,20min) 处方2.2(卧位运动,呼吸调理运动,30min) 处方2.3(坐位运动,卧位运动,呼吸调理运动,40min)
三级	糖尿病有慢性并发症,日常活动不受限,但不能进行剧烈跑跳运动的患者;但生命体征不平稳、急性并发症、心肌梗死或脑卒中急性期、严重感染急性期、心功能Ⅲ级的患者不适合	处方3.1(热身运动,初级套路,15min) 处方3.2(热身运动,初级套路,中级套路,24min) 处方3.3(热身运动,初级套路,中级套路,高级套路,33min) 处方3.4(热身运动,主体运动,整理运动22min)
四级	轻、中型糖尿病患者或有轻微糖尿病慢性并发症的患者;但有尿蛋白阳性的糖尿病肾病、增殖型糖尿病视网膜病变、有明显自主神经功能障碍等的糖尿病并发症患者需谨慎	处方4.1(青少年处方)(热身运动、主体运动、整理运动,37min) 处方4.2(中老年处方)(热身运动、主体运动、整理运动,43min)
五级	中青年轻型、无并发症的2型糖尿病患者,葡萄糖耐量异常、血脂异常、脂肪肝、肥胖等心功能正常的患者,该处方运动强度较大,建议患者预先经过四级处方的训练,身体适应后再练习五级处方	处方5.1(青少年处方)(热身运动、主体运动、整理运动,52min) 处方5.2(中老年处方)(热身运动、主体运动、整理运动,54min)

四、知识拓展与问题延伸

1. **单纯性肥胖与身体活动**　给单纯性肥胖患者制订运动处方之前有必要进行运动前的医学检查和医生监督下的运动测试。控制体重每日要达到3.5MET-h的身体活动量;减轻体重,则要根据控制计划、减体重的速度、个人体质条件决定活动总量,至少也应3.5MET-h。运动至少每周5次,每次30~60分钟,若要使能量消耗最大化,最好每日运动。建议中至高强度运动;起始运动训练强度应保持在中强度,并逐渐延长运动时间及增加运动频度,最后增加到高强度运动,效果更佳。此外为了防止瘦体重的丢失,每周应进行2~3次肌肉力量训练,每次1~3组,每组10~15次。身体活动总量应由开始的每周150分钟中强度运动,逐渐增加至每周300分钟中强度,或者15分钟高强度运动,或者两种强度的运动各半。

身体活动穿戴设备及其功能
（图片）

肥胖者运动中产热多,更容易发生脱水和中暑,应合理安排补液。由于运动消耗能量有限,必须结合饮食控制才能实现成功减肥。减肥速度不宜过快,多数情况下,每周减少0.5～1kg体重比较适宜。

应建立一个减体重的长期计划,在实施计划过程中,要依据情况的变化,不断调整饮食和运动方案,有效避免减肥后的体重反弹。

2. 原发性高血压与身体活动　高血压患者的身体活动主要以提高心肺和代谢系统功能、稳定血压、控制体重、预防并发症和缓解精神压力为目标。适当的运动对血压偏高的正常人和1期高血压患者具有明确的疗效。

高血压患者需要进行运动前风险评估、危险分层。无临床症状、危险分层为低危和中危的患者在进行中强度及以下强度运动时,除了常规医疗评估,无须进行运动测试。计划进行高强度运动的所有高血压患者及危险分层为高危的患者在参加中强度运动之前,须进行运动测试。

高血压患者的运动形式以大肌肉群参与的有氧耐力运动为主。肌肉力量练习仅限于病情较轻和运动损伤风险较低者。针对高血压患者的脏器损害和用药等情况的变化,处方中需要采取相应的措施,以保证身体活动的安全。

高血压患者的锻炼计划和运动处方应以日常习惯性活动量为基础,逐渐增加并达到计划的活动量目标,并要及时对活动量的目标和频度进行必要的调整。

高血压患者的病情不同,需要采取不同的医学监督和预防措施,其中首要关注的问题是心脑血管意外。除一般健康人进行运动锻炼需要注意的事项以外,高血压患者还应特别注意:

(1)β受体阻滞剂影响运动中的心率反应,所以应采用自我感知运动强度量表等指标综合判断运动强度。

(2)β受体阻滞剂和利尿剂影响水代谢和体温调节,湿热天气和运动中出汗多时,应及时补充水分。

(3)α_2受体阻滞剂、钙通道阻滞剂和血管舒张药物,可诱发运动后低血压,因此需延长运动后的放松过程,并逐渐降低运动强度。

(4)利尿剂可诱发低钾,应酌情适量补钾。

(5)病情较重者的医学监督中,血压上限为收缩压220mmHg、舒张压105mmHg。接近或超过上限,应当停止运动。

(6)抗阻力训练时应采用合理的呼吸模式,避免憋气,特别是在用力时应避免憋气。

(7)耐力运动作为治疗方案的一部分时,要注意运动与降压药物的协同作用。为预防低血压,必要时应酌情减少用药剂量。

(8)除运动外,须同时注意饮食、限盐、限酒、减肥等,才能获得更好的效果。

3. 抑郁与身体活动　研究发现,运动对缓解抑郁情绪也有明显的作用和效果。

(1)生理学因素:运动可以引起体内腺体分泌的某些变化,如内啡肽,具有镇痛作用,并出现欣快感,使人们在运动中和运动后保持积极情绪。

(2)社会学因素:抑郁患者通过运动扩大社会交往,与他人交流、分享,有利于心理健康,减少抑郁情绪。

(3)心理学因素:在运动中,人们不仅分散了不良情绪,在运动后还会提高自我满足感,情绪上得到改善。

抑郁人群应以有氧运动为主,既可以选择游泳、自行车等运动项目,也可以选择篮球、排球等集体类项目,集体对抗类运动项目的效果更好。

运动强度是决定运动效果及安全的核心因素,一般以最高心率的60%～70%作为有效运动的心率,另外,也可通过主观感觉来控制运动强度。

运动时间应持续15～60分钟,有氧运动一般持续30分钟。运动前要注重准备活动和放松活动。准备活动可选择10分钟的慢跑,运动后需做放松练习,以10～20分钟为宜。

每周运动次数3次以上会收到较好的效果。青年人则可以适当增加次数。

4. 老年人运动损伤　运动损伤(sport related injuries)指身体活动中或活动后发生的疾病。骨关节疾病是老年人常见的运动损伤之一。老年人的关节老化,肌肉力量和神经反应能力下降,骨质疏松,同时关节周边脂肪较少,易磨损,过量地使用关节会加剧骨关节损伤的发生。因此,必须预防老年人运动损伤,制订科学的运动处方。

(1)选择合适的运动,控制时间和频率:老年人跳广场舞应控制在每日30分钟以内,而原本有关节疼痛等症状的老年人则应避免广场舞等运动形式。

（2）坚持科学的运动习惯：如清晨运动的习惯不适合于有心绞痛、心肌梗死的老年人，应该选择下午或晚上活动为宜。

（3）在运动前做好热身和预防措施，运动损伤发生后应该避免过度负重，适当休息，进行功能锻炼，辅以熏洗按摩和药物治疗，缓解症状。

中老年人应该在运动处方的指导下科学合理地运动，减少运动损伤的发生。

5. 儿童青少年身体活动不足与久坐行为　2017 年 12 月发布的《中国儿童青少年身体活动指南》中推荐：身体健康的 6~17 岁儿童青少年，每日至少累计达到 60 分钟的中、高强度身体活动（大多数为有氧身体活动），包括每周至少 3 日的高强度身体活动和增强肌肉力量、骨骼健康的抗阻活动，更多的身体活动会带来更大的健康收益；每日屏幕时间限制在 2 小时内，减少因课业任务导致的持续久坐行为，课间休息时应进行适当身体活动。

久坐行为（sedentary behavior）：清醒状态下坐姿、斜靠或卧姿时任何能量消耗≤1.5MET 的行为。常见的久坐行为包括在坐姿、斜靠或卧姿时的"屏幕时间"活动（如看电视，使用计算机、平板电脑、手机等）；坐姿时阅读、画画、做功课；学校里的坐姿，乘坐交通工具时的坐姿等。

久坐行为与身体活动不足（physical inactivity）是有区别的。身体活动不足是身体活动没有达到身体活动指南推荐量，对于儿童青少年，是指每日中、高强度的身体活动没有达到 60 分钟。

久坐行为（现有研究大多以"屏幕时间"为主）与儿童青少年较差的体适能、肥胖以及心血管代谢疾病相关；还与较差的社会适应性、较弱的自尊以及反社会行为和较差的学业成绩有关。

久坐行为对健康的危害是独立于身体活动的，也就是说，即使达到了每日推荐的 60 分钟中、高强度身体活动量，如每日仍然有较长的久坐行为，依然会对健康产生不利影响。

6. 儿童青少年身体活动与气候环境条件　《中国儿童青少年身体活动指南》中推荐：当空气质量指数类别为优和 / 或良时，推荐儿童青少年进行户外身体活动；当空气质量指数类别为轻度和 / 或中度污染时，建议儿童青少年减少户外身体活动；当空气质量指数类别为重度和 / 或严重污染时，建议儿童青少年避免户外身体活动。

五、小　　结

适宜、有效、安全的身体活动有益于健康。做好身体活动评估及运动前的风险评估，制订合理的个体化运动处方，同时通过合理的药物治疗和注重饮食控制，才能更有效地促进健康，身体活动评估与咨询实施流程见图 17-1。

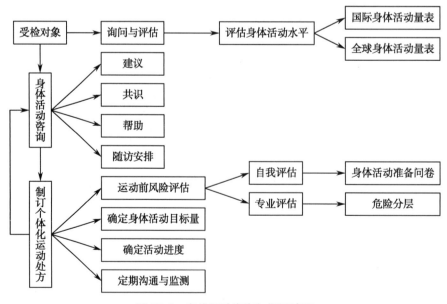

图 17-1　身体活动咨询与指导流程

（薛海峰）

推荐阅读文献

[1] 郭玛娜. 骨关节损伤后功能恢复的早期康复护理. 双足与保健, 2018, 27 (18): 133-134.

[2] 李彦龙, 常凤, 陈德明, 等. 《糖尿病量化运动处方》的突破与不足. 南京体育学院学报 (自然科学版), 2015, 14 (01): 11-15.

[3] 张云婷, 马生霞, 陈畅, 等. 中国儿童青少年身体活动指南. 中国循证儿科杂志, 2017, 12 (06): 401-409.

[4] KAHLMEIER S, WIJNHOVEN T M, ALPIGER P, et al. National physical activity recommendations: systematic overview and analysis of the situation in European countries. BMC Public Health, 2015, 15: 133.

[5] REZENDE L, GARCIA L, MIELKE G I, et al. Physical activity and preventable premature deaths from non-communicable diseases in Brazil. J Public Health (Oxf), 2019, 41 (3): e253-260.

[6] SHEIKHOLESLAMI S, GHANBARIAN A, AZIZI F. The impact of physical activity on non-communicable diseases: findings from 20 years of the Tehran lipid and glucose study. Int J Endocrinol Metab, 2018, 16 (4 Suppl): e84740.

第十八章 健康体重与体重管理

体重是指身体所有器官重量的总和，包括骨骼肌、肌肉、脏器、体液和脂肪组织的重量，是衡量个体健康状况的重要标志，亦是反映个体营养状况敏感和实用的指标。这些构成体重的组成成分在人体生长、发育、体力活动以及衰老的过程中易发生改变。维持体重的关键是使能量的摄入和消耗在一定范围内保持动态平衡，而该平衡的调控受基因、神经、激素等多种因素的影响。当调控机制发生异常时，体重就会出现波动，超出正常范围即为超重或肥胖，而低于正常范围则为消瘦。

健康体重（healthy weight），实际上是良好健康状况在统计学上的范围，超出或低于此范围会增加发病风险。它是以延长寿命及促进健康为原则，采用人体测量和统计学方法确定的不同民族、性别、年龄、体型、身高等的体重参考值范围。理想体重或标准体重常被视为健康体重。

适宜范围的体重与身心健康密切相关，体重过高或过低都是损害健康的"元凶"。超重和肥胖（overweight and obesity）是由于脂肪细胞数量的增加和／或体积的增大导致的体重增加，或体脂占体重的百分比异常增高，并在某些部位沉积过多。超重和肥胖大多是生活方式、环境和遗传因素共同作用的结果，是目前需要关注的重要公共健康问题。过多的体脂会增加 2 型糖尿病、高血压、血脂异常、脑卒中、冠心病、骨关节病、脂肪肝、胆石症、痛风、某些癌症的患病风险；一些国家的肥胖症患者还因就业困难、受歧视、自卑而导致高自杀率以及低结婚率等社会问题。体重不足或过低可影响不同生理阶段的人群健康，对于未成年人，可影响其身体和智力发育，表现为生长发育迟滞、营养不良（malnutrition）及不同程度的营养素缺乏；对于成年人，可以影响其体质，与免疫力低下、月经不调或闭经、骨质疏松、贫血、抑郁等；育龄期妇女可发生不良妊娠结局，包括流产、死胎、新生儿死亡、低出生体重与先天畸形等；老年人可表现为更严重的"肌肉衰减综合征"。

体重管理（weight management）是临床医生通过准确的体格测量评价患者的健康状况，并结合膳食调查分析其肥胖或体重不足的原因，给予患者合理营养指导与适当运动处方调控身体能量与代谢平衡，结合适当的心理支持、行为疗法和定期的随访反馈，不断评价及调整体重管理方案，最终培养其良好的饮食行为和生活方式，达到并维持健康体重，有针对性的健康管理模式。

体重管理的思路与环节要点：

1. 详细询问受检对象体重变化情况及相关疾病史、家族史。

2. 进一步详细询问受检对象的相关危险因素，包括生活方式、饮食行为、身体活动等。

3. 体格检查时重点测量身高、体重和腰围，计算 BMI。

4. 受检对象的膳食与身体活动调查，作出膳食营养及身体活动的评估。

5. 根据受检对象的情况，确定控制体重或减轻／增加体重的目标。

6. 制订饮食调整方案和身体活动方案。

7. 体重的自我管理应做好三个记录，即体重记录、饮食记录和身体活动记录。

8. 定期评价体重管理的效果，并确定下一步干预方案。

体重管理的关键点

1. 明确目标，制订个性化的体重管理方案。

2. 饮食与运动相结合。

3. 必要的行为干预。

4. 追踪随访，评价效果，及时调整方案。

王女士,35 岁,汉族,已婚,某银行职员。体检结果:身高 160cm,体重 75kg,血压 120/80mmHg,空腹血糖、血甘油三酯、总胆固醇、高密度脂蛋白胆固醇、低密度脂蛋白胆固醇均在参考值范围内,心电图、肝肾功能未见异常。体检报告为肥胖,王女士前来咨询减轻体重问题。

一、健康体重的识别

【问题1】 用哪些方法判断体重是否在正常范围?

知识点

体重与人体成分

体重通常用人体成分来描述,可根据身体成分组成模型被划分为体脂量和去脂体重两部分。体脂量为参与构成包括脑、骨骼和脂肪组织在内的身体所有组织的脂肪;去脂体重又称瘦体重,包括水、蛋白质和矿物质,在人体中的比例相对恒定,并且瘦体重减少可妨碍减重。因此要想实现长期减重,理想的做法是减少脂肪而保持去脂体重。

单纯测量体重可以粗略估计总体的脂肪和去脂体重,但在很多情况下,体重不能精确反映体内脂肪的百分含量。因此通常以多个测量评估指标相结合为个体的整体健康状况提供一个准确的描述。相同身高的个体,其骨骼大小和去脂体重比例的差别,对其体重的贡献也不相同。例如,肌肉型运动员可能被判断为超重,是由于过多的肌肉量而不是脂肪量增加了他们的体重;老年人通常骨密度水平低下,去脂体重减少,可能比相同身高的年轻人体重低;另有研究发现一些体重正常的美国人中,半数以上体内脂肪比例过高(男性超过 20%,女性超过 30%),被称为"正常体重肥胖症"。

人体测量的方法可分为三大类,分别为物理测量法(physiometry)、化学测量法(chemometry)和人体测量法(anthropometry)。

思路1:物理测量法是根据物理学原理测量人体成分,可直接推算体脂量,但需要专门的技术和特殊设备。密度测量法是公认的测定体脂量的"金标准",多采用水下称重的方法,操作复杂,对受试者体能状况要求较高;空气置换体积描记法也可通过测量身体密度来推算体脂量和去脂体重,这种采用相应设备进行密度测量的方法尤其适用于儿童和肥胖患者;双能 X 线吸收(dual-energy X-ray)、双光子 X 线吸收的临床价值与密度测量法相似,操作过程简单,辐射水平低,可用于儿童、老年人和患者,但费用较高;计算机断层扫描、磁共振扫描可较准确地评估内脏脂肪组织含量,磁共振扫描无侵袭性和电离辐射,对儿童、育龄妇女来说较为安全,但价格昂贵;生物电阻抗分析(bioelectrical impedance analysis,BIA)、超声法均可较精确地推算出体脂量,具有简便易行、价格适中的优势。

思路2:化学测量法可精确地推算体脂量,但操作方法复杂,测试成本较高,一般仅用于科研。稀释法是将能均匀扩散到体液中的某种化学物质注入人体内,通过该物质在短时间内被稀释的程度来推算人体的体液总量,再计算去脂体重和体脂量;体钾测定法通过测定身体中的 ^{40}K 含量,计算去脂体重和体脂量。

思路3:人体测量方法简便、实用,包括身高、体重、胸围、腰围、臀围,肢体的围度和皮褶厚度等参数的测量。根据人体测量数据不同可以有不同的肥胖判定标准和方法,常用的有身高标准体重法(standard body weight determined by height)、体重指数(BMI)、腰围(waist circumference,WC)和皮褶厚度(skinfold thickness)。

知识点

标准体重的计算及身高和体重的测量方法

标准体重,一般用来衡量成人实测体重是否在适宜范围之内。我国多采用 Broca 改良公式计算:标准体重(kg)= 身高(cm)−105,此方法较简便,但不能充分反映体内的脂肪含量。

身高的测量，最简单的可以使用软尺、立尺，还有传统的机械式立柱式身高计以及电子式身高计进行测量。测量时，被测者应空腹、排便、脱去鞋帽、解开发髻、穿轻薄衣服，室温应在 25℃ 左右。测量身高的传统工具——机械式立柱式身高计最小刻度为 1mm，应有抵墙装置，测量滑板与立柱垂直，滑动自如。量尺应与地面垂直或固定在墙壁上。被测者直立在踏板上，挺胸收腹两臂自然下垂，足跟并拢，脚尖分开约 60°，双膝并拢挺直，眼睛平视正前方；足跟、两肩胛骨间及臀部同时接触立柱；测量人员站在被测者的一侧，手扶测量滑板轻轻向下滑动，直到底面与头颅顶点相接触。确认被测者姿势正确后读数，读数时测量人员的眼睛与测量滑板底面在同一个水平面上，读取测量滑板底面对应立柱的数值，精确到 0.1cm。

体重的测量，常用工具有：机械 / 电子磅秤、电子式体重计等。使用计量经过认证的体重秤时，被测者应平静直立于体重秤踏板中部，体重均匀的落在两腿上，测量者准确记录体重秤读数，精确到 0.1kg。

知识点

估计体脂蓄积的实用指标——体重指数

体重指数（body mass index，BMI）是一种计算身高别体重（weight for height）的指数，以体重（kg）除以身高（m）的平方，即 $BMI(kg/m^2)=$ 体重（kg）/［身高（m）］^{2}，是目前临床上较常用的初步判断是否肥胖的指标。BMI 消除了不同身高对体重的影响，便于人群或个体间进行比较。作为评价身体成分的指标，BMI 的测量和计算不需要复杂的技术、器材和场地，在实际应用中，可操作性强，准确度较高，无损伤性且不受性别的影响。BMI 的局限性是可能会错误估计脂肪的含量，不能反映局部脂肪的分布，不适用于儿童、孕妇、老年人和肌肉发达者。所以，对于特殊群体不能单纯依靠 BMI 确定肥胖程度，对肌肉发达的运动员或者有水肿的患者，BMI 可能过高估计其肥胖程度；老年人因肌肉组织与其脂肪组织相比减少较多，BMI 可能过低估计其肥胖程度。

知识点

腰围及其测量

腰围（waist circumference，WC）是指腰部周径的长度，大致可以判断脂肪尤其是腹部脂肪（内脏及腹部皮下脂肪）的分布，是目前公认的衡量脂肪在腹部蓄积程度最简单和实用的指标。腰围可作为独立诊断肥胖的指标，即腰围超过正常标准，即使体重在正常范围也被视为肥胖。WC 和 BMI 同时使用可以更好地估计肥胖与多种慢性疾病的关系。

身高、体重和腰围测量（视频）

测量腰围的软尺应无弹性，最小刻度为 0.1cm。被测者直立，双眼平视前方，均匀自然呼吸，腹部放松，两臂自然下垂，双脚并拢，测试人员将软尺一端放在被测者右侧腋中线肋弓下缘和髂前上棘连线的中点处（通常是腰部最窄处），轻轻贴住皮肤，沿水平方向绕身体一周，在平静呼气末测量腰围的长度，读数精确至 0.1cm。

知识点

皮褶厚度及其测量

皮褶厚度（skinfold thickness）是衡量个体肥胖程度较好的指标，是人体一定部位连同皮肤和皮下脂肪在内的皮肤褶皱的厚度。测量皮褶厚度可以间接反映个体的体脂含量，一般其不单独作为判定肥胖的标准，而是与身高、体重结合起来判定。皮褶厚度法的不足是由于测定部位皮肤的厚度和松紧度、不同人的皮肤张力和弹性不同等因素的影响，造成测量误差大，测量的准确性和结果的稳定性差。

测量上臂肱三头肌肌腹处和肩胛下皮褶厚度，两者相加即为皮褶厚度。测量时使用皮褶厚度仪，分度值为 0.1cm，使用前需校准仪器零点并调整压力。被测者直立，足跟并拢，两眼平视前方，裸露待测部位皮肤，肩部放松，两臂自然下垂，掌心朝前。测量者站在被测者身后，以右上臂肩峰与尺骨鹰嘴（肘部骨性突起）连线中点和右肩胛骨下角为测量点，用笔作出标记；在右上臂标记点上方约 2cm 处，用左手拇指和食指将皮肤和皮下组织夹提起来，右手握皮褶厚度仪，在该皮褶提起点下方 1cm 处用仪器测量其厚度；右肩胛骨下角测量点用同样的手法捏住皮肤及皮下组织，形成的皮褶延长线上方朝向脊柱，下方朝向肘部，形成 45° 角，右手握皮褶厚度仪，在距拇指 1cm 处用仪器测量其厚度。测量仪指针快速回落后立即读数，精确至 1mm。连续测量两次，若两次误差超过 2mm 则需要测量第三次，取两次最接近的数值求均值。

皮褶厚度测量
（视频）

【问题2】　如何根据测量结果作出评估？

思路1：以身高标准体重法计算肥胖度。

王女士身高 160cm，标准体重 =160-105=55kg，实测体重 75kg，则肥胖度按以下公式计算为 (75-55)/55×100%=36.4%，判定为中度肥胖。

$$肥胖度（\%）=\frac{[实际体重（kg）-标准体重（kg）]}{标准体重（kg）}\times100\%$$

判定标准：≥10% 为超重，20%～29% 为轻度肥胖，30%～49% 为中度肥胖，≥50% 为重度肥胖。

思路2：以体重指数评价。

王女士的 BMI=75/(1.6)²=29.3（kg/m²）。根据我国成人体重判定标准（WS/T 428—2013），判定为肥胖（表18-1）。

表 18-1　成人体重分类

分类	BMI/(kg·m⁻²)
肥胖	≥28.0
超重	24.0～<28.0
体重正常	18.5～<24.0
消瘦	<18.5

思路3：以腰围评价。

测量王女士腰围为 90.6cm，根据我国成人体重判定标准（WS/T 428—2013），判定为向心性肥胖（表18-2）。

表 18-2　成人向心性肥胖分类

分类	腰围参考值 /cm
向心性肥胖前期	85≤男性腰围<90，80≤女性腰围<85
向心性肥胖	男性腰围≥90，女性腰围≥85

思路4：以肥胖度结合皮褶厚度评价。

王女士肥胖度≥20%，皮褶厚度为 56mm，大于女性肥胖标准 45mm，判定为肥胖。

测量上臂肱三头肌肌腹处和肩胛下皮褶厚度,两者相加即为皮褶厚度。另外还可以测量腹部(脐旁1cm处)和髂骨上棘的皮褶厚度。我国常引用日本厚生省国民营养调查资料的皮褶厚度对成年人肥胖程度的判定标准作为参考(表18-3),日本长岭晋吉提出以上臂肱三头肌肌腹处和肩胛下皮褶厚度之和作为判断肥胖的标准:男性>35mm,女性>45mm为肥胖。腹部皮褶厚度,男性>15mm,女性>20mm为肥胖。

表18-3　成人肥胖的皮褶厚度评价标准　　　　　　　　　　　　　　　　　　　　单位:mm

肥胖程度	皮褶厚度			
	男		女	
	肱三头肌+肩胛下皮褶	腹部皮褶	肱三头肌+肩胛下皮褶	腹部皮褶
过瘦	10	4	14	8
瘦	12	5	21	12
正常	23	10	37	20
肥胖	34	13	47	25
过分肥胖	45	18	59	30
异常肥胖	60	28	73	40

知识点

肥胖的分类

(1)按体脂分布状况分为四型:①Ⅰ型(全身型肥胖);②Ⅱ型(躯干型肥胖);③Ⅲ型(向心性肥胖、苹果型肥胖);④Ⅳ型(末梢型肥胖或梨型肥胖)。向心性肥胖者内脏脂肪明显增多,对健康更加有害。

(2)肥胖按发生原因可分为三类。①遗传性肥胖:主要指遗传物质变异(如染色体缺失、单基因突变等)导致的极度肥胖,比较罕见;②继发性肥胖:主要指由于内分泌紊乱或内分泌障碍而导致的肥胖;③单纯性肥胖:主要指排除由遗传性肥胖、代谢性疾病、外伤或其他疾病所引起的继发性、病理性肥胖,而单纯由于营养过剩所造成的全身性脂肪过量积累,是一种由基因和环境相互作用导致的复杂性疾病,常表现为家族聚集倾向。

知识点

超重或肥胖的影响因素

(1)遗传因素:种族、性别、年龄对致肥胖因子的易感性不同,单纯性肥胖具有遗传倾向,肥胖者的基因可能存在缺陷或变异。

(2)行为因素:①缺少身体活动、久坐及饮食行为不良,选择食物体积较大,进食速度过快,咀嚼次数少,进食量过多,如肥胖样进食(the obesestyle eating);②长期吸烟者戒烟后体重增加与尼古丁撤停有关,也与有些戒烟者用高脂肪、高能量零食替代烟草有关;③饮酒后乙醇在体内只能完全氧化,而不能转化为其他物质,能量较多地储存在体内,长期饮酒者常伴体脂积累;④睡眠不足会导致饥饿和食欲的内分泌调节发生改变,经常睡眠不足可能会引起肥胖。

(3)心理因素:受到挫折或遇到烦恼、愤怒等不顺心的事时,以进食来获得满足感,即自我报酬机制(self-reward mechanism)进行补偿。

(4)环境干扰因素:在人体周围环境和食品包装供应中存在内分泌干扰物,这些物质可以改变体内正常脂质代谢和脂肪储存,干扰机体食欲和饱腹感的调节,进而促进脂肪堆积和肥胖的发生。

(5)社会因素:社会环境因素的改变对生活方式和膳食模式有很大影响。

(6)营养因素:①妊娠期营养可影响出生体重,并与子女肥胖有关;②人工过度喂养、高能量喂养、过早添加固体食物的喂养模式是肥胖的高危因素;③膳食结构不良,能量或脂肪摄入过多、微量营养素摄入不足。

二、体重管理方案的制订与实施

王女士育有 1 个女儿,今年 4 岁,是个"小胖墩",王女士怀孕前的体重不足 50kg,曾经一直以"苗条"的身材为自豪。但自从有了女儿,增加的体重和腹部的赘肉就减不下去了,腰也变粗了,王女士为自己的体型而苦恼,几乎每年都去减肥,无论是饥饿疗法,还是服用减肥药,都是最初 2～4 周减重明显,以后就没有什么效果,甚至体重又增加。

【问题3】　为什么会减肥失败?

思路1:减重者出现体重反弹而以"失败"告终的常见原因。

①缺乏恒心,间断减肥,不注意控制饮食,体重降低后重新恢复了原来的不良生活习惯;②减重目标不切合实际,急于求成,短期内没有达到预期目标就放弃减肥;③忽视体力活动和行为矫正;④体重平台期持续时间较长,失去信心,放弃减重。

> 知识点
>
> ### 平台效应
>
> 正在减肥的人往往会发现一个共同的现象,即随着体重逐渐下降到某一个水平后,会在这个水平保持较长一段时间,即体重平台期,最终体重下降可能会完全停止。对于这个现象的解释,一种理论认为,暂时的平台期可以反映体内脂肪细胞中的脂质已经减少到了一定水平,标志着机体的代谢已经进行调整,并且体重已经处于维持阶段。另有理论认为,当肥胖者出现体重下降或脂肪丢失时,储藏在脂肪组织中的一些毒素就会被释放,这些毒素可以破坏内分泌功能以及增加炎症因子等,影响后续的体重减轻。若要走出这一阶段,就需要增加运动量。

思路2:减肥方法常见误区。

①不结合规律运动,盲目节食甚至禁食常常会导致机体丢失大量水分和肌肉,减重的效果并不能长久地维持;②实施减肥计划时未注意制订循序渐进的科学目标,初始目标过大,既不能长久坚持,又可能因减重过快或运动负荷过大而产生对健康不利的影响;③长期采用不吃主食的低碳水化合物高蛋白饮食对健康十分不利,若补充水分不及时,可能会影响机体的肝肾功能;④药物减肥是在其他方法疗效不佳的情况下而采用的方法,大部分减肥药物都有一定的不良反应,最好在临床医生的指导下合理使用。

思路3:单纯的饥饿疗法常导致体重反弹。

研究发现,当一个人摄入的食物突然减少时,静息代谢率(resting metabolic rate,RMR)在 24～36 小时内开始下降,以用于保存能量,2 周内可以下降 15%;当停止节食、恢复正常饮食时,RMR 不可能马上恢复,静息代谢的能量消耗不能相应增加,多余的能量又被作为体脂储存,体重则再次回升。已有的研究显示:有规律的运动能使已下降的 RMR 再提高,因为肌肉组织需要能量维持其基本功能,即使在安静状态下,肌肉所消耗的能量也高于脂肪消耗的能量。因此,要实现长期减重,理想的做法是在保持静息代谢率的前提下减少脂肪,做到循序渐进,持之以恒,以达到科学体重管理。

> 知识点
>
> ### 静息代谢率
>
> 静息代谢率(RMR)是在静息条件下测得的代谢率,WHO 于 1985 年提出用 RMR 代替基础代谢率(basal metabolic rate,BMR)。静息代谢的能量消耗比基础代谢的能量消耗高 10% 左右,比较接近人的正常生活状态,静息代谢消耗总能量的 60%～75%,是主要的能量消耗方式。
>
> 体重与脂肪比例是由能量的摄入、身体活动及代谢率的相互作用而形成的,通过改变生活方式和能量代谢方式才能保持理想体重。

【问题4】 制订体重管理方案需要收集哪些资料？

思路1：王女士本次的评估结果是向心性肥胖（中度），根据其病史、体格检查和血糖、血脂检查，可初步诊断为单纯性肥胖，但还应注意有无内分泌疾病的相关体征，必要时可进行一些特殊检查，如：甲状腺功能、血皮质醇测定、X线检查，以排除甲状腺、肾上腺、垂体等器官病变引起的继发性肥胖。

思路2：王女士生育后体重明显超重，有节食减肥失败的经历，其4岁女儿也偏胖，提示可能与行为生活方式有关，还要注意询问是否有肥胖家族史，并应进一步详细询问饮食和身体活动情况，充分考虑她的民族文化、宗教信仰、饮食好恶、生活方式、代谢率的特殊性，以便进行有针对性的个体化指导。

思路3：采用膳食调查的方法收集饮食资料，包括膳食摄入量、饮食行为、饮食偏好等。根据王女士的情况，采用24小时回顾法与膳食史结合的方法进行膳食调查。利用食物清单询问与核对王女士通常的每日膳食摄入模式，同时详细询问王女士过去24小时的饮食（餐次、饮食种类和名称、数量、就餐地点等），再由王女士记录接下来第2日、第3日摄入的全部饮食（或者每餐拍照所吃食物及剩余食物），用膳食调查软件分析其能量和营养素摄入量。这种方法简便易行，既能了解其长期的饮食习惯，又能较好地控制回忆误差。

知识点

膳食调查

常用的膳食调查方法有称重法、记账法、回顾法（又称询问法，包括24小时回顾、3日回顾、膳食史）、食物频数法和化学分析法。

收集膳食摄入量资料有时很困难。有些人不愿意披露自己的饮食情况，有意或无意地多估了有益于身体健康的食物，而少估了对身体有害的食物。更多见的是调查对象不能准确回忆消费的食物种类和数量。在餐馆就餐者可能不知道所吃食物的名称或菜肴的食物组成。临床医生在进行膳食调查时应注意正确评价患者提供的饮食资料的可靠性和准确性。许多研究表明，超重或肥胖者的实际进食量往往比他们自我报告的进食量多，因此，通过膳食史了解超重或肥胖者的长期饮食习惯比回顾食物摄入量可能更有实际意义。

思路4：采用回顾法收集有关身体活动的资料，包括通常的出行方式、家务劳动、闲暇时间的活动、健身锻炼的方法和时间等，亦可采用"身体活动准备问卷"及"身体活动量表"测量和评估身体活动（详见第十七章）。

经过询问得知：王女士的父亲、母亲均偏胖，母亲患有糖尿病、冠心病、脑梗死。膳食调查表明，王女士平均每日摄入能量2 100kcal、蛋白质70g、脂肪80g、碳水化合物275g，能量来源百分比分别为13.3%、34.3%、52.4%。由于其女儿在幼儿园吃早餐，为了减体重王女士几乎不吃早餐，中午在单位吃快餐，晚上和双休日在家里或餐馆"会餐"；几乎每日吃一次煎炸熏烤的食品，如油煎鸡蛋、炸鸡翅、炸带鱼、烤肉串等；晚饭后总是坐在家里看电视或者上网，看电视时经常吃些休闲食品和水果。进一步询问获知：王女士一家三口每周两次去餐馆或麦当劳就餐，每周在家里做红烧肉、锅包肉各两次，王女士不喜欢吃蔬菜，因此很少做素菜，并且多是先把蔬菜用油炸后再炒，全家每月烹调用油3kg。出行方式为以车代步，除了做饭、洗碗外，家务劳动都实现了机械化，每周请钟点工做一次大扫除，每周末晚上全家人散步30分钟，双休日逛商场或陪女儿去公园，此外没有其他运动。

【问题5】 如何根据评估结果制订体重管理的个体化方案？

思路1：肥胖原因的判定。

通过了解肥胖的原因选择减轻体重的正确途径。王女士的肥胖与高能量、高脂肪、少蔬菜、少活动的生活方式有密切关系。并且几次间断节食减肥的经历可能导致其RMR降低。当然不能忽视遗传因素和基因多态性的影响，但是与能量和体重有关的基因表达是受到饮食等环境因素调控的，因此通过有规律的运动及摄入低脂饮食，应该能够达到有效减轻和控制体重的目的。

思路2：建立减重靶目标。

WHO提出肥胖治疗的长期目标首先就是减去多余的体重和维持BMI（<23kg/m²）。体重减轻速度太快既不易坚持，又可能对健康产生不利影响，因此减重计划一定要切实可行，避免制订减重过快或过多的目

标。按照 2006 年《中国成人超重和肥胖症预防控制指南》的建议,肥胖者减重的靶目标是在 3 个月内减掉原体重的 5%～10%,中重度肥胖者每周减少 0.5～1kg 体重为宜。根据上述原则,王女士的体重超过标准体重 20kg,BMI 29.3kg/m²,肥胖度 36.4%,判定为中度肥胖,按每周减少 0.5kg 的速度,可将 3 个月内减轻体重 6kg(原体重的 8%)作为王女士的靶目标。

思路 3:根据减重靶目标计算每日实际能量需要量。

减轻体重必须使能量呈负平衡状态(能量亏空),即能量摄入低于能量消耗。根据每减掉 1kg 脂肪需要消耗 7 700kcal(32 216kJ)能量来计算,要想实现王女士 3 个月内减轻体重 6kg 的靶目标,则每日减重需要消耗的能量以及每日实际的能量需要量计算如下:

平均每周应减去体重的数量 =6kg/12 周 =0.5kg

平均每周减重需要的能量消耗 =7 700kcal(32 216kJ)×0.5=3 850kcal(1 6108kJ)

平均每日减重需要的能量消耗 =3 850kcal(16 108kJ)/7d=550kcal(2 300kJ)

每日实际能量需要量 =2 100kcal(8 778kJ)−550kcal(2 300kJ)=1 550kcal(6 479kJ)

其他计算方法见知识点。

知识点

根据基础代谢能量消耗计算减重者的每日实际能量需要量

基础能量消耗(basal energy expenditure,BEE),是指维持机体最基本的生命活动所需要的能量消耗,占人体总能量消耗的 60%～70%。根据基础能量消耗确定超重和肥胖者实际能量需要量的方法是在每日能量需要量基础上减少 500～600kcal(2 090～2 510kJ)。计算公式:

实际能量需要量(kcal)= 每日能量需要量 −500kcal(2 090kJ)=[BEE(kcal)× 身体活动水平 ×95%]−500kcal(2 090kJ)

BEE 可采用 WHO 建议的计算公式,见表 18-4;身体活动水平可参照中国营养学会《中国居民膳食营养素参考摄入量》中活动水平分级,见表 18-5;中国营养学会建议 18～59 岁人群按此公式计算的结果应减少 5%,即公式所得结果再乘以 95% 进行调整。

表 18-4　成人 24 小时基础代谢能量消耗的计算公式

年龄/岁	计算公式			
	男		女	
	kcal	MJ	kcal	MJ
18～29	15.057×W+692.2	0.062 9×W+2.89	14.818×W+486.6	0.061 9×W+2.03
30～59	11.472×W+873.1	0.047 9×W+3.65	8.126×W+845.6	0.034 0×W+3.53
>60	11.711×W+587.7	0.049 0×W+2.457	9.082×W+658.5	0.037 9×W+2.753

注:1kcal=4.18kJ;1 000kcal=4.18MJ;W 为体重(kg)。

表 18-5　中国营养学会建议的中国成人身体活动水平分级

活动水平	PAL	生活方式	从事的职业或人群
轻度	1.5	静态生活方式 / 坐位工作,很少或没有重体力的休闲活动;静态生活方式 / 坐位工作,有时需走动或站立,但很少有重体力的休闲活动	办公室职员或精密仪器机械师;实验室助理、司机、学生、装配线工人
中等	1.75	主要是站着或走着工作	家庭主妇、销售人员、侍应生、机械师、交易员
重度	2.0 (+0.3)	重体力职业工作或重体力休闲活动方式;体育运动量较大或重体力休闲活动次数多且持续时间较长	建筑工人、农民、林业工人、矿工、运动员

注:PAL(身体活动水平)= 某活动每分钟能量消耗量 / 每分钟基础代谢的能量消耗量。有明显体育运动量或重体力休闲活动者(每周 4～5 次,每次 30～60 分钟),PAL 增加 0.3。

> 知识点
>
> ### 根据标准体重和体力活动水平确定能量需要量
>
> 根据标准体重和体力活动水平确定能量需要量的方法是以"标准体重与体力活动水平的标准能量供给量的乘积"确定饮食能量。超重或肥胖者不同体力活动水平的标准能量供给量：
>
> (1) 轻体力水平：20～25kcal(83.6～104.5kJ)/(kg·d)
>
> (2) 中体力水平：30kcal(125.5kJ)/(kg·d)
>
> (3) 重体力水平：35kcal(146.4kJ)/(kg·d)

思路 4：合理分配每日减重需要的能量消耗。

适当控制膳食总能量摄入与增加身体活动，促进能量平衡，是目前世界公认的减重良方。按照减重目标计算每日能量需要量后，对于需要亏空的能量，一般多考虑增加身体活动量和控制饮食相结合的办法，其中 50%(40%～60%)应该由增加身体活动的能量来消耗，其他 50% 可由减少饮食总能量来达到需要亏空的总能量。

王女士平均每日需要亏空的能量为 550kcal(2 300kJ)，其中 250kcal(1 045kJ)可通过饮食调整减少，剩余 300kcal(1 254kJ)可通过身体活动消耗。

思路 5：合理制订饮食干预方案。

通过饮食干预减少能量摄入，是超重和肥胖者减重的基础措施。在减少饮食中能量摄入的同时，也要把人体对于营养的需要考虑在内，这就要求膳食平衡。编制个性化食谱可以针对患者进行有效的饮食干预。因此，科学饮食方案的制订至关重要。本章以食物交换份法编制食谱为例进行介绍。

步骤 1：根据计算所得饮食能量需要量明确各类食物的摄入量。王女士目前能量摄入 2 100kcal(8 778kJ)/d，需要扣除的能量为 250kcal(1 045kJ)，即减重计划膳食的能量为 1 850kcal(7 733kJ)/d。根据此能量需要量，查阅不同能量膳食中各类食物的摄入量(表 18-6)，得到每日可选择谷类 275g、肉禽鱼类 100g、鸡蛋 50g、乳类 250g、蔬菜 500g、水果 100g、植物油 20g。或者采用食物交换份法编制食谱，查阅不同能量膳食食物份数交换表(表 18-7)，得到每日可选择谷类 11 份、鱼肉禽蛋类 4 份、乳类 2 份、蔬菜 1 份、水果 1 份、植物油 2 份，再按表 18-8 等值食物交换表计算每日每种食物的摄入量。

表 18-6　不同能量膳食中各类食物的摄入量

能量 /kcal	食物量 /g							
	谷类	肉禽鱼	蛋类	豆腐	乳类	蔬菜	水果	植物油
1 000	150	50	25	50	250	400	100	10
1 200	150	75	50	100	250	500	100	10
1 400	200	75	50	100	250	500	100	15
1 600	250	75	50	150	250	500	100	15
1 800	275	100	50	150	250	500	100	20
2 000	300	125	50	200	250	500	100	20

表 18-7　不同能量膳食食物份数交换表

能量 /kcal	总交换 /份	谷类 /份	蔬菜 /份	肉类 /份	乳类 /份	水果类 /份	油脂 /份
1 000	12	6	1	2	2	0	1
1 200	14.5	7	1	3	2	0	1.5
1 400	16.5	9	1	3	2	0	1.5
1 600	19	9	1	4	2	1	2
1 800	21	11	1	4	2	1	2
2 000	24	13	1.5	4.5	2	1	2
2 200	26	15	1.5	4.5	2	1	2
2 400	28.5	17	1.5	5	2	1	2

步骤2：根据全天饮食能量，确定餐次分配。按照早30%，午40%，晚30%三餐能量分配，将各类食物合理地分配到一日三餐中，如以水果、酸奶等作为三餐中间的加餐，应将该食物的摄入量（或份数）从正餐中扣除，晚餐以清淡饮食为宜。

步骤3：根据患者的饮食习惯、经济条件和市场供应等情况进行食谱编制。将查表得到的膳食食物交换份数按照等值食物交换表（表18-8）转化为具体的食物品种和用量。先确定一日食谱，再以一日食谱为基础，用等量食物交换法编排一周或一月食谱，即在同一类食物中更换品种和烹调方法，编排一周食谱或一月食谱。

表 18-8　等值食物交换表

食物类别	食物名称	重量 /g
谷类（每份）	大米或面粉	25
	生挂面	25
	小米面	25
	玉米粉	25
	咸面包	37.5
	生面条	30
	山药	125
	藕粉	25
	干粉条	25
	绿豆或赤豆	25
	苏打饼干	25
	凉粉	400
	土豆（食部）	125
	慈姑（食部）	75
	荸荠	150
	银耳	25
水果（每份）	鸭梨（2 小个）	250
	桃（1 大个）	175
	西瓜	750
	橙（中 3 个）	350
	苹果（2 小个）	200
	葡萄（20 粒）	200
	李子（4 小个）	200
	鲜荔枝（6 个）	100
	汕头蜜橘	275
	黄岩蜜橘	250
瘦肉（每份）	瘦猪肉	25
	蛤蜊肉	100
	兔肉	100
	香肠	20
	猪肝	70
	干黄豆	20
	猪血	70
	猪舌	50
	瘦羊肉	50
	豆腐丝	50
	鱼	75

续表

食物类别	食物名称	重量/g
瘦肉（每份）	瘦牛肉	50
	北豆腐	100
	酱肉	25
	鸡蛋	55
	大排骨	25
	肉松	20
	南豆腐	125
	家禽类	50
	麻豆腐	125
乳类（每份）	淡牛奶	110ml
	淡炼乳	60ml
	酸牛奶	110ml
	牛乳粉	15
	豆浆	200ml
	豆汁	500ml
油（每份）	豆油或菜油	9
	核桃仁	12.5
	南瓜子	30
	麻油或花生油	9
	花生米或杏仁	15
	芝麻酱	15
蔬菜（每份）	白菜	500
	油菜	500
	圆白菜	500
	菠菜	500
	绿豆芽	500
	韭菜	500
	芹菜	500
	莴苣	500
	西葫芦	500
	西红柿	500
	冬瓜	500
	黄瓜	500
	苦瓜	500
	茄子	500
	菜花	500
	鲜蘑菇	500
	南瓜	350
	柿子椒	350
	丝瓜	300
	鲜豇豆	250
	扁豆	250
	四季豆	250

步骤4：根据上述步骤完成食谱设计后，还应对食谱进行评价与调整，以确定食谱是否科学合理和进一步完善。参照食物成分表初步核算所编制食谱提供的能量和各种营养素的含量，与膳食营养素参考摄入量（DRIs）进行比较，相差在 10% 以内，可认为符合要求，否则要增减或更换食品的种类或数量至符合要求。一般情况下，每日的能量以及蛋白质（供能占总能量的 10%～15%）、脂肪（供能占总能量的 20%～30%）和碳水化合物（供能占总能量的 50%～65%）三大产能营养素的量出入不应太大，其他营养素以一周为单位进行计算和评价即可。临床医生应根据靶目标和每日应该摄入的能量选择不同的食物，既保证能量摄入不超标，又最大限度地满足肥胖者对产能营养素和微量营养素的需求。

知识点

食谱编制的方法

食谱的编制方法可分为计算法、食物交换份法、膳食平衡宝塔应用法和根据进食量确定法等。

计算法是最基本的方法，根据食物成分表中营养素的含量，将减重者的能量和各种营养素的目标摄入量直接计算转换为食物供给量，再合理搭配编成食谱。

食物交换份法是在计算法基础上将常用食品按其所含营养素量的近似值进行分类，一般将常用食品分为 6～7 个食品交换种类，每一个食品交换份的任何食品所含的能量相似（多定为 90kcal），一个交换份的同类食品中蛋白质、脂肪、碳水化合物等营养素含量相似；将每类食物的内容和重量排列成表（表18-6），供交换使用，再将食物交换份数按照等值食物交换表（表18-7）转化为具体的食物品种和用量，是一个比较粗略的方法，优点是简单、方便、快捷，同类食品可以互换，任意选择，便于根据减重者的情况进行食物选择，可使食物多样化，避免单调。

知识点

食谱编制的原则

食谱编制总的原则是合理营养和平衡膳食。具体来说，在食谱编制过程中，需要特别注意以下几方面的原则要求：

（1）达到营养平衡，同时还要考虑各营养素之间的比例适当，以达到营养素之间的互补、发挥协同作用和增进健康，保持健康减重或增重的目的。

（2）食物搭配要合理和多样化。

（3）合理的膳食制度，成年人一般以每日 3 餐较为合适。在三餐分配上，一般早餐占总能量25%～30%，午餐占40%，晚餐占30%～35%。

（4）兼顾饮食习惯，饮食习惯影响食欲和对食物的选择。因此，在制订食谱的过程中，在不违反营养学原则的前提下，应尽量照顾患者的饮食习惯。

（5）考虑市场供应规律，尽量选择当季的食物和市场上方便购买并且价格适宜的食品。

（6）兼顾经济条件，满足人体需要的营养素可以来源于不同的食物，可以由多种不同的食物来满足个体对某一种营养素的需求。因此，在食谱编制过程中，还应考虑患者的经济承受能力，以患者可以接受的价格买到最适合的营养食物。

思路6：制订身体活动干预方案。

为了减重，除了对减重者进行饮食干预外，通过锻炼和其他体力活动增加能量消耗也是必不可少的重要措施。对于超重和肥胖人群，提倡进行一定强度的身体活动。有研究表明，适量控制饮食结合运动的减重措施是最为理想的，优于单纯的饮食控制或单纯的体力活动。对于减重者，临床医生可以参考表18-9中的常见体力活动能量消耗结合其需要扣除的能量给出体力活动建议。

表 18-9 常见体力活动 30 分钟的能量消耗

活动项目	能量消耗 /kcal
静坐、看电视、看书、写字、聊天、玩牌	30～40
编织、缝纫、清洗餐桌、清扫房间、陪孩子玩（坐位）	40～70
散步、体操、慢速跳舞、骑车（8.5km/h）、陪孩子玩（站立位）	100
步行上班或上学、乒乓球、游泳（20m/min）、骑车（10km/h）	120
羽毛球、排球、太极拳、陪孩子玩（走、跑）	150
快走（100m/min）	175
一般慢跑、擦地板、快速跳舞、网球、滑冰、爬山、骑车（15km/h）	180～200
一般跑步、跳绳、仰卧起坐、游泳、山地骑车、骑车（19～22km/h）	200～250
跑步（160m/min）、游泳（50m/min）、骑车（22～26km/h）	300

知识点

运动对健康的益处

运动不仅利于保持健康体重，还有更多健康益处：

（1）增进心肺功能，改善耐力和体能。

（2）提高代谢率，增加胰岛素的敏感性，调节改善内分泌系统。

（3）提高骨密度，预防骨质疏松。

（4）减少体内脂肪蓄积，可保持或增加瘦体重，控制体重。

（5）降低血脂、血压和血糖水平。

（6）调节心理平衡、排解空虚感、减轻压力、缓解焦虑、增加幸福感、改善睡眠。

（7）降低心血管疾病、2 型糖尿病等慢性病的风险。

思路 7： 饮食控制、运动及自我管理三者结合是目前最有效的减体重方法。

决定个体行为方式的因素很多，所以行为的改变是一个艰难而又漫长的过程。因此，临床医生需指导患者通过行为控制、自我监测以及寻求支持进行自我管理，以达到有效减轻并维持体重的目标。靶目标确定后，可以将其划分为多个短期目标，短期目标的实现能增加自我效能的知觉，进而努力去实现新的目标；每日通过记录体重、饮食和运动情况进行自我监测，有助于了解当前取得的成功和进步，增强患者自信和坚持减重方案的决心；寻求临床医生及家人的支持，配合医生的追踪随访和指导，邀请家人监督，对于实现减重目标也是非常重要的。

综合上述思路，王女士目前的主食量尚可，但零食、快餐、烹调油太多，导致脂肪供能比例过高，加之身体活动过少，而致能量摄入高于能量消耗。制订的减体重方案应为低脂饮食，配合增加有规律的运动以及坚持自我管理。

1. 采用能量为 1 800kcal（7 530kJ）的减重膳食，重点是减少油炸食物，并将去餐馆就餐、吃红烧肉和锅包肉的次数减至每周各一次，晚餐后不再吃休闲食品。

2. 通过身体活动消耗 300kcal（1 254kJ）能量：每日擦地板 15 分钟、跳绳 15 分钟、散步或跳舞 30 分钟等。

3. 自我管理 包括：短期目标是 3 个月减重 6kg；每日记减体重日记，准确详细地记录体重、饮食（餐次、就餐时间、就餐地点、食物名称和数量、零食和加餐等）和运动（运动方式、持续时间、运动后脉搏数和感觉、参与者等），并把记录发到医生的电子邮箱；每周与医生通电话一次，接受医生的及时指导。

知识点

低能量型超重与高能量型超重——不同的体重管理模式

节食或遗传决定性所致的低 RMR 伴低能量摄入的低能量型超重，不同于过度饮食的高能量型超重，两者的体重管理模式也不同，前者必须进行有规律的运动及摄入低脂饮食，而后者则以减少能量摄入为主、规律性运动为辅。

【问题6】 如何实施体重管理的个体化方案？

思路1：严格按照制订的饮食方案执行，不论在制订方案时还是执行饮食方案的过程中，均应针对肥胖者目前的饮食习惯和偏好，通过食物代替的方式，减少膳食中的脂肪，进而逐渐改变饮食习惯。如减重者执行确有困难，医生可指导患者根据口味和口感，适当调整替换。减重膳食构成的基本原则为低能量、低脂肪、适量优质蛋白质、含复杂碳水化合物（如谷类），增加新鲜蔬菜和水果在膳食中的比例。建议选择代替现有食品的低脂肪食物。例如：用低脂牛奶代替全脂牛奶，用新鲜水果代替餐后的休闲食品或甜品，用低脂肪品种的鱼类（鳕鱼、鲫鱼、鲈鱼）代替高脂肪品种的鱼类（带鱼、鳗鱼、鲳鱼），用清炖牛肉代替红烧肉。

知识点

低能量饮食的种类

低能量饮食即低于身体每日所需能量的饮食，提供低能量饮食以减少食物能量的摄入，一般根据肥胖程度采用不同的饮食方案。

低能量平衡饮食，又称轻度低能量饮食，是减少能量而基本不改变食物中蛋白质、碳水化合物和脂肪比例的一种膳食方案，每日能量摄入为 1 200～1 500kcal，其原则是：①控制能量摄入，使之呈负平衡；②合理分配产能营养素的比例，优质蛋白质占总蛋白质的1/2以上，矿物质、维生素、膳食纤维充足，必要时加用营养素补充剂；③合理选择食物，既要注意营养成分，又要兼顾饱腹感，优先选择低脂肪的蛋白质食物，多选矿物质、维生素、膳食纤维丰富的蔬菜和水果。适用于BMI在 25～35kg/m² 的超重和肥胖者。

低能量饮食，是指每日提供 800～1 200kcal 能量摄入的饮食。适用于BMI在 35～40kg/m² 的肥胖者。

极低能量饮食，是指每日提供小于800kcal（600～800kcal）能量摄入的饮食。适用于BMI在 40kg/m² 以上的肥胖者。因为能量极低，平均每周可以减少 2kg 左右体重，一般仅限于严重肥胖及有肥胖相关性疾病者短期应用，不适用于儿童、青少年、老年人、孕妇或者哺乳期妇女。采用极低能量饮食时，机体由于缺乏能量，大量脂肪分解产生酮体，可能会引起血中酮体升高、血尿酸升高甚至酮症酸中毒。因此重度成年肥胖者考虑采用极低能量饮食时，必须在临床医护人员等专业人员的指导下进行。

采用低能量饮食和极低能量饮食可能引起微量元素摄入不足，须在专业人员的指导下进行相应补充，需要注意的是，过量补充可能带来负面效应，甚至增加疾病患病风险。

知识点

食物中的脂肪

食物中的脂肪富含能量。1g 脂肪在体内氧化代谢供能 9kcal（37.6kJ），而 1g 碳水化合物或蛋白质供能仅为 4kcal（16.7kJ）；另一方面，食物脂肪通过代谢转变为体脂贮存所消耗的能量比碳水化合物或蛋白质少得多。限制和减少能量摄入应以减少脂肪为主，可以选择低脂牛奶、蔬菜和水果、低脂鱼类、去皮的禽肉、去除可见脂肪的瘦猪肉和牛羊肉；尽量少选或不选脂肪含量高的食物。脂肪含量超过10%的食物见表 18-10。

表 18-10 脂肪含量超过 10% 的部分食物

食物类别与名称	脂肪含量 /%	食物类别与名称	脂肪含量 /%
肉类		干豆类制品	
猪肋条肉	59.0	腐竹	21.7
牛肉干	40.0	豆腐皮	23.0
北京烤鸭	38.4	油豆腐	17.6
熟盐水鸭	26.1	千张	16.0
烧鹅	21.5	素火腿	13.2
酱鸭	18.4	素鸡	12.5
烤鸡	16.7	谷薯类制品	
午餐肉	15.9	油炸土豆片	48.4
牛肉松	15.7	油面筋	25.1
鸽	14.2	油条	17.6
羊肉（肥瘦）	14.1	坚果类	
鸡腿	13.0	松子仁	70.6
鸡翅	11.8	核桃	58.8
羊肉串（炸）	11.5	葵花子仁	53.4
猪肉松	11.5	榛子（炒）	50.3
奶类及其制品		西瓜子仁	45.9
黄油	98.0	花生仁（炒）	44.4
奶酪	23.5		

思路 2：坚持身体活动是防止体重反弹的有效措施。

身体活动干预包括日常活动和有计划的运动锻炼。临床医生应按照超重和肥胖者的减重目标合理安排身体活动的频率、持续时间及活动的方式，并建议减重者在执行方案的过程中，根据自身体能、年龄和兴趣等因素进行合理活动。中强度身体活动是指需要用力但仍可以在活动时轻松地讲话的活动，如快步走、跳舞、休闲游泳、打网球、打羽毛球、做家务等。建议减重者每日进行 30～60 分钟的中强度的身体活动，提倡以有氧运动为主要活动形式。此外，身体活动干预不仅要求增加活动，还需减少久坐等行为方式，才能更好地达到减重目标。

思路 3：在饮食干预中运用认知行为疗法，目的是增加饮食控制的依从性。

认知行为疗法（cognitive behavioral therapy, CBT）近年来逐渐被接受并改进，旨在通过改变减重者对肥胖和体重管理的观点和知识，建立信念，同时鼓励减重者采取有效减轻并可以维持体重的行为措施。在饮食干预中的具体做法是减重者通过反省自己的饮食行为和生活方式，找出不良的饮食习惯和行为或生活方式，然后在专业人员的指导下进行调整（行为调整）。针对王女士目前的情况，提出行为调整的建议如下：

1. 选购食物的行为调整　注意选择脂肪含量低、能量密度低的食物；购买预包装食品要查看营养标签，选择低能量、低脂肪的食品；养成清淡饮食、偏好低能量饮食的习惯。

2. 进食行为调整　这是行为调整的关键。要定时定量，放慢进食速度，细嚼慢咽延长进食时间；增加就餐次数，正餐之间可以吃水果满足进食欲望，减少食物摄入量；使用较小的容器盛装食物或进餐前将一餐的食物按量分装以限制进食量；每餐只吃到七分饱，不要过饱。

3. 烹调行为调整　用蒸、煮、炖、凉拌的烹调方法代替用油煎或炸的方法，减少烹调油的用量；少用肥肉、奶油、黄油及纯能量食物（糖、酒、淀粉等）。

4. 改变生活方式　把晚上看电视、上网、吃零食的时间改为散步、做家务、擦地板,既消耗了一部分能量,又能改变晚饭后吃零食的习惯;闲暇时间限制久坐,减少以车代步;控制在外就餐次数,避免吃快餐、自助餐。

知识点

食物的能量密度

食物的能量密度(energy density of food)是单位体积或重量的食物摄入后可为机体提供的能量,与食物中各种产能营养素关系密切,脂肪含量高的食物往往具有较高的能量密度。常见食物的能量密度见表18-11。

另外需要注意酒精的能量密度较高,每克酒精可产生7kcal能量,容易通过肝脏吸收并转化为脂肪储存在体内。白酒、啤酒、红酒等除可以提供能量外,其他营养素含量极少。

表 18-11　常见食物的能量密度(以100g可食部计)

食物名称	提供的能量		食物名称	提供的能量	
	kcal	kJ		kcal	kJ
奶油	879	3 678	带鱼	127	531
核桃	646	2 704	米饭(蒸)	116	486
花生仁(炒)	589	2 466	牛肉(腿)	106	444
巧克力	589	2 463	香蕉	86	364
饼干	435	1 820	豆腐	84	351
奶糖	407	1 705	马铃薯	81	343
蛋糕	348	1 456	红薯	61	260
炸鸡	279	1 167	苹果	53	227
馒头	223	934	南瓜	23	97
鸡翅	194	812	芹菜	22	93
猪肉(腿)	190	795	黄瓜	16	65
鸡蛋	144	602	冬瓜	10	43

思路4:临床医护人员应协助患者制订减体重的计划,并支持和指导其减重措施的执行。制订的目标必须具体、可操作,使其知道做什么、如何做,并有信心实现目标;要关心和帮助患者改变行为,建立共同战胜肥胖的伙伴关系;与患者保持经常联系,进行必要的监测,以便及时评价患者的进步,并为其提供实施下一步目标的信息。

思路5:学会自我监测。

对行为的自我监测有助于向希望的目标方向转变。自我监测的内容主要有:每日早晨空腹测量体重并准确记录;每日记录摄入食物的种类、数量、进餐时间和地点等;每日记录身体活动和运动内容、持续时间、运动后脉搏数等。

知识点

成人超重和肥胖症的干预原则

(1) 必须坚持预防为主,从儿童、青少年开始,从预防超重入手,并终生坚持。

(2) 采取综合措施预防和控制肥胖症,积极改变人们的生活方式,包括改变膳食、增加体力活动、矫正引起过度进食或活动不足的行为和习惯。

（3）鼓励摄入低能量、低脂肪、适量蛋白质和碳水化合物、富含微量元素和维生素的膳食。

（4）控制膳食与增加运动相结合以克服因单纯减少膳食能量所产生的不利作用。二者相结合可使基础代谢率不致因摄入能量过低而下降，达到更好的减重效果。积极运动可防止体重反弹，还可改善心肺功能，产生更多、更全面的健康效益。

（5）应长期坚持减体重计划，速度不宜过快，不可急于求成。

（6）必须同时防治与肥胖相关的疾病，将防治肥胖作为防治相关慢性病的重要环节。

（7）树立健康体重的理念，防止为美容而减肥的误区。

3 个月后王女士实现了减重 6kg 的靶目标。经过营养评估，医生建议她再减少能量摄入 150～200kcal（628～837kJ）/d，同时每日在可耐受的情况下再逐渐增加 30 分钟中强度运动（打羽毛球或网球）。实行综合减重措施 6 个月，王女士的体重减到 60kg、BMI 降至 23.4kg/m^2。

三、知识拓展与问题延伸

（一）肥胖症的干预策略与措施

1. 全人群的普遍性干预　重点是针对超重和肥胖的病因开展健康教育和健康促进。①宣传《中国居民膳食指南》，摄入平衡膳食，减少脂肪摄入量，增加蔬菜和水果在膳食中的比例；②开展健身运动，工作和闲暇时间有意识地进行身体活动；③提倡健康的生活方式，戒烟、限酒、限盐；④关注体重变化，成年后的体重增长控制在 5kg 内。

2. 高危人群的选择性干预　重点是防止体重继续增加，提高该人群的知识与技能，减少或消除发生并发症的危险因素。①筛查和早期发现高危个体；②开展健康教育，改变高危人群的知识、态度、行为；③加强体重监测和体重管理。

3. 对肥胖症和伴有并发症患者的针对性干预　重点是减轻体重，并防止体重反弹，对已有并发症的患者进行疾病管理。①合理安排饮食；②加强体力活动和锻炼；③通过行为疗法改变生活方式；④必要时进行药物治疗或外科手术治疗。

（二）体重管理的有效方式——自我管理

1. 超重和肥胖自我管理的本质是自我行为控制　减轻体重和控制体重是复杂、困难、易受挫折的过程，节制饮食常常需要 6 个月甚至更长时间，只有通过认知行为疗法，提高自我控制力，才能实现目标，达到行为改变。坚持每日记日记，分析饮食与运动的情况，有助于减轻体重。记日记还能及时了解所取得的进步，检查是否实现了短期目标，可以增加自我效能的知觉，提高自我行为控制力；通过记日记也能更好地约束自己，逐渐改掉不良的饮食习惯和生活方式。

2. 使用行为限制法，对饮食实行自我控制　例如：为了避免边看电视边吃零食，可以限制家人只能在厨房吃东西，或者保持柜子里没有使人发胖的零食。饮食控制的措施包括：①进食时充分咀嚼，避免进食速度过快，吃饭时可以用小盘装菜；②避免吃饭过饱，不暴饮暴食；③避免经常饮酒或经常在饭店进餐，避免自助餐、快餐；④一日三餐定时定量，避免不吃早餐、中午对付、晚上会餐；⑤晚餐要少，避免饭后立即睡或睡前加餐；⑥吃饭时专心致志，不做与吃饭无关的事情，例如看电视、看报纸和谈工作，也要避免边看电视边吃零食；⑦多吃蔬菜，少吃荤菜；⑧不要用菜汤拌饭，在喝浓汤时，应该把上面的浮油弃去；⑨避免肥肉、油炸食品，不挑食、偏食；⑩避免强迫自己"清扫"剩余饭菜，进餐后应立即将剩余的饭菜从餐桌上拿开，以免产生继续进食的欲望；⑪避免情绪化进食或非饥饿时进食；⑫口渴时，不要拿牛奶或者饮料代替白开水；⑬尽可能减少食用方便食品。

3. 寻求社会支持，不断强化自我控制　行为的转变，必须创造支持性环境，对于减轻体重和控制体重者来说，组织与环境的支持、家庭成员及其社会网络中人们的支持十分重要，是影响行为的强化因素。例如：家庭其他成员的共同参与对于控制体重的效果明显；集体的健身锻炼有助于互相鼓励坚持下去；防止体重反弹也要有来自同事、朋友、家庭的支持。

（三）儿童体重管理的必要性

1. 儿童期肥胖危及终生　在美国，最常见的儿童营养问题是肥胖，2～19 岁的儿童和青少年中，约 1/3 的人超重。我国儿童的超重和肥胖问题也不容忽视。儿童时期肥胖可增加成年后肥胖的发生风险。儿童青少年超重、肥胖的判断标准与成年人不同，见表 18-12。

表 18-12　中国学龄儿童青少年超重、肥胖筛查体重指数分类

年龄/岁	体重指数 /($kg \cdot m^{-2}$)			
	超重		肥胖	
	男性	女性	男性	女性
6	16.6	16.3	18.1	17.9
7	17.4	17.2	19.2	18.9
8	18.1	18.1	20.3	19.9
9	18.9	19.0	21.4	21.0
10	19.6	20.0	22.5	22.1
11	20.3	21.1	23.6	23.3
12	21.0	21.9	24.7	24.5
13	21.9	22.6	25.7	25.6
14	22.6	23.0	26.4	26.3
15	23.1	23.4	26.9	26.9
16	23.5	23.7	27.4	27.4
17	23.8	23.8	27.8	27.7
18	24.0	24.0	28.0	28.0

知识点

我国儿童期单纯性肥胖危险因素

（1）环境因素的作用大于遗传因素。

（2）家长过度溺爱是一个不可忽视的因素。

（3）低收入家庭是今后一段时间内持续产生肥胖儿童的重要来源。

（4）室内活动量明显降低是肥胖儿童的一个生活特点。

（5）主食量、肉食量高，水果、蔬菜量低，进食过快是肥胖儿童的摄食特征。

（6）人工喂养、过早添加固体食物（出生后 1～2 个月）和断奶过早是促成单纯性肥胖产生的一种喂养模式。

（7）我国传统重男轻女的社会习俗和某些传统的文化观念（过度约束儿童活动等）是造成男童中重度肥胖检出率高的一个不可低估的因素。

2. 儿童期肥胖的治疗　儿童正处于生长发育时期，针对肥胖进行干预的目标不是达到一定的理想体重，而是建立健康的饮食和活动模式。

在儿童期，对于单纯性肥胖的治疗以体重控制为基本概念，不进行减少体重的治疗。治疗目标是在保证正常发育的前提下，维持体重或减缓体重增加速度，随着身高的增长 BMI 会逐渐下降。并且可以将养成科学、正确和良好的生活习惯，保持身心健康发育作为儿童体重管理的远期目标。具体而言，儿童体重控制方案必须结合本国、本民族的实际情况，结合家庭、个人的生活习惯（包括饮食习惯和日常体力活动），结合

习俗和文化背景来制订,这三个结合是体重控制能否长期保持的关键,科学的生活方式只有成为生活习惯后才能发挥作用。

对于 BMI 处于或高于第 95 百分位数并出现肥胖继发并发症的儿童,则应采取适当措施减轻体重,配合家庭饮食习惯的调整和增加体力活动,减重方案应持续整个生长阶段,如有必要可持续更长的时间。

（四）老年人体重管理的特殊性

1. 老年人的生理代谢特点　①基础代谢率下降;②合成代谢降低,分解代谢增高,胰岛素分泌能力减弱,糖耐量下降;③消化系统功能减退,消化液、消化酶及胆汁、胃酸、内因子分泌减少,对脂肪的消化能力下降,矿物质、维生素、蛋白质的利用率下降;④体成分改变,瘦体重减少,腹部、内脏、肌肉内脂肪增加,水分减少,矿物质减少;⑤脂类代谢能力降低,易出现血脂升高、动脉硬化;⑥体内氧化损伤加重,免疫功能下降;⑦心、脑、肝、肾功能不同程度的降低。

2. 身体活动减少是老年人超重或肥胖的主要原因　老年人肌肉量减少而脂肪增加的肥胖又称肌肉衰减性肥胖。在 BMI 正常甚至 BMI 降低的老年人中,也可有内脏脂肪过多以及可见的脂肪蓄积。因此,老年人适度的身体活动和健身锻炼非常必要。老年人的运动强度要适宜,一般以低强度的有氧运动为主,并应有增加肌力的运动;运动方式应灵活多样,如步行、快走、太极拳、门球、瑜伽等耐力性和抗阻运动(举哑铃、拉弹力带等),不要做剧烈运动或突然前倾、后仰、旋转、倒立等,以防发生意外;每次运动要量力而行,强度不要过大,运动持续时间不要过长,每日累计 30 分钟以上,可分次进行,但清晨的运动量应尽量小一些;严寒和酷暑季节可以室内运动代替室外运动。

3. 老年人易发生体重不足或营养不良　对于成年人,BMI<18.5kg/m² 是营养不良的判别标准。许多研究表明,老年人体重过低可增加营养不良和死亡率风险。因此中国营养学会建议老年人 BMI 最好不低于 20kg/m²。美国以 BMI≤21kg/m² 作为老年人营养不良的参考值。食物摄取不足是老年人营养不良的主要原因。生理、社会、心理因素可能影响老年人的食欲或影响其购买、烹调、食用营养充足的膳食,如:患糖尿病、高血压、心血管疾病、胆囊疾病、痛风等慢性疾病的老年人,在食物选择上受到一定程度的限制;治疗疾病的药物可引起厌食;老年人味觉和嗅觉减退、牙齿缺失、消化液分泌减少、胃肠蠕动减慢等都可能影响食物选择及进食量;老年人的焦虑、抑郁、孤独等加重了食欲缺乏。因此,要重视老年人的体重监测和营养评估,对老年人及其家属进行平衡膳食的指导。

知识点

超重或肥胖的老年人慎重减体重

对于超重或肥胖的老年人不必过分强调减体重,但是防止体重继续增加极为重要。为老年肥胖者制订减体重方案时,首先要全面评估肥胖相关疾病的危险因素,衡量减体重的利与弊,评估减体重能否改善其机体功能或减少疾病的危险因素;其次,要对其营养状况作出评估,减体重膳食中必须保证足量的优质蛋白,并且给予营养素补充剂;同时还要兼顾超重和肥胖老年人的心血管疾病、糖尿病危险性增加及骨关节病使其关节活动功能受限,选择适宜的运动强度和运动方式。

知识点

老年人肌肉衰减的危害

骨骼肌是身体的重要组成部分,随着年龄增长,老年人肌肉重量、强度和功能逐年下降,甚至逐步发展到难以站立、平衡障碍、容易摔倒骨折等情况,可显著影响老年人生活质量,同时活动能力减弱,丧失生活自理能力的风险增加。并且,肌肉衰减综合征还是老年人骨质疏松、关节炎等疾病发展的重要因素之一。

老年人在骨骼肌肉衰减的同时常伴有肌肉衰减性肥胖,在肌肉量减少、脂肪组织过多的双重作用下,活动能力成倍减退,并进一步加速肌肉衰减。

老年人营养状况筛查

老年人营养状况筛查可采用 Guigoz 等研究创立的微型营养评定（mini nutrition assessment，MNA），完整版 MNA 用于全面的营养评估。简化版 MNA（MNA-SF）是最常用于非住院老年人营养风险评估的方法，在国外已得到了广泛的认可，适用于非住院患者和社区健康老年人群的营养筛查。MNA-SF 包括 6 个问题及对 BMI 的评价，无法获取 BMI 时则以小腿围代替。筛查分数最高为 14 分，正常营养状况 12～14 分，存在营养不良风险 8～11 分，营养不良 0～7 分。MNA-SF 快速、简单、易操作，一般只需 10 分钟即可完成。

（五）体重管理门诊体成分检测

1. 检测体成分的方法　除人体测量法可间接测量体成分外，临床医生还可通过物理和化学方法直接测量，如生物电阻抗分析、空气置换体积描记法、双能 X 线吸收法、超声和磁共振扫描、水下称重法、中子活化分析、总体钾及稀释法等。其中生物电阻抗分析因快速、方便、安全和无创在临床上被较多应用。空气置换体积描记法、双能 X 线吸收、磁共振扫描可用于儿童、老年人和患者，但费用较高。

2. 人体成分分析仪　一般来说，与人体测量法比较，生物电阻抗分析是一种比较可靠的测量人体成分的方法，其原理是瘦体组织比脂肪组织的导电性高而电阻抗低，通过导入人体一定频率的电流，测量人体的电阻值，从而间接测量人体的体脂含量。目前体重管理门诊较多利用生物电阻抗分析技术来评估患者的体脂含量、比例以及分布特点，其具有操作简便、安全性强、精确度高的特点，并且其优点还在于可以在不对人造成机械性损伤的前提下完成体成分分析。因此在体重管理门诊中，临床医生除了对患者进行常规的体格评估外，还可借助人体成分分析仪评价患者体内脂肪情况和肥胖程度。

人体成分分析仪使用注意事项

（1）佩戴心脏起搏器或其他电子设备的超重或肥胖者，禁止使用人体成分分析仪。

（2）患者体内有植入金属物体如钢板钢钉等，易影响仪器测量结果，不建议进行人体成分测量。

（3）因胃内容物及膀胱和肠道内容物的重量会被计算入身体重量，从而影响测量结果，应空腹及排空大小便后进行测量。

（4）测量前将受试者身上的具有重量的物品摘除，如手机等，穿着轻便的衣物进行测量，过重的衣物和配饰会影响体重测量而引起体成分测量误差。

（5）测量前脱去袜子、手套等。

（6）静立 5 分钟后进行测量，测量期间不要说话。

（7）在进行剧烈运动、沐浴、桑拿等活动后不宜直接立即进行体成分的测量，运动和出汗都会导致体成分暂时性变化。

（8）重复测量时，应尽可能使两次测量的条件相同，测量间隔时间不应少于 5 分钟。

四、小　　结

体重管理是通过合理营养与适当运动调控身体能量及代谢平衡，配合认知行为疗法和社会支持，改变不良生活方式或饮食习惯，达到并保持理想体重，促进个体及群体健康的目的。体重管理的最终目标是获得一种健康的生活方式。体重管理流程见图 18-1。

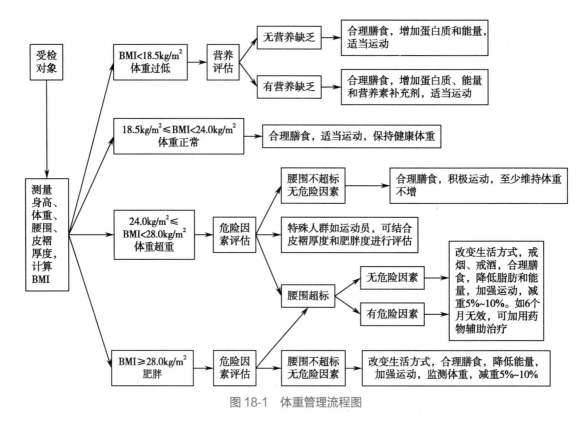

图 18-1　体重管理流程图

（席元第）

推荐阅读文献

[1] 伯恩斯坦，罗根. 老年营养学. 孙建琴，黄承钰，莫宝庆，等，译. 上海：复旦大学出版社，2012.

[2] 傅华. 临床预防医学. 2版. 上海：复旦大学出版社，2014.

[3] 郭红卫. 医学营养学. 2版. 上海：复旦大学出版社，2013.

[4] 黄敬亨，邢玉建. 健康教育学. 5版. 上海：复旦大学出版社，2013.

[5] L.凯萨琳·马汉，西尔维娅·艾斯科特-斯顿普，珍尼丝·L.雷蒙德. Krause 营养诊疗学. 13版. 杜寿玢，陈伟，译. 北京：人民卫生出版社，2017.

[6] 杨月欣，葛可佑. 中国营养科学全书. 2版. 北京：人民卫生出版社，2019.

[7] 臧少敏，王友顺. 老年营养与膳食保健. 北京：北京大学出版社，北京大学医学出版社，2013.

[8] 曾果. 营养与疾病. 成都：四川大学出版社，2017.

[9] 中国营养学会. 中国居民膳食营养素参考摄入量（2013版）. 北京：中国轻工业出版社，2013.

[10] 中国疾病预防控制中心营养与食品安全所. 中国食物成分表（第1册）. 2版. 北京：北京大学医学出版社，2009.

[11] 中国疾病预防控制中心营养与食品安全所. 中国食物成分表（第1册）. 6版. 北京：北京大学医学出版社，2018.

[12] 中国营养学会. 中国居民膳食指南（2016）. 北京：人民卫生出版社，2016.

[13] 中华人民共和国卫生部疾病控制司. 中国成人超重和肥胖症预防控制指南. 北京：人民卫生出版社，2006.

[14] 中华人民共和国卫生部疾病控制局. 中国学龄儿童少年超重和肥胖预防与控制指南（试用）. 北京：人民卫生出版社，2008.

[15] LARSON DUYFF R. American dietetic association complete food and nutrition guide. 5th ed. Hoboken，New Jersey：John Wiley&Sons，Inc，2017.

第十九章 临床营养支持

临床营养（clinical nutrition）是研究人体处于各种病理状态下的营养需求和营养输注途径的科学，即在正常生理需要量的基础上，根据患者的疾病种类、病情、营养状况等，合理安排饮食，以增强机体抵抗力，改善代谢，修补组织，积极地促使疾病的转归，从而使患者早日康复。疾病的营养治疗是现代综合治疗的重要组成部分，它是根据疾病的病理生理特点，按不同时期制订符合其特征的营养治疗方案和膳食配方，以达到治疗、辅助治疗或诊断的目的。根据人体的基本营养需要和各种疾病的治疗需要而制订的医院患者膳食，可分为基本膳食、治疗膳食、特殊治疗膳食、儿科膳食、诊断膳食和代谢膳食等。

治疗膳食（therapeutic diet）是指根据不同的病理与生理状况，调整患者膳食的营养成分和性状，治疗或辅助治疗疾病、促进患者康复的膳食，又称成分调整膳食。在调整某种营养素摄入量时，要考虑各种营养素之间的平衡关系，膳食制备应符合患者的消化、吸收和耐受能力，并兼顾患者的饮食习惯。治疗膳食品种很多，临床常见的有高能量高蛋白质膳食、低蛋白质膳食、低脂膳食、低胆固醇膳食、限碳水化合物膳食、高纤维膳食、低纤维膳食、限钠盐膳食、低嘌呤膳食、高钾膳食、低钾膳食等。每一种治疗膳食都有各自的适应证和膳食原则。

营养支持（nutritional support）是指经口、肠道或肠外途径为患者提供较全面的营养素。目前临床上根据供给患者营养物质的途径通常将营养支持分为肠内营养（enteral nutrition，EN）和肠外营养（parenteral nutrition，PN）两类。营养支持属非急诊处理措施，应该在患者生命体征稳定后才能按适应证指南和操作规范进行。临床营养支持的目的是维护细胞正常代谢，支持组织器官功能活动，补充有特殊作用的营养因子，调节免疫系统功能，修复病损组织器官功能，减少患者住院时间，降低住院费用，促进患者康复。

营养不良（malnutrition）即营养不足。由于摄入不足或利用障碍引起的能量或营养素缺乏的状态，进而引起机体成分改变，生理和精神功能下降，导致不良临床结局。2017年欧洲肠外肠内营养学分会（Europen Society of Parenteral and Enteral Nutrition，ESPEN）专家组将营养不良等同于营养不足，成为与营养过剩的同级别并列用词，解决了长期以来概念的混乱。

营养风险（nutritional risk）是指现存的或潜在的营养和代谢状况对疾病或手术相关的不良临床结局影响的可能性大小。该定义所强调的营养风险是指与营养因素有关的出现不良临床结局（比如并发症）的风险，而不是指发生营养不良的风险。营养风险产生的原因主要有营养不良、疾病、手术、创伤等应激状态以及年龄因素等。营养风险的后果包括患者住院时间延长、并发症发生率和死亡率增高，影响患者生活质量，增加住院费用等。营养支持存在有营养风险的患者可能会带来更好的临床结局。因此，为患者进行营养风险筛查和营养评估显得尤为重要。

临床营养支持的思路与环节要点：

1. 临床急诊处理优先，患者生命体征稳定后才按需开展营养支持。
2. 是否需要营养支持应遵循先营养风险筛查和营养评估后应用的原则。
3. 选择何种营养支持途径要考虑肠内肠外营养支持的适应证与禁忌证。
4. 坚持肠内营养优先的原则，倡导肠外联合肠内营养的方法。
5. 规范肠内肠外营养支持的实践操作。
6. 重视发挥功能营养素的作用。
7. 警惕药物与营养素的相互作用，密切监测营养支持效果并及时调整实施方案，预防并减少并发症。

一、治 疗 膳 食

　　患者,男,43 岁,眼睑水肿 20 日,伴有腰部钝痛,无尿频、尿急、尿痛,无肉眼血尿、无肌肉酸痛,无发热,无恶心呕吐。咽部无红肿,扁桃体无肿大,双肺呼吸音清、未闻及明显啰音,心率 72 次 /min、律齐、无杂音,血压 140/95mmHg。剑突下轻压痛、无反跳痛及肌紧张,肝脾未触及,肝肾区无叩痛,移动性浊音阳性,双下肢中度凹陷性水肿 4 日。患病以来,精神可,睡眠可,饮食可,大便正常,小便淡茶水色,尿量较前减少。辅助检查结果:超声提示脂肪肝,胆囊壁厚且欠光滑。红细胞计数 5.21×10^{12}/L,白细胞计数 6.08×10^9/L,血红蛋白 149g/L,血小板计数 156×10^9/L,尿蛋白质(+++),尿隐血(+++),谷丙转氨酶 22U/L,谷草转氨酶 20U/L,间接胆红素 7.222μmol/L,白蛋白 20.4g/L,尿素氮 6.21mmol/L,肌酐 98.6μmol/L,尿酸 420.3μmol/L,总胆固醇 11.8mmol/L,甘油三酯 1.73mmol/L,高密度脂蛋白胆固醇 1.52mmol/L,低密度脂蛋白胆固醇 5.88mmol/L,免疫球蛋白 G 6.31g/L,免疫球蛋白 A 3.34g/L,免疫球蛋白 M 1.57g/L,血钙 1.88mmol/L,二氧化碳 27mmol/L。应如何对他进行临床营养指导?

　　【问题 1】 根据病史采集和相关检验结果,该患者的正确诊断是什么?

　　思路:根据患者临床症状和体征,结合测量指标检验结果,作为正确诊断的依据。患者初步诊断为肾病综合征,低钙血症。肾病综合征(nephrotic syndrome, NS)并不是一个独立的肾脏疾病,而是由一组有类似临床表现、不同病因及病理表现的肾脏疾病构成的临床综合征。NS 是一个临床诊断,它有多种病因,涉及许多不同的疾病,不能作为患者的最终诊断。不同疾病有各自的特点,诊断为 NS 之后必须进一步明确其病因及病理类型,有针对性地进行治疗和营养干预。

中国成人血脂异
常分层标准
(图片)

　　【问题 2】 患者有无并发症? NS 营养代谢特点是什么?

　　思路:在等待 24 小时尿蛋白定量结果时,对患者进行多项相关检查,以鉴别诊断以下疾病,包括过敏性紫癜肾炎、系统性红斑狼疮肾炎、乙型肝炎病毒相关性肾炎、糖尿病肾病、肿瘤相关肾损害等。准备行肾穿刺活检术,以明确病理类型。

　　检验回报,患者 24 小时尿量 1 220ml, 24 小时尿蛋白总量 4.888 5g, 24 小时尿微量白蛋白总量 4 634.686mg。患者存在低白蛋白血症,水肿,血脂升高,大量蛋白尿。患者 NS 诊断明确,肿瘤标志物未见,目前未见并发症,等待肾活检结果。

　　知识点

NS 营养代谢特点

　　一般来说,凡是能引起肾小球滤过膜损伤的因素都可以导致 NS。依其发病原因可分为原发性及继发性,任何原因的 NS 病理生理学均可归纳为蛋白尿、低白蛋白血症、水肿、伴或不伴高脂血症,患者易发生感染、血栓和栓塞、微量元素缺乏、急性肾衰竭、内分泌紊乱和免疫功能低下等并发症。NS 营养代谢特点:①蛋白质代谢最明显的变化是血清白蛋白浓度明显下降,其原因为蛋白质摄入不足,常表现为负氮平衡,可出现营养不良;肝脏蛋白质合成代谢减弱;肾小球通透性增加,使蛋白质随尿液大量丢失;肾小管分解白蛋白的能力增加。②NS 患者出现水钠潴留而水肿,出现低钙血症、骨质疏松、低钾或高钾血症,铁、维生素等容易缺乏。③脂代谢的变化是高脂血症,总胆固醇、甘油三酯、低密度脂蛋白胆固醇、极低密度脂蛋白胆固醇均增加,高密度脂蛋白胆固醇正常或降低。

【问题3】 还需要了解患者的哪些信息,以帮助医生制订有针对性的治疗膳食方案?

思路:NS 是多种危险因素共同作用的结果,但病因仍不明确。遗传、免疫、感染、药物及环境等因素都可能参与其中。NS 从病因学角度分为原发性和继发性两类。尽管引起 NS 的疾病繁多,但占主要地位的是原发性肾小球疾病,常见的有微小病变肾病、局灶节段性肾小球硬化、IgA 肾病、膜增生性肾小球肾炎、膜性肾病、C1q 肾病、快速进展性肾小球肾炎及抗基底膜肾小球肾炎等。要从患者的生活、工作、既往疾病史、家族史等方面寻找可能的发病诱因,获得患者营养状况、体力活动、生活习惯、性格喜好等必要信息。

该患者此次急性起病。既往体健,无心脏病、糖尿病、高血压等病史,无结核、肝炎、性病等传染病史,无外伤、手术、输血史,无药物食物过敏史,预防接种史不详。患者长期居住本地,无血吸虫病疫水接触史,未到过地方病或传染病流行地区。生活规律,无烟酒及毒麻药嗜好,无工业毒物、粉尘、放射性物质接触史。父母均健在,家族中无结核、肝炎、性病等传染病史,否认家族性遗传性疾病史。

【问题4】 还应对患者进行哪些与营养有关指标的测量或评估?

思路1:遵循先营养风险筛查和营养评估后应用的原则,首先对患者的营养状况进行评定。定期监测与患者病情和营养状况有关的生理生化指标,以便及时了解患者病情变化、治疗效果,同时为指导治疗膳食的应用提供数据基础。

知识点

营养风险筛查和营养评估

营养风险筛查(nutritional risk screening)是指发现患者是否存在营养问题和是否需要进一步全面营养评估的过程。

营养评估(nutritional assessment)是指由营养专业人员通过膳食调查、人体组成测定、人体测量、生化检查、临床检查、综合营养评估方法等手段,对患者的营养代谢和机体功能等进行全面检查和评估,用于制订营养支持计划,考虑适应证和可能的不良反应,并监测营养支持的疗效。

在临床实践中,建议对所有患者进行营养风险筛查和评估,以明确是否存在确定性的营养不良或营养风险,并因此确定是否具备营养支持的适应证。目前常用的营养风险筛查与营养评估工具包括营养风险筛查 2002(nutritional risk screening 2002,NRS 2002)、主观整体评估(subjective globe assessment,SGA)、患者主观整体评估(patient-generated subjective globe assessment,PG-SGA)、微型营养评估(mini nutritional assessment,MNA)、营养不良通用筛查工具(malnutrition universal screening tools,MUST)、营养风险指数(the nutrition risk index,NRI)以及危重症患者营养风险评分(nutrition risk in the critically ill score,NUTRIC 评分)等。

营养风险筛查与营养评估的比较(图片)

患者住院第 1 日,测量其身高为 178cm,体重为 83.0kg,体重指数(BMI)为 26.2kg/m²,近期体重无明显变化,食欲尚可。该患者应用 NRS 2002 初筛表评定后,所有问题回答均为"否",故目前不存在营养风险。

思路 2：根据患者病情，应监测出入水量、24 小时尿蛋白定量、血尿常规、肝肾功能、血压、体重、营养生化（蛋白质、血脂、维生素、矿物质）、营养摄入量等相关指标。NRS 2002 应每周进行一次筛查。

【问题 5】　依据目前各方面的诊断和评估结果，应给予患者哪些临床营养方面的建议？

思路 1：临床营养干预或调整的主要目的是控制疾病的并发症和延缓疾病的进展。NS 患者营养干预的目的是通过给予治疗膳食，掌握总能量和蛋白质的摄入量，纠正低蛋白血症引起的免疫功能下降、营养不良或贫血，控制高脂血症的发展，纠正水钠潴留，预防肾衰竭。

知识点

NS 治疗膳食的原则

NS 治疗膳食的原则就是给予充足能量、适量优质蛋白质，适量脂肪，限钠盐膳食，补充维生素、矿物质及膳食纤维，达到既不加重患者肾脏负担又不会导致营养不良的发生。

思路 2：依据治疗膳食的原则制订患者的治疗膳食。①充足能量：患者需要卧床休息，能量供给以 35kcal/（kg•d）为宜，肥胖患者、老年人和糖尿病患者可减至 30kcal/（kg•d）。碳水化合物占每日总能量的 65%～70%。②适量优质蛋白质：NS 患者存在低蛋白血症、大量蛋白尿，表现为负氮平衡，但如果摄入高蛋白质膳食会导致尿蛋白增加明显，加重肾小球损害，而仅使血浆白蛋白略有增加或不变；如果摄入限制蛋白质膳食，尿蛋白显著减少，对患者肾功能改善有益，而血浆白蛋白变化不明显。因此，当患者肾功能尚好时可供给高蛋白质膳食；一旦出现肾功能不全，应限制蛋白质摄入量，但每日摄入量不应低于 50g。③适量脂肪：一般不需严格限制脂肪摄入量，每日供给量 50～70g，占总能量 30% 以下，宜选择多不饱和脂肪酸丰富的植物油为脂肪来源。严重高脂血症应采用低脂肪低胆固醇膳食，脂肪供能占总能量 20%～25%，一般不超过 50g/d。④限钠盐膳食：以减轻由于水、电解质紊乱而出现的水钠潴留。监测患者水肿和血压变化，可给予低盐膳食、无盐膳食或低钠膳食。⑤补充维生素、矿物质及膳食纤维：选择富含铁、钙和维生素 A、维生素 D、维生素 C、B 族维生素的食物，增加膳食纤维的摄入量。适当食用粗粮、杂粮、新鲜蔬菜和水果，适量的脱脂乳和豆制品既可提供优质蛋白质又可供给足量的钙。

患者肾活检病理报告结果为膜性肾病 I～II 期，肾小管 - 肾间质损害。住院第 15 日，患者体重 84.2kg，尿量 857ml/24h，尿蛋白总量 6.062 8g/24h，尿微量白蛋白总量 5 968.425mg/24h。继续临床治疗并给予治疗膳食。住院第 28 日，患者无腰痛、尿频、尿急、尿痛等不适表现，饮食睡眠尚可，对治疗膳食耐受。体重 83.4kg。血压 120/85mmHg，咽部无红肿，扁桃体无肿大，双肺呼吸音清，未闻及干湿啰音，心率 72 次 /min，律齐，无杂音，全腹无压痛、反跳痛及肌紧张，肝脾未触及，肝肾区无叩击痛，双下肢轻度水肿。第 28 日检验结果：尿蛋白质（+++），尿隐血（+++），谷丙转氨酶 33U/L，谷草转氨酶 17U/L，间接胆红素 5.49μmol/L，白蛋白 22.1g/L，尿素 7.00mmol/L，肌酐 76.1μmol/L，尿酸 275.2μmol/L，总胆固醇 8.2mmol/L，甘油三酯 1.59mmol/L，高密度脂蛋白胆固醇 1.58mmol/L，低密度脂蛋白胆固醇 4.36mmol/L，钙 2.34mmol/L。尿量 1 450ml/24h，尿蛋白总量 2.453 4g/24h，尿微量白蛋白总量 2 358.762mg/24h。

【问题 6】　经过阶段性治疗，患者的病情相对稳定，肾脏病变缓解，治疗膳食的方案应该如何调整？

思路：依据治疗过程中定期监测的营养状况、肾功能情况及其他相关检验结果，适时调整营养干预方案，提高患者食欲，达到并维持合理体重，发挥辅助治疗的作用。

根据监测结果，仍然给予患者充足能量，以 35kcal/（kg•d）为宜；适量优质蛋白质，为 0.8～1.0g/（kg•d），再加上 24 小时尿蛋白丢失量；适量脂肪，供给量 50～70g/d；限钠盐膳食；补充维生素、矿物质及膳食纤维。

【问题 7】　患者病情稳定，申请出院。应该给予哪些膳食营养方面的建议？

思路：一部分患者出院后仍需坚持治疗，治疗膳食将继续发挥辅助作用。患者出院后应注意休息，避免劳累，避免着凉，每日监测血压和 24 小时尿量等，坚持遵医嘱用药。同时应该对患者及其家属开展有针对性的营养健康教育。结合患者出院病情、医嘱、用药情况、家庭情况、经济条件、职业、生活习惯、饮食嗜好等，编制膳食营养方案。重点是讲解家庭治疗膳食的编制原则和要求，掌握常见食物营养成分，根据市场供应及烹调方法，合理安排患者膳食。随诊时，根据患者病情和营养状况变化及时调整治疗膳食方案。

二、肠内和肠外营养支持

患者，男，55 岁，因全身多处被汽油火焰烧伤入院治疗。现病史：患者面颈部、双上肢、胸腹部、背部左侧、部分下肢烧伤，创面红肿明显，有水疱形成，大部分创面基底颜色红润，部分创面基底红白相间，渗出较多，疼痛剧烈。双上肢创面肿胀明显，基底颜色乳白色，有焦痂形成，皮肤弹性差，呈皮革样改变，痂下未见明显栓塞的毛细血管，痛觉消失。烧伤总面积约 55%，Ⅱ度烧伤面积约 41%，Ⅲ度烧伤面积约 14%。

患者口渴明显，尿少，烦躁，恶心，呕吐。烧伤后，患者无昏迷史，无心悸、胸闷，无头痛、头晕，无咳嗽，无明显声音嘶哑，无明显呼吸困难。

【问题8】　根据对患者的检查和病史采集，如何对患者作出正确的诊断？

思路1：烧伤多为突发事故，急诊接收患者后首先应了解烧伤原因和经过、急诊前处理、补液等情况，然后进行全面检查，初步估计烧伤面积和深度，即可作出诊断。烧伤（burn injury）一般是指由于热力如沸液（水、油、汤）、炽热金属（液体或固体）、火焰、蒸汽和高温气体等所致的人体组织或器官损伤。烧伤的严重程度与烧伤面积、烧伤深度、烧伤部位、烧伤原因、患者年龄、患者体质状况、有无合并伤（如呼吸道损伤）或中毒等因素有关，其中最重要的是烧伤面积和深度。烧伤面积的估计是指烧伤范围占全身体表面积的百分数，我国一般采用经实测中国人体表面积而建立的"中国九分法"来表示。烧伤深度的分类方法多采用更符合客观实际的"四度五分法"，即Ⅰ度烧伤、Ⅱ度烧伤（包括浅Ⅱ度烧伤和深Ⅱ度烧伤）、Ⅲ度烧伤和Ⅳ度烧伤。结合烧伤面积和深度将成人烧伤严重程度分为轻度、中度、重度和特重度四类。

思路2：根据烧伤引起的一系列全身复杂的病理生理变化，一般将烧伤的临床过程分为三期。①体液渗出期（又称烧伤休克期）；②急性感染期；③修复期。分期的目的在于掌握烧伤病程发展的一般规律，有利于指导临床综合治疗工作的展开，增加临床治疗和营养支持的预见性和主动性。

患者经诊断为火焰烧伤，特重度烧伤。

【问题9】　进一步检查以明确该患者还有哪些脏器或组织受累？

思路：烧伤主要是造成皮肤损伤，严重者可伤及皮下组织、肌肉、骨骼、关节、神经、血管，甚至内脏，也可伤及黏膜被覆的部位，如眼、口腔、食管、胃、呼吸道、肛门、直肠、阴道、尿道等。大面积烧伤时，全身各系统组织均可受累。需测量患者的体温、脉搏、血压等主要生命体征，注意有无复合伤、中毒和呼吸道吸入性损伤。详细全面的诊断，可为进行正确的临床治疗和可能的营养支持，特别是营养支持途径的选择，提供依据。

经检查，患者无明显鼻毛烧焦、无咳嗽、无明显声音嘶哑、无明显呼吸困难，目前无呼吸道烧伤表现。患者尿少，但是无肉眼血尿和无血红蛋白尿，无肾衰竭表现。

【问题10】　烧伤患者的代谢反应特点有哪些？

思路1：了解患者病情所引发的代谢反应改变是制订正确营养支持方案的基础工作。烧伤患者的血流动力学变化显著，主要影响因素有血容量、心排血量、外周血管阻力和心肌收缩性。烧伤后的代谢反应主要是指分解代谢异常增加和代谢严重紊乱，为此应该监测相关生理生化指标以进行判断。

思路2：对大面积烧伤患者实施有创血流动力学监测是安全的，只要操作得当，可避免并发症的发生。

知识点

烧伤患者的代谢特点

烧伤患者的代谢分为两期。第一期为分解代谢期,分解代谢超过合成代谢,通常又将此期分为两个阶段。第一是代谢相对降低的落潮期,在烧伤后 1～3 日内出现,大致与休克期相当,特点为氧耗量、代谢率、尿氮排量等相对降低;第二是代谢旺盛的涨潮期,在烧伤后 2～3 日内出现,大致与感染期相当,特点是基础代谢率增高、产热和耗氧量多、蛋白质过度分解、体温升高、心率加快、体重降低,这一阶段可持续数周至数月。第二期为合成代谢期,合成代谢超过分解代谢,与修复期相当,特点为氧耗量、代谢率、尿氮排量等逐渐降低至趋于正常,烧伤创面基本修复,脏器功能基本正常,体重逐步恢复。待烧伤修复后,分解代谢和合成代谢趋于平衡。

入院第 1 日患者检验结果:血钾 4.53mmol/L,血钠 131.10mmol/L,血氯 101.90mmol/L,血钙 1.58mmol/L;红细胞计数 $5.16×10^{12}$/L,白细胞计数 $26.10×10^9$/L,血红蛋白 166.0g/L,血小板计数 $281×10^9$/L;总蛋白 31.9g/L,白蛋白 19.1g/L,球蛋白 12.8g/L,尿素 9.01mmol/L,肌酐 138.5μmol/L,尿酸 476.5μmol/L,葡萄糖 10.38mmol/L,胆固醇 3.8mmol/L,甘油三酯 1.74mmol/L,载脂蛋白 A1 0.69g/L,高密度脂蛋白胆固醇 0.67mmol/L,低密度脂蛋白胆固醇 1.48mmol/L。

【问题 11】 患者处于体液渗出期,检验结果说明了什么问题? 液体复苏的原则是什么? 有哪些注意事项?

思路:烧伤后 48 小时内,特别是大面积烧伤患者,大量血浆成分外渗,兼有血细胞的破坏,迅速丧失大量水分、钠盐和蛋白质(主要为白蛋白),若抢救不及时或处理不当,人体不足以代偿迅速发生的体液丢失时,由于循环血量明显下降,导致血流动力的改变,极易造成休克,水、电解质和酸碱紊乱,所以体液渗出期又称烧伤休克期。此期防治的手段为液体复苏。

知识点

烧伤患者的休克复苏

烧伤休克为低血容量性休克,表现为低血浆容量、血浓缩、低蛋白血症、低钠血症、代谢性酸中毒等。液体复苏是指通过补液维持患者终末器官适当的灌注来治疗低血容量休克,其目的就是要通过快速补液,维持血流动力学稳定,纠正代谢紊乱,恢复组织器官正常灌注。防治烧伤休克,补液应遵循"及时、快速、适量、监测"的原则。补液不及时、补液不足或补液过量等均会引起多种并发症进而危急患者生命安全。晶胶型公式中的 Brooke 公式、第三军医大学(现陆军军医大学)烧伤休克期补液公式及晶体型公式中的 Parkland 公式因其计算方法简便而被广泛应用于临床。

注意事项:①休克复苏过程应每小时根据监测指标进行评估和修改。体液渗出持续时间一般为 36～48 小时,严重烧伤时可延长至 48 小时以上,甚至 72 小时。随后血流动力方面趋于稳定,毛细血管通透性大多逐渐恢复正常,水肿液开始回收,组织水肿逐渐消退,创面变干燥。大面积烧伤患者,血液可出现稀释现象,尿量与尿钠排出增多。此时如不注意,仍继续大量输液,则有发生循环血量过多和脑水肿、肺水肿的危险。针对以上问题,采用阶梯式补液,将每小时的输液量予以量化,能够为临床应用提供更好的输液量和输液速度的指导;给予重度烧伤休克患者限制性液体管理,可减少并发症、提高生存率。②患者已经出现低钠和低钙血症,补液同时注意纠正水和电解质紊乱,后续如果需要营养支持应考虑这些情况,避免继发性代谢紊乱。临床治疗与营养支持应相辅相成,警惕药物 - 营养素相互作用。③衡量复苏效果是否满意,应根据反映各系统、各脏器微循环灌注、细胞代谢和功能的多项指标来进行综合评价。

药物 - 营养素相互作用

药物进入人体后，可不同程度地影响营养素的摄入、吸收、代谢与排泄，使营养价值发生改变，而食物及营养素也可对药物的吸收、分布、代谢与排泄产生一定的影响，使药物的药效和不良反应增强或减弱。这种药物与营养素在体内彼此发生药动力和药效学变化的作用，或药物引起营养状况减低的现象，称为药物 - 营养素相互作用（drug-nutrient interaction）。临床治疗和营养支持中应关注此问题，对患者所用的药物与食物及营养素、患者的营养状况进行密切观察监测，及时避免药物与营养素之间的相互不利影响，并进行正确药食配伍的健康教育，以期获得更好的临床结局。

患者为特重度火焰烧伤，病情危重，精神萎靡，禁食水，经 2 日体液复苏后，生命体征平稳。向家属了解，患者烧伤前，身高为 170cm、体重为 75kg、BMI 为 26.0kg/m²，没有体重丢失。

【问题 12】　如何判断患者是否需要营养支持？应该选择什么方式的营养支持？

思路 1：烧伤后的高代谢是患者机体对应激状态的反应，休克期过后进入代谢旺盛的高潮期，即可以开始考虑是否需要提供合理的营养支持。开展对患者的营养风险筛查和营养评估，寻找临床营养支持的切入点。同时正确评估患者的胃肠道功能，详细了解患者的饮食习惯，再结合患者伤情、检验结果和临床治疗方案，制订个性化的营养支持。

思路 2：烧伤患者应该接受营养风险筛查，可以使用 NRS 2002，必要时给予营养支持，尤其是体表面积 20% 以上的浅度烧伤或体表面积 10% 以上的深度烧伤者，代谢反应激烈，能量储备消耗多，加之创面愈合所需的营养素多，因此应开展营养支持。一般情况下，需要营养支持的烧伤患者应优先考虑肠内营养，管饲肠内营养应该尽早开始。

思路 3：烧伤总面积的大小与伤后能量消耗的增加直接相关，烧伤面积越大，特别是深度烧伤面积较大者能耗越高。因为烧伤创面在不断变化之中，应该根据间接测热法每周 1～2 次测定患者的能量需要量来决定能量需要量，也可以根据第三军医大学（现陆军军医大学）烧伤营养公式进行计算。

第三军医大学烧伤营养公式

（1）烧伤成人每日能量摄入（kJ/d）=4 184kJ× 体表面积（m²）+105kJ× 烧伤面积 %

（2）我国人体体表面积推算通用公式：体表面积（m²）=0.006 1× 身高（cm）+0.012 8× 体重（kg）－0.152 9

（3）人体体表面积简化公式：体表面积（m²）=[身高（m）－0.6]×1.5

【问题 13】　何谓肠内营养？如何选择适宜的投给途径？

思路 1：患者为特重度烧伤，经检查没有明显的胃肠道功能损伤，所以首选肠内营养支持。

肠内营养（EN）的概念

肠内营养（EN）是指具有胃肠道消化吸收功能的患者，因机体病理、生理改变或一些治疗的特殊要求，需利用口服或管饲等方法给予要素膳制剂，经胃肠道消化吸收，提供能量和营养素，以满足机体代谢需要的营养支持疗法。根据组成不同分为整蛋白型肠内营养、氨基酸（短肽）型肠内营养和疾病适用型肠内营养。根据给予途径的不同，分为口服和管饲，其中口服可以分为部分经口营养补充或全量供给。

思路 2：EN 的可行性主要取决于患者的胃肠道功能，只要患者的胃肠道功能许可首先应考虑 EN。EN 适应范围广、相对经济、方法简便、使用安全，提供的膳食刺激有利于胃肠道功能与形态的维持。

思路 3：EN 制剂主要包括要素膳食、非要素膳食、组件膳食和特殊营养膳食，目前称为特殊医学用途配方食品，并按照有关食品安全国家标准进行管理。特殊医学用途配方食品是指为满足进食受限、消化吸收障碍、代谢紊乱或者特定疾病状态人群对营养素或者膳食的特殊需要，专门加工配制而成的配方食品。该类产品必须在医生或临床营养师指导下，单独食用或与其他食品配合食用。

（1）要素膳食：是指经胃肠吸收，从自然食物中提取的营养要素，如由氨基酸、葡萄糖、脂肪、矿物质、微量元素和维生素组成的混合物。用此种膳食既能提供人体必需的各种营养素，又不需消化，就能直接或接近直接吸收，同时形成的残渣极少。要素膳食具有省时、营养全面、成分明确、不易污染等优点，但在适应个体特殊需要上缺乏灵活性。

（2）非要素膳食：包括混合奶、匀浆饮食和市售的由大分子营养素按照一定处方组成的各种制剂。非要素膳食口感较好、适于口服，亦可管饲，使用方便、耐受性强，适用于胃肠道功能较好的患者。

（3）组件膳食：是仅以某种或某类营养素为主的肠内营养制剂。它可以对完全膳食进行补充或强化；也可以采用两种或两种以上的组件膳食进行配伍组合，以适合患者特殊需要。组件膳食包括蛋白质（氨基酸）组件、脂肪（脂肪酸）组件、碳水化合物组件、电解质配方、增稠组件、流质配方、氨基酸代谢障碍配方等。

（4）特殊营养膳食：是加入或去除某种营养素以满足疾病状态下特殊代谢需要的配方。常见配方包括糖尿病适用型，呼吸系统疾病适用型，肾病适用型，肿瘤适用型，肝病适用型，炎性肠病适用型，创伤、感染、手术及其他应激状态适用型等。

注意事项：烧伤患者的营养评估应该是一个动态的过程。接受营养支持的烧伤患者，应定期称体重和每日计算出入量。每日或定期酌情测定血葡萄糖、甘油三酯、总蛋白、白蛋白、前白蛋白、转铁蛋白、电解质、血尿渗透压、血红蛋白、白细胞、血小板以及尿素氮、肌酐、转氨酶。应用氮平衡、能量计算公式和 / 或间接测热法以及参照上述测定指标，监测能量和蛋白质供应量。

【问题 14】　临床营养支持还有哪些作用？

思路 1：临床营养支持不仅具备补充性和维护性支持作用，还应重视发挥治疗性作用，即药理营养素的作用。

知识点

药理营养素的概念

药理营养素（pharmaconutrient）是指除为机体代谢提供能量或氮源外，还可维护器官功能、减少组织损害，进一步改善临床结局的特殊营养素，如氨基酸类、脂肪酸类等。

思路 2：正是由于营养支持除了具有供给患者营养的作用外，还具有免疫调控、减轻氧化应激、维护胃肠道功能和结构、降低炎症反应、改善患者的生存率等作用，2009 年美国肠外肠内营养学会发表的有关指南，都使用了"营养支持治疗（nutrition support therapy）"一词。

知识点

谷氨酰胺的作用

谷氨酰胺是一种条件必需氨基酸，也是一种具有免疫作用的药理营养素。它是肠黏膜上皮细胞代谢的主要能源，还能促进肠道相关淋巴组织和其他各种免疫细胞的免疫功能，参与调节肌肉蛋白质的平衡。此外，它也是谷胱甘肽生物合成的前体，而后者是细胞内抗氧化防御系统的组成部分，能防止肠黏膜萎缩和维持肠黏膜结构与功能的完整性，对减少肠源性感染的发生、维护肠屏障有积极作用。严重烧伤患者不管是 EN 还是 PN 补充谷氨酰胺都可能有益。

患者接受 EN 第 5 日，明显消瘦，由于面颈部创面结痂，有瘢痕增生和色素沉着的可能，心情烦躁、精神萎靡。入院第 7 日患者检验结果：血钾 3.69mmol/L，血钠 127.80mmol/L，血氯 96.10mmol/L，血钙 1.77mmol/L；红细胞计数 4.52×10^{12}/L，白细胞计数 8.97×10^9/L，血红蛋白 142.4g/L，血小板计数 134×10^9/L；总蛋白 45.1g/L，白蛋白 25.3g/L，球蛋白 19.8g/L，尿素 1.95mmol/L，肌酐 50.7μmol/L，尿酸 188.6μmol/L，葡萄糖 6.73mmol/L，胆固醇 4.3mmol/L，甘油三酯 1.13mmol/L，载脂蛋白 A1 0.98g/L，高密度脂蛋白胆固醇 0.91mmol/L，低密度脂蛋白胆固醇 2.17mmol/L。

【问题 15】 患者进入代谢旺盛的高潮期，采取 EN 5 日内不能满足能量需求，患者对 EN 适应差、有排斥感，应如何处理？

思路 1：高代谢反应是烧伤后维护机体内环境稳定的重要反应之一。表现为显著的蛋白质分解、脂肪动员、糖异生、尿氮排除大幅度增加，能量消耗增加，代谢率增高，产热及氧耗增多，体温升高，心率增快。这是患者体重下降的一个主要原因。

思路 2：要密切关注实施 EN 后，患者的适应性和胃肠道功能状况以评估 EN 的效果。EN 一般需要 3～4 日的适应期，有些患者由于卧床时间较长或者担心病情，加重焦虑烦躁的情绪，对 EN 的适应性较差，易产生胃胀，排斥 EN。另外，胃肠道功能不全或衰竭是出现"EN 不耐受"的最常见原因，胃潴留容量升高则是胃肠道功能不耐受的早期表现。建议给予 PN 支持，倡导"肠外联合肠内营养"的方法。肠外联合肠内营养可以发挥二者的互补作用，维持黏膜屏障功能，弥补能量供给不足，避免长期喂养不足带来的营养不良及感染的风险。

知识点

肠外营养的概念

肠外营养（PN）是指通过肠道以外的通路即静脉途径输注能量和各种营养素，以达到纠正或预防营养不良，维持营养平衡目的的营养补充方式。根据患者营养需要的满足程度，所有营养素完全经肠外获得的营养支持方式称为全肠外营养（total parenteral nutrition，TPN）；只是部分输入，其余部分营养物质可能通过经肠途径（口服或管饲）补充称为部分肠外营养（partial parenteral nutrition，PPN）。

思路 3：PN 根据输注途径可分为中心静脉导管（CVC）和周围静脉导管（PVC）。选择何种输注途径应考虑以下因素：患者以往静脉置管病史、静脉解剖走向、出凝血功能、预计 PN 持续时间、护理环境、潜在疾病等。中心静脉管径粗、血流速度快、血流量大，对渗透压的耐受性好，输入的液体可很快被稀释而不致对血管壁产生刺激，不易产生静脉炎和形成静脉血栓，适用于需较长时间 PN 支持者或因有较多额外丢失、处于显著高代谢状态以致机体对营养物质需求量大为增加者。PVC 一般为皮下浅静脉置短导管或钢针，具有应用方便、安全性高、并发症少而轻等优点，适用于患者可以经肠道摄取一部分营养物质，不足部分由静脉途径补充，是"肠外联合肠内营养"的常用方法，营养支持时间不超过 10 日。近年来临床上开始使用一种经周围静脉穿刺至中心静脉导管（PICC）的营养支持途径，PICC 操作方法比较简单，并发症少，适用于长期 PN。

思路 4：PN 没有统一的配方，但必须含人体所需的全部营养素。一般根据患者的年龄、性别、体重或体表面积、病情等需要来制备。PN 制剂要求无菌、无毒、无致热原、pH 和渗透压适宜、相容性和稳定性良好等。PN 制剂一般包括复方氨基酸、碳水化合物制剂、脂肪乳、常量元素、微量元素、维生素等，浓度成分各异，应按照患者营养需要科学组合、配置，必要时可以添加一些药理营养素，如谷氨酰胺、精氨酸、肉碱等。

注意事项：①临床上配制 PN 制剂时应严格按照无菌规则在临用前新鲜配制；配好后如不能立即输注，应在 4℃冰箱中保存且不超过 48 小时；添加无机盐时应注意配伍禁忌；尽量将一日所需营养物质装入一个袋中以减少污染。PN 输注模式必须规范，推荐"全合一"（all in one，AIO）模式，即将所有肠外营养成分混合在一个容器内。AIO 的优点是营养物质能够更好地被利用和吸收，减少静脉输注管道、注射器和接头的消耗及其他操作，减少代谢并发症，降低败血症发生率，易于管理，节省费用。②PN 若采用深静脉置管，通过同一部位正常皮肤置管时间（除 PICC 外）不得超过 7 日，无感染创面置管不得超过 3 日。③供给 PN 支持时,营养液配方、某成分的浓度和输注速度的调整应谨慎,不能出现突然地、明显地改变或终止,而应该是逐渐递增或递减,以避免代谢并发症的出现。④密切监测患者血糖与尿糖变化,尤其是对糖利用率降低或隐性糖尿病患者,以及患者临床表现、血常规、血电解质、血脂、凝血功能、肝肾功能、心肺功能等,尽可能减少或避免营养支持相关并发症,提高营养支持安全性和疗效。⑤遵循对患者的动态营养评估,观察和判断患者每日需要量、各种有关的管道器件及疗效有关指标,及时调整营养支持方案。

> 患者接受周围静脉营养联合肠内营养第 5 日,患者体重为 70.4kg,BMI 为 24.4kg/m²。经过临床治疗,患者病情稳定,无明显不适主诉,生命体征平稳。无恶心、呕吐,无心悸、胸闷,无寒战、高热,无咳嗽及声音嘶哑,无明显呼吸困难。面颈部、胸部创面干燥结痂。双手部分痂皮开始溶痂,末梢血液循环尚可,温度适中。双上肢和双下肢痂皮干燥,无明显溶痂。入院第 12 日患者检验结果:血钾 4.57mmol/L,血钠 136.70mmol/L,血氯 98.30mmol/L,血钙 2.13mmol/L;红细胞计数 4.41×10¹²/L,白细胞计数 15.71×10⁹/L,血红蛋白 139.0g/L,血小板计数 419×10⁹/L;总蛋白 61.2g/L,白蛋白 33.9g/L,球蛋白 27.3g/L,尿素 4.32mmol/L,肌酐 43.6μmol/L,尿酸 148.3μmol/L,葡萄糖 6.73mmol/L,胆固醇 4.0mmol/L,甘油三酯 1.64mmol/L,载脂蛋白 A1 0.88g/L,高密度脂蛋白胆固醇 0.80mmol/L,低密度脂蛋白胆固醇 1.67mmol/L。

【问题 16】 肠外联合肠内营养支持时,有哪些注意事项?

思路: 平衡好 PN 和 EN 各自所提供的能量比例,根据患者实际情况适时调整支持方案,随着病情好转逐步向经口摄取自然食物过渡。

注意事项: PN 支持多用于严重烧伤且营养素经口摄入或 EN 不足的患者。联合使用肠外肠内营养时,PN 提供的能量可达患者所需总能量的 50%~75% 或更高。PN 供给时间大致与分解代谢期相当,约 1 个月或 1 个半月,患者经治疗后,各方面指标向好发展,患者对 EN 的耐受情况逐渐好转,可以逐渐增加肠内营养素摄入量,PN 处于辅助位置,最终过渡到全肠内营养支持。当患者随着病情稳定、食欲和胃肠道功能恢复,将营养方式逐渐改变为 EN 与口服饮食结合,同样采用循序渐进的原则,开始为少量流质、汤水、口服补液盐等流质食物,最终过渡为经口摄取自然食物,给予高蛋白、高能量、易消化、富含维生素的食物。

知识点

PN 的停用指征

PN 的停用指征包括:①肠道功能恢复;②经肠内营养支持能够满足患者能量及营养素需要量;③出现肠外营养禁忌证时;④完全肠外营养并发胆汁淤积;⑤甘油三酯>4mmol/L 者应禁止使用脂肪乳剂。输入脂肪乳后血清甘油三酯水平应维持在输注前水平或不超过正常水平。

三、知识拓展与问题延伸

【问题 17】 临床上经常使用的治疗膳食有哪些?

思路: 临床上经常使用的治疗膳食有多种,应依据患者实际情况,结合每一种治疗膳食的适应证和膳食原则及特点(表 19-1)加以选择和应用。

表 19-1 临床常用治疗膳食的适应证和膳食原则及特点

治疗膳食	适应证	膳食原则及特点
高能量高蛋白质膳食	营养不良、贫血、结核病、烧伤、伤寒、肝炎恢复期、手术前后,以及孕妇、乳母等生理性蛋白质需要量增加者	①成人每日能量摄入量应大于 2 000kcal。②蛋白质的摄入量达到 90~120g/d,或按体重计应为 1.5~2g/(kg·d),其中蛋、奶、鱼、瘦肉等优质蛋白应占 50% 以上。③在此基础上,应增加钙的供给量,同时适宜增加富含维生素的食物

续表

治疗膳食	适应证	膳食原则及特点
低蛋白质膳食	急性肾炎、急慢性肾功能不全、肝肾衰竭、尿毒症	①蛋白质摄入量不应超过 40g/d，视病情不同也可定为 20g/d 或 30g/d，应选用优质蛋白质。②每日膳食中的能量应供给充足，鼓励患者多食含碳水化合物丰富的食物，达到节约蛋白质减少机体组织分解的目的。③为满足机体对维生素和矿物质的需要量，蔬菜和水果的供给应充足，保证摄入 500g/d 蔬菜和 200g/d 水果。④少用或忌用含蛋白质丰富的食物，如豆类、干果类。⑤正在进行血液或腹膜透析的患者不需要严格限制蛋白质摄入量
低脂膳食	肝炎、胰腺炎、胆囊炎、高血压、冠心病、脑血管病变、肥胖、糖尿病、高脂血症、腹泻等	①控制总能量，达到或维持理想体重，避免肥胖，成人不应低于 1 000kcal/d，碳水化合物占总能量的 60% 左右，控制精制糖的摄入量，防止甘油三酯升高。②减少脂肪摄入量，结合临床实际情况，分为：严格限制脂肪膳食，食物中脂肪含量<20g；中度限制脂肪膳食，食物中脂肪含量<40g；轻度限制脂肪膳食，食物中脂肪含量<50g。脂肪提供的能量不超过膳食总能量的 30%，其中饱和脂肪酸提供的能量不超过总能量的 10%～15%，多不饱和脂肪酸不超过 7%～10%。③减少富含饱和脂肪酸的动物性食品，尤其是猪油、牛油、肥肉及奶油，禁用油炸食物。④食物配制以清淡为原则，增加蔬菜摄入量，膳食纤维摄入量大于 30g/d
低胆固醇膳食	高胆固醇血症、动脉粥样硬化、肥胖症、胆石症、肾病综合征、冠心病以及存在患冠心病危险的患者	①控制总能量，达到或维持理想体重，避免肥胖，成人不应低于 1 000kcal/d。②限制胆固醇，在低脂膳食基础上每日胆固醇摄入量在 300mg 以下。③免用或少用动物内脏、脑、鱿鱼、乌贼、鱼子、蛋黄之类含胆固醇高的食品。④限制饱和脂肪酸的摄入，尽量选用植物油，不用肥禽、肥肉、猪油、牛油、羊油。⑤增加膳食纤维的摄入量，多选用粗粮、杂粮、蔬菜、水果等植物性食物，有助于降低胆固醇和血脂。⑥低胆固醇膳食不适用于正在生长发育期的儿童、孕妇及创伤恢复期的患者
限碳水化合物膳食	胃部分切除术或幽门括约肌手术后、肥胖症、糖尿病	膳食应为低碳水化合物、高蛋白质、中等脂肪摄入量。碳水化合物应以多糖类复合碳水化合物为主，忌用单糖浓缩甜食，如精制糖果、甜点心、甜饮料等。对于术后患者膳食应由稀到稠，少食多餐
高纤维膳食（多渣膳食）	单纯性便秘、冠心病、糖尿病、高脂血症、高胆固醇血症、肥胖症等患者	①增加膳食中纤维的摄入量，达到 35～40g/d，多用富含膳食纤维的食物，如粗粮、全麦面包、韭菜、芹菜、菠菜、蘑菇、木耳等。②鼓励患者多饮水，成人饮水量达到 1 600～2 000ml/d。③适当增加膳食中脂肪的摄入量，以增进食欲、润滑肠道。④少用精细食物，不用辛辣调料
低纤维膳食（少渣膳食）	腹泻、肠炎、伤寒、食管静脉曲张、肠道肿瘤、咽喉及消化道手术前后、溃疡病恢复期的患者	①控制膳食中纤维的摄入量，少用粗粮、整豆、坚果、蔬菜、水果等含纤维多的食物。②控制脂肪含量，禁用油、炸、煎食物。③一切食物均需要切碎、煮烂制软，易于消化吸收，应少食多餐
限钠盐膳食	腹水、心力衰竭、高血压、肾脏疾病、心功能不全、各种原因引起的水钠潴留患者	根据患者病情，监测患者水肿和血压变化，选择限钠盐膳食的程度。①低盐膳食，每日供钠 2 000mg 左右，烹调用盐限制在 2～4g 或酱油 10～20ml，忌食一切咸食。②无盐膳食，每日供钠 1 000mg 左右，烹调时不加食盐或酱油，忌食一切咸食。③低钠膳食，每日供钠不超过 500mg，烹调时不加食盐或酱油，忌食一切咸食，忌食含钠高的食物，如芹菜、油菜等蔬菜以及豆腐干、猪肾、松花蛋等。④市售无盐酱油以氯化钾代替氯化钠，故高血钾患者不宜食用。免用含盐量不明的食物和调味品

续表

治疗膳食	适应证	膳食原则及特点
低嘌呤膳食	痛风、高尿酸血症	①限制膳食中嘌呤的摄入量,不超过 150mg/d。少用或免用含嘌呤高的食物如动物内脏、鹅肉、沙丁鱼、贝壳类及各种肉汤等,多用嘌呤含量低的食物如蔬菜、马铃薯、奶类等。②控制总能量摄入,限制脂肪摄入量,摄入适量蛋白质,保证维生素和矿物质的摄入量。③多饮水,饮水量 2 500ml/d 左右,尿量 2 000ml/d,以促进尿酸排出。④禁酒戒烟,尤其是啤酒易导致痛风发作
高钾膳食	低钾血症(血钾<3.5mmol/L)	膳食中钾含量应超过 80mmol/d(氯化钾 6g)。食物中的钾多集中在谷皮、果皮和肌肉中,应多选择富含蛋白质的瘦肉、鱼、虾和豆类食品(低蛋白质膳食除外);粗粮,新鲜水果和蔬菜,马铃薯和芋头含钾丰富可代替部分主食
低钾膳食	高钾血症(血钾>5.5mmol/L)	膳食中钾含量应低于 40～60mmol/d(氯化钾 3～4.5g)。应少用富含蛋白质的食物和浓的汤汁、果汁,尽量选择每 100g 食物中含钾 250mg 以下者

【问题 18】 通过什么方法来判断住院患者是否需要营养支持?

思路:在临床工作中通常使用营养风险筛查与营养评估量表,判定住院患者营养状况,确定患者是否具有营养风险或发生营养不良的程度,估计营养不良所致后果的危害,判断患者是否需要营养支持。ESPEN推荐营养风险筛查 2002(nutritional risk screening,NRS 2002),2016 版成人危重症患者营养支持治疗实施与评价指南、2016 年美国胃肠病学会均推荐采用 NRS 2002 和 NUTRIC 评分,这两种测量工具同时关注了患者的营养状况和疾病的严重程度,是将二者结合考虑的评估工具。NRS 2002 在预测营养不良风险和患者对营养治疗的反应方面,具有其他工具所不可比拟的优势,从而被推荐为住院患者营养风险筛查的首选工具。

2002 年 ESPEN 在随机对照试验证据的基础上制订了适用于住院患者的 NRS 2002。NRS 2002 的目的是筛查住院患者是否存在营养不良及检测营养不良发展的风险,判断患者是否需要营养支持。

NRS 2002 包括初筛和最终筛查两个部分。第一步,初筛的四个问题能简单反映住院患者的营养状况,并能预测营养不良风险(表 19-2)。第二步,最终筛查是根据目前患者的营养状况、疾病严重程度和年龄,判断患者是否需要制订并实施营养支持计划(表 19-3)。

表 19-2 NRS 2002 初筛表

	问题	是	否
1	BMI<20.5kg/m²		
2	最近 3 个月内患者的体重有丢失吗		
3	最近 1 周内患者的膳食摄入有减少吗		
4	患者的病情严重吗(如在重症监护中)		

注:是,如果任何一个问题的答案为"是",则按表 19-3 进行最终筛查;否,如果所有问题的答案为"否",每隔 1 周要重新进行筛查。如果患者被安排有大手术,则要考虑预防性的营养支持计划以减少发生营养风险的概率。

NRS 2002 总评分包括三个部分的总和,即疾病严重程度评分 + 营养状态受损评分 + 年龄评分。NRS 2002 对于疾病严重程度的定义为:①1 分,因并发症入院治疗的慢性疾病患者,患者虚弱但不需卧床。患者的蛋白质需要量略有增加,但大多数情况下可以通过经口摄食使患者营养状况恢复。②2 分,因病情需要卧床的患者。如腹部大手术后,蛋白质需要量相应增加,但大多数人仍可以通过营养支持得到恢复。③3 分,给予机械通气支持的重症监护患者。蛋白质需要量增加,而且不能被营养支持所弥补,但是通过营养支持可使蛋白质分解和氮丢失明显减少。

表 19-3 NRS 2002 最终筛查表

评价项目		营养状态
营养状况受损		
无	0 分	正常营养状态
轻度	1 分	3 个月内体重丢失>5% 或前 1 周食物摄入为正常需要量的 50%～75%
中度	2 分	2 个月内体重丢失>5% 或前 1 周食物摄入为正常需要量的 25%～50%
重度	3 分	1 个月内体重丢失>5%（或 3 个月内>15%），或 BMI<18.5kg/m², 或前 1 周食物摄入为正常需要量的 0～25%
疾病严重程度		
无	0 分	正常营养状态
轻度	1 分	髋关节骨折、慢性疾病有急性并发症：肝硬化、慢性阻塞性肺疾病、长期血液透析、糖尿病、恶性肿瘤
中度	2 分	腹部大手术、脑卒中、重症肺炎、血液系统恶性肿瘤
重度	3 分	头部损伤、骨髓移植、重症监护的患者（APACHE 评分>10 分）
年龄		如果年龄≥70 岁，加 1 分

注：总评分≥3，说明患者存在营养风险，需要营养支持；总评分<3，患者需要每周重测。如果患者安排有重大手术，要考虑预防性的营养支持以避免联合风险状况。APACHE 为急性生理学和慢性健康状况评价。

需要强调的是应当定期（每周 1 次）对接受营养支持的患者进行再评估，以了解其营养风险评分的变化趋势。此外，对初次 NRS 2002 评分未达到有风险标准的患者，也应当进行再评估。

NRS 2002 的应用：对于总评分≥3 有营养风险的患者应制订营养支持计划，包括：①严重营养状况受损（≥3 分）；②危重疾病（≥3 分）；③中度营养状况受损 + 轻度疾病（2 分 +1 分）；④轻度营养状况受损 + 中度疾病（1 分 +2 分）。

【问题 19】 如何确定住院患者临床营养支持开始时机和途径的选择？

思路 1：已经存在营养不足，或者经过 NRS 2002 评定后有营养风险的患者应及早制订营养支持方案并实施。营养状况良好的成人患者，能够耐受短期（通常为 5～7 日）摄入不足，而不产生严重后果。这一类患者只需要保证充分的水、电解质摄入，并提供适量的葡萄糖即可。如果预计患者无法正常进食的时间较长（>7 日），应给予肠内、肠外营养支持。

思路 2：对于危重症患者，营养支持只有在生命体征稳定（血流动力学、呼吸功能稳定，包括药物、呼吸机等治疗措施控制下）的情况下才能进行。早期营养支持有助于提高患者局部和全身免疫功能，降低继发感染风险，缩短住院时间，降低医疗费用，明显改善危重症患者的临床结局。现有循证医学指南多数推荐重症患者在入住重症监护病房（intensive care unit, ICU）、生命体征稳定的条件下，患者的营养支持可以在 24～48 小时启动。只要胃肠道功能允许，应首选 EN，给予 EN 时首选经口营养补充，如胃蠕动尚未恢复，则给予经肠道管饲。而一旦早期 EN 不能改善营养不良，其提供的能量小于 60% 的需要时，即可于 3～5 日起添加 PN。经胃肠道不能达到营养需要量的危重病患者，应首选 PN，或肠内外营养联合应用。同时参考 EN 和 PN 的适应证和禁忌证。

【问题 20】 患者营养支持的营养素需要量如何计算？

思路：个体化营养评估对于决定营养素供给量最具有价值。确定每日的营养素需要量，是营养支持的基本要求。患者的性别、年龄、营养状况、疾病状况、机体组织器官功能、药物及各种治疗措施、病程持续时间等，都是影响营养素需要量的重要因素。此外，讨论能量需要量，需同时考虑总能量摄入和三大供能营养素比例。要发挥合理营养支持的目的，就必需测量患者的静息能量消耗量（resting energy expenditure, REE）。REE 是指环境温度 18～25℃、进食 2 小时以上、平卧休息 30 分钟后所测定的能量消耗。REE 较基础能量消耗约高 10%，因为 REE 增加了部分食物的生热作用和活动的能量消耗。

间接测热法测定 REE：人体摄入或体内储存的产能物质（碳水化合物、脂肪、蛋白质）都要经过氧化过程才能放出能量,此过程需要消耗 O_2 和产生 CO_2,因此可以测定一定时间内人体 O_2 消耗量和 CO_2 产生量间接测得人体的能量消耗。根据简易 Weir 公式计算 REE(kJ/d)=[3.941×O_2 消耗量(L/d)+1.106×CO_2 产生量(L/d)]×4.184。目前可以通过间接测热仪完成。

对于接受营养支持的患者来说,能量补充目的是保持脏器功能、减少消耗、维持体重,而不是增加体重,避免过度喂养导致并发症和副作用。大部分住院患者实际能量消耗通常低于经典的方程式或教科书上的公式推算出来的值。ESPEN 提出,即使是肠瘘、烧伤等患者,每日能量摄入量通常不超过 2 000kcal。不能要求早期 EN 能够满足患者的全能量需求,超过实际能量消耗的早期 EN 是有害的,应该避免。危重症患者急性应激期营养支持能量目标为 20~25kcal/(kg·d),在应激与代谢状态稳定后,能量供给量需要可适当增加至 25~30kcal/(kg·d)。

肠外营养没有统一一配方,但必须含人体所需的全部营养素,其组成成分包括氨基酸制剂、脂肪乳剂、葡萄糖溶液、维生素制剂、微量元素制剂、电解质和水。①能量 104.6~125.5kJ/(kg·d),特殊情况下可根据病情增加。围手术期允许低能量 62.8~83.7kJ/(kg·d),有利于减少并发症与费用支出,缩短住院时间。②氨基酸常用剂量 0.8~1.2g/(kg·d),在疾病恢复阶段可达到 1~2g/(kg·d)。非蛋白质能量:氨基酸氮一般控制在(150~200):1;高应激状况或高蛋白质需要时可达到 100:1。③脂肪所提供的能量可占非蛋白能量 30%~50%,在某些情况下可达到 60% 以上。成人常用剂量 1.2~1.5g/(kg·d)。④葡萄糖总量不超过 300~400g/d。⑤电解质和水:推荐剂量因患者而异,须根据不同临床条件调整,包括生理需要量、累积需要量和继续损失量三部分。电解质应每日供给,标准全肠外营养中每日钠为 80~100mmol,钾 40~60mmol,镁 8~12mmol,磷 10mmol,钙 2.5~5mmol。成人水的生理需要量 2 000~2 500ml/d。⑥维生素及微量元素:常用制剂中各组分含量主要参照标准为正常人的推荐摄入量(RNI)值,目前不推荐常规增加维生素和微量元素的供给量。

【问题21】 肠内肠外营养支持的适应证与禁忌证有哪些?

思路:EN 是符合机体生理特性的给养途径,既能避免中心静脉插管可能带来的风险,又可以帮助恢复肠道功能。所以当患者无法经口摄食、摄食不足或有摄食禁忌者,而胃肠道功能允许又可耐受时,首先应考虑肠内营养。EN 简便安全,经济高效,符合生理功能,营养制剂种类多,但是,对胃肠道疾病患者来说,选择合适的时间和安全可靠的途径并不十分容易,而且有潜在的加剧原发病的可能;另外,一些临床症状和体征以及特殊情况下的患者也限制了 EN 的应用,同时 EN 也会出现并发症。PN 几乎对任何无法经口摄食的患者均有积极有效的辅助治疗作用,它绕过肠道直接进入体循环,但长期应用 PN 可导致机械性损伤、感染引起败血症、营养素不足或过多、水和电解质平衡紊乱等。根据 PN 的性质和发生原因其并发症可分为置管并发症、感染并发症和代谢并发症 3 类。为患者选择何种营养支持的途径,应充分考虑肠内肠外营养支持的适应证与禁忌证(表19-4)。

表 19-4 肠内肠外营养支持的适应证与禁忌证

项目	肠内营养支持	肠外营养支持
适应证	1. 吞咽和咀嚼困难	1. 重度营养风险或蛋白质 - 能量营养不良,经口或肠道营养素摄入不足,且短期内(10~14 日)无法恢复正常进食者
	2. 意识障碍或昏迷	
	3. 消化道瘘	2. 胃肠道功能障碍或衰竭
	4. 短肠综合征	3. 肠梗阻、消化道瘘、短肠综合征、放射性肠炎
	5. 炎性肠道疾病	
	6. 胰腺疾病:急性胰腺炎病情稳定、肠道功能恢复后,慢性胰腺功能不全伴有不同程度腹泻者	4. 重症活动期炎性肠病,无法耐受肠内营养支持
		5. 重症胰腺炎,肠内营养出现不良反应或能量供应不足时,需联合应用肠外营养;重症胰腺炎,无法耐受肠内营养时
	7. 慢性消耗性疾病	
	8. 纠正和预防手术前后营养不良	
	9. 其他特殊疾病,如肿瘤化疗放疗的辅助治疗、肝肾功能衰竭、先天性氨基酸代谢缺陷病、神经性厌食症、抑郁症以及脑血管疾病等	6. 大面积烧伤、败血症、术前准备、急性肾衰竭、妊娠剧吐
		7. 神经性厌食以及神志不清、腹膜炎、肿瘤放疗或化疗引起的胃肠道反应
	10. 肠外营养的补充或过渡	

项目	肠内营养支持	肠外营养支持
禁忌证	1. 绝对禁忌证是肠道梗阻 2. 导致肠内营养渗漏的胃肠瘘患者 3. 严重应激状态、上消化道出血、应激性溃疡、顽固性呕吐或严重腹泻急性期、急性重症胰腺炎患者的急性期 4. 严重吸收不良综合征及长期少食者 5. 小肠广泛切除后4~6周以内 6. 年龄小于3月龄婴儿 7. 存在违背伦理学的指征，如多器官功能衰竭的终末期患者	1. 严重水、电解质紊乱，酸碱平衡失调 2. 休克、器官功能衰竭终末期

四、小　结

临床营养支持是医疗工作的重要组成部分，在疾病诊疗中发挥着重要的作用，是患者获得更好临床结局的关键因素之一。但是，曾经被广泛流传的给予营养支持能够"普遍获得治疗效果"的认识已经逐步被临床随机对照研究提供的证据所更新。因此，应根据患者的具体情况，在实施营养风险筛查和营养评估的基础上，严格掌握营养支持的适应证与禁忌证，为患者提供安全、规范、合理、有效的营养支持，这一工作需要由医师、营养师、药剂师和护士等共同完成和管理。有关人员应经过专业培训，掌握营养支持的理论知识并精通它的实践和操作，按照适应证指南和操作规范完成（图19-1），才能真正发挥临床营养支持系统的益处。

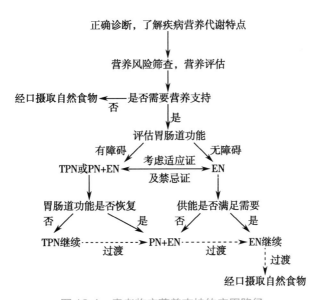

图 19-1　患者临床营养支持的应用路径
EN. 肠内营养；PN. 肠外营养；TPN. 全肠外营养。

（谢　娟）

推荐阅读文献

[1] 傅华. 预防医学. 7版. 北京：人民卫生出版社，2018.

[2] 国家卫生和计划生育委员会. 食品安全国家标准：特殊医学用途配方食品通则：GB29922—2013.（2013-12-26）［2019-06-01］. https://www.spc.org.cn/online/GB%252029922-2013/.

[3] 焦广宇，李增宁，陈伟. 临床营养学. 北京：人民卫生出版社，2017.

[4] 李增宁，石汉平. 临床营养操作规程. 北京：人民卫生出版社，2016.

[5] 梅长林. 肾病综合征. 北京：科学出版社，2012.

[6] 孙长颢. 营养与食品卫生学. 8 版. 北京：人民卫生出版社，2017.

[7] 中国成人血脂异常防治指南修订联合委员会. 中国成人血脂异常防治指南（2016 年修订版）. 中华心血管病杂志，2016，44（10）：833-853.

[8] 中华医学会. 临床诊疗指南：肠内肠外营养学分册（2008 版）. 北京：人民卫生出版社，2009.

[9] 中华医学会. 临床诊疗指南：烧伤外科学分册. 北京：人民卫生出版社，2007.

[10] BLASER AR，STARKOPF J，ALHAZZANI W，et al. Early enteral nutrition in critically ill patients：ESICM clinical practice guidelines. Intensive Care Med，2017，43（3）：380-398.

[11] CEDERHOLM T，BARAZZONI R，AUSTIN P，et al. ESPEN guidelines on definitions and terminology of clinical nutrition. Clin Nutr，2017，36（1）：49-64.

[12] KONDRUP J，ALLISON SP，ELIA M，et al. ESPEN guidelines for nutrition screening 2002. Clin Nutr，2003，22（4）：415-421.

[13] MCCLAVE SA，TAYLOR BE，MARTINDALE RG，et al. Guidelines for the provision and assessment of nutrition support therapy in the adult critically ill patient：Society of Critical Care Medicine（SCCM）and American Society for Parenteral and Enteral Nutrition（A.S.P.E.N）. JPEN J Parenter Enteral Nutr，2016，40（2）：159-211.

[14] PRELACK K，DYLEWSKI M，SHERIDAN RL. Practical guidelines for nutritional management of burn injury and recovery. Burns，2007，33（1）：14-24.

[15] ROUSSEAU AF，LOSSER MR，ICHAI C，et al. ESPEN endorsed recommendations：nutritional therapy in major burns. Clin Nutr，2013，32（4）：497-502.

[16] SINGER P，BLASER AR，BERGER MM，et al. ESPEN guideline on clinical nutrition in the intensive care unit. Clin Nutr，2019，38（1）：48-79.

第二十章　恶性肿瘤的三级预防

肿瘤（tumor, neoplasm）是机体在各种致瘤因素作用下，引起细胞遗传物质变异，导致基因表达失常，细胞异常增殖而形成的新生物。肿瘤分为良性和恶性两大类。良性肿瘤（benign tumor）是指无浸润和转移能力的肿瘤。良性肿瘤通常有包膜或边界清楚，呈现膨胀性生长，生长速度缓慢，容易切除干净，一般不复发，对器官、组织只有挤压和阻塞作用，对机体的危害较小。恶性肿瘤（malignant tumor）是指具有浸润和转移能力的肿瘤。恶性肿瘤通常无包膜，边界不清，向周围组织浸润性生长，生长速度快，恶性肿瘤细胞分化不成熟，且有不同程度异型性，对机体危害大，常可因复发、转移而导致患者死亡。

肿瘤其他相关概念表述还包括以下几种：

交界性肿瘤（borderline tumor）又称中间性肿瘤，是组织形态和生物学行为介于良性和恶性之间的肿瘤。

肉瘤（sarcoma）是指间叶来源的恶性肿瘤，通常包括纤维组织、脂肪、平滑肌、横纹肌、脉管、间皮、滑膜、软骨等间叶组织的恶性肿瘤。

癌前病变（precancerous lesion）是恶性肿瘤形成过程中的一个特殊阶段。所有恶性肿瘤都有癌前病变，但并非所有癌前病变都会演变成恶性肿瘤。当致癌因素有效去除，其可以恢复到正常状态；反之，则可以演变为恶性肿瘤。

癌（carcinoma）是指来源于上皮组织的恶性肿瘤。

原位癌（carcinoma in situ）又称上皮内癌或浸润前癌，是细胞学上具有所有恶性肿瘤特点但未突破上皮基底膜的肿瘤。

浸润性癌（invasive carcinoma）是指突破基底膜侵犯间质的上皮性恶性肿瘤，依据浸润的程度分为早期癌、局部进展期癌和进展期癌。

恶性肿瘤通常称为癌症（cancer），已成为危害人类健康的主要杀手。世界卫生组织预计癌症将成为21世纪世界上每个国家提高人口预期寿命的最重要障碍，也是全球重要的公共卫生问题。

2021年世界卫生组织（WHO）/国际癌症研究中心（IARC）发布2020年全球癌症负担数据表明：2020年全球新发癌症1 929万例，其中中国新发癌症457万例，占全球23.7%；2020年全球癌症死亡996万例，其中中国癌症死亡300万例，约占全球癌症死亡30%。中国癌症新发病例和死亡人数均居全球第一。2020年，全球癌症发病率前五位依次为乳腺癌、肺癌、结直肠癌、前列腺癌和胃癌。其中，男性五种最常见癌症依次是肺癌、前列腺癌、结直肠癌、胃癌和肝癌；女性五种最常见癌症依次是乳腺癌、结直肠癌、肺癌、宫颈癌和甲状腺癌。全球死亡人数前五位的癌症依次为肺癌、结直肠癌、肝癌、胃癌和乳腺癌。

恶性肿瘤已经成为我国居民的第一位死因，我国居民癌症谱兼具发展中国家与发达国家癌谱的双重特征。国家癌症中心2020年公布的中国2019年肿瘤登记年报数据显示：肺癌是中国发病率最高的恶性肿瘤，其次是胃癌、结直肠癌、肝癌和女性乳腺癌。其中，男性恶性肿瘤发病前五位依次为肺癌、肝癌、胃癌、结直肠癌和食管癌，死亡前五位为肺癌、肝癌、胃癌、食管癌和结直肠癌；女性恶性肿瘤发病前五位为乳腺癌、肺癌、结直肠癌、甲状腺癌和胃癌，死亡前五位依次为肺癌、胃癌、肝癌、结直肠癌和乳腺癌。鉴于我国人口老龄化加速，工业化和城镇化进程的加快，加之不良的生活方式及环境污染等问题的存在，有关专家预计在未来的20～30年，我国肿瘤发病和死亡将继续上升。

恶性肿瘤发病机制非常复杂，其为多因素、多阶段的过程。随着医学和生物技术的进步，人们对癌症的病因、发病机制以及防治措施的研究已经取得了较大进展。一般认为，1/3癌症是可以预防的；1/3癌症可以通过早期发现得到根治；1/3癌症可以运用现有的医疗措施延长生命、减轻痛苦、改善生活质量。但是，目前多数癌症缺乏具有特异性的第一级预防措施、有些癌

2020年全球常见恶性肿瘤的发病和死亡构成比（图片）

2016年中国常见恶性肿瘤的发病和死亡构成比（图片）

症目前还无法早期诊断,而绝大多数晚期癌症还没有特效治疗手段。

恶性肿瘤的预防与控制的思路与环节要点:

恶性肿瘤的预防与控制需采取三级预防策略:

(1)第一级预防:恶性肿瘤起源于单一细胞,但从正常细胞突变成肿瘤细胞并形成肿瘤是一个多阶段的过程,而这一过程是遗传和环境因素综合作用,且有免疫因素参与的结果。通过改变或避免暴露肿瘤发病危险因素,30%以上肿瘤是可以得到有效的预防,这也是肿瘤预防控制最经济的策略。

(2)第二级预防:通过对高危人群进行预防性筛查和采取其他综合性的早发现、早诊断和早治疗措施,一则可以积极治疗癌前病变,阻断癌变的发生;二则可以有效提高肿瘤的治愈率和生存(期)率。

(3)第三级预防:通过积极有效的多学科综合的个体化治疗、心理和营养支持以及有效的止痛措施,可以减轻患者痛苦、提高其生存质量和延长生命。恶性肿瘤的第三级预防也包括患者的随访与管理。

1)恶性肿瘤随访管理的目标:对肿瘤患者开展主动随访,时间间隔依据患者的生存状况确定,但至少一年一次。

2)恶性肿瘤随访管理的内容:患者的健康教育、生存状况、生活质量评价、姑息治疗、疼痛管理、营养支持、社会心理治疗与支持等。

恶性肿瘤预防与控制的关键点

1. 导致人类恶性肿瘤发生的原因中85%以上是包括生活方式在内的环境因素。因而,控制包括生活方式在内的环境危险因素是恶性肿瘤预防的重点(主要包括控烟限酒、合理膳食和营养、体重控制、相关感染的预防和职业暴露防护等)。

2. 肿瘤筛查是早期发现恶性肿瘤和癌前病变、提高治愈率、降低死亡率的重要手段;肿瘤筛查通常针对发病率高、筛查手段相对成熟的肿瘤开展。目前,我国的癌症筛查和早诊早治项目主要包括宫颈癌、乳腺癌筛查以及重点地区高危人群的肺癌、胃癌、食管癌、肝癌、结直肠癌、鼻咽癌筛查等;而一般人群应在40岁后每年至少做一次规范的肿瘤筛查。

3. 对肿瘤患者采取积极有效的多学科综合的个体化治疗,以及心理、营养支持,可以减轻患者痛苦、提高生存质量和延长生命。肿瘤患者健康教育是肿瘤随访与管理的重要内容。肿瘤姑息治疗以及疼痛原因的查找、评估、治疗和患者的人文关怀等也非常重要。

患者,女,40岁,已婚,有多性伴和吸烟史,因反复不规则阴道流血半年来院就诊。患者月经初潮14岁,每次5~7日,25~35日一个周期,经量中等。近半年来,月经间期出现不规则阴道流血,血色较鲜红,有时伴臭味,下腹隐痛不适。治疗经过:患者曾多次于多家医院以“功能失调性子宫出血”行止血调经治疗,本次来院后检查发现子宫体正常大小,宫颈粗大,大小为6cm×6cm×4cm,宫旁组织较僵硬,无触痛,双侧附件区未触及明显异常,检查后阴道内流血明显增多,鲜红。超声检查:子宫前位,宫体大小47mm×36mm×32mm,子宫轮廓清,形态规则,子宫壁回声均匀,内膜居中,厚10mm,宫颈外口与阴道前后穹窿处见62mm×60mm×42mm大小不均质低回声团块,形态不规则,内部血流丰富,双侧卵巢形态、大小正常。考虑“宫颈肿瘤、子宫黏膜下肌瘤伴感染”可能,经阴道镜检查,发现宫颈上唇肿瘤直径6cm,前穹窿消失,宫颈下唇及阴道后穹窿见散在细小肿瘤侵犯,肿瘤呈菜花状,质地脆,接触性出血,行宫颈多处活检,病理检查示:宫颈鳞状细胞癌。临床诊断:宫颈鳞癌Ⅱa期。

宫颈菜花样病变
(图片)

知识点

宫颈癌的流行概况

子宫颈癌又称宫颈浸润癌,简称宫颈癌,指发生在宫颈阴道部或移行带的鳞状上皮细胞及宫颈管内膜的柱状上皮细胞交界处的恶性肿瘤。宫颈癌是全球女性生殖系统最常见的恶性肿瘤,其发病率仅次于乳腺癌。德国科学家 Harald zur Hausen 因证实人乳头瘤病毒（HPV）是导致宫颈癌的病因而获得了 2008 年诺贝尔生理学或医学奖。此后，在世界范围内大约 70% 的宫颈癌组织学标本切片中均发现了 HPV16 或 HPV18 型。大量流行病学调查和实验室研究数据也证实，宫颈癌发病与生殖器官 HPV 感染有关。因此，宫颈癌成为人类历史上少数几个找到明确病因的肿瘤之一。从而为基于 HPV DNA 检测的宫颈癌与癌前病变筛查技术和宫颈癌预防性疫苗的研发提供了理论依据。

一、恶性肿瘤的第一级预防

第一级预防即病因预防，是针对癌症的病因和发病危险因素进行预防。如宫颈癌由 HPV 感染所致的癌前病变逐步发展而来，其预防应从 HPV 感染控制着手，包括控制传染源（患者和病毒携带者）；切断 HPV 感染环节；针对高危人群，开展自我行为管理教育；针对未感染 HPV 的易感人群，进行宫颈癌疫苗免疫接种。

【问题 1】　什么是 HPV？何种 HPV 可感染生殖道黏膜？何种 HPV 感染容易发展为宫颈癌？

思路：HPV（human papilloma virus）是人乳头瘤病毒，1933 年在人类首次发现，1978 年第 1 例生殖道 HPV 被鉴定，是一组双股 DNA 病毒，目前已确定 HPV 亚型超过 200 种，有 54 种可感染生殖道黏膜，约 20 种与肿瘤相关。

1.HPV 是一组病毒的总称，组成一个科，属于乳头瘤病毒科小 DNA 病毒，形态类似，为球形无包膜的双链 DNA 病毒，直径为 52～55nm。但 HPV 病毒的 DNA 限制性内切酶图谱各异，核壳体蛋白质的抗原性也不同。病毒基因组为双链环状 DNA，7.8～8.0kb，有三组功能基因区：早期转录区又称 E 区，包括 E_1、E_2、E_3、E_4、E_5、E_6、E_7、E_8 等，负责病毒 DNA 复制、转录、翻译调控和细胞转化等过程；晚期转录区又称 L 区，包括 L_1 和 L_2，负责组建病毒衣壳合成；非转录区，负责病毒转录与复制调控。HPV 不同类型之间 DNA 的同源性低于 50%。不同型的 HPV 可引起不同部位的乳头瘤。

2. HPV 感染是宫颈上皮内瘤变及宫颈癌发生的主要因素。有研究表明 HPV 感染者患宫颈癌的相对危险度（relative risk，*RR*）高达 250。归因危险度（attributable risk percent，*ARP*）>95%。

3. HPV 依据不同型别 HPV 与肿瘤发生的危险性高低而分为低危险型和高危险型 2 类。

（1）低危险型 HPV 包括 HPV6，11，42，43，44 等型别，常引起外生殖器湿疣等良性病变，包括宫颈上皮内瘤变（CIN）I。

（2）高危险型 HPV 包括 HPV16，18，31，33，35，39，45，51，52，56，58，59，68 等型别，与宫颈癌及宫颈上皮内瘤变（CIN）Ⅱ/Ⅲ 的发生相关，尤其是 HPV16 和 18 型。

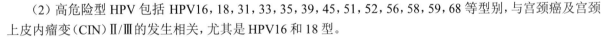

HPV 病毒感染与宫颈癌的发生过程（图片）

4. 皮肤、黏膜的柱状上皮和鳞状上皮是对 HPV 侵犯最敏感的细胞。

【问题 2】　除 HPV 致宫颈癌外，还有哪些感染因子与癌症相关？

思路：一项由 WHO/IARC 完成的有关全球因感染引起的肿瘤负担的研究报告显示，按 2008 年国际肿瘤登记数据推算，全球 1 270 万恶性肿瘤新发病例的 16% 由可预防或治疗的感染因子引起。其中，欠发达国家由慢性感染引起的肿瘤占 22.9%，是发达国家（7.4%）的 3 倍。而中国居民肿瘤死亡的 29.4% 由慢性感染引起。最常见的感染致癌因子是人乳头瘤病毒（HPV）、乙型或丙型肝炎病毒和幽门螺杆菌（Hp）等。上述大部分感染都是可以通过疫苗接种、医疗过程中严格的院感控制和抗生素治疗等措施来预防或控制的。

慢性 HBV 感染与肝癌之间存在较高相对危险度，目前我国肝癌患者中 80%～90% 有乙型肝炎病史，HBV 携带时间越长，罹患肝癌的可能性越大。接种 HBV 疫苗是预防 HBV 感染最有效的手段之一，HBV 疫苗的广泛接种可以大大减少儿童乙型肝炎的发病率和死亡率，有效减少成年期的肝癌发病概率。

Hp 感染是胃癌的重要诱发因素之一。Hp 不仅会增加胃癌的发病风险，还与其癌前病变的程度相关，根除 Hp 感染可显著降低胃癌的癌前病变进展，从而达到预防胃癌的目的。Hp 是一种革兰氏阴性杆菌，其传染能力强，体内持续时间久，主要传播途径有口 - 口传播，粪 - 口传播。目前对存在胃癌高危因素的 Hp 感染者的主要治疗方案有三联或四联疗法，即两种抗生素联合一种质子泵抑制剂（另加一种铋剂）。

此外,一些寄生虫如(肝吸虫)与胆管癌的发生相关;EB 病毒感染与鼻咽癌相关;人 T 细胞白血病病毒与成人 T 细胞白血病相关。

【问题 3】 恶性肿瘤发生的常见危险因素还有哪些?

思路:恶性肿瘤的发生是一个多因素共同参与的复杂过程,其发生的危险因素主要包括环境因素和遗传因素。环境因素根据致癌物的属性可分为物理因素、化学因素和生物因素。

(1)物理因素:物理因素的范围十分广泛,常见的物理性致癌因素有电离辐射、紫外线辐射、放射性核素等,物理因素引起的常见恶性肿瘤包括白血病、皮肤癌、肺癌、胃癌、乳腺癌、甲状腺癌以及骨肉瘤等。

(2)化学因素:在人类生产和生活环境中有超过上千种的化学物质对动物或者人类有直接或者潜在的致癌作用。常见的化学性致癌物有氯乙烯、苯、砷、多环芳烃、亚硝胺、乙醇、石棉纤维、石英尘等。如职业性的氯乙烯暴露可以引起肝血管肉瘤,苯可致白血病,石棉纤维可所致肺癌和恶性间皮瘤。

(3)生物因素:除 HPV、HBV 和 Hp 外,有证据表明:丙型肝炎病毒(HCV)感染与肝细胞癌也存在关联;EB 病毒(EBV)与淋巴系统肿瘤和鼻咽癌发病关系密切,Kaposi 肉瘤病毒感染与 Kaposi 肉瘤明显相关,T 细胞淋巴瘤病毒 1 型(HTLV-1)感染与成人 T 细胞淋巴瘤的关联,人类免疫缺陷病毒 1 型(HIV-1)感染所致的免疫抑制大大增加了 Kaposi 肉瘤的发病风险。

(4)遗传因素:除以上环境因素外,恶性肿瘤的发生还与个体遗传因素相关,癌基因和抑癌基因普遍存在于人体细胞,两者相互制约,维持机体细胞的正常状态,而癌基因、抑癌基因突变、缺失或失活均可导致癌症的发生。近年来,随着基因组学研究的深入,科学家已经陆续发现了多种恶性肿瘤相关基因,即一些可遗传的基因变异会增加个体肿瘤发病的危险,如 *BRCA1* 和 *BRCA2* 基因突变与乳腺癌、卵巢癌等发生相关。

(5)机体免疫因素:机体免疫功能失调与恶性肿瘤发生发展关系密切,如肿瘤细胞的免疫逃逸在肿瘤发生发展中起重要作用;针对肿瘤细胞的免疫逃逸机制所研发的免疫治疗可能成为恶性肿瘤治疗非常有前景的策略或手段。

知识点

国际癌症研究中心(IARC)致癌物分类

国际癌症研究中心(IARC)根据流行病学调查和病例报道,结合动物实验,将 1 013 种致癌物分为以下 4 组(数据更新截至 2019 年 3 月 25 日)。

分组	致癌证据强度	常见致癌物
1 组	确定的人类致癌物(carcinogenic to humans):对人类致癌性证据充分	120 种,如 HPV(16,18,31,33,35,39,45,51,52,56,58,59)、HBV、HCV、X 射线、酒精等
2 组		
2A 组	很可能是人类的致癌物(probably carcinogenic to humans):对人类致癌性证据有限,对实验动物致癌性证据充分	82 种,如 HPV68、氮芥类、氨基甲酸乙酯、氯霉素、水合氯醛等
2B 组	可能的人类致癌物(possibly carcinogenic to humans):对人类致癌性证据有限,对实验动物致癌性证据不充分;或对人类致癌性证据不足,对实验动物致癌性证据充分	311 种,如敌敌畏、日本血吸虫、微囊藻毒素 LR、苯巴比妥、极低频磁场等
3 组	未分类的人类致癌物(not classifiable as to its carcinogenicity to humans)	500 种,如 HPV(6,11)、HDV、曼氏血吸虫、咖啡因、胆固醇等

【问题 4】 哪些生活方式与癌症相关?如何选择健康的生活方式?

思路 1:大量科学研究已经证实与肿瘤相关的生活方式有吸烟、饮酒、超重或肥胖、不均衡膳食等。

(1)吸烟:吸烟是肺癌发生的高危因素,且吸烟时间越长、数量越多,其肺癌发病风险越高。不仅如此,研究人员还发现吸烟与口腔癌、鼻咽癌、喉癌、食管癌、胃癌、肝癌、肾癌、膀胱癌、直肠癌、胰腺癌、宫颈癌、乳腺癌等多种肿瘤的发生有关。烟草烟雾中对人体有害物质高达数百种,其中对人类或实验动物有明确致癌性的有 60 余种,包括苯并芘(Bap)、亚硝胺、4- 苯基苯胺、2- 萘胺等。

(2)饮酒:国际癌症研究中心(IARC)证实酒精是人类明确的致癌物(1 组),是包括口腔癌、咽癌、喉癌、食管癌、肝癌等多种癌症发生的原因之一。酒精的生物活性强,与烟草、病毒、细菌有协同致癌作用。

(3)超重或肥胖:超重与肥胖也是癌症发生的危险因素之一。有研究者分析发现超重或肥胖对全球癌症的贡献比约占 3.9%,其中低收入国家低于 1%,而高收入国家则高达 7%~8%。国际癌症研究中心(IARC)2016 年报告中指出,肥胖与乳腺癌(绝经后)、结直肠癌、子宫内膜癌、食管腺癌、胆囊癌、肾癌、肝癌、卵巢癌、胰腺癌等多种癌症之间存在因果关联。

(4)不均衡膳食:如高脂膳食、低纤维素膳食与结直肠癌相关。

思路 2:美国癌症研究所(AICR)和世界癌症研究基金会(WCRF)联合推出的《食物、营养、身体活动和癌症预防》(第三版)提出了 10 条预防癌症的建议第一,在正常体重范围内尽可能地保持体型偏瘦;第二,每日坚持至少 30 分钟的身体活动;第三,尽量少喝含糖饮料,限制高能量食物摄入;第四,多吃蔬菜、水果、谷物和豆类;第五,限制红肉和加工肉制品的摄入;第六,限制酒精摄入;第七,限制盐的摄入;第八,不用膳食补充剂;第九,坚持母乳喂养;第十,癌症患者治疗期间和治疗后应遵循癌症预防建议。此外,报告中还特别强调了不吸烟的重要性。

【问题 5】 以 HPV 感染与宫颈癌为例,如何开展恶性肿瘤的第一级预防?

思路 1:控制感染因子传染源,切断传播途径。

人是 HPV 的唯一宿主,HPV 感染的高峰年龄为 18~28 岁,35 岁后感染率明显下降。HPV 感染属于常见的性传播感染,直接的皮肤 - 皮肤接触是传播的最有效的途径,会阴部的接触是获得 HPV 的必要条件,而性交并不是 HPV 感染的必要条件,男女均可受到感染,也都可成为病毒携带者、传播者、感染者。人体 HPV 感染或携带范围比较大,可在女性的宫颈、阴道、外阴及男性的阴囊、包皮、阴茎的皮肤中检测到 HPV 病毒。

知识点

HPV 感染途径

HPV 感染主要通过"皮肤 - 皮肤""黏膜 - 黏膜"接触传染,因此,性传播是其主要的传播方式。
(1)感染者脱落的角质层细胞或鳞状上皮细胞内的病毒颗粒释放。
(2)与皮损部位的直接接触,或与污染物品的间接接触。
(3)生殖器 HPV 感染属于常见的性传播感染,直接的皮肤 - 皮肤接触是传播的最有效的途径。
(4)无症状 HPV 生殖道隐性感染,成为 HPV 主要传染源,这是造成 HPV 感染很常见的原因。
(5)垂直传播不常见,但也有新生儿可在产道感染,通过垂直传播发生呼吸道乳头状瘤病。
(6)病毒感染常为局部,不经血流或体液传播,不产生病毒血症。

思路 2:保护高危人群。

针对高危人群,开展健康性教育:提倡健康性生活,固定一个性伴侣;避免过早性生活、性生活紊乱以及多个性伴侣等;积极治疗宫颈炎。利用媒体、报刊宣传、电视录像、讲座等多种形式,使妇女自己掌握预防宫颈癌的知识,提高防癌意识,远离宫颈癌的危险因素。凡有性生活的妇女,若出现月经异常和性交出血者,应警惕宫颈癌发生的可能。

知识点

HPV 感染高危人群

(1)初次性交年龄低的女性。
(2)有多个性伴侣或性交过于频繁者;或其男性性伴侣另有患宫颈癌的女性性伴侣。
(3)患有其他性传播疾病,尤其是多种性传播疾病混合存在的女性。HIV 感染的女性。
(4)现在或以往有单纯疱疹病毒感染的女性。

（5）正在接受免疫抑制剂治疗的女性。

（6）曾经患有或现在患有生殖道高危型人乳头瘤病毒感染的女性。

（7）有宫颈病变，如患有慢性宫颈炎不及时治疗、生殖道恶性肿瘤病史的女性。

（8）长期服用口服避孕药，其宫颈癌特别是腺癌的风险增加两倍。

（9）吸烟的女性：摄入尼古丁降低机体的免疫力，影响对 HPV 感染的清除，导致宫颈癌特别是鳞癌的风险增加。

（10）经济条件差、卫生条件差、性保健知识缺乏者等而未做过宫颈癌筛查的人群。

思路 3：开展预防免疫，推广疫苗接种。

HPV 疫苗的问世为宫颈癌的第一级预防提供了有效方法，针对未感染过 HPV 的易感人群注射疫苗，可从源头控制宫颈癌的发生。美国及世界卫生组织认为 HPV 疫苗保护人群的年龄阶段为 9～26 岁，最佳接种年龄为 11～12 岁。HPV 疫苗分 3 步接种效果最佳，第一次接种可自行选择时间，第二次、第三次分别在其后的 2 个月和 6 个月接种，但是 HPV 疫苗不能预防所有宫颈癌的发生，HPV 疫苗接种者也应定期进行妇科体检。

> **知识点**
>
> **开展预防免疫，保护易感人群**
>
> （1）疫苗制备：采用不含病毒 DNA 的 HPV L1 的病毒样颗粒（仅有可产生抗原作用的蛋白质而没有可引起基因改变的 DNA）作为疫苗，注射后人体可产生抗体，对同型的 HPV 病毒有免疫保护作用。但它只对未感染者有保护作用，对已感染者无明显的治疗作用。
>
> （2）世界上已成功研制出三种预防宫颈癌的 HPV 疫苗：针对 HPV16、18 型的二价疫苗，针对 HPV6、11、16、18 型的四价疫苗和针对 HPV6、11、16、18、31、33、45、52、58 型的九价疫苗，世界卫生组织（WHO）在 2009 年建议具备条件的国家引入 HPV 疫苗常规接种。三种疫苗分别于 2016 年、2017 年和 2018 年在我国内地获批上市。
>
>
>
> HPV 疫苗的种类及功效（图片）
>
> （3）在中国由于不同地区和人群中宫颈癌 HPV 亚型的分布仍主要以 HPV16/18 型为主，针对中国人群的研究数据显示，这几种疫苗均可预防高达 84.5% 的宫颈癌和 72% 的高度宫颈上皮内瘤样病变。但由于高危型 HPV 亚型不仅限于 HPV16/18，故接种疫苗后，仍需要接受宫颈癌筛查。
>
> （4）未感染过 HPV 的青少年女性是 HPV 的易感人群，对易感人群在被 HPV 感染前及时使用预防性 HPV 疫苗，可以提高其对 HPV 病毒的免疫力，防止感染 HPV 病毒，从源头控制宫颈癌的发生。

思路 4：控制吸烟，减少烟草危害。

吸烟不仅是公认的肺癌发生最重要的危险因素，还可导致口腔癌、食管癌、胃癌、肝癌、宫颈癌的发生。众多研究证实吸烟是 HPV 感染致宫颈癌的协同因素，可以在一定程度上加速宫颈上皮内瘤变，促进宫颈癌的发生发展。

思路 5：其他的癌症第一级预防手段。

改善不当膳食结构；做好职业防护，减少职业致癌因素的暴露；控制并消除水、空气和土壤的致癌因素污染，减少生活源性致癌因素暴露；减少强紫外线暴露、减少电离辐射等物理致癌因素的接触；维持机体良好的免疫状态等。

二、恶性肿瘤的第二级预防

第二级预防又称"三早"预防，即早发现，早诊断和早治疗，以提高恶性肿瘤的治愈率和生存（期）率。采用简便可行的筛查手段，对高危人群进行预防性筛查，不仅可尽早发现癌前病变，以阻断癌变的发生，而且可筛查出早期恶性肿瘤患者。临床实践已证明早发现和早诊断,可以为早治疗争取时间,是挽救肿瘤患者生命最重要的措施,因此,"三早"预防是恶性肿瘤防治的重要工作内容。

【问题6】 什么是肿瘤筛查? 如何进行宫颈癌的筛查?

思路1:肿瘤筛查是使用简单有效的技术方法从普通人群或者肿瘤高危人群中将癌症患者,尤其是早期阶段的癌症患者识别出来的一种人群防癌措施。肿瘤筛查通常有两种形式:机会性筛查和群体普查。机会性筛查是在日常医疗服务中筛查特定肿瘤,对人群不进行特定的组织,简便易行,适合多种肿瘤的早期发现;群体普查则是系统的制订筛查方案,利用合理有效的检测手段,有组织的在特定人群或高危人群中发现癌症患者。目前,常见肿瘤的筛查方法如下:

(1)肺癌:主要采用胸部低剂量螺旋 CT 等检查。

(2)肝癌:目前主要采用的是甲胎蛋白(AFP)检测和超声检查的方法。

(3)结直肠癌:直肠指诊、大便隐血试验、乙状结肠镜和纤维结肠镜检查等是目前常用的结直肠癌筛查方法。

(4)乳腺癌:用触诊结合钼靶 X 线摄影被认为是乳腺癌筛查的最佳方法,超声、红外线扫描仪也可用于筛查乳腺癌初筛。

(5)前列腺癌:主要有前列腺特异性抗原(PSA)、直肠指诊和经直肠超声和诊断性穿刺。

思路2:宫颈癌是一种可预防、及早治疗可痊愈的疾病,早期诊断,积极处理癌前病变,预防浸润癌的发生尤为关键。高危 HPV 感染是导致宫颈癌的必要条件,因此,筛查应采取综合手段。常用的筛查手段有肉眼筛查、宫颈细胞学检查(TCT、DNA 定量检测及 TBS 分类法)、阴道镜检查、病理组织学活检以及病毒 -HPV 检测等。筛查方案的组合应依据不同资源条件和人群风险度综合考虑。目前我国有多个地区采用"四联早期诊断法"来展开筛查:第一联为用肉眼直视下展开活检以及宫颈管刮术;第二联为做阴道细胞学的检查,若结果为阳性或者是疑为阳性的均做活检及颈管刮术;第三联为做诊断性的宫颈锥切术;第四联为未能在病理学上确诊的疑似阳性患者进行连续切片病理检查,可以减少普查中临床漏诊问题的出现。

知识点

宫颈癌的筛查方法

(1)液基薄层细胞学检查(TCT):有利于提高宫颈检出率。取宫颈管内脱落细胞置于保存液中,进行病理检查。宫颈细胞学检查是确诊宫颈癌前期病变的主要方法之一。一般采用阴道窥器通过从宫颈的鳞状上皮和柱状上皮交界处刮取细胞,在显微镜下进行细胞学检查。检查目的是对脱落细胞的形态进行观察,筛查阴道及宫颈感染、宫颈病变、宫颈癌。目前最先进的检测设备是液基细胞 DNA 定量检测系统,能发现肉眼所不能观察到的微细改变,从而显著提高诊断的阳性率。诊断结果按病变程度分正常细胞、不典型鳞状细胞、低度鳞状上皮内病变、高度鳞状上皮病变。

(2)宫颈活体组织检查:是诊断宫颈癌最可靠的诊断依据。阴道细胞学、阴道镜检查呈可疑或阳性,临床表现为可疑宫颈癌或宫颈其他疾病不易与宫颈癌鉴别时,均应进行活组织检查。

(3)阴道镜检查:可直接观察宫颈。当宫颈细胞涂片检查发现异常时,就需做阴道镜检查以确定病变部位,必要时取若干块组织送病理检查,为手术治疗提供依据。

(4)通过 HPV-DNA 检测判断罹患宫颈癌的风险:抽血检查是否有 HPV 病毒感染,结果分阴性和阳性,阴性即没有感染 HPV 病毒。对于 HPV 病毒感染者特别是持续感染者,患宫颈癌的风险增加,需进一步检查宫颈细胞是否出现癌变或癌前病变。如未发现病变,也应定期随访。

(5)传统宫颈细胞涂片是最常用的筛查方法:刮取宫颈及宫颈管内的上皮细胞,进行病理检查,诊断结果分正常细胞、良性细胞、可疑癌细胞、高度可疑癌细胞和癌细胞。

【问题7】 早发现和早诊断的肿瘤标志物有哪些?

思路:肿瘤标志物是一类存在于恶性肿瘤患者血液、体液、细胞或组织中,由肿瘤细胞合成分泌或机体对肿瘤细胞反应而产生的可预示肿瘤发生和进展的特征性物质。理想的肿瘤标志物应具备以下特点:第一,灵敏度高、特异性强,能够早期发现和诊断肿瘤,并区分良性和恶性肿瘤;第二,易检测,存在于患者血液或者体液中,便于检测;第三,组织或器官特异性,能够对肿瘤进行定位;第四,能够提示肿瘤的严重程度,可以反映肿瘤的大小、分期以及是否转移;第四,能够检测肿瘤的治疗效果,提示肿瘤的预后情况。但是,目前临床上广泛应用的肿瘤标志物并不能完全具备以上特征,现阶段主要用于恶性肿瘤的初筛、辅助诊断和随访。

> **知识点**
>
> ### 常见的肿瘤标志物分类
>
> | 分类 | 中文名称 | 英文名称 |
> |---|---|---|
> | 胚胎类 | 甲胎蛋白 | AFP |
> | | 癌胚抗原 | CEA |
> | 糖脂及糖蛋白类 | 糖类抗原 12-5 | CA12-5 |
> | | 糖类抗原 19-9 | CA19-9 |
> | | 糖类抗原 15-3 | CA15-3 |
> | | 糖类抗原 50 | CA50 |
> | | 糖类抗原 72-4 | CA72-4 |
> | | 鳞状上皮细胞癌抗原 | SCC |
> | | 组织多肽特异性抗原 | TPS |
> | | 前列腺特异性抗原 | PSA |
> | 激素、酶类及蛋白类 | 人绒毛膜促性腺激素 | HCG |
> | | 神经元特异性烯醇化酶 | NSE |
> | | 促胃液素释放肽前体 | pro-GRP |
> | | 细胞角蛋白 19 片段 | Cyfra21-1 |

【问题 8】 如何开展宫颈癌的第二级预防?

思路 1: 宫颈癌第二级预防的目的是将无症状的或有患宫颈癌风险的高危妇女筛出,对发现异常结果的妇女进一步检查、诊断和治疗,把病变阻断在癌前期或早期癌,其目标是防止初发疾病的发展,减少晚期宫颈癌,降低死亡率。宫颈癌如果能够早期发现并及时治疗,其 5 年存活率可达 95% 左右。

思路 2: 宫颈癌的发生和发展是一个渐进的演变过程,一般认为这个演变过程经过以下几个阶段:增生、不典型增生、原位癌、早期浸润、浸润癌。时间可以从数年到数十年,这就为第二级预防提供了充足的时间。因此在人群中对可能感染 HPV 者和高危人群进行定期筛查,早期发现 HPV 感染者、CIN 及早期宫颈癌及时给予诊断和治疗,会有效预防宫颈癌的发生并降低其死亡率。

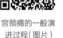

宫颈癌的一般演进过程(图片)

> **知识点**
>
> ### CIN 和宫颈癌的筛查
>
> (1)筛查对象及年龄:一般对于有 3 年以上性生活或 21 岁以上的已婚女性均应列为筛查对象。WHO 建议筛查年龄在 25~65 岁发生过性生活的女性都应该接受宫颈癌的筛查。在我国,初次筛查年龄定在 25~30 岁(在经济欠发达地区可在 35~40 岁之间)。
>
> (2)筛查频率:筛查间隔时间为每年 1 次细胞学筛查,连续 2 次均为正常者,可适当延长筛查间隔时间至 3 年查 1 次。若连续 2 次 HPV 和细胞学筛查均为正常者,可延长筛查间隔时间至 5~8 年。高危人群,即有多个性伴侣、初次性交年龄低、HIV/HPV 感染者、免疫功能低下者、卫生条件差或性保健知识缺乏者,筛查间隔时间应相应缩短,最好每年筛查 1 次。
>
> (3)对 HPV 感染、宫颈上皮内瘤变、宫颈脱落细胞检查可疑者要专册登记,对症治疗,定期随访,追踪观察。

HPV 感染情况每 5 年筛查 1 次是成本效果和效益最优的方案,可作为我国城乡地区大范围推广的宫颈癌筛查方案的最佳选择。经济较好地区也可考虑采用每 3 年筛查 1 次。

三、恶性肿瘤的第三级预防

第三级预防即临床期预防,也属于疾病管理,是对疾病进入临床治疗阶段所开展的预防措施,以减少伤残或死亡的结局,提高患者的生活质量,延长存活时间,也包括对癌症晚期患者提供必要的姑息性治疗和心理抚慰。

【问题 9】 以宫颈癌为例,如何开展恶性肿瘤的第三级预防?

思路 1:恶性肿瘤的第三级预防目标是防止病情恶化,防治并发症,减少致残。该时期的主要任务是采取多学科综合诊治,选择正确合理甚至最佳治疗方案。对早、中期患者积极采取综合治疗和个体化治疗,对晚期肿瘤患者采取有效的姑息治疗,并加强肿瘤患者的随访与管理。其目的是以减轻肿瘤患者痛苦、提高其生活质量和生存(期)率。宫颈癌早发现、早治疗,5 年存活率可达 95% 左右,而未及时发现,晚期治疗 5 年存活率不到 25%。

思路 2:加强宫颈癌患者出院后的管理(包括自我管理)也非常重要。具体工作包括:

1. 出院前的患者自我管理疾病教育 宫颈癌患者手术、化疗和 / 或放疗期间,应对患者进行宫颈癌疾病自我管理教育。"宫颈癌自我管理"是指在医务人员的支持下,宫颈癌患者本人承担一些预防性和治疗性活动。其原则是"医患合作、病友互助、自我管理"。宫颈癌患者学会自我管理的教育任务包括:

(1)自我健康管理:如服药、体育锻炼、看医生、改变饮食等生活习惯。

(2)完成正常的日常活动:生病后对以往那些轻而易举做到的事情可能会变得非常复杂。为了维持原有的日常活动和享受生活的乐趣,患者需要学习一些新的技能。

(3)控制自己的情绪变化:当被确诊患有宫颈癌以及在随后的治疗中,很多人往往会情绪低落、灰心沮丧或孤独等。因此,要掌握一些技巧来管理好因患病所致的情绪变化。

2. 建立随访档案 妇女保健机构、社区医疗系统,对她们进行登记建卡,专案管理,全程负责。了解她们术后治疗方案,督促按计划进行后续治疗,确保综合治疗效果,提高生存率。同时要进行生存状况随访和生活质量评价。

3. 随访教育指导 要配合营养、体育锻炼、心理疏导等家庭、社会的支持等。

4. 康复 行放疗的患者可能出现阴道弹性消失、狭窄,或造成阴道上皮黏膜变薄、失去分泌功能或分泌减少而导致粘连,需经常用扩张器扩张阴道。提醒患者注意,在伤口愈合前半年内,不可性交。部分宫颈癌手术患者会出现尿潴留,科学进行盆底肌功能锻炼,可以促进术后膀胱功能的恢复。

5. 控制癌性疼痛 晚期癌症患者如出现癌性疼痛,应查找原因、进行疼痛评估,可使用"三阶梯"疗法,并对患者进行对症治疗。

【问题 10】 肿瘤的临床治疗的主要策略有哪些?

思路:肿瘤的临床治疗应综合考虑肿瘤的部位、病理类型、浸润范围、进展情况、患者的身心情况以及经济条件等,有计划、合理地应用现阶段多学科的各种有效治疗手段,根据不同肿瘤的治疗指南,科学合理地制订针对特定肿瘤患者的个性化治疗方案。肿瘤治疗的主要手段有:

(1)局部治疗:外科手术是治疗实体肿瘤最常用的治疗手段,放射治疗和介入治疗也是癌症局部治疗的重要手段。

(2)全身治疗:化学治疗是目前恶性肿瘤全身治疗最重要的手段,科学而合理的化学治疗可大大提高了癌症患者的生存(期)率。随着医学的进步,癌症的一些新型疗法,如嵌合抗原受体 T 细胞免疫疗法在血液系统肿瘤治疗显示出较好前景,以及针对细胞信号转导通路的小分子酪氨酸激酶抑制剂和单克隆抗体靶向治疗等。

【问题 11】 什么是肿瘤的姑息治疗?

姑息治疗(palliative care)是一种预期、预防和减少晚期癌症患者疼痛,尽可能地支持和改善患者及其家庭的生活质量的治疗方案。姑息治疗可以从晚期肿瘤的确诊开始,应该与肿瘤临床治疗同时进行,是一种从身体、心理和精神上给予晚期癌症患者支持的多学科综合治疗和处理。

姑息治疗的主要内容包括：

（1）姑息手术、放疗、化疗：晚期癌症患者常伴发癌细胞扩散或转移，无法根治，在此情况下可根据患者个体情况，考虑采用手术方式、放疗或者化疗，缓解患者出现的梗阻、出血、压迫等局部症状，以减轻痛苦。

（2）疼痛治疗：晚期癌症患者的疼痛治疗主要是药物治疗，WHO 推荐的阶梯止痛方法被广泛应用。针对轻度疼痛患者主要选用非阿片类解热止痛药，针对中度疼痛患者应选用弱阿片类药物，重度疼痛患者应给予强阿片类药物。根据患者的实际情况，可适当考虑加用相应的辅助药物，治疗过程中应按阶梯顺序给药，首选口服用药方式，从小剂量开始，逐步增加给药剂量。治疗过程中应注意监测药物的不良反应和患者的精神状态。

（3）心理和营养支持：针对晚期肿瘤患者常见的焦虑和抑郁问题，应做好放松治疗、精神分散治疗、心理治疗等，必要时可考虑采用抗焦虑和抗抑郁药物治疗的方式，如果情况特别严重，应咨询精神科医师。针对患者厌食症状，应首先查找厌食的原因，排除治疗过程中的味觉失常、吞咽困难、便秘或者脏器损害等不良症状，通过增加身体活动、调整饮食，以及对症治疗，改善和缓解患者厌食情况。针对昏迷或一般情况很差的晚期肿瘤患者，可考虑给予肠内营养或肠外营养支持。

四、知识拓展与问题延伸

1. 我国恶性肿瘤流行现状及对策　恶性肿瘤谱的地区差异很大，例如肝癌、胃癌、食管癌、宫颈癌等为发展中国家的主要癌种；而肺癌、结直肠癌、乳腺癌、淋巴癌、前列腺癌则是发达国家的主要癌种。目前中国恶性肿瘤发病现状是前者发病率仍居高不下，同时，后者也增长迅猛，处于发展中国家高发癌谱和发达国家高发癌谱并存的特殊时期。

我国癌谱在不同地区也存在差异，在一定程度反映了我国经济、环境以及医疗资源分配的不平衡。在欠发达地区及高危地区对重点肿瘤开展基于人群的早期筛查工作，可以提高肿瘤治疗预后；而在经济发达地区进一步提高肿瘤监测和筛查覆盖率也是未来我国肿瘤防控工作的重点。

2. 常见恶性肿瘤的病因及三级预防措施见表 20-1。

表 20-1　常见恶性肿瘤的病因及三级预防措施

项目	肺癌	肝癌	胃癌	食管癌	乳腺癌
病因或易感因素	吸烟（包括二手烟）、石棉、砷、镍、电离辐射、氡、卤素、烯类、多环芳香烃类等	病毒性肝炎（乙型和丙型）、进食被黄曲霉毒素污染的粮食及蓝绿藻污染饮水是主要病因；饮用塘水或沟水、寄生虫感染、饮酒和遗传等与肝癌的发生也有一定关系	幽门螺杆菌感染、癌前病变（慢性萎缩性胃炎、胃溃疡、胃息肉、胃部分切除者），以及遗传、环境、饮食因素	进食含亚硝胺类较多的食物（如喜欢腌制酸菜）或霉变食品、长期喜进烫食、不良嗜好（如吸烟、饮酒）等	乳癌家族史、月经初潮过早（<12 岁），或闭经过迟（>50 岁）、>40 岁未育、绝经、口服避孕药，治疗用雌激素、雄激素，高脂饮食、饮酒、焦虑、紧张等，以及患癌对侧乳房易患
第一级预防	1. 控制吸烟 2. 改善环境 3. 加强职业防护工作，预防职业性肺癌 4. 干预癌前病变，预防肺癌发生和分化逆转肿瘤细胞来预防和控制肺癌	1. 乙型肝炎疫苗接种，预防肝癌 2. 防止食用霉变的食物，这类食物含有黄曲霉毒素 3. 避免亚硝胺摄入 4. 戒酒	1. 养成健康的饮食生活习惯 2. 心情愉快 3. 积极治疗胃部良性病变 4. 高危人群、幽门螺杆菌阳性者，进行及时治疗	1. 改变饮食习惯，提高防癌意识 2. 遗传致病因素的预防	1. 改变不良生活习惯 2. 适当增加体育活动，减少体内过量脂肪积累 3. 避免和减少精神刺激，保持健康的心理状态 4. 正确完成哺乳功能 5. 更年期妇女避免使用雌激素，以防诱发乳腺癌

项目	肺癌	肝癌	胃癌	食管癌	乳腺癌
第二级预防	主要是对高危人群定期应用低剂量螺旋 CT 进行检查	对高危人群定期进行甲胎蛋白检查	对胃癌高危人群要定期进行胃镜检查	出现"进食缓慢滞留感,异物感,吞咽食物哽咽感,咽部干燥紧缩感,胸骨中下段压痛"症状之一者,应及时找有经验的专科医生诊治,或建议定期做胃镜检查或放射科检查	"三合一检查法"可以有效发现早期乳腺癌。世界卫生组织建议 35～40 岁的女性最好每隔 1～2 年做一次钼靶检查,50 岁以上的女性应该每隔 1 年做一次钼靶检查。乳腺癌高危人群可考虑乳腺穿刺活组织检查,特别适用于乳房内有肿块或结节性病变难以定性的病例
第三级预防	主要包括对症治疗和康复治疗,对确诊的癌症患者给予及时、最合理的综合有效治疗,提高疗效,减少并发症,有效防止癌症的复发和转移。通过组织癌症患者自我管理小组,提高患者的管理好癌症的自我效能、改善情绪。另外,还要注重康复、姑息和止痛治疗,对患者提供规范化诊治方案,进行生理、心理、营养和锻炼指导,尽量提高患者的生存率和生存质量。做好临终关怀,提高晚期患者的生存质量				

五、小　结

恶性肿瘤发病和死亡上升趋势在我国短时期内还很难得到有效遏制,恶性肿瘤临床治疗在相当长的一段时间内也很难有重大突破。因此,对恶性肿瘤开展三级预防非常重要。

第一级预防,又称病因学预防,是针对化学、物理、生物等具体致癌、促癌因素和体内外致病条件,采取预防措施,促进健康及减少致癌因素对健康的影响。

第二级预防,即早期发现、早期诊断与早期治疗,包括加强对高危人群的筛查和定期进行系统的健康检查。第二级预防措施实际包括两方面的内容:一是早期发现,即医务工作者深入到人群中去,用有效的筛查手段发现早期癌症患者;二是对筛查发现的可疑患者,医生尽可能及时、准确地给予确诊和治疗。

第三级预防,又称临床期预防。治疗所有的(包括中晚期)癌症患者,争取最佳疗效,防止病情恶化以及并发症,防止残疾,避免复发,促进康复,改善和提高生活质量,延长寿命。对晚期难以治愈的患者应努力减轻其痛苦,施行止痛和临终关怀等。

（朱启星　徐　刚）

推荐阅读文献

[1] 陈万青,李贺,孙可欣,等. 2014 年中国恶性肿瘤发病和死亡分析. 中华肿瘤杂志,2018,40(1):5-13.

[2] 郝捷,魏文强. 2019 中国肿瘤登记年报. 北京:人民卫生出版社,2021.

[3] 郎景和. 子宫颈癌预防的现代策略. 中国医学科学院学报,2007,29(5):575-578.

[4] 乔友林. 中国妇女人乳头瘤病毒感染和子宫颈癌的流行病学研究现状及其疫苗预防前景. 中华流行病学杂志,2007,28(10):13-15.

[5] 乔友林. 中国肿瘤人群防控的策略与前景. 中国肿瘤杂志,2012,34(7):483-485.

第二十一章 高血压的三级预防

高血压（hypertension）是一种以体循环动脉压升高为主要特点，由多基因遗传、环境及多种危险因素相互作用所致的全身性疾病。高血压可以分为原发性高血压（essential hypertension，即高血压病）和继发性高血压（secondary hypertension，即症状性高血压）两大类。原发性高血压约占所有高血压的95%以上。继发性高血压指的是某些确定的疾病和病因引起的血压升高，约占所有高血压的5%以下。在本章里，我们提到的高血压主要指原发性高血压。《中国高血压现状2012—2015》显示，中国≥18岁居民高血压患病率约为23.2%，患病人数约为2.445亿，知晓率、治疗率和控制率（分别是46.9%，40.7%及15.3%）虽然明显高于1991年和2002年的全国调查结果，但因为高血压是一种慢性病，随着病程进展会出现不同的临床并发症，严重威胁患者的生命和生活质量，其综合防控现状依然严峻。针对高血压的预防策略，目前国内外医学界已经形成了三级预防的共识。

高血压的三级预防及策略要点：

1. 高血压的三级预防

（1）高血压第一级预防：又称病因预防，是在未发生高血压时针对各种诱发高血压的已知危险因素采取措施，进行健康教育，从饮食、环境、运动等角度进行干预，改变个体既往的不健康行为或生活习惯，对其进行健康教育等措施，增强其对高血压致病因素的对抗力，进而延缓、减少高血压发病。

（2）高血压第二级预防：又称"三早"预防，即早发现、早诊断、早治疗。对高血压患者通过定期体检等手段及早发现并施以规范化管理，在药物治疗的同时对其不健康生活方式等危险因素进行综合干预，控制高血压发展和恶化、降低并发症损害、提高生活质量。

（3）高血压第三级预防：又称临床预防或疾病管理。在高血压的症状体征明显表现出来之后，采用药物及其他治疗手段，控制或预防高血压并发症发生，防止病情进一步恶化，降低高血压患者的致伤致残率、死亡率，对已发生伤残的患者进行康复治疗，最大限度地恢复机体功能和社会功能，提高患者生存质量，延长寿命，降低高血压给个体、家庭和社会带来的负担。

2. 高血压预防的策略要点　采取全人群、高血压易患（高危）人群和患者的综合防治策略，第一级预防、第二级预防与第三级预防相结合的一体化的干预措施。

为了有效管理高血压，提高社区人群高血压的知晓率、治疗率和控制率，预防和控制心脑血管疾病，张医生所在的北方某省某市某社区卫生服务中心拟依据当地卫生行政部门的要求，在该卫生服务中心所管辖的社区内进行高血压的普查，并进一步开展高血压的预防和治疗工作。该社区有2 356名18岁以上常住居民，其中男性1 270名，女性1 086名，年龄在18～96岁之间。高血压的发病率由2002年的18.1%上升到2012年的25.8%。针对该社区目前情况，应如何计划和开展高血压的三级预防，改善该人群的高血压现状？

一、高血压的第一级预防

【问题1】　哪些人群应该进行高血压第一级预防？

第一级预防又称病因预防或发病前期预防，是防治高血压的核心。应采取全人群和高血压易患（高危）人群相互补充的防治策略。

思路 1：全人群策略（population strategy），既针对整个人群中危险暴露的决定因素采取措施，降低整个人群危险因素的暴露水平。通过全人群策略可以使大多数人受益，使整个人群的暴露分布向着疾病低风险的方向移动，促使高危个体移出危险区域，使高血压患病率相应降低。

主要以进行健康教育、提高自我保健意识，促使个体改变不良生活行为方式，建立健康的生活方式，如合理膳食、戒烟限酒、适量运动、心理平衡等，进而减少高血压的危险因素为主。

全人群的策略主要采用健康促进的理论。①政策发展与环境支持：在提倡健康生活方式，特别是强调减少食盐的摄入和控制体重，促进高血压早期检出和治疗方面发展策略和创造支持环境；②健康教育：面对公众，针对高血压发病的危险因素，开展多种形式的高血压防治的宣传和教育；③社会参与：开展多部门协作，动员全社会参与；④场所干预：高血压的预防必须落实到场所中才能实现，根据全社会层面、医院、居民社区、工作场所和学校这五类场所的特点制订和实施高血压的干预计划。

思路 2：高危人群策略（high-risk strategy），是指对疾病风险高的个体，针对致病危险因素采取干预措施，降低其未来发病风险。就高血压的一级预防来说，就是早期发现和控制高血压的危险因素，预防高血压的发生。

高危人群策略主要以非药物干预为主，针对个体存在的高血压的危险因素采取干预措施，使高危人群的各类危险因素的比例下降（酗酒、血压偏高、超重、吸烟、高脂高盐膳食等）。指导个体建立起健康的生活方式、增强对危险因素的认识和改善、降低发生高血压的危险。

知识点

成人（≥18 岁）高血压高危人群定义

（1）血压正常高值（收缩压 120～139mmHg 和/或舒张压 85～89mmHg）。

（2）男性≥55 岁，女性绝经患者。

（3）一、二级亲属中有高血压家族史。

（4）超重（BMI≥24kg/m²）或肥胖（BMI≥28kg/m²）和/或向心性肥胖（男性腰围≥90cm，女性腰围≥85cm）。

（5）长期过量饮酒（每日饮白酒≥100ml，且每周饮酒 4 次以上）。

（6）吸烟。

（7）高盐饮食。

（8）长期从事高度精神紧张工作，如飞行员、驾驶员、医生、会计师等。

【问题 2】　哪些场所可以开展高血压的第一级预防？

思路：高血压第一级预防的实施不仅局限于社区，可以在医院、工作场所、学校等很多场所实现，应该根据不同场所的特点制订和实施高血压的干预计划。

【问题 3】　开展高血压第一级预防的方式。

思路 1：健康教育，提倡健康的生活方式。不同人群由于知识背景、生活环境等因素的影响，对高血压健康教育信息和侧重点的需求不同、理解能力不相同。因此，针对不同人群的健康教育方式可多样化、灵活化。例如：发放宣传资料、举办健康知识讲座、开展培训班等进行高血压知识的宣传，社区医生每周定期进行简单有效的指导和宣传，利用电视、广播等媒体及宣传栏等进行健康教育。

思路 2：多种途径筛选高危个体。可以通过有计划地测量社区全部成年人血压的过程中发现高危个体；在日常诊疗过程中发现高危个体；利用各种公共活动场所，对各类从业人员健康体检、建立健康档案、进行基线调查等机会筛查高危个体的方式筛选高危人群。

思路 3：体检出的高危个体进行随访管理和生活方式指导。为高危个体建立档案，制订干预调查或随访表，针对高危个体的危险因素进行干预并定期进行指标监测及效果评价。

【问题 4】　高血压第一级预防实施的措施。

思路 1：一般人群的社区管理措施。

每年测量血压≥1 次、接受健康教育≥1 次；建立个人档案，发放健康教育处方和宣传教育资料，开展健康咨询等方式，全面实施社区全人群健康教育。

思路2：高危人群的社区管理措施。

该人群的控制在高血压防治中至关重要，因此必须对该人群建立疾病监测系统，以控制或延缓高血压及其他疾病的发生和发展。

（1）除了一般人群的措施以外，每半年测量血压≥1次、接受面对面健康教育≥1次。

（2）强化对个体危险因素的针对性干预：肥胖者每季度测量体重及腰围1次，长期过量饮酒或长期膳食高盐者每半年询问1次情况，并填写动态监测表；对具有三项及以上高血压高危人群危险因素特征者每半年随访1次，同时提供膳食、运动等生活方式的指导，并填写随访表。

（3）进行危险因素控制、干预及效果评价。按照高血压患者高危人群标准，以体重和血压为核心指标，参考腰围、血糖、血脂、身体活动等综合指标，通过膳食指导、运动等适宜措施的实施，对有关指标定期进行效果评价。

【问题5】　高血压第一级预防的内容。

思路1：指导建立健康的生活方式，去除不利于身体和心理健康的行为和习惯。生活方式干预应该贯穿于高血压三级预防的各个阶段，它不仅可以预防或延迟高血压的发生，还可以降低血压，提高降压药物的疗效，降低心血管风险。

知识点

生活方式干预内容

（1）合理膳食：减少钠盐摄入，每人每日食盐<6g；减少膳食脂肪，总脂肪低于总能量的30%；多吃新鲜蔬菜和水果，增加膳食中钙的摄入。

（2）适量运动：保持每周4～7次中等量的运动，每次30分钟左右，可以根据自己的爱好选择运动形式，运动的强度可以通过心率来反映，中强度为能达到最大心率（220- 年龄）60%～70% 的运动，但注意适合人群为没有严重心血管病的患者，应循序渐进、量力而行。

（3）控制体重：BMI<24kg/m²，腰围：男性<90cm、女性<85cm。

（4）戒烟：采取突然性戒断法，但对烟瘾较大者可考虑逐步减少吸烟量，戒断症状明显的可用尼古丁贴片或安非他酮，采用放松、运动锻炼等方法改变生活方式，辅助防治复吸。

（5）限制饮酒：白酒<50ml/d、葡萄酒<100ml/d、啤酒<250ml/d。

（6）减轻精神压力，保持心理平衡。

思路2：对不同人群建立个体化的健康档案，指导其生活方式干预后定期进行效果评估，鼓励个体进行体重、腰围、血压等自助健康检测，并为其自助检测提供便利条件。对改善效果不佳的个体加强健康教育、寻找改善不佳的原因，促进建立长期的健康生活方式。

二、高血压的第二级预防

【问题6】　如何在社区人群中筛查高血压患者？

思路1：社区人群高血压管理的基本要素和首要任务就是高血压患者的检出，就是要通过各种方式来发现和找出人群中的高血压个体。而测量血压是最直接、最准确，也是最简便的检出高血压的方法。为提高人群高血压检出率，可以采用多种途径测量血压，并根据测得的血压水平及其他信息进行分类。

血压的正确测量
方法（视频）

知识点

检出高血压的主要途径

（1）社区人群抽样调查：可以采用几种分类方式对社区的自然人群、职业人群或不同年龄段人群，分批分期进行血压的抽样调查,尽可能多地检出目标人群中的高血压患者。

（2）机会性筛查

1）门诊筛查:各级各类各个层次社区医院、卫生院、保健站的门诊、急诊科室,对各种就诊的患者常规测量血压,筛选出高血压患者。

2）其他途径的机会性筛查:如流行病调查等。

（3）重点人群筛查

1）高危人群筛查:建议高危人群至少每半年测量一次血压。

2）35岁以上的首诊患者在各级医疗机构就诊时应常规测量血压。

（4）健康体检筛查:通过职工定期体检、招工、新生入学、征兵、退休下岗体检等各种类型的健康体检而检出高血压患者。

（5）家庭自测血压等。

思路2:在筛查高血压的过程中,首先要明确正常血压和高血压的诊断及分级标准(表21-1)。

表21-1　血压水平分类和定义　　　　　　　　　　单位:mmHg

分类	收缩压		舒张压
正常血压	<120	和	<80
正常高值	120～139	和/或	80～89
高血压	≥140	和/或	≥90
1级高血压(轻度)	140～159	和/或	90～99
2级高血压(中度)	160～179	和/或	100～109
3级高血压(重度)	≥180	和/或	≥110
单纯收缩期高血压	≥140	和	<90

血压水平分类及定义(微课)

知识点

不同方式检测血压的诊断标准

（1）诊室血压:是由医护人员按统一的规范进行测量,是目前高血压诊断和分级的标准方法。正常血压值<140/90mmHg。

（2）自测血压:采用经欧洲高血压学会(European Society of Hypertension,ESH)、英国高血压协会(British Hypertension Society,BHS)或美国医疗仪器促进协会(The Association for the Advancement of Medical Instrumentation,AAMI)认证的上臂式电子血压计在家中或其他环境中患者给自己测量血压,正常值<135/85mmHg。在评价血压水平和指导降压治疗上可以作为诊室血压的重要补充。

（3）动态血压监测:一般监测的时间为24小时,每15～30分钟测量1次。可以提供24小时中各时间段血压的平均值和离散度,较为客观和敏感地反映患者的实际血压水平,并可以了解血压的变异性和昼夜变化节律,较诊室血压更为准确。标准正常参考值为:24小时均值低于130/80mmHg,白天低于135/85mmHg,夜间低于127/70mmHg。

思路3:对第一次来基层服务机构接受服务的居民,可以根据高血压筛查流程图(图21-1)来进行高血压的筛查,及时发现高血压患者及高危个体并将之纳入健康管理。

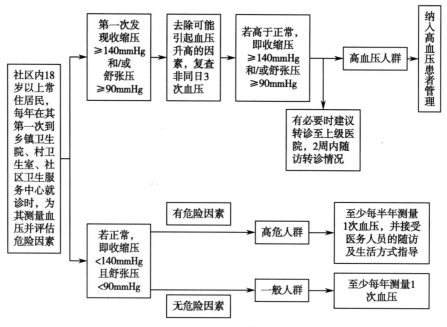

图 21-1　高血压筛查流程图

知识点

不同人群高血压的检测频率

（1）一般人群：每年测量血压≥1次。

（2）高危人群：每半年测量血压≥1次。

（3）高血压人群：低危人群，每3个月监测血压≥1次；中危人群，每2个月监测血压≥1次；高危人群，每月监测血压≥1次。

　　思路4：针对筛查过程中发现的一些特殊人群，为避免延误病情，应该与所在区域的上级医院建立安全、通畅的转诊渠道和机制，使有需要的患者及时得到专科医疗服务，充分发挥基层医生与专科医生各自的优势和协同作用。

知识点

社区初诊高血压患者转诊指征

（1）怀疑继发性高血压的患者。

（2）合并严重的临床情况或靶器官损害。

（3）血压水平3级。

（4）高血压患者初诊年龄<35岁。

（5）妊娠和哺乳期妇女。

（6）可能存在白大衣高血压，需明确诊断者。

　　思路5：在确诊高血压之前应排除各种类型的继发性高血压。有些继发性高血压的病因可以消除，其原发病治愈后，血压即可恢复正常。继发性高血压的常见类型如表21-2。

　　思路6：在筛查高血压的过程中，碰到以下几种情况也要警惕继发性高血压的可能，应及时转诊至上级综合医院进一步诊治。

表 21-2 常见的继发性高血压类型

分类	疾病
肾脏疾病	肾小球肾炎
	慢性肾盂肾炎
	先天性肾脏病变（多囊肾）
	继发性肾脏病变（结缔组织病、糖尿病肾病、肾淀粉样变等）
	肾动脉狭窄
	肾肿瘤
内分泌疾病	库欣综合征（皮质醇增多症）
	嗜铬细胞瘤
	原发性醛固酮增多症
	先天性肾上腺皮质增生症
	甲状腺功能亢进
	甲状腺功能减退
	甲状旁腺功能亢进
	腺垂体功能亢进
	绝经期综合征
心血管病变	主动脉瓣关闭不全
	完全性房室传导阻滞
	主动脉缩窄
	多发性大动脉炎
颅脑病变	脑肿瘤
	脑外伤
	脑干感染
其他	妊娠高血压综合征
	红细胞增多症
	药物（糖皮质激素、拟交感神经药、甘草）

知识点

需排除继发性高血压的临床情况

（1）发病年龄小于 30 岁。

（2）高血压程度严重（3 级）。

（3）血压升高伴有肢体肌无力或麻痹，常呈周期性发作，或伴自发性低血钾。

（4）夜尿增多，或有血尿、泡沫尿，或有肾脏疾病史。

（5）阵发性高血压，发作时伴头痛、心悸、皮肤苍白及多汗等。

（6）下肢血压明显低于上肢，且双侧上肢血压相差 20mmHg 以上。

（7）降压效果差，血压不易控制。

思路 7：进行高血压个体筛查时，除了评估血压水平以外，通过对病史、家族史及个人生活习惯的询问，判断受检者是否存在高血压危险因素也是进行社区人群分类的一个重要依据。

【问题 7】 筛查出高血压患者后，如何对他们进行系统、科学的管理与监测？

思路：以社区为单位，对普查、筛查等检出的高血压个体逐一进行登记，建立高血压档案，形成一套动态的高血压管理系统，才是对广大高血压患者进行系统化、规范化管理的有效手段。可以通过个人基本信息调查表、体检表及高血压患者管理随访表（示例见图 21-2～图 21-4）的形式进行针对性的信息采集，建立个人档案。

编号						
姓名		性别		出生日期		
身份证号			工作单位			
本人电话		联系人姓名		联系人电话		
常住类型			民族			
血型	1 A 型　2 B 型　3 O 型　4 AB 型　5 不详/Rh阴性：1 是　2 否　3 不详					
文化程度	1 文盲及半文盲　2 小学　3 初中　4 高中/技校/中专　5 大学专科及以上　6 不详					
职业	1 国家机关、党群组织、企业、事业单位负责人　2 专业技术人员　3 办事人员和有关人员　4 商业、服务业人员　5 农、林、牧、渔、水利业生产人员　6 生产、运输设备操作人员及有关人员　7 军人　8 不便分类的其他人员					
婚姻状况	1 未婚　2 已婚　3 丧偶　4 离婚　5 未说明的婚姻状况					
医疗费用支付方式	1 城镇职工基本医疗保险　2 城镇居民基本医疗保险　3 新型农村合作医疗　4 贫困救助　5 商业医疗保险　6 全公费　7 全自费　8 其他（具体名称）					
症状	1 无症状　2 头痛　3 头晕　4 心悸　5 胸闷　6 胸痛　7 慢性咳嗽　8 咳痰　9 呼吸困难　10 多饮　11 多尿　12 乏力　13 视力模糊　15 手脚麻木　16 恶心呕吐　17 视物模糊　18 耳鸣　19 其他					
药物过敏史	1 无　有：2 青霉素　3 磺胺　4 链霉素　5 其他					
既往史	疾病	1 无　2 高血压（　个月，最高　）3 糖尿病（　个月）4 冠心病（　个月）5 慢性阻塞性肺疾病（　个月）6 恶性肿瘤（　个月）7 脑卒中（　个月）8 重症精神疾病（　个月）9 结核病（　个月）10 肝炎（　个月）11 其他法定传染病（　个月）12 其他（　病　个月）				
家族史	父亲			母亲		
	兄弟姐妹			子女		
	1 无　2 高血压　3 糖尿病　4 冠心病　5 慢性阻塞性肺疾病　6 恶性肿瘤　7 脑卒中　8 重症精神疾病　9 结核病　10 肝炎　11 其他（具体疾病名称）					
遗传病史	1 无　2 有（疾病名称）					
用药史	1 无　有：2 避孕药　3 可卡因　4 类固醇　5 非甾体抗炎药　6 环孢素　7 其他（具体药物名称）					
生活方式	吸烟：从不：____；既往：____；现在：____支/d； 饮酒：从不：____；既往：____；现在：____两/d； 饮食：1 荤素均衡　2 荤食为主　3 素食为主　4 嗜盐　5 嗜糖　6 嗜油					
精神心理	1 一般常态　2 轻度失调　3 严重病态					

图 21-2　个人基本信息调查表示例

【问题 8】　完成了对高血压患者的筛查、检出和档案的建立后，如何利用高血压患者的信息档案进行高血压的风险评估？

高血压的风险评估是高血压管理的一个重要环节。2015 年农村、城市居民心血管疾病死亡占全部死因的比例分别为 45.01% 和 42.61%，高于肿瘤及其他疾病的死亡，居于首位。而高血压是心血管病的首位危险因素，超过半数的心血管疾病死亡与高血压有关。因此，评估高血压患者的心血管疾病风险程度，对下一步的治疗与管理是非常必要的。

思路：高血压患者的预后和治疗决策不仅要考虑血压水平，还要考虑到心血管疾病的危险因素、靶器官损害和相关临床状况（表 21-3），针对高血压患者，利用其信息档案进行诊断性评估，系统分析，并根据这几项因素合并存在时对心血管事件绝对危险的影响，作出危险分层，即将心血管危险性分成四类：低危、中危、高危和很高危（表 21-4），其在随后 10 年中发生一种主要心血管事件的危险性分别为<15%，15%～20%，20%～30%，>30%。

编号			姓名		
体格检查	血压：_____mmHg			体重指数（BMI）：_____kg/m²	
	脉率：_____次/min			呼吸：_____次/min	
	身高：_____cm			体重：_____kg	
	腰围：_____cm			臀围：_____cm	
	心血管系统及其他系统体格检查	心率：_____次/min			
		心脏大小：正常：_____；异常：_____			
		心脏杂音：有：_____；无：_____			
		外周动脉搏动：正常：_____；异常：_____			
		肺部啰音：有：_____；无：_____			
		面容：正常：_____；异常：_____			
辅助检查	基本项目	血脂	TC：_____mmol/L；TG：_____mmol/L		
		空腹血糖	_____mmol/L		
		血常规	正常：____；异常：____，异常指标：____		
		尿常规	正常：____；异常：____，异常指标：_____		
		肝功能	ALT：____U/L；AST：____U/L；GGT：____U/L		
		肾功能	Cr：____μmol/L；BUN：_____mmol/L；UA：____μmol/L		
		离子	血钠：_____mmol/L；血钾：_____mmol/L		
		心电图	正常：____；异常：____，_____		
	推荐项目	超声心动图	EF：__；LV：___mm；LA：___mm；RV：___mm；RA：__mm；IVS：___mm；其他异常指标：_____		
		颈动脉超声	正常：____；异常：____，_____		
		眼底检查	正常：____；异常：____，_____		
		胸部X线片	正常：____；异常：____，_____		
		OGTT	正常：____；异常：____，_____		
		脉搏波传导速度（PWV）		踝/臂血压指数（ABI）	
		肾小球滤过率（GFR）		尿白蛋白排出量（UAE）	
		微量蛋白尿		糖化血红蛋白	
		高敏C反应蛋白		尿白蛋白/肌酐	
		尿蛋白定量			
	选择项目	血同型半胱氨酸		血浆肾素	
		血尿醛固酮	/	血尿皮质醇	/
		甲氧基肾上腺素		甲氧基去甲肾上腺素	
		血尿儿茶酚胺	/		
		肾动脉超声或造影	正常：____；异常：____，_____		
		肾脏超声	正常：____；异常：____，_____		
		肾上腺超声	正常：____；异常：____，_____		
		CT或MRI	正常：____；异常：____，_____		
		睡眠呼吸监测	正常：____；异常：____，_____		

图 21-3　体检表示例

知识点

诊断性评估的内容

（1）确定血压水平及其他心血管危险因素。

（2）判断高血压的原因，明确有无继发性高血压。

（3）寻找靶器官损害以及相关临床情况。

编号			姓名			
随访日期		年　月　日	年　月　日	年　月　日	年　月　日	
随访方式		1门诊2家庭3电话	1门诊2家庭3电话	1门诊2家庭3电话	1门诊2家庭3电话	
症状	1 无症状 2 头痛头晕 3 恶心呕吐 4 眼花耳鸣 5 呼吸困难 6 心悸胸闷 7 鼻出血不止 8 四肢发麻 9 下肢水肿	□/□/□/□/□/ □/□ 其他：	□/□/□/□/□/ □/□ 其他：	□/□/□/□/□/ □/□ 其他：	□/□/□/□/□/ □/□ 其他：	
体征	血压（mmHg）					
	体重指数	/	/	/	/	
	心率					
	其他					
生活方式指导	日吸烟量（支）	/	/	/	/	
	日饮酒量（两）	/	/	/	/	
	运动	次/周　　分钟/次 次/周　　分钟/次	次/周　　分钟/次 次/周　　分钟/次	次/周　　分钟/次 次/周　　分钟/次	次/周　　分钟/次 次/周　　分钟/次	
	摄盐情况 （咸/淡）	轻/中/重 / 轻/中/重	轻/中/重 / 轻/中/重	轻/中/重 / 轻/中/重	轻/中/重 / 轻/中/重	
	心理调整	1 良好 2 一般 3 差	1 良好 2 一般 3 差	1 良好 2 一般 3 差	1 良好 2 一般 3 差	
	遵医行为	1 良好 2 一般 3 差	1 良好 2 一般 3 差	1 良好 2 一般 3 差	1 良好 2 一般 3 差	
辅助检查						
服药依从性		1规律2间断3不服药	1规律2间断3不服药	1规律2间断3不服药	1规律2间断3不服药	
药物不良反应		1无2有_____	1无2有_____	1无2有_____	1无2有_____	
此次随访分类		1控制满意2控制不满意 3不良反应4并发症	1控制满意2控制不满意 3不良反应4并发症	1控制满意2控制不满意 3不良反应4并发症	1控制满意2控制不满意 3不良反应4并发症	
用药情况	药物名称1					
	用法用量	每日　次　每次　mg	每日　次　每次　mg	每日　次　每次　mg	每日　次　每次　mg	
	药物名称2					
	用法用量	每日　次　每次　mg	每日　次　每次　mg	每日　次　每次　mg	每日　次　每次　mg	
	药物名称3					
	用法用量	每日　次　每次　mg	每日　次　每次　mg	每日　次　每次　mg	每日　次　每次　mg	
	其他药物					
	用法用量	每日　次　每次　mg	每日　次　每次　mg	每日　次　每次　mg	每日　次　每次　mg	
转诊	原因					
	机构及科别					
下次随访日期						
随访医生签名						

图21-4　高血压患者管理随访表示例

表 21-3 影响高血压患者心血管预后的因素

项目	因素
心血管危险因素	● 高血压（1～3 级） ● 年龄 >55 岁（男性），>65 岁（女性） ● 吸烟或被动吸烟 ● 糖耐量受损和 / 或空腹血糖异常 ● 血脂异常 TC≥5.2mmol/L（200mg/dl）或 LDL-C>3.4mmol/L（130mg/dl）或 HDL-C<1.0mmol/L（40mg/dl） ● 早发心血管病家族史（一级亲属发病年龄 <50 岁） ● 向心性肥胖（腰围男性≥90cm，女性≥85cm）或肥胖（BMI≥28kg/m²） ● 高同型半胱氨酸血症（≥15μmol/L）
靶器官损害	● 左心室肥厚 心电图：Sokolow-Lyons （SV1+RV5）>38mV 或 Cornell 乘积 >244mV·ms 超声心动图 LVMI：男性≥115g/ m²，女性≥95g/m² ● 颈动脉超声 IMT≥0.9mm 或动脉粥样斑块 ● 颈 - 股动脉 PWV≥12m/s ● ABI<0.9 ● 预估肾小球滤过率降低（eGFR30～59ml/（min·1.73m²），或血肌酐轻度升高，男性 115～133μmol/L（1.3～1.5mg/dl），女性 107～124μmol/L（1.2～1.4mg/dl） ● 尿微量白蛋白 30～300mg/24h 或白蛋白 / 肌酐≥30mg/g
伴发临床疾病	● 脑血管病 脑出血 缺血性脑卒中 短暂性脑缺血发作 ● 心脏疾病 心肌梗死史 心绞痛 冠状动脉血运重建 充血性心力衰竭 心房颤动 ● 肾脏疾病 糖尿病肾病 肾功能受损 血肌酐：男性≥133μmol/L（1.5mg/dl），女性≥124μmol/L（1.4mg/dl） 蛋白尿（≥300mg/24h） ● 外周血管疾病 ● 视网膜病变：出血或渗出，视神经乳头水肿 ● 糖尿病

注：TC，总胆固醇；LDL-C，低密度脂蛋白胆固醇；HDL-C，高密度脂蛋白胆固醇；LVMI，左室质量指数；IMT，颈动脉内膜 - 中层厚度；PWV，脉搏波传导速度；eGFR，预估肾小球滤过率；BMI，体重指数。

表 21-4 血压升高患者心血管危险水平分层

其他危险因素和病史	血压 /mmHg			
	SBP130~139 和 /或DBP85~89	SBP140~159 和 /或DBP90~99	SBP160~179 和 /或DBP100~109	SBP≥180 和 /或DBP≥110
无		低危	中危	高危
1~2 个其他危险因素	低危	中危	中 /高危	很高危
≥3 个其他危险因素, 靶器官损害, 或 CKD 3 期, 无并发症的糖尿病	中 /高危	高危	高危	很高危
临床并发症, 或 CKD≥4 期, 有并发症的糖尿病	高 /很高危	很高危	很高危	很高危

注: CKD, 慢性肾脏病; SBP, 收缩压; DBP, 舒张压。

【问题9】 对于筛查中新发现的高血压病患者采取何种干预措施?

思路 1: 生活方式干预, 增强高血压患者健康意识, 培养健康行为(见第一级预防【问题5】)。加强患者对高血压防治的认识、提高其长期坚持配合治疗的积极性和依从性, 达到控制高血压的目的。

思路 2: 高血压防治的主要目的是减少心脑血管事件的发生和死亡。因此, 为达到更大的高血压防治成本效益, 应根据高血压患者血压水平和危险分层进行分级管理。

分级管理措施: 1 级管理, 每 3 个月监测血压≥1 次, 以健康教育和非药物干预措施为主, 3 个月后如果血压仍控制不理想再进行药物干预; 2 级管理, 每 2 个月监测血压≥1 次, 并进行健康教育、非药物干预及用药指导; 3 级管理, 每个月监测血压≥1 次, 除健康教育和非药物干预外, 建议到高血压专科门诊加强规律性降压治疗, 使血压降至目标水平。对血压升高同时合并靶器官损害及糖尿病或并存临床情况的患者, 除上述综合干预外, 还应该积极治疗合并症。

知识点

社区人群划分条件

(1)一般人群: 血压 <120/80mmHg, 或血压虽然在正常高限(120~139/80~89mmHg), 但不伴任何危险因素者。

(2)高危人群: 血压在正常高限(120~139/80~89mmHg), 同时伴有 1 项以上高血压危险因素者。

(3)高血压人群: 指收缩压≥140mmHg 和 / 或舒张压≥90mmHg(包括原有高血压病史, 近 2 周仍在服降压药的血压正常者)。为达到更大的高血压社区防治成本效益, 应对社区高血压患者进行分级管理:

1)1 级管理人群: 包括高血压 1 级(血压在 140~159/90~99mmHg)和高血压危险分层为低危者(不伴有危险因素)。

2)2 级管理人群: 包括高血压 2 级(血压在 160~179/99~109mmHg)和高血压危险分层为中危者(伴有 1~2 个危险因素, 但无靶器官损害及糖尿病)。

3)3 级管理人群: 包括高血压 3 级(血压≥180/110mmHg)或血压虽未≥180/110mmHg, 但伴有≥3 个危险因素、靶器官损害、合并糖尿病或并存的临床情况。

思路 3: 药物治疗。

大多数高血压患者需要长期、终生降压治疗。确保降压药长期、合理地使用和有效的疗效是高血压管理的重点。因此, 医生应该帮助患者制订出具体的、个体化的治疗方案, 并监测血压, 根据病情变化调整治疗方案, 长期保持血压的稳定。

知识点

降压的目标值

（1）大多数高血压患者降压的目标水平 <140/90mmHg。
（2）伴糖尿病或肾病患者 <130/80mmHg。

知识点

常用降压药物的种类

常用降压药物主要有以下五类：
（1）利尿剂（diuretics）。
（2）钙通道阻滞剂（calcium channel blocker，CCB）。
（3）β受体阻滞剂（β-blocker）。
（4）血管紧张素转换酶抑制剂（angiotensin-converting enzyme inhibitors，ACEI）。
（5）血管紧张素受体阻滞剂（angiotensin receptor blockers，ARB）。

知识点

降压药物应用的基本原则

降压治疗药物应用应遵循以下4项原则：
（1）小剂量：初始治疗时通常应采用较小的有效治疗剂量，并根据需要，逐步增加剂量。
（2）尽量应用长效制剂：以有效控制夜间血压与晨峰血压；如使用中、短效制剂，则需每日2～3次用药，以达到平稳控制血压。
（3）联合用药：以增加降压效果又不增加不良反应，在低剂量单药治疗疗效不满意时，可以采用两种或多种降压药物联合治疗。对血压≥160/100mmHg 或血压超过目标水平 20/10mmHg 以上患者，起始即可采用小剂量两种药联合治疗，或用小剂量固定复方制剂。
（4）个体化：根据患者具体情况和耐受性及个人意愿或长期承受能力，选择适合患者的降压药物。

三、高血压的第三级预防

一位 54 岁男性，因"发现血压升高 3 年"来社区医院就诊。病史采集如下：患者于 3 年前单位体检时测血压 155/95mmHg，当时无不适症状，曾自行口服硝苯地平控释片、酒石酸美托洛尔及依那普利等药物治疗，均因药物副作用未坚持用药，血压控制不详。发病以来无头痛、头晕，无恶心、呕吐，无肢体感觉和运动异常，无心悸、气短和心前区痛，无水肿及尿少，进食、睡眠好，大小便正常，体重无明显变化。

高血压的第三级
预防（微课）

既往史：体健，无冠心病、糖尿病、肾病、脑血管疾病史，无药物过敏史。吸烟 30 余年，平均每日吸烟 15 支，不嗜酒，父亲 60 岁死于高血压脑出血。

查体：T 36.5℃，P 66 次 /min，R 18 次 /min，BP 165/100mmHg，身高 173cm，体重 87kg，腹围 97cm。神清语明，发育正常，营养良好，两肺未及啰音，心界不大，心率 66 次 /min，各瓣膜听诊区未闻及杂音，A2>P2，肝脾肋下未及，未闻及血管杂音，双下肢无水肿。

辅助检查：

心脏超声：LVMI：128g/m²，主动脉硬化，二尖瓣轻度反流。心电图：窦性心律，心率：66次/min，电轴左偏，SV1+RV5>38mV，ST-T改变。腹部超声：脂肪肝。颈部血管超声：双侧颈动脉IMT均≥1.0mm。双肾及肾上腺超声：未见异常。头部螺旋CT：未见异常。血常规：Hb 127g/L，WBC 6.3×10⁹/L，N% 69%，L% 31%，PLT 215×10⁹/L；尿常规（－）；粪便常规（－）；肝功能：ALT 47U/L，AST 52U/L；血尿酸438μmol/L；血肌酐101mmol/L；血糖：FBG 5.6mmol/L，PBG 10.3mmol/L；HbA1c 6.0%；血电解质：K⁺ 4.2mmol/L，Na⁺ 140mmol/L，Cl⁻ 92mmol/L；血脂：TC 6.5mmol/L，TG 2.7mmol/L，HDL-C 0.94mmol/L，LDL-C 4.38mmol/L。

【问题10】　如何制订高血压病患者临床治疗和管理的个体化方案？

思路1：对患者进行诊断性评估、危险分层，随后纳入相应的管理级别，明确高血压不同级别人群管理的主要内容及管理方式（表21-5）。

表21-5　高血压患者分级管理内容

项目	一级管理	二级管理	三级管理
管理对象	低危患者	中危患者	高危和很高危患者
建立健康档案	立即	立即	立即
非药物治疗	立即开始	立即开始	立即开始
药物治疗 （初诊者）	可随访观察3个月，仍≥140/90mmHg即开始	可随访观察1个月，仍≥140/90mmHg即开始	立即开始药物治疗
血压未达标或不稳定，随访测血压	3周1次	2周1次	1周1次
血压达标且稳定后，常规随访测血压	3个月1次	2个月1次	1个月1次
测体重指数、腰围	2年1次	6个月1次	3个月1次
检测血脂	1~2年1次	1年1次	视病情定，至少1年1次
检测空腹血糖	1~2年1次	1年1次	视病情定，至少1年1次
检测血常规	1~2年1次	1年1次	视病情定，至少1年1次
检测尿常规	1~2年1次	1年1次	视病情定，至少1年1次
心电图检查	1~2年1次	1年1次	视病情定，至少1年1次
肾功能检查	1~2年1次	1年1次	视病情定，至少1年1次
眼底检查	2~3年1次	2年1次	视病情定，至少2年1次
心脏超声检查	2~3年1次	2年1次	视病情定，至少2年1次

结合该患者病史及就诊时血压情况，患者可以诊断为高血压病。且根据患者目前的最高血压水平（165/100mmHg）及存在的心血管疾病危险因素（吸烟、肥胖、血脂异常）及靶器官损害（心脏超声：LVMI128g/m²；心电图：SV1+RV5>38mV；颈部血管超声：双侧颈动脉IMT均≥1.0mm），将患者分入"高血压病2级，很高危组"，应纳入高血压三级管理人群。

思路2：除健康教育和非药物干预外，高血压患者应根据自身存在的靶器官损害或合并的临床情况个体化地选择降压药物（表21-6）。

表21-6　合并靶器官损害高血压的优选药物

适应证	CCB	ACEI	ARB	利尿剂	β受体阻滞剂
左心室肥厚	+	+	+	±	±
稳定性冠心病	+	+①	+①	－	+
心肌梗死后	－②	+	+	+③	+
心力衰竭	－⑤	+	+	+	+
心房颤动预防	－	+	+	－	－
脑血管病	+	+	+	+	±

续表

适应证	CCB	ACEI	ARB	利尿剂	β受体阻滞剂
颈动脉内中膜增厚	+	±	±	−	−
蛋白尿/微量白蛋白尿	−	+	+	−	−
肾功能不全	±	+	+	+④	−
老年	+	+	+	+	±
糖尿病	±	+	+	±	−
血脂异常	±	+	+	−	−

注：CCB，钙通道阻滞剂；ACEI，血管紧张素转换酶抑制剂；ARB，血管紧张素受体阻滞剂；+，适用；−，证据不足或不适用；±，可能适用。

①冠心病第二级预防；②对伴心肌梗死病史者可用长效CCB控制高血压；③螺内酯；④eGFR<30ml/(min·1.73m²)时应选用袢利尿剂；⑤氨氯地平和非洛地平可用。

常用降压药物一般可归纳为五大类。在低剂量单药治疗疗效不满意时，可以采用两种或多种降压药物联合治疗（图21-5）。除上述五大类主要的降压药物外，α受体阻滞剂、直接血管扩张剂或其他种类降压药有时亦可应用于某些高血压人群。

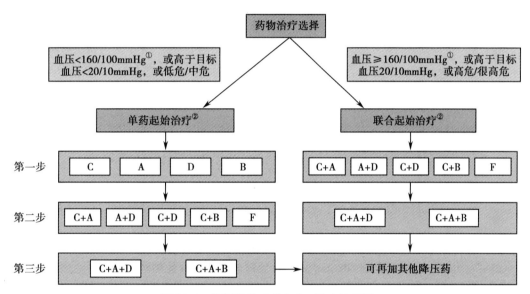

图21-5　选择单药或联合降压治疗流程图

A. 血管紧张素转换酶抑制剂（ACEI）或血管紧张素受体阻滞剂；B. β受体阻滞剂；C. 二氢吡啶类钙通道阻滞剂；D. 噻嗪类利尿剂；F. 固定复方制剂。①血压≥140/90mmHg的高血压患者，也可起始低剂量联合治疗；②包括剂量递增到足剂量。

根据该患者的血压情况、心血管疾病危险因素（吸烟，肥胖，血脂异常）及靶器官损害情况（心脏超声：LVMI为128g/m²；心电图：SV1+RV5>38mV；颈部血管超声：双侧颈动脉IMT均≥1.0mm），如无禁忌该患者可以选择ACEI或ARB类药物；如果血压仍控制不良可加用利尿剂，或选择复方制剂。

思路3：在控制血压的同时，也要积极干预高血压病患者同时存在的心血管相关危险因素，例如血脂异常、糖耐量受损等。

1. 高血压合并血脂异常的患者心血管病危险显著增加，应同时采取积极的降压治疗以及适度的降脂治疗。患者首先开始治疗性生活方式改变，当严格实施治疗性生活方式3~4个月后，血脂水平不能达到目标值，则考虑药物治疗，首选他汀类药物。他汀类药物应用过程中应注意肝功能异常和肌肉疼痛等不良反应，需定期检测血常规、转氨酶（ALT和AST）和肌酸磷酸激酶（CK）。

2. 高血压伴糖尿病患者不仅心脑血管意外的风险显著增加（至少是单一高血压或糖尿病的两倍），死亡风险更将增加至健康人的7.2倍。治疗糖尿病的理想目标是空腹血糖≤4.4~7.0mmol/L或HbA1c≤7.0%。

对于老年人,尤其是独立生活的、病程长、并发症多、自我管理能力较差的糖尿病患者,血糖控制不宜过于严格。一般糖尿病患者的降压目标是<130/80mmHg。如果收缩压在130~139mmHg或者舒张压在80~89mmHg的糖尿病患者,可以进行不超过3个月的非药物治疗,如血压不能达标,再采用药物治疗。血压≥140/90mmHg的患者,应在非药物治疗基础上立即开始药物治疗;伴微量白蛋白尿的患者,也应该直接使用药物治疗。降压药物首先考虑使用ACEI或ARB,当需要联合用药时,也应当以其中之一为基础。

3. 综合干预多种危险因素。高血压患者往往同时存在多个心血管病危险因素,甚至并存靶器官损害及伴发的临床疾患,因此往往需要综合干预。综合干预的措施是多方面的,在降压的同时,调脂、抗栓、控制多种危险因素、保护靶器官、治疗已确诊的伴发疾病,来达到预防和控制心脑血管疾病的发生。在综合干预的过程中,生活方式干预贯穿始终。

思路4:检出的高血压患者,如果已经并存的靶器官损害或伴发的临床疾病,在控制血压的同时,要积极治疗靶器官损害及伴发疾病。

1. 高血压伴脑卒中 通常包括两种情况:病情稳定的脑卒中和急性脑卒中。

(1)病情稳定的脑卒中:降压目标一般应达到<140/90mmHg。常用的5种降压药物均可以选择。对一般脑卒中后的高血压患者,都应进行积极的降压治疗。但对老年尤其是高龄患者、双侧颈动脉或颅内动脉严重狭窄患者、严重直立性低血压患者应谨慎降压治疗。降压药从小剂量开始,尽可能将血压控制在安全范围(160/100mmHg以内)。同时综合干预有关危险因素及处理并存的临床疾病。

(2)急性脑卒中:急性脑卒中的血压处理尚缺乏足够的临床试验证据。但多数专家认为,对于急性缺血性脑卒中发病24小时内血压升高的患者,除非收缩压≥180mmHg或舒张压≥100mmHg,或伴有严重心功能不全、主动脉夹层、高血压脑病者,一般不予降压。如需降压,合理目标是24小时内血压降低约15%。但溶栓前血压应控制在<185/110mmHg。急性脑出血患者,如果收缩压>200mmHg或平均动脉压>150mmHg,要静脉用药降低血压,并严密监测。在收缩压>180mmHg或平均动脉压>130mmHg情况下,如疑似颅内压升高,要考虑监测颅内压,间断或持续的静脉给药降低血压。

2. 高血压伴冠心病 大量临床资料提示,除了闭塞性冠心病、糖尿病或年龄大于60岁的患者,舒张压应维持在60mmHg以上外,稳定性冠心病、不稳定型心绞痛、非ST段抬高和ST段抬高心肌梗死的高血压患者目标血压一般可维持在<130/80mmHg,但治疗应遵循个体化。

(1)伴稳定型心绞痛的高血压治疗:除控制血压外,还包括非药物治疗和危险因素处理。如无禁忌证,需应用他汀类药物以及抗血小板药物阿司匹林或氯吡格雷。在降压药物的选择上,如果没有禁忌,首选β受体阻滞剂。

(2)伴不稳定型心绞痛和非ST段抬高心肌梗死的高血压:需采用综合性治疗方案,包括卧床休息、持续心电监护、吸氧、静脉给予硝酸酯类药物、应用吗啡,无禁忌证首选β受体阻滞剂或钙通道阻滞剂。如存在前壁心肌梗死、糖尿病、未控制的高血压或左室收缩功能障碍的患者应加用ACEI。利尿剂对于容量超负荷的患者往往也是必需的。

(3)伴ST段抬高心肌梗死的高血压:治疗与上述的不稳定型心绞痛或非ST段抬高心肌梗死相似。但是除了降压药物治疗外,更具紧迫性的可能是溶栓治疗、直接PCI,以及控制心肌梗死合并症等。如果没有禁忌,降压药物首选β受体阻滞剂和ACEI。

3. 高血压伴肾脏疾病

高血压和肾脏疾病两者存在伴发关系:高血压可引起肾脏损害,后者反过来又可以使血压进一步升高,并难以控制;由肾血管疾病(如肾动脉狭窄)和肾实质性疾病(如肾小球肾炎、慢性肾盂肾炎、多囊肾等)引起的肾脏疾病又可以引起肾性高血压,后者又加重肾脏病变使肾功能减退,形成恶性循环。高血压所致肾脏损害的早期,如只有微量白蛋白尿或肌酐水平轻度升高,应积极控制血压,在患者能够耐受下,将血压降至<130/80mmHg,必要时如果肾功能已经显著受损,如血肌酐水平>3mg/dl,或肾小球滤过率低于30ml·min^{-1}·1.73m^{-2}或有大量蛋白尿,此时首选二氢吡啶类钙通道阻滞剂;利尿剂应该应用袢利尿剂(如呋塞米)。对肾脏透析患者,降压目标<140/90mmHg。

4. 高血压合并周围动脉粥样硬化 需应用小剂量阿司匹林(75~100mg/d)进行疾病的第二级预防。阿司匹林不能耐受者可以试用氯吡格雷(75mg/d)代替。阿司匹林应在血压控制稳定(<150/90mmHg)后开始应用。服用前应筛查有无如消化道疾病(溃疡病及其并发症史)、65岁以上、同时服用皮质类固醇或其他抗凝

药或非甾体抗炎药等发生消化道出血的高危因素，如果有应采取相应预防措施。合并活动性胃溃疡、严重肝病、出血性疾病者需慎用或停用阿司匹林。降压药物首选 CCB 和 RAS 抑制剂，在降低血压的同时也能改善病变血管的内皮功能。

根据上述病例中患者的综合情况，该患者在生活方式干预贯穿始终的同时，要利用降压药物积极控制血压、选择他汀类药物控制血脂、小剂量阿司匹林（75～100mg/d）进行周围动脉粥样硬化的第二级预防，并监测药物的不良反应或副作用。

四、知识拓展与问题延伸

【问题 11】 特殊人群的高血压管理。

1. 老年高血压　年龄在 65 岁及以上、血压持续或 3 次以上非同日坐位收缩压（SBP）≥140mmHg 和 / 或舒张压（DBP）≥90mmHg，可定义为老年高血压。而老年单纯收缩期高血压（ISH）的定义为：SBP≥140mmHg，舒张压 <90mmHg。流行病学调查显示，我国 60 岁及以上人群高血压的患病率为 49%。老年高血压常合并冠心病、心力衰竭、脑血管疾病、肾功能不全、糖尿病等多种临床疾病。我国老年高血压的临床特点包括：收缩压增高，脉压增大，老年单纯收缩期高血压（ISH）占高血压的 60%；血压波动大，血压"晨峰"现象增多，容易出现直立性低血压和餐后低血压；血压昼夜节律异常的发生率高，增加了心、脑、肾等靶器官损害的风险；白大衣高血压和假性高血压常见。老年高血压患者的血压首先应降至 150/90mmHg 以下，如能耐受可以降至 140/90mmHg 以下。对于 80 岁以上的高龄老年人的降压目标值为 <150/90mmHg。应避免过度降低血压及过快降压。治疗老年高血压的理想降压药物应符合以下条件：①平稳、有效；②安全，不良反应少；③服药简便，依从性好。常用的 5 类降压药物均可以选用。

2. 儿童与青少年高血压（hypertension in children and adolescents）　儿童血压的测量一般采用坐位右上臂肱动脉血压，测量血压时理想袖带的气囊宽度应至少等于右上臂围的 40%，气囊长度至少包绕上臂围的 80%。儿童高血压通常没有症状，往往在体检过程中被发现，与肥胖密切相关。近一半的儿童高血压 20 年后可以发展为成人高血压。其中儿童血压明显升高者多为继发性高血压，首位病因多是肾性高血压，进入青春期的青少年高血压多为原发性。儿童原发性高血压最突出的靶器官损害是左心室肥厚。目前国际上一般采用结合儿童性别、年龄及身高制订的《血压参照标准表》作为儿童高血压的诊断依据（表 21-7、表 21-8），通常以 P_{90}、P_{95}、P_{99} 代表"正常高值血压（high normal）""高血压（hypertension）"及"严重高血压（severe hypertension）"。儿童高血压的诊断明确后，应该进行以下 4 个方面的评估：高血压的病因，血压水平的真实性，靶器官损害及程度，其他心血管疾病及并发症。原发性高血压或未合并靶器官损害的高血压儿童应将血压降至 P_{95} 以下；合并肾脏疾病、糖尿病或已经出现高血压靶器官损害的高血压儿童，应将血压降至 P_{90} 以下。值得注意的是，绝大多数高血压儿童通过建立包括控制体重、增加有氧锻炼、健康的饮食习惯等健康的生活方式即可以使血压得到有效的控制。但如果生活方式治疗无效，出现高血压临床症状、靶器官损害、合并糖尿病、继发性高血压等情况应考虑药物治疗。儿童高血压的药物治疗原则是从小剂量、单一用药开始，同时兼顾个体化，视疗效和血压水平变化调整治疗方案和治疗时限，必要时联合用药。ACEI 和 CCB 通常是首选的儿童抗高血压药物；利尿剂通常作为二线抗高血压药物或与其他类型药物联合使用，解决水钠潴留或用于肾脏疾病引起的继发性高血压；β 受体阻滞剂多用于严重高血压和联合用药。

3. 妊娠高血压（hypertensive disorders of pregnancy，HDP）　妊娠高血压是妊娠与血压并存的疾病，妊娠合并高血压的患病率占孕妇的 5%～10%，其中 70% 是妊娠期出现的高血压，其余 30% 在妊娠前即存在高血压。妊娠高血压分为妊娠期高血压、子痫前期、子痫、妊娠合并高血压、高血压并发子痫前期。治疗的主要目的是保障母婴安全和妊娠分娩的顺利进行，减少并发症，降低病死率。推荐血压≥150/100mmHg 启动药物治疗，治疗目标为 150/100mmHg 以下。如无蛋白尿及其他靶器官损伤存在，也可考虑≥160/110mmHg 启动药物治疗。应避免将血压降至低于 130/80mmHg，以避免影响胎盘血流灌注。最常用的口服药物有拉贝洛尔、甲基多巴和硝苯地平，必要时可考虑小剂量噻嗪类利尿剂。妊娠期间禁用 ACEI 和 ARB，有妊娠计划的高血压患者，也应停用上述药物。

表 21-7　3~17 岁男童年龄别及身高别的血压参照标准

年龄/岁	身高范围/cm	收缩压/mmHg				舒张压/mmHg			
		P_{50}	P_{90}	P_{95}	P_{99}	P_{50}	P_{90}	P_{95}	P_{99}
3	<96	88	99	102	108	54	62	65	72
	96~97	88	100	103	109	54	63	65	72
	98~100	89	101	104	110	54	63	66	72
	101~103	90	102	105	112	54	63	66	73
	104~106	91	103	107	113	55	63	66	73
	107~108	92	104	107	114	55	63	66	73
	≥109	93	105	108	115	55	63	66	73
4	<102	89	101	104	111	55	64	67	74
	102~104	90	102	105	111	55	64	67	74
	105~107	91	103	106	113	55	64	67	74
	108~110	92	104	108	114	56	64	67	74
	111~113	93	106	109	115	56	64	67	74
	114~116	94	107	110	117	56	65	68	75
	≥117	95	107	111	117	56	65	68	75
5	<109	92	104	107	114	56	65	68	75
	109~110	92	104	107	114	56	65	68	75
	111~113	93	105	109	115	56	65	68	75
	114~117	94	106	110	117	57	65	69	76
	118~120	95	108	111	118	57	66	69	76
	121~123	96	109	112	119	58	67	70	77
	≥124	97	110	113	120	58	67	70	77
6	<114	93	105	109	115	57	66	69	76
	114~116	94	106	110	116	57	66	69	76
	117~119	95	107	111	117	58	66	69	77
	120~123	96	108	112	119	58	67	70	78
	124~126	97	110	113	120	59	68	71	78
	127~129	98	111	115	121	59	69	72	79
	≥130	99	112	116	123	60	69	73	80
7	<118	94	106	110	117	58	67	70	77
	118~120	95	107	111	118	58	67	70	78
	121~123	96	108	112	119	59	68	71	78
	124~127	97	110	113	120	59	68	72	79
	128~131	98	112	115	122	60	70	73	81
	132~135	100	113	117	124	61	71	74	82
	≥136	100	114	117	125	62	71	74	82
8	<121	95	108	111	118	59	68	71	78
	121~123	95	108	112	119	59	68	71	79
	124~127	97	110	113	120	60	69	72	80
	128~132	98	111	115	122	61	70	73	81
	133~136	99	113	117	124	62	71	74	82
	137~139	101	114	118	125	62	72	75	83
	≥140	102	115	119	127	63	73	76	84
9	<125	96	109	112	119	60	69	72	80
	125~128	96	109	113	120	60	69	73	80
	129~132	98	111	115	122	61	71	74	82
	133~137	99	113	117	124	62	72	75	83
	138~142	101	115	119	126	63	73	76	84
	143~145	102	116	120	128	64	73	77	85
	≥146	103	117	121	129	64	74	77	85
10	<130	97	110	114	121	61	70	74	81
	130~132	98	111	115	122	62	71	74	82
	133~137	99	113	116	124	62	72	75	83
	138~142	101	115	119	126	63	73	77	85
	143~147	102	117	120	128	64	74	77	85
	148~151	104	118	122	130	64	74	77	86
	≥152	105	119	123	131	64	74	77	86

续表

年龄/岁	身高范围/cm	收缩压/mmHg				舒张压/mmHg			
		P_{50}	P_{90}	P_{95}	P_{99}	P_{50}	P_{90}	P_{95}	P_{99}
11	<134	98	111	115	122	62	72	75	83
	134~137	99	112	116	124	63	72	76	84
	138~142	100	114	117	126	64	73	77	85
	143~148	102	116	120	128	64	74	78	86
	149~153	104	119	123	130	64	74	78	86
	154~157	106	120	124	132	64	74	78	86
	≥158	106	121	125	133	64	74	78	86
12	<140	100	113	117	125	64	73	77	85
	140~144	101	115	119	126	64	74	78	86
	145~149	102	117	121	128	65	75	78	86
	150~155	104	119	123	131	65	75	78	86
	156~160	106	121	125	133	65	75	78	86
	161~164	108	123	127	135	65	75	78	87
	≥165	108	124	128	136	65	75	78	87
13	<147	102	116	120	128	65	75	78	86
	147~151	103	117	121	129	65	75	78	87
	152~156	104	119	123	131	65	75	79	87
	157~162	106	121	125	133	65	75	79	87
	163~167	108	123	128	136	65	75	79	87
	168~171	110	125	130	138	66	76	79	87
	≥172	110	126	130	139	66	76	79	88
14	<154	103	118	122	130	65	75	79	87
	154~157	104	119	124	132	65	75	79	87
	158~162	106	121	125	133	65	75	79	87
	163~167	108	123	128	136	65	75	79	87
	168~172	109	125	130	138	66	76	79	88
	173~176	111	127	131	140	66	76	80	88
	≥177	112	128	133	141	67	77	80	89
15	<158	105	120	124	132	65	76	79	87
	158~161	106	121	125	133	65	76	79	87
	162~166	107	122	127	135	66	76	79	88
	167~170	109	124	128	137	66	76	80	88
	171~174	110	126	131	139	66	77	80	89
	175~178	112	128	132	141	67	77	81	89
	≥179	113	129	133	142	67	77	81	90
16	<161	105	121	125	133	66	76	79	88
	161~164	106	121	126	134	66	76	79	88
	165~168	107	123	127	136	66	76	80	88
	169~172	109	125	129	138	66	76	80	88
	173~176	111	126	131	140	67	77	80	89
	177~179	112	128	133	141	67	77	81	90
	≥180	113	129	134	142	67	78	81	90
17	<163	106	121	126	134	66	76	80	88
	163~165	107	122	126	135	66	76	80	88
	166~169	108	126	128	136	66	76	80	88
	170~173	109	125	130	138	67	77	80	89
	174~177	111	127	131	140	67	77	81	89
	178~180	112	129	133	142	67	78	81	90
	≥181	113	129	134	143	68	78	82	90

表21-8　3~17岁女童年龄别及身高别的血压参照标准

年龄/岁	身高范围/cm	收缩压/mmHg				舒张压/mmHg			
		P_{50}	P_{90}	P_{95}	P_{99}	P_{50}	P_{90}	P_{95}	P_{99}
3	<95	87	99	102	108	55	63	67	74
	95~96	88	99	103	109	55	63	67	74
	97~99	88	100	103	110	55	64	67	74
	100~102	89	101	104	111	55	64	67	74
	103~105	90	102	105	112	55	64	67	74
	106~107	91	103	106	113	55	64	67	75
	≥108	91	103	107	113	56	64	67	75
4	<101	89	101	105	111	56	64	67	75
	101~103	89	101	105	111	56	64	67	75
	104~106	90	102	106	112	56	64	67	75
	107~109	91	103	107	113	56	64	67	75
	110~112	92	104	107	114	56	65	68	75
	113~114	93	105	109	115	56	65	68	76
	≥115	93	105	109	115	56	65	68	76
5	<108	91	103	106	113	56	65	68	76
	108~109	91	103	107	113	56	65	68	76
	110~112	92	104	107	114	56	65	68	76
	113~116	93	105	109	115	57	65	68	76
	117~119	93	106	109	116	57	66	69	77
	120~122	94	107	111	117	58	66	70	77
	≥123	95	108	111	118	58	67	70	78
6	<113	92	104	108	115	57	65	69	76
	113~114	92	105	108	115	57	66	69	77
	115~118	93	106	109	116	57	66	69	77
	119~121	94	107	110	117	58	67	70	78
	122~125	95	108	112	118	58	67	71	79
	126~128	96	109	113	119	59	68	71	79
	≥129	97	110	114	121	59	69	72	80
7	<116	93	105	109	115	57	66	69	77
	116~118	93	106	109	116	57	66	69	77
	119~122	94	107	110	117	58	67	70	78
	123~126	95	108	112	119	59	68	71	79
	127~130	96	109	113	120	59	69	72	80
	131~133	97	111	114	122	60	69	73	81
	≥134	98	112	115	122	61	70	73	82
8	<120	94	106	110	116	58	67	70	78
	120~122	94	107	111	117	58	67	71	79
	123~126	95	108	112	119	59	68	71	79
	127~131	96	109	113	120	60	69	72	80
	132~135	98	111	115	122	61	70	73	82
	136~138	99	112	116	123	61	71	74	83
	≥139	100	113	117	124	62	71	75	83
9	<124	95	108	111	118	59	68	71	79
	124~127	95	108	112	119	59	68	72	80
	128~132	97	110	113	120	60	69	73	81
	133~136	98	111	115	122	61	71	74	82
	137~141	100	113	117	124	62	72	75	84
	142~145	101	114	118	125	63	72	76	84
	≥146	102	115	119	126	63	73	76	85
10	<130	96	109	113	120	60	69	73	81
	130~133	97	110	114	121	61	70	73	82
	134~138	99	112	116	123	62	71	75	83
	139~143	100	113	117	124	63	72	76	84
	144~147	101	115	119	126	63	73	76	85
	148~151	103	116	120	128	63	73	77	85
	≥152	103	117	121	129	64	73	77	86

续表

年龄/岁	身高范围/cm	收缩压/mmHg				舒张压/mmHg			
		P_{50}	P_{90}	P_{95}	P_{99}	P_{50}	P_{90}	P_{95}	P_{99}
11	<136	98	112	115	122	62	71	75	83
	136~139	99	113	116	123	62	72	75	84
	140~144	101	114	118	125	63	73	76	85
	145~149	102	116	120	127	64	73	77	86
	150~154	103	117	121	128	64	74	77	86
	155~157	104	112	122	129	64	74	77	86
	≥158	104	112	122	130	64	74	77	86
12	<142	100	113	117	124	63	73	76	85
	142~145	101	114	118	125	63	73	77	85
	146~150	102	116	120	127	64	74	77	86
	151~154	103	117	121	129	64	74	78	86
	155~158	104	118	122	130	64	74	78	87
	159~162	105	119	123	130	64	74	78	87
	≥163	105	119	123	131	64	74	78	87
13	<147	101	115	119	126	64	74	77	86
	147~149	102	116	120	127	64	74	78	87
	150~153	103	117	121	128	64	74	78	87
	154~157	104	118	122	129	65	74	78	87
	158~161	105	119	123	130	65	74	78	87
	162~164	105	119	123	131	65	74	78	87
	≥165	105	119	123	131	65	75	78	87
14	<149	102	116	120	127	65	74	78	87
	149~152	103	117	121	128	65	75	78	87
	153~155	104	118	122	129	65	75	78	87
	156~159	104	118	122	130	65	75	78	87
	160~163	105	119	123	130	65	75	78	87
	164~166	105	119	123	131	65	75	79	87
	≥167	106	120	124	131	65	75	79	88
15	<151	103	116	120	128	65	75	79	87
	151~152	103	117	121	128	65	75	79	88
	153~156	104	118	122	129	65	75	79	88
	157~160	105	119	123	130	65	75	79	88
	161~163	105	119	123	131	65	75	79	88
	164~166	105	120	124	131	65	75	79	88
	≥167	106	120	124	131	65	75	79	88
16	<151	103	117	121	128	65	75	79	88
	151~153	103	117	121	129	65	75	79	88
	154~157	104	118	122	130	65	75	79	88
	158~160	105	119	123	130	65	75	79	88
	161~164	105	119	123	131	66	76	79	88
	165~167	106	120	124	131	66	76	79	88
	≥168	106	120	124	132	66	76	79	88
17	<152	103	117	121	129	66	76	79	88
	125~154	104	118	122	129	66	76	79	88
	155~157	104	118	122	130	66	76	80	89
	158~161	105	119	123	130	66	76	80	89
	162~164	105	119	124	131	66	76	80	89
	165~167	106	120	124	132	66	76	80	89
	≥168	106	120	124	132	66	76	80	89

4. 代谢综合征（metabolic syndrome，MS）　我国成人代谢综合征诊断标准包括 4 项。①向心性肥胖：腰围男性≥90cm，女性≥85cm；②血压增高：血压≥130/85mmHg 和 / 或已确诊为高血压并治疗者；③血脂异常：空腹 TG≥1.7mmol/L，空腹 HDL-C<1.04mmol/L，或确诊血脂异常并药物治疗者；④高血糖：空腹血糖≥6.1mmol/L 或糖负荷后 2 小时血糖≥7.8mmol/L，和 / 或已确诊为糖尿病并治疗者。满足上述 3 项或以上者即可作出诊断。代谢综合征患者 10 年心血管病危险性较正常人增加 1.85 倍，缺血性和出血性脑卒中的危

险分别增加 2.41 倍和 1.63 倍。治疗重在早期干预，健康膳食和合理运动甚为重要。其干预要求主要组分综合达标：可考虑血压 <130/80mmHg，如合并肾脏损害，血压控制要求更严；空腹血糖水平 <6.1mmol/L；TG<1.7mmol/L；HDL-C>1.04mmol/L；腰围 <90cm（男）或 <85cm（女）。推荐 ACEI 和 ARB 优先应用，尤适用于伴糖尿病或肥胖患者；也可应用二氢吡啶类 CCB；伴心功能不全及冠心病者，可应用噻嗪类利尿剂和 β 受体阻滞剂。

　　5. 难治性高血压（refractory hypertension，RH）　要寻找影响血压控制不良的原因和并存的疾病因素。处理原则：①推荐患者转至高血压专业医生处就诊，难治性高血压的诊断应由有资质的高血压专科医生确定；②提倡进行诊室外血压测量（家庭自测血压及动态血压），关注患者长期用药的依从性；③尽量消除影响因素，主要有肥胖、代谢紊乱、钠盐摄入过多等不良生活习惯等；④调整降压联合方案，首先检查多药联合方案的组成是否合理，推荐选择常规剂量的 RAS 抑制剂 +CCB+ 噻嗪类利尿剂，也可根据患者特点和耐受性考虑增加各药物的剂量，应达到全剂量；⑤效果仍不理想者可依据患者特点加用第四种降压药，可在醛固酮受体拮抗剂、β 受体阻滞剂、α 受体阻滞剂或交感神经抑制剂（可乐定）中做选择，但仍需要采用个体化治疗的原则。

五、小　　结

　　高血压是一种慢性病，随着病程进展会出现不同的临床并发症，往往严重威胁着患者的生命和生活质量，目前已成为我国重大的公共卫生问题之一。高血压的发生和发展可通过三级预防策略加以控制。采取全人群、高血压易患（高危）人群和患者的综合防治策略，第一级预防、第二级预防与第三级预防相结合的一体化的干预措施。通过三级预防策略的有效实施，进一步降低高血压患者的发病率、致残率和死亡率，减少高血压并发症，切实提高我国高血压患者生存质量，延长患者寿命。

（张　瑶）

推荐阅读文献

[1] 葛均波，徐永健，王辰，等. 内科学. 9 版. 北京：人民卫生出版社，2018.

[2] 国家卫生计生委疾病预防控制局. 中国居民营养与慢性病状况报告（2015 年）. 北京：人民卫生出版社，2016.

[3] 中国高血压防治指南修订委员会，高血压联盟（中国），中华医学会心血管病学分会. 中国高血压防治指南 2018 修订版. 中国心血管杂志，2019，24（1）：1-46.

[4] 中国心血管病报告编写组.《中国心血管病报告 2017》概要. 中国循环杂志，2018，33（1）：1-8.

[5] 中华人民共和国卫生部. 国家基本公共卫生服务规范（2011 年版）.［2011-05-24］.http://www.gov.cn/zwgk/2011-05/24/content _1870181.htm.

[6] UNGER T，BORGHI C，CHARCHAR F，et al. 2020 International Society of Hypertension global hypertension practice guidelines. Hypertension，2020，75（6）：1334-1357.

[7] WANG Z，CHEN Z，ZHANG L，et al. Status of hypertension in China: results from the China hypertension survey，2012-2015. Circulation，2018，137（22）：2344-2356.

[8] WILLIAMS B，MANCIA G，et al. 2018 ESH/ESC guidelines for the management of arterial hypertension. European Heart Journal，2018，39（33）：3021-3104.

第二十二章 糖尿病的三级预防

糖尿病（diabetes，mellitus，DM）是由多种病因引起的代谢紊乱，其特点是慢性高血糖，伴有胰岛素分泌不足和 / 或作用障碍，导致碳水化合物、脂肪、蛋白质代谢紊乱，造成多种器官的慢性损伤、功能障碍甚至衰竭。按照世界卫生组织（WHO）及国际糖尿病联盟（IDF）专家组的建议，糖尿病分为 1 型、2 型、其他特殊类型及妊娠糖尿病 4 种。1 型和 2 型糖尿病病因和发病机制尚不清楚，1 型糖尿病主要的病理学和病理生理学特征是胰岛 β 细胞数量显著减少和消失所导致的胰岛素分泌显著下降或缺失。2 型糖尿病主要的病理生理学特征为胰岛素调控葡萄糖代谢能力的下降（胰岛素抵抗）伴随胰岛 β 细胞功能缺陷所导致的胰岛素分泌减少（或相对减少）。特殊类型糖尿病是病因学相对明确的糖尿病。随着对糖尿病发病机制研究的深入，特殊类型糖尿病的种类会逐渐增加。我国糖尿病人群流行特点是以 2 型糖尿病为主，1 型糖尿病及其他类型糖尿病少见。本章主要介绍 2 型糖尿病，其发病除遗传易感性外，主要与现代生活方式有关。

糖尿病的三级预防目标及策略要点：

1. 2 型糖尿病防治中的三级预防目标

（1）第一级预防目标：控制 2 型糖尿病的危险因素，预防 2 型糖尿病的发生。

（2）第二级预防目标：早发现、早诊断和早治疗 2 型糖尿病患者，在已诊断的患者中预防糖尿病并发症的发生。

（3）第三级预防目标：延缓已发生的糖尿病并发症的进展、降低致残率和死亡率，并改善患者的生存质量。

2. 第一级预防策略　指在一般人群中开展健康教育，提高人群对糖尿病防治的知晓度和参与度，倡导合理膳食、控制体重、适量运动、限盐、控烟、限酒、心理平衡的健康生活方式，提高社区人群的糖尿病防治意识。

3. 第二级预防策略　指在糖尿病高危人群中开展疾病筛查及早发现糖尿病，并进行健康干预等，指导其进行自我管理。

4. 第三级预防策略　对于糖尿病病程较长、老年、已经发生过心血管疾病的 2 型糖尿病患者，依据分层管理的原则，继续采取降糖、降压、调脂（主要是降低 LDL-C）等综合管理措施，以降低心血管疾病及微血管并发症反复发生和死亡的风险。对已出现严重糖尿病慢性并发症者，推荐至相关专科治疗。

5. 糖尿病三级预防措施的落实　可根据干预对象是群体或个体，分为社区预防服务和临床预防服务。社区预防服务是以社区为范围，以群体为对象开展的预防工作，实施的主体是公共卫生人员。临床预防服务是以个体为对象实施的预防干预措施，实施的主体是临床医务人员。

糖尿病三级预防的关键点

1. 针对高危人群进行糖尿病筛查，有助于早期发现糖尿病。

2. 如果空腹血糖≥6.1mmol/L 或任意时间点血糖≥7.8mmol /L 时，建议进行口服葡萄糖耐量试验（OGTT）。

3. 糖尿病前期患者应给予生活方式干预，以降低糖尿病的发生风险。糖尿病前期患者强化生活方式干预效果不佳可考虑药物干预。

4. 血糖控制目标须个体化。对于合并其他心血管危险因素的 2 型糖尿病患者，建议采取降糖、降压、调脂及合理应用阿司匹林治疗等综合管理措施，以预防心血管疾病和糖尿病微血管病变的发生。

5. 对于合并严重并发症的糖尿病患者，推荐至相关专科进行治疗。

某市某社区，占地面积 0.66 平方公里，常住人口 7 414 人，外来人口 731 人。社区内 60 岁以上老年人 1 191 人（占 16%）。该社区有 7 名卫生服务人员（2 名全科医生、2 名护士、2 名助理医生和 1 名公卫人员）。近年来该社区糖尿病患病率有逐年上升趋势，由 1996 年的 4.6% 上升到 2013 年的 10.0%。需要采取哪些措施才能遏制社区人群糖尿病患病率不断上升的趋势？

一、糖尿病的第一级预防

【问题 1】 哪些人群适宜开展糖尿病的第一级预防？

糖尿病的发生和流行可通过三级预防策略加以控制。三级预防体现在个体和群体糖尿病发生前后的各个阶段。开展糖尿病的第一级预防常采用双向策略，即把对整个人群的普遍预防（全人群的预防策略）和对高危人群的重点预防（高危人群的预防策略）结合起来。

思路 1: 高危人群的预防策略（high-risk strategy of prevention），即只针对将来更可能发展为糖尿病的高危个体或人群（如糖尿病前期或肥胖患者）采取针对性的预防，旨在消除具有糖尿病危险因素人群的特殊暴露，突出高危人群的预防有利于提高糖尿病第一级预防的效率，是通过健康保护实现的。其最主要措施是生活方式干预（合理膳食、戒烟限酒、规律运动等）。

采取高危人群策略的优点是重点关注糖尿病病因链的近端因素，干预的针对性强和效果明显。可通过一些手段把社区人群中糖尿病风险高的个体检测出来，然后对这些个体的糖尿病危险因素进行干预，其作用不仅干预的措施有针对性，使干预对象易于接受，而且很容易在近期就看到干预的效果；此外，干预仅针对小部分的高危人群，在医疗资源有限的条件下，可使投入产出在近期就可取得明显的收益。另外，采取高危人群策略还可避免其他人遭受干扰，具体实施中操作性强，所以也更为医务人员所接受。

思路 2: 全人群的预防策略（population strategy of prevention），即在该社区全部人群中，针对影响整个人群的糖尿病危险因素进行干预来降低整个人群糖尿病的患病风险，从而使整个人群受益。旨在降低人群对疾病危险因素的暴露水平，是通过健康促进实现的。通过健康教育提高全体居民的自我保健能力是第一级预防的核心。

【问题 2】 我国糖尿病预防主要采取针对高危人群的预防策略的原因。

思路: 由于资源的限制，预防 2 型糖尿病应采取分级干预和高危人群优先干预的策略。因为我国人口众多，在全人群中通过血糖检测来筛查糖尿病前期患者并系统性地发现其他高危人群不具有可行性。针对高危人群进行空腹血糖或任意点血糖筛查，可以提高糖尿病预防的成本效益。

知识点

成人（>18 岁）中糖尿病高危人群定义

在成人（>18 岁）中，具有下列任何一个及以上的糖尿病危险因素者：

（1）年龄≥40 岁。

（2）有糖尿病前期（糖耐量异常、空腹血糖受损或两者同时存在）史。

（3）体重指数（BMI）≥24kg/m² 和 / 或向心性肥胖（男性腰围≥90cm，女性腰围≥85cm）。

（4）缺乏体力活动者。

（5）一级亲属中有 2 型糖尿病家族史。

（6）有巨大胎儿分娩史或妊娠期糖尿病史的妇女。

（7）高血压（收缩压≥140mmHg 和 / 或舒张压≥90mmHg），或正在接受降压治疗。

（8）血脂异常（高密度脂蛋白胆固醇<0.90mmol/L 和 / 或甘油三酯>2.22mmol/L），或正在接受调脂治疗。

（9）动脉粥样硬化性心血管疾病（ASCVD）患者。

（10）有一过性类固醇糖尿病病史者。

（11）多囊卵巢综合征（PCOS）患者或有黑棘皮病者。

（12）长期接受抗精神病药物和／或抗抑郁药物治疗和他汀类药物治疗的患者。

（13）中国糖尿病风险评分≥25分。

知识点

儿童和青少年（≤18岁）中糖尿病高危人群定义

超重（BMI>相应年龄、性别的第85百分位）或肥胖（BMI>相应年龄、性别的第95百分位）且合并下列任何一个危险因素者：

（1）一级或二级亲属中有2型糖尿病家族史。

（2）存在与胰岛素抵抗相关的临床状态（如黑棘皮症、高血压、血脂异常、PCOS）。

（3）母亲妊娠时有糖尿病史或被诊断为妊娠糖尿病。

【问题3】 通过哪些预防服务落实糖尿病的第一级预防措施？

思路1：临床预防服务。在临床场所（如社区医院），家庭医生可以为签约的居民，以个体为对象实施的预防干预措施。实施主体是临床医务人员。

思路2：社区卫生服务。是以社区为范围，以群体为对象开展的预防工作（如社区基本公共卫生服务）。实施主体是公共卫生人员（如社区预防保健医生、疾病预防控制中心的工作者）。

【问题4】 糖尿病的第一级预防主要包括哪些措施？

思路1：通过健康教育和健康促进手段，提高该社区全体居民对糖尿病危害的认识。

思路2：在社区居民中提倡健康的生活方式，加强体育锻炼和体力活动，提倡膳食平衡，注意蛋白质、脂肪和碳水化合物摄入的比例，多吃蔬菜和水果，戒烟限酒，限盐，防止能量的过度摄入。

思路3：在社区居民中预防和控制超重／肥胖。对有高血压、高血脂的个体，在控制体重的同时，要注意治疗高血压，改善血脂异常，膳食中特别要注意控制脂肪和食盐的摄入量。

知识点

糖尿病第一级预防的具体目标

（1）使超重或肥胖者的BMI达到或接近 $24kg/m^2$，或体重至少下降7%。

（2）每日饮食总能量至少减少400～500kcal，超重或肥胖者应减少500～750kcal。

（3）饱和脂肪酸摄入占总脂肪酸摄入的30%以下；每人每日食用盐的总量不超过5g。

（4）中强度体力活动至少保持在每周150分钟。

（5）糖尿病前期人群经过强化生活方式干预6个月效果不佳，可考虑药物干预。

二、糖尿病的第二级预防

【问题5】 如何在社区人群中发现糖尿病高危人群？

思路1：通过该社区居民健康档案和基本公共卫生服务过程中发现糖尿病高危人群。

思路2：通过机会性筛查（如社区居民在健康体检中或在进行其他疾病的诊疗时）发现糖尿病高危人群。

【问题6】 在人群中进行糖尿病筛查的适宜年龄和频率是多少？

思路1：对于成年糖尿病高危人群，宜及早进行糖尿病筛查。

思路2：对于儿童和青少年的糖尿病高危人群，宜从10岁开始，但青春期提前的个体则推荐从青春期开始。首次筛查结果正常者，宜每3年至少重复筛查一次。

【问题 7】 糖尿病适宜的筛查方法是什么？

思路 1：空腹血糖是常规方法，但有漏诊的可能性。

思路 2：对于社区中空腹血糖≥6.1mmol/L 或任意时间点血糖≥7.8mmol/L 及其他糖尿病高危人群，应尽可能行 OGTT（空腹血糖和糖负荷后 2 小时血糖，表 22-1、表 22-2）。

思路 3：对糖尿病可采用中国糖尿病风险评分表（表 22-3），对社区中 20～74 岁普通人群进行糖尿病风险评估，如果总分≥25 分者应进行 OGTT。

糖尿病筛查案例分析

表 22-1　糖尿病的诊断标准

诊断标准	静脉血浆葡萄糖水平或 HbA1c 水平
典型糖尿病症状（烦渴多饮、多尿、多食、不明原因的体重下降）	
加随机血糖	≥11.1mmol/L
或加上空腹血糖	≥7.0mmol/L
或加上葡萄糖负荷后 2 小时血糖	≥11.1mmol/L
或加上 HbA1c	≥6.5%
无典型糖尿病症状者，需改日复查确认	

注：空腹状态指至少 8 小时没有进食能量；随机血糖指不考虑上次用餐时间，一天中任意时间的血糖，不能用来诊断空腹血糖受损（IFG）或糖耐量减低（IGT）。HbA1c 为糖化血红蛋白。

表 22-2　糖代谢状态分类　　　　　　　　　　　　　　　　　　单位：mmol/L

分类	静脉血浆葡萄糖	
	空腹血糖	糖负荷后 2 小时血糖
正常血糖（NGR）	<6.1	<7.8
空腹血糖受损（IFG）	6.1～7.0	<7.8
糖耐量减低（IGT）	<7.0	7.8～11.1
糖尿病（DM）	≥7.0	≥11.1

注：IFG 和 IGT 统称为糖调节受损（IGR，即糖尿病前期）。

表 22-3　中国糖尿病风险评分表

评分指标	分值 / 分	评分指标	分值 / 分
年龄 / 岁		收缩压 /mmHg	
20～24	0	<110	0
25～34	4	110～119	1
35～39	8	120～129	3
40～44	11	130～139	6
45～49	12	140～149	7
50～54	13	150～159	8
55～59	15	≥160	10
60～64	16		
65～74	18	糖尿病家族史（父母、同胞、子女）	
体重指数 /（kg·m⁻²）		无	0
<22	0	有	6
22～23.9	1	性别	
24～29.9	3	女性	0
≥30	5	男性	2
腰围 /cm			
男性 <75，女性 <70	0		
男性 75～79.9，女性 70～74.9	3		
男性 80～84.9，女性 75～79.9	5		
男性 85～89.9，女性 80～84.9	7		
男性 90～94.9，女性 85～89.9	8		
男性≥95，女性≥90	10		

【问题8】　对于筛查中发现的糖尿病前期个体采取何种干预措施？

思路1：通过饮食控制和运动干预以降低糖尿病的发生风险，并定期随访及给予社会心理支持，以确保糖尿病前期个体的生活方式改变能够长期坚持下来；定期检查血糖；同时密切关注其他心血管危险因素（如吸烟、高血压、血脂异常等），并给予适当的干预措施。

思路2：对于糖尿病前期个体，在强化生活方式干预6个月效果不佳时，可考虑药物干预，建议用二甲双胍和阿卡波糖，其长期应用的安全性证据较为充分，而其他药物长期应用时必须充分评估效益/风险比和效益/费用比，并且做好充分的医患沟通和随访。

【问题9】　对于筛查中发现的2型糖尿病患者采取何种干预措施？

思路1：对于新诊断、年轻、无并发症或合并症的2型糖尿病患者，建议及早采用严格的血糖控制，以降低糖尿病并发症的发生风险。

思路2：对于没有明显糖尿病血管并发症但具有心血管危险因素的2型糖尿病患者，应采取降糖、降压、调脂（主要是降低LDL-C）及应用阿司匹林治疗，以预防心血管疾病和糖尿病微血管病变的发生。

三、糖尿病的第三级预防

患者，男，57岁。主诉：口干多饮多食1个月，加重1周。病史：患者1个月前无诱因出现口干，多饮、多尿、多食、易饥，未予重视。近1周上述症状加重，烦渴、多饮，每日饮水量达3 000ml左右，伴明显乏力；查空腹葡萄糖10.48mmol/L，餐后2小时血糖18.16mmol/L；尿常规：尿糖（-），酮体（-）；糖化血红蛋白9.0%。既往史：否认高血压、心脏病史，否认肝炎、结核病史，有"青霉素"过敏史。家族史：其姐姐有糖尿病。入院查体：体温36.2℃，脉搏79次/min，呼吸18次/min，血压132/83mmHg，身高178cm，体重80kg，BMI 25.2kg/m²，神清，精神可。口中无烂苹果味；无深大呼吸，双肺呼吸音清，未闻及干湿啰音；心率79次/min，律齐；双下肢无水肿，双侧足背动脉搏动良好。临床医生应如何对该患者开展糖尿病的第三级预防？

【问题10】　如何制订糖尿病患者临床治疗和管理的个体化方案？

2型糖尿病是一种进展性的疾病，随着病程的进展，血糖有逐渐升高的趋势，控制高血糖的治疗强度也应随之加强，常需要多种手段的联合治疗。同时，2型糖尿病应采取综合性治疗策略，包括血糖、血压、血脂、体重控制，抗血小板治疗和改善生活方式等措施。2型糖尿病高血糖治疗的简易路径见图22-1。

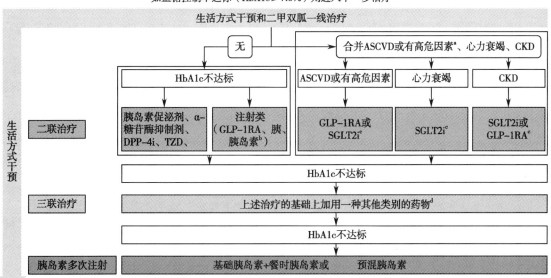

图22-1　2型糖尿病高血糖治疗的简易路径

HbA1c. 糖化血红蛋白；ASCVD. 动脉粥样硬化性心血管疾病；CKD. 慢性肾脏病；DPP-4i. 二肽基肽酶Ⅳ抑制剂；TZD. 噻唑烷二酮；SGLT2i. 钠-葡萄糖共转运蛋白2抑制剂；GLP-1RA为胰高糖素样肽-1受体激动剂。a 高危因素指年龄≥55岁伴以下至少1项：冠状动脉或颈动脉或下肢动脉狭窄≥50%，左心室肥厚；b 通常选用基础胰岛素；c 加用具有ASCVD、心力衰竭或CKD获益证据的GLP-1RA或SGLT2i；d 有心力衰竭者不用TZD。

思路 1：生活方式干预和二甲双胍为 2 型糖尿病患者高血糖的一线治疗；生活方式干预是 2 型糖尿病的基础治疗措施，应该贯穿于糖尿病治疗的始终；若无禁忌证，二甲双胍应一直保留在糖尿病的药物治疗方案中。

思路 2：一种降糖药治疗血糖不达标者，应采用 2 种甚至 3 种不同作用机制的药物联合治疗，也可加用胰岛素治疗。

思路 3：合并 ASCVD 或心血管风险高危的 2 型糖尿病患者，不论其 HbA1c 是否达标，只要无禁忌证，都应在二甲双胍的基础上加用胰高糖素样肽 -1 受体激动剂（GLP-1RA）或钠 - 葡萄糖共转运蛋白 2 抑制剂（SGLT2i）。合并慢性肾脏病（CKD）或心力衰竭的 2 型糖尿病患者，不论其 HbA1c 是否达标，只要无禁忌证，都应在二甲双胍的基础上加用 SGLT2i；合并 CKD 的 2 型糖尿病患者，如不能使用 SGLT2i 可考虑选用 GLP-1RA。

思路 4：二联治疗 3 个月不达标的患者，应启动三联治疗，即在二联治疗的基础上加用一种不同机制的降糖药物（有心力衰竭者不用噻唑烷二酮）。

思路 5：如三联治疗控制血糖仍不达标，则应将治疗方案调整为多次胰岛素治疗（基础胰岛素加餐时胰岛素或每日多次预混胰岛素，图 22-2）。采用多次胰岛素治疗时应停用胰岛素促分泌剂。

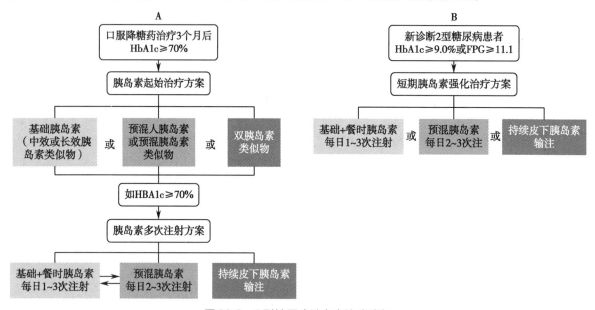

图 22-2　2 型糖尿病胰岛素治疗路径

HbA1c. 糖化血红蛋白；FPG. 空腹血糖。A：口服降糖药治疗 3 个月后 HbA1c≥7.0% 的 2 型糖尿病患者胰岛素治疗路径；B：新诊断 2 型糖尿病患者 HbA1c≥9.0% 或 FPG≥11.1mmol/L 的胰岛素治疗路径。

知识点

胰岛素治疗注意事项

（1）2 型糖尿病患者在生活方式和口服降糖药联合治疗的基础上，若血糖仍未达到控制目标，应尽早（如 3 个月）开始胰岛素治疗。

（2）2 型糖尿病患者的胰岛素起始治疗可以采用每日 1～2 次胰岛素注射。

（3）胰岛素的多次注射可以采用每日 2～4 次或持续皮下胰岛素输注方法。

（4）对于 HbA1c≥9.0% 或空腹血糖≥11.1mmol/L，同时伴明显高血糖症状的新诊断 2 型糖尿病患者，可考虑实施短期（如 2 周至 3 个月）胰岛素强化治疗。

---

2 型糖尿病理想的综合控制目标视患者的年龄、合并症、并发症等不同而异。糖化血红蛋白（HbA1c）是反映血糖控制水平的主要指标。若该患者的年龄较轻、病程较短、预期寿命较长、没有并发症、未合并心血管疾病，在其不发生低血糖或其他不良反应的情况下，应使 HbA1c 水平尽可能接近正常水平（如<6.5%，甚或尽可能接近正常）。而年龄较大、病程较长、有严重低血糖史、预期寿命较短、有显著的微血管或大血管并发症，其血糖控制目标宜适当放宽（图 22-3）。但是应避免因过度放宽控制标准而出现急性高血糖症状或与

其相关的并发症。在调整治疗方案时，可将 HbA1c≥7% 作为 2 型糖尿病患者启动临床治疗或需要调整治疗方案的重要判断标准（表 22-4、表 22-5）。

本案例患者的 HbA1c 为 9%，说明血糖控制未达标。应教育患者进行自我血糖监测，如血糖测定的时间和频度，并做好记录。

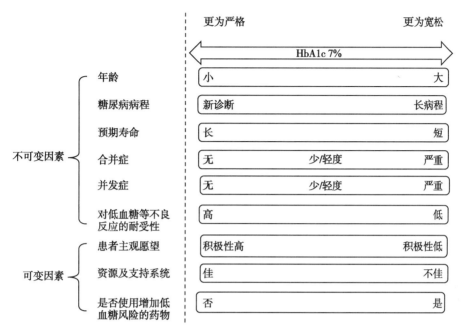

图 22-3　成人 2 型糖尿病患者个体化 HbA1c 控制目标设定的主要影响因素

表 22-4　糖化血红蛋白（HbA1c）与平均血糖水平关系对照表

HbA1c/%	平均血糖水平/（mmol·L^{-1}）
6	7.0
7	8.6
8	10.2
9	11.8
10	13.4
11	14.9
12	16.5

表 22-5　中国 2 型糖尿病综合控制目标

指标		目标值
毛细血管血糖/（mmol·L^{-1}）	空腹	4.4～7.0
	非空腹	<10.0
糖化血红蛋白/%		<7.0
血压/mmHg		<130/80
高密度脂蛋白胆固醇/（mmol·L^{-1}）	男性	>1.0
	女性	>1.3
甘油三酯/（mmol·L^{-1}）		<1.7
低密度脂蛋白胆固醇/（mmol·L^{-1}）	未合并动脉粥样硬化性心血管疾病	<2.6
	合并动脉粥样硬化性心血管疾病	<1.8
体重指数/（kg·m^{-2}）		<24.0

社区医生要为该患者提供每年至少 4 次的面对面随访。对该患者进行针对性的健康教育,与患者一起制订生活方式改进目标并在下一次随访时评估进展。告诉患者出现哪些异常时应立即就诊。每年至少应进行 1 次较全面的健康检查。内容包括血压、体重、空腹血糖,一般体格检查和视力、听力、活动能力、足背动脉搏动检查,有条件的地区建议增加糖化血红蛋白、尿常规(或尿微量白蛋白)、血脂、眼底、心电图、胸部 X 线片、超声等检查,老年患者建议进行认知功能和情感状态的初筛检查。

糖尿病临床监测方案见表 22-6。

表 22-6 糖尿病临床监测方案

监测项目	初访	随访	每季度随访	年随访
身高 / 体重	√	√	√	√
腰围	√	√	√	√
血压	√	√	√	√
空腹 / 餐后血糖	√	√	√	√
糖化血红蛋白	√		√	√
尿常规	√	√	√	√
总胆固醇 / 高(低)密度脂蛋白胆固醇、甘油三酯	√			√
尿白蛋白 / 尿肌酐[①]	√			√
血肌酐 / 尿素氮	√			√
肝功能	√			√
促甲状腺素(TSH)	√			√
心电图	√			√
眼:视力及眼底	√			√
足:足背动脉搏动、神经病变的相关检查	√		√	√

注:① 在条件允许的情况下进行。

【问题 11】 如何给糖尿病患者进行自我管理教育?

糖尿病是一种长期慢性疾病,患者日常行为和自我管理能力是糖尿病控制与否的关键之一,因此,糖尿病的控制不是传统意义上的治疗而是系统的管理。糖尿病自我管理教育可促进患者不断掌握疾病管理所需的知识和技能,结合不同糖尿病患者的需求、目标和生活经验,并接受循证指导。

思路 1:采用小组教育或大课堂教育的集体教育。小组教育指糖尿病教育者针对多个糖尿病患者的共同问题同时与他们沟通并给予指导,每次教育时间 1 小时左右,患者人数 10~15 人为佳。大课堂教育指以课堂授课的形式由医学专家或糖尿病专业护士为患者讲解糖尿病相关知识,每次课时 1.5 小时左右,患者人数在 50~200 人不等,主要教育对象是对糖尿病缺乏认识的患者以及糖尿病高危人群。

思路 2:个体教育。糖尿病教育者(如临床医生或护士)可以与患者进行一对一的沟通和指导。个体教育适合一些需要重复练习的技巧学习,如自我注射胰岛素、自我血糖监测。在健康教育目标制订时重视患者的参与,在方案实施过程中,细化行为改变的目标,重视患者的回馈,以随时对方案作出调整。

思路 3:远程教育。可通过手机应用程序和互联网平台开展远程教育,宣传糖尿病自我管理相关知识,提高患者的自我管理技能。

知识点

糖尿病自我管理教育原则

(1)糖尿病患者均应接受糖尿病自我管理教育,以掌握自我管理所需的知识和技能,并且不断学习。

(2)糖尿病自我管理教育应以患者为中心,尊重和响应患者的个人爱好、需求和价值观,并以此来指导临床决策。

(3)糖尿病自我管理教育是患者的必修教育课,该课程应包含延迟和预防 2 型糖尿病的内容,并注重个体化。

（4）糖尿病自我管理教育和支持可改善临床结局和减少花费。

（5）提供糖尿病自我管理教育时，健康教育提供者应该考虑治疗负担和患者自我管理的效能和社会与家庭支持的程度。

（6）医护工作者应在最佳时机为糖尿病患者提供尽可能全面的糖尿病自我管理教育。

（7）在规范化的专科糖尿病教育护士培养基础上，为患者提供糖尿病自我管理教育。

（8）重视专职糖尿病教育者培养和糖尿病教育管理跨专业团队的建设，加强对随访和相关科研的培训与支持。

知识点

健康教育的内容

（1）糖尿病的自然进程。

（2）糖尿病的临床表现。

（3）糖尿病的危害及如何防治急慢性并发症。

（4）个体化的治疗目标。

（5）个体化的生活方式干预措施和饮食计划。

（6）规律运动和运动处方。

（7）饮食、运动、口服药、胰岛素治疗相关内容及规范的胰岛素注射技术。

（8）SMBG和尿糖监测（当血糖监测无法实施时）具体操作技巧，血糖测定结果的意义和应采取的干预措施。

（9）口腔护理、足部护理、皮肤护理的具体技巧。

（10）特殊情况应对措施（如疾病、低血糖、应激和手术）。

（11）糖尿病妇女受孕必须做到有计划，并全程监护。

（12）糖尿病患者的社会心理适应。

（13）糖尿病自我管理的重要性。

【问题12】　糖尿病患者如何进行血糖监测？

血糖监测是糖尿病三级预防中的重要组成部分，其结果有助于评估糖尿病患者糖代谢紊乱的程度，制订合理的降糖方案，反映降糖治疗的效果并指导治疗方案的调整。

思路1：毛细血管血糖监测（SMBG）。毛细血管血糖监测包括患者自我血糖监测及在医院内进行的床边快速血糖检测，是糖尿病三级预防中综合管理和教育的组成部分，建议所有糖尿病患者均需进行毛细血管血糖监测。毛细血管血糖监测的频率应根据患者病情的实际需要来决定，兼顾有效性和便利性。

患者自己开始自我血糖监测前应由医师或护士对其进行监测技术和监测方法的指导，包括如何测血糖、何时监测、监测频率和如何记录监测结果。医师或糖尿病管理小组每年应检查1～2次患者自我血糖监测技术和校准血糖仪，尤其是自我监测结果与HbA1c或临床情况不符时。

思路2：持续葡萄糖监测。持续葡萄糖监测是指通过葡萄糖传感器监测皮下组织间液的葡萄糖浓度变化的技术，可以提供更全面的血糖信息，了解血糖波动的特点，可为糖尿病个体化治疗提供依据。

思路3：HbA1c是评价长期血糖控制的金指标，也是指导临床调整治疗方案的重要依据之一。标准的HbA1c检测方法的正常值范围为4%～6%，在治疗之初建议每3个月检测1次，一旦达到治疗目标可每6个月检查一次。但要注意：对于患有贫血和血红蛋白异常疾病的患者，HbA1c的检测结果不可靠。

思路4：糖化白蛋白（GA）。GA能反映糖尿病患者检测前2～3周的平均血糖水平，其正常参考值为11%～17%。GA对短期内血糖变化比HbA1c敏感，是评价患者短期糖代谢控制情况的良好指标，尤其是对于糖尿病患者治疗方案调整后的疗效评价。对于患有肾病综合征、肝硬化等影响白蛋白更新速度的疾病患者，GA的检测结果不可靠。

知识点

毛细血管血糖监测原则

（1）因血糖控制非常差或病情危重而住院治疗者应每日监测 4～7 次血糖或根据治疗需要监测血糖。

（2）采用生活方式干预控制糖尿病的患者，可根据需要有目的地通过血糖监测了解饮食控制和运动对血糖的影响来调整饮食和运动。

（3）使用口服降糖药者可每周监测 2～4 次空腹或餐后 2 小时血糖。

（4）使用胰岛素治疗者可根据胰岛素治疗方案进行相应的血糖监测。使用基础胰岛素的患者应监测空腹血糖，根据空腹血糖调整睡前胰岛素的剂量；使用预混胰岛素者应监测空腹和晚餐前血糖，根据空腹血糖调整晚餐前胰岛素剂量，根据晚餐前血糖调整早餐前胰岛素剂量，空腹血糖达标后，注意监测餐后血糖以优化治疗方案。

（5）特殊人群（围手术期患者、低血糖高危人群、危重症患者、老年患者、1 型糖尿病、妊娠糖尿病等）的监测，应遵循以上血糖监测的基本原则，实行个体化的监测方案。

知识点

回顾性持续葡萄糖监测系统的适应证

（1）1 型糖尿病。

（2）需要胰岛素强化治疗的 2 型糖尿病患者。

（3）在 SMBG 指导下使用降糖治疗的 2 型糖尿病患者，仍出现下列情况之一：①无法解释的严重低血糖或反复低血糖，无症状性低血糖、夜间低血糖；②无法解释的高血糖，特别是空腹高血糖；③血糖波动大；④出于对低血糖的恐惧，刻意保持高血糖状态的患者。

（4）妊娠期糖尿病或糖尿病合并妊娠。

（5）患者教育。

知识点

实时持续葡萄糖监测系统的适应证

（1）HbA1c<7% 的儿童和青少年 1 型糖尿病患者。

（2）HbA1c≥7% 的儿童和青少年 1 型糖尿病患者中，有能力每日使用和操作仪器者。

（3）有能力接近每日使用持续葡萄糖监测系统的成人 1 型糖尿病患者。

（4）非重症监护室使用胰岛素治疗的住院 2 型糖尿病患者。

（5）围手术期 2 型糖尿病患者等。

知识点

葡萄糖目标范围内时间（TIR）

TIR 又称葡萄糖达标时间百分比，是指 24 小时内葡萄糖在目标范围内（通常为 3.9～10.0mmol/L）的时间（用分钟表示）或其所占的百分比，可由持续葡萄糖监测数据或毛细血管血糖监测数据（至少每日 7 次血糖监测）计算。2019 年发布的 TIR 国际共识推荐，糖尿病患者的 TIR 控制目标为 >70%，但应高度个体化，同时关注低血糖以及血糖波动。

【问题 13】　糖尿病患者如何进行生活方式干预?

思路 1:个体化医学营养治疗。2 型糖尿病及糖尿病前期患者均需要接受个体化医学营养治疗,由熟悉糖尿病治疗的营养(医)师或综合管理团队(包括糖尿病教育者)指导下完成。应在评估患者营养状况的前提下,设定合理的营养治疗目标,调整总能量的摄入,合理、均衡分配各种营养素,达到患者的代谢控制目标,并尽可能满足个体饮食喜好。鼓励患者以谷类食物为主,高膳食纤维摄入、低盐低糖低脂肪摄入的多样化膳食模式,可以降低 2 型糖尿病风险。

思路 2:个体化运动治疗。运动锻炼在 2 型糖尿病患者的综合管理中占重要地位。规律运动有助于控制血糖,减少心血管危险因素,减轻体重,提升幸福感,而且对糖尿病高危人群一级预防效果显著。

思路 3:戒烟。2 型糖尿病患者戒烟有助于改善代谢指标、降低血压和白蛋白尿。若糖尿病患者有吸烟习惯,劝告其停止吸烟或停用烟草类制品及电子烟,减少被动吸烟。首先对患者吸烟状况以及尼古丁依赖程度进行评估,然后为其提供戒烟咨询,必要时加用药物等帮助戒烟。

知识点

2 型糖尿病患者医学营养治疗的目标

(1)维持健康体重:超重 / 肥胖患者减重的目标是 3~6 个月减轻体重的 5%~10%。消瘦者应通过合理的营养计划达到并长期维持理想体重。

(2)供给营养均衡的膳食,满足患者对微量营养素的需求。

(3)达到并维持理想的血糖水平,降低 HbA1c 水平。

(4)减少心血管疾病的危险因素,包括控制血脂异常和高血压。

知识点

2 型糖尿病患者运动时应遵循的原则

(1)运动治疗应在医师指导下进行。运动前要进行必要的评估,特别是心肺功能和运动功能的医学评估(如运动负荷试验等)。

(2)成年 2 型糖尿病患者每周至少 150 分钟(如每周运动 5 日,每次 30 分钟)中强度(50%~70% 最大心率,运动时有点用力,心跳和呼吸加快但不急促)的有氧运动。

(3)如无禁忌证,每周最好进行 2~3 次抗阻运动(两次锻炼间隔≥48 小时),锻炼肌肉力量和耐力。锻炼部位应包括上肢、下肢、躯干等主要肌肉群,训练强度为中等。

(4)运动项目要与患者的年龄、病情及身体承受能力相适应,并定期评估,适时调整运动计划。记录运动日记,有助于提升运动依从性。运动前后要加强血糖监测,运动量大或激烈运动时应建议患者临时调整饮食及药物治疗方案,以免发生低血糖。

(5)养成健康的生活习惯。培养活跃的生活方式,如增加日常身体活动、减少静坐时间、将有益的体育运动融入到日常生活中。

(6)空腹血糖>16.7mmol/L、反复低血糖或血糖波动较大、有糖尿病酮症酸中毒(DKA)等急性代谢并发症、合并急性感染、增殖性视网膜病变、严重肾病、严重心脑血管疾病(不稳定型心绞痛、严重心律失常、一过性脑缺血发作)等情况下禁忌运动,病情控制稳定后方可逐步恢复运动。

【问题 14】　糖尿病患者如何预防心脑血管疾病并发症的发生?

糖尿病是心脑血管疾病的独立危险因素。与非糖尿病人群相比,糖尿病患者发生心脑血管疾病的风险增加 2~4 倍。空腹血糖和餐后血糖升高,即使未达到糖尿病诊断标准,心脑血管疾病发生风险也显著增加。此外,糖尿病患者经常伴有高血压、血脂紊乱等心脑血管病变的重要危险因素。

思路 1:心血管病变危险因素的筛查。糖尿病确诊时及以后,至少应每年评估心血管病变的危险因素,评估的内容包括心血管病现病史及既往史、年龄、有无心血管危险因素(吸烟、高血压、血脂紊乱、肥胖特别是向心性肥胖、早发心血管疾病的家族史)、肾脏损害(尿白蛋白排泄率增高等)、心房颤动(可导致脑卒中)。本案例糖尿病患者除了询问心血管病现病史及既往史、早发心血管疾病的家族史、是否吸烟外,每年应至少测量一次身高、体重和腰围,检查一次血脂(包括总胆固醇、甘油三酯、低密度和高密度胆固醇)。如果该患者使用了调脂药物还应在用药后定期评估疗效和副作用。在患者每次就诊时均应测量血压。应指导高血压患者每日在家中自我监测血压并记录。

思路2:心血管病变危险因素的控制。措施包括降压、调脂、抗血小板治疗。

知识点

糖尿病合并高血压患者的降压治疗要点

(1)一般糖尿病合并高血压患者的降压目标应低于130/80mmHg。

(2)老年或伴严重冠心病的糖尿病患者,可采取相对宽松的降压目标值。

(3)糖尿病孕妇合并高血压,建议血压控制目标为≤135/85mmHg。

(4)糖尿病患者的血压水平如果超过120/80mmHg,即应开始生活方式干预以预防高血压的发生。

(5)糖尿病患者的血压≥140/90mmHg者可考虑开始药物降压治疗。血压≥160/100mmHg或高于目标值20/10mmHg时,应立即开始降压药物治疗,并可以采取联合治疗方案。

(6)五类降压药物[血管紧张素转换酶抑制剂(ACEI)、血管紧张素受体阻滞剂(ARB)、利尿剂、钙通道阻滞剂、β受体阻滞剂]均可用于糖尿病患者,ACEI和ARB为糖尿病降压治疗药物中的核心用药。

知识点

伴动脉粥样硬化性心血管疾病(ASCVD)的糖尿病患者抗血小板治疗要点

(1)糖尿病合并ASCVD者需要应用阿司匹林(75~150mg/d)作为二级预防,同时需要充分评估出血风险。

(2)ASCVD并阿司匹林过敏患者,需要应用氯吡格雷(75mg/d)作为二级预防。

(3)阿司匹林(75~100mg/d)作为一级预防用于糖尿病的心血管疾病高危患者,包括:年龄≥50岁,而且合并至少1项主要危险因素(早发ASCVD家族史、高血压、血脂异常、吸烟或蛋白尿),无出血高风险。

知识点

伴血脂异常糖尿病患者的降脂治疗要点

(1)推荐降低LDL-C作为首要目标。依据患者ASCVD危险高低,推荐将LDL-C降至目标值。LDL-C目标值:极高危<1.8mmol/L,高危<2.6mmol/L。

(2)临床首选他汀类调脂药物。

(3)起始宜应用中等强度他汀,根据个体调脂疗效和耐受情况,适当调整剂量,若胆固醇水平不能达标,与其他调脂药物联合使用。

(4)如果LDL-C基线值较高,现有调脂药物标准治疗3个月后,难以使LDL-C降至所需目标值,则可考虑将LDL-C至少降低50%作为替代目标。

(5)如果空腹TG≥5.7mmol/L,为了预防急性胰腺炎,首先使用降低TG的药物。

(6)每年进行血脂监测,药物治疗期间需定期监测血脂变化。

【问题15】 糖尿病患者在治疗过程中如何预防血糖过低现象的发生?

对非糖尿病患者来说,低血糖症的诊断标准为血糖<2.8mmol/L。而接受药物治疗的糖尿病患者只要血糖水平≤3.9mmol/L就属低血糖范畴。临床表现包括交感神经兴奋(如心悸、焦虑、出汗、饥饿感等)和中枢

神经症状(如神志改变、认知障碍、抽搐和昏迷)。但老年患者发生低血糖时常可表现为行为异常或其他非典型症状。

思路1：为糖尿病患者制订个体化的治疗方案以达到控制血糖疗效的最大化和低血糖风险的最小化。

思路2：注意引起低血糖发生的诱因,预防和及时治疗低血糖。

知识点

接受药物治疗的糖尿病患者低血糖分层

低血糖诊治流程
(图片)

(1)1级低血糖：血糖<3.9mmol/L且≥3.0mmol/L。

(2)2级低血糖：血糖<3.0mmol/L。

(3)3级低血糖：没有特定血糖界限,伴有严重认知功能障碍且需要其他措施帮助恢复的低血糖。

知识点

低血糖的预防对策

(1)患者在使用胰岛素或胰岛素促泌剂时应从小剂量开始,逐渐增加剂量,谨慎地调整剂量。

(2)使用胰岛素的患者出现低血糖时,应积极寻找原因,精心调整胰岛素治疗方案和用量。

(3)当患者出现严重低血糖或反复发生低血糖时,应调整糖尿病的治疗方案,并适当调整血糖控制目标。

(4)患者应定时定量进餐,如果进餐量减少则相应减少降糖药物剂量,有可能误餐时应提前做好准备;运动前应增加额外的碳水化合物摄入。

(5)应避免酗酒和空腹饮酒。

(6)糖尿病患者应常规随身备用碳水化合物类食品,一旦发生低血糖,立即食用。

【问题16】 在糖尿病患者中如何防治糖尿病肾病的发生发展？

思路1：筛查。确诊2型糖尿病后每年应至少进行一次肾脏病变筛查,包括尿常规、尿白蛋白/肌酐(UACR)和血肌酐[预估肾小球滤过率(eGFR)]。建议联合慢性肾脏病(CKD)分期和白蛋白尿分期评估糖尿病肾病的进展风险及复查频率(表22-7)。

表22-7　慢性肾脏病(CKD)分期

CKD分期	肾脏损害程度	eGFR/ $[ml \cdot min^{-1} \cdot (1.73 \cdot m^2)^{-1}]$	白蛋白尿分期[2]		
			A1 (UACR< 30mg/g)	A2 (UACR30～ 300mg/g)	A3 (UACR> 300mg/g)
1期(G1)	肾脏损伤伴eGFR正常[1]	≥90	1(如有CKD)	1	2
2期(G2)	肾脏损伤伴eGFR轻度下降[1]	60～89	1(如有CKD)	1	2
3a期(G3a)	eGFR轻中度下降	45～59	1	2	3
3b期(G3b)	eGFR中重度下降	30～44	2	3	3
4期(G4)	eGFR重度下降	15～29	3	3	4
5期(G5)	肾衰竭	<15或透析	4	4	4

注：eGFR,预估肾小球滤过率;UACR,尿白蛋白/肌酐;①肾脏损伤定义：白蛋白尿(UACR≥30mg/g),或病理、尿液、血液或影像学检查异常;②表格中的数字为建议每年复查的次数;背景颜色代表CKD进展的风险:▢为低风险,▨为中风险,▨为高风险,▨为极高风险。

思路 2：防治。①改变不良生活方式：如合理控制体重、糖尿病饮食、戒烟及适当运动等；②每日蛋白摄入量约 0.8g/kg，应以优质动物蛋白为主；③合理的降糖治疗；④合理的降压治疗；⑤透析治疗和移植；⑥纠正血脂异常。

思路 3：随访。所有患者需每年检查 UACR、血清肌酐、血钾水平。糖尿病肾病 3～4 期的患者需密切随访 CKD 相关的代谢紊乱，如维生素 D、血红蛋白、碳酸氢盐、钙磷代谢、甲状旁腺激素等。

思路 4：转诊。出现下述情况的糖尿病患者应转诊至肾脏专科：糖尿病肾病进展至 4～5 期；临床考虑非糖尿病肾病，如 eGFR 短期内迅速下降、蛋白尿短期内迅速增加、肾脏影像学表现异常、合并难治性高血压等。

知识点

糖尿病肾病防治要点

（1）推荐所有 2 型糖尿病患者每年至少进行一次 UACR 和 eGFR 评估。

（2）有效的降糖治疗、血压控制可延缓糖尿病肾病的发生和进展。

（3）对糖尿病伴高血压且 UACR>300mg/g 或 eGFR<60ml/(min·1.73m^2) 的患者，首选 ACEI 或 ARB 类药物治疗。

（4）对伴高血压且 UACR 30～300mg/g 的糖尿病患者，推荐首选 ACEI 或 ARB 类药物治疗。

（5）推荐糖尿病肾病患者每日蛋白摄入量约 0.8g/kg，开始透析者蛋白摄入量适当增加。

（6）对 eGFR<30ml/(min·1.73m^2) 的糖尿病肾病患者，应积极准备肾脏替代治疗。

【问题 17】 在糖尿病患者中如何对糖尿病视网膜病变进行防治？

思路 1：筛查。2 型糖尿病患者应在诊断后进行首次综合性眼检查。1 型糖尿病患者在诊断后的 5 年内应进行综合性眼检查。

思路 2：随访。若初筛发现患者无糖尿病视网膜病变，推荐每 1～2 年行 1 次检查；若有轻度非增殖期视网膜病变，则每年检查 1 次；若有中度非增殖期病变，每 3～6 个月检查 1 次；若有重度非增殖期病变，每 3 个月检查 1 次。

思路 3：防治。良好地控制糖尿病患者的血糖、血压和血脂可预防或延缓糖尿病视网膜病变的进展。

思路 4：转诊。筛查中发现的中度及中度以上的非增殖期视网膜病变患者应转诊至眼科医师处进一步分级诊断。

【问题 18】 在糖尿病患者中如何对糖尿病神经病变进行防治？

糖尿病神经病变是糖尿病最常见的慢性并发症之一，病变可累及中枢神经及周围神经，以后者多见，其中以远端对称性多发性神经病变（DSPN）最具代表性。

思路 1：筛查。所有 2 型糖尿病患者确诊时和 1 型糖尿病患者诊断 5 年后，应进行糖尿病神经病变筛查。随后至少每年筛查 1 次。

思路 2：预防。良好的代谢控制，包括血糖、血压、血脂管理等是预防糖尿病神经病变发生的重要措施，尤其是血糖控制至关重要。定期进行神经病变的筛查及评估，重视足部护理，降低足部溃疡的发生风险。

思路 3：治疗。包括针对病因治疗（血糖控制、神经修复等）、针对神经病变的发病机制治疗（抗氧化应激、改善微循环和代谢紊乱）和疼痛管理。

【问题 19】 在糖尿病患者中如何进行糖尿病性下肢血管病变的三级预防？

糖尿病患者下肢动脉病变通常是指下肢动脉粥样硬化性病变（LEAD）。

思路 1：第一级预防。筛查糖尿病性 LEAD 的高危因素（如合并心脑血管病变、血脂异常、高血压、吸烟或糖尿病病程 5 年以上），早期干预，即纠正不良生活方式，如戒烟、限酒、控制体重、严格控制血糖、血压、血脂。年龄 50 岁以上的糖尿病患者，尤其是合并多种心血管危险因素者，都应该口服阿司匹林以预防心血管事件。对于阿司匹林过敏者或合并有溃疡者，可服用氯吡格雷。

思路 2：第二级预防。该患者年龄大于 50 岁，应该常规进行 LEAD 的筛查（全面动脉体格检查及踝肱指数筛查），早期发现、早期诊断、早期治疗 LEAD。若患者伴有 LEAD 发病危险因素，应该每年至少筛查 1 次。对于有足溃疡、坏疽的糖尿病患者，不论其年龄，应该进行全面的动脉病变检查及评估。

对于有症状的 LEAD 患者,在第一级预防的基础上,指导患者运动康复锻炼,时间至少持续 3~6 个月,并给予相应的抗血小板药物、他汀类调脂药、ACEI 及血管扩张药物治疗,可以改善患者的下肢运动功能。对于间歇性跛行患者尚需使用血管扩张药物。

思路 3:第三级预防。主要针对慢性严重肢体缺血患者,要求临床多学科协作,最大限度地改善糖尿病性 LEAD 患者的血循环重建,减少截肢和死亡。

【问题 20】 在糖尿病患者中如何预防糖尿病足病的发生?

糖尿病足病是糖尿病最严重和治疗费用最高的慢性并发症之一,重者可以导致截肢和死亡。糖尿病足病治疗困难,但预防则比较有效。

思路 1:对所有糖尿病患者每年进行全面的足部检查。检查应包括皮肤视诊,评估足部畸形、神经评估(10g 尼龙丝试验和针刺或振动觉试验或踝反射)和血管评估(下肢和足部血管搏动)。如果患者足部动脉搏动正常,尼龙丝触觉正常,没有足畸形以及没有明显的糖尿病慢性并发症,这类患者属于无足病危险因素的患者,可进行一般的糖尿病足病预防教育。

思路 2:对所有糖尿病患者都应该给予综合的足部自我管理教育。

知识点

糖尿病患者及其家属的足部自我管理教育内容

(1) 每日检查双足,特别是足趾间。

(2) 必要时需要有经验的人来帮助检查足。

(3) 定期洗脚,用干布擦干,尤其是擦干足趾间。

(4) 洗脚时的水温要合适,低于 37 ℃。

(5) 不宜用热水袋、电热器等物品直接保暖足部。

(6) 避免赤足行走。

(7) 避免自行修剪胼胝或用化学制剂来处理胼胝或趾甲;由专业人员修除胼胝或过度角化的组织;水平地剪趾甲。

(8) 穿鞋前先检查鞋内有否异物或异常。

(9) 每日换袜子;不穿过紧的或毛边的袜子或鞋;不穿高过膝盖的袜子。

(10) 足部皮肤干燥可以使用油膏类护肤品。

(11) 一旦有问题,及时找到专科医生或护士诊治。

四、知识拓展与问题延伸

(一)我国糖尿病患病率越来越高的原因

近 30 年来,我国糖尿病患病率显著增加。1980 年全国 14 省市 30 万人的流行病学资料显示,糖尿病患病率为 0.67%。1994 至 1995 年间进行了全国 19 省市 21 万人的糖尿病流行病学调查,25~64 岁年龄段的糖尿病患病率为 2.5%(人口标化率为 2.2%),糖耐量减低(IGT)为 3.2%(人口标化率为 2.1%)。

最近 10 年糖尿病流行情况更为严重。2002 年全国营养调查的同时进行了糖尿病的流行情况调查。该调查利用空腹血糖 >5.5mmol/L 作为筛选指标,高于此水平的人做 OGTT。在 18 岁以上的人群中,城市人口的糖尿病患病率为 4.5%,农村为 1.8%。城市中年龄在 18~44 岁,45~59 岁及 60 岁以上的糖尿病患病率分别为 2.96%、4.41% 和 13.13%,而农村相应年龄段的则分别为 1.95%、0.98% 和 7.78%。2007 年至 2008 年,在中华医学会糖尿病学分会(CDS)组织下,在全国 14 个省市进行了糖尿病的流行病学调查。通过加权分析,在考虑性别、年龄、城乡分布和地区差别的因素后,估计我国 20 岁以上的成年人糖尿病患病率为 9.7%,成人糖尿病患者总数达 9 240 万。2010 年中国疾病预防控制中心和中华医学会内分泌学分会调查了 18 岁以上人群糖尿病的患病情况,显示糖尿病患病率为 9.7%。2013 年我国慢性病及其危险因素监测显示,18 岁及以上人群糖尿病患病率为 10.4%。2015 至 2017 年中华医学会内分泌学分会在全国 31 个省(区、市)进行的甲状腺、碘营养状态和糖尿病的流行病学调查显示，我国 18 岁及以上人群糖尿病患病率为 11.2%。我国可能已成为世界上糖尿病患病人数最多的国家（表 22-8）。

表 22-8　我国 7 次全国性糖尿病流行病学调查情况汇总

调查年份（诊断标准）	调查人数 / 万人	年龄 / 岁	患病率 /%	IGT 患病率 /%	筛选方法
1980[①]（兰州标准）	30	全人群	0.67	—	尿糖 + 馒头餐 2h PG 筛选高危人群
1986（WHO 1985）	10	25～64	1.04	0.68	馒头餐 2h PG 筛选高危人群
1994（WHO 1985）	21	25～64	2.28	2.12	馒头餐 2h PG 筛选高危人群
2002（WHO 1999）	10	≥18	城市 4.5，农村 1.8	1.6（IFG 2.7）	FPG 筛选高危人群
2007 至 2008（WHO 1999）	4.6	≥20	9.7	15.5[②]	OGTT
2010（WHO 1999）	10	≥18	9.7	无数据	OGTT
2013（WHO 1999）[③]	17	≥18	10.4	无数据	OGTT
2015 至 2017（WHO 1999）[③]	7.6	≥18	11.2	无数据	OGTT

注：WHO，世界卫生组织；OGTT，口服葡萄糖耐量试验；IGT，糖耐量减低；IFG，空腹血糖受损；FPG，空腹血糖；2h PG，餐后 2h 血糖；血糖 1mmol/L=18mg/dl。

①诊断标准为空腹血浆血糖≥130mg/dl 和 / 或餐后 2h 血糖≥200mg/dl 和 / 或 OGTT 曲线上 3 点超过诊断标准 [0′125、30′190、60′180、120′140、180′125，其中 0′、30′、60′、120′、180′ 为时间点（分），30′ 或 60′ 为 1 点；125、190、180、140 为血糖值（mg/dl），血糖测定为邻甲苯胺法，葡萄糖为 100g]。

②糖尿病前期，包括 IFG、IGT 或二者兼而有之（IFG/IGT）。

③2013 年数据、2015 至 2017 年数据除汉族外，还包括其他少数民族人群。

思路： 在短期内我国糖尿病患病率急剧增加可能有多种原因。

1．城市化　随着经济的发展，中国的城市化进程明显加快。中国城镇人口占全国人口比例已从 2000 年的 34% 上升到 2017 年的 58.5%。城市化导致人们生活方式改变，体力活动明显减少，生活节奏的加快也使得人们长期处于应激环境，这都与糖尿病的发生密切相关。

2．老龄化　中国 60 岁以上老年人的比例逐年增加，2000 年为 10%，2008 年为 12%，2017 年增加到 17.3%。老年人糖尿病的患病率更高。2007 至 2017 年的调查中 60 岁以上的老年人糖尿病患病率均接近或超过 20%。

3．肥胖和超重患病率增加　《中国居民营养与慢性病状况报告（2015 年）》显示，全国 18 岁及以上成人超重率为 30.1%，肥胖率为 11.9%，比 2002 年上升了 7.3% 和 4.8%，6～17 岁儿童青少年超重率为 9.6%，肥胖率为 6.4%，比 2002 年上升了 5.1% 和 4.3%。肥胖和超重人群糖尿病患病率显著增加，肥胖人群糖尿病患病率升高了 2 倍。2010 年的调查结果显示，BMI≥30kg/m² 者比例为 5.7%，2015 至 2017 年调查时，BMI≥30kg/m² 者比例为 6.3%，平均腰围从 80.7cm 增加到 83.2cm。

4．中国人的遗传易感性　2 型糖尿病的遗传易感性存在着种族差异。与白色人种比较，在调整性别、年龄和 BMI 后，亚裔人糖尿病的风险增加 60%。在发达国家和地区居住的华人糖尿病的患病率显著高于白色人种。

（二）2 型糖尿病风险评估模型

糖尿病的发生与生活方式密切相关，对糖尿病发病的高危人群采取积极的生活方式干预措施可显著减少糖尿病的发生。采用糖尿病风险评估工具进行糖尿病发病风险预测，早期找出高危人群，通过健康教育和生活方式改变控制危险因素，从而减少糖尿病的发生。该方法对于遏制我国糖尿病的发生发展具有重要意义。

思路 1： 非侵袭性模型。模型仅纳入普遍存在、易操作和无创检查的危险因素（如性别、年龄、吸烟、饮酒、饮食习惯、家族史、BMI、腰围、腰身比、血压水平和心率等）。非侵袭性模型的优点包括操作简单，无需医务人员帮助，个体即可进行自我预测。但在模型的效能和稳定性方面，非侵袭性模型可能弱于侵袭性模型。非侵袭性预测指标与 2 型糖尿病的关系受性别、年龄和种族等因素的影响较大。

思路 2： 侵袭性模型。该模型除了纳入非侵袭性模型常用的变量，还增加了实验室检测指标，如血脂、血糖、尿糖、糖化血红蛋白、胰岛素水平、C 反应蛋白、血液白细胞水平和基因检测等。侵袭性模型具有效能及稳定性较好的优点,其诊断价值不容忽视。但在模型可操作性上,侵袭性预测指标耗时、有创、花费较高,往往使人们难以接受。

五、小　　结

糖尿病的发生和发展可通过三级预防策略加以控制。糖尿病的第一级预防是通过控制人群和个体的2型糖尿病的危险因素,预防2型糖尿病的发生。糖尿病的第二级预防通过血糖相关指标的筛查,在人群中早发现、早诊断、早治疗2型糖尿病患者,在已诊断的患者中预防糖尿病并发症的发生。糖尿病的第三级预防通过对糖尿病患者的血糖、血压、血脂控制及综合管理措施,以降低心血管疾病及微血管并发症反复发生和死亡的风险,延缓已发生的糖尿病并发症的进展、降低致残率和死亡率,并改善患者的生存质量。生活方式干预要贯穿糖尿病三级预防的始终(图22-4)。

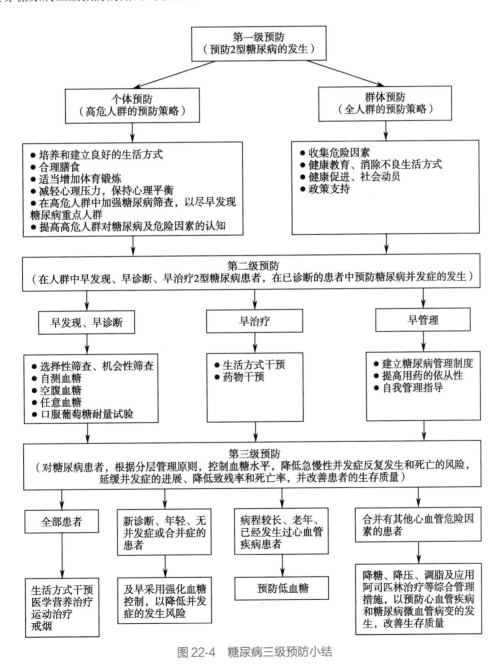

图22-4　糖尿病三级预防小结

（刘宝花）

推荐阅读文献

[1] 全国糖尿病研究协作组调查研究组. 全国 14 省市 30 万人口中糖尿病调查报告. 中华内科杂志, 1981, 20 (11): 678-683.

[2] 中华医学会糖尿病学分会. 中国 2 型糖尿病防治指南 (2020 年版). 中华糖尿病杂志, 2021, 13 (4): 315-409.

[3] 中华医学会糖尿病学分会, 中国医师协会营养医师专业委员会. 中国糖尿病医学营养治疗指南 (2013). 中华糖尿病杂志, 2015, 7 (2): 73-88.

第二十三章 慢性阻塞性肺疾病的三级预防

慢性阻塞性肺疾病（chronic obstructive pulmonary disease，COPD）简称"慢阻肺"，是一种常见的、可以预防和治疗的常见疾病，其特征为持续存在呼吸系统症状和气流受限。气流受限呈进展性发展，伴有气道和肺对有害颗粒或气体所致慢性炎症反应增加，急性加重和合并症影响整体疾病的严重程度。COPD 主要累及肺脏，但也可引起全身（或称肺外）的不良反应。

COPD 居全球死亡原因的第 3 位，其患病率未来 40 年将持续上升。2018 年我国 20 岁以上成人 COPD 患病率为 8.6%，40 岁以上人群患病率高达 13.7%，我国患者近 1 亿人。COPD 是一个可以预防和治疗的重要的公众健康问题，是全世界慢性致残和致死的主要原因。很多患者遭受这种疾病折磨多年，并最终死于该病或其并发症。吸烟是导致 COPD 的最重要环境因素，戒烟是现有可延缓病情进展的最有效措施。COPD 稳定期患者的综合治疗措施包括以戒烟宣教为重点的教育和管理，应用支气管舒张剂、祛痰药和吸入糖皮质激素等药物，长期家庭氧疗，康复治疗，以及流感疫苗接种等。本章主要介绍 COPD 的三级预防措施。

COPD 的三级预防目标及策略要点：

1. COPD 防治中的三级预防目标

（1）第一级预防目标：减少 COPD 的危险因素暴露，预防 COPD 的发生。

（2）第二级预防目标：早发现、早诊断和早治疗 COPD 患者，在已诊断的患者中预防 COPD 并发症的发生。

（3）第三级预防目标：延缓已发生的 COPD 并发症的进展、降低致残率和死亡率，并改善患者的生存质量。

2. 第一级预防策略　指在一般人群中开展健康教育，提高人群对 COPD 防治的知晓率，倡导戒烟、适当运动、加强营养的健康生活方式，提高社区人群的 COPD 防治意识。

3. 第二级预防策略　指在 COPD 高危人群中开展疾病筛查及早发现 COPD 患者，并进行健康干预等，指导其进行自我管理。

4. 第三级预防策略　对于 COPD 病程较长、年龄大、已有并发症的 COPD 患者，依据分层管理的原则，继续采取吸入药物、支气管扩张剂、抗炎药物、应用疫苗等综合管理措施，以降低心血管疾病、其他肺部疾病、精神神经系统疾病及代谢性疾病并发症反复发生和死亡的风险。对已出现急性期 COPD 并发症者，推荐至相关专科治疗。

5. COPD 三级预防措施的落实　可根据干预对象是群体或个体，分为社区预防服务和临床预防服务。社区预防服务是以社区为范围，以群体为对象开展的预防工作，实施的主体是公共卫生人员。临床预防服务是以个体为对象实施的预防干预措施，实施的主体是临床医务人员。

COPD 三级预防的关键点

（1）提高全社会对 COPD 相关知识的知晓情况，引起全社会的重视。

（2）控制危险因素，倡导全民戒烟、避免有害气体和颗粒物持续吸入，可有效预防 COPD。

（3）针对高危人群进行 COPD 肺功能、问卷评分等筛查，有助于早期发现 COPD。

（4）早期识别 COPD 患者，根据 COPD 分级进行规范化治疗，以降低并发症的发生风险；加强基层医院 COPD 肺康复方案和专业指导的培训，减少并发症的发生。

（5）COPD 患者常合并心血管疾病、骨骼肌功能障碍、代谢综合征、骨质疏松、抑郁、肺癌等慢性病，应积极寻找评估共患疾病，并给予正确治疗。

　　某市某社区,占地面积0.96平方公里,常住人口10 678人,外来人口968人。社区内60岁以上老人2 136人(占20%)。该社区有9名卫生服务人员(3名全科医生、3名护士、2名助理医生和1名公卫人员)。该社区60岁以上人群COPD相关知识知晓率为3.1%,40岁以上居民二手烟暴露率为52%,男性40岁以上居民吸烟率为66%,该社区40岁以上人群COPD患病率有逐年上升趋势,由2000年的4.6%上升到2020年的15.6%。需要采取哪些措施才能遏制社区人群COPD患病率不断上升的趋势?

一、慢性阻塞性肺疾病的第一级预防

【问题1】　COPD常见的危险因素有哪些?

　　思路:COPD常见的危险因素有吸烟、遗传因素、年龄与性别、肺发育不良、颗粒物暴露、烹调油烟、社会经济状况、慢性支气管炎、哮喘、气道高反应、感染等,降低危险因素暴露是预防和控制COPD重要的第一级预防措施。

> **知识点**
>
> ### COPD的常见危险因素
>
> 控制COPD常见的危险因素是预防和控制COPD重要的第一级预防措施,其常见危险因素有:
> (1) 吸烟是目前最常见的导致COPD的危险因素。
> (2) 严重的先天性α-1抗胰蛋白酶缺乏会增加COPD易感性。
> (3) 年龄经常被列作COPD的危险因素。女性较男性对烟草的作用更加敏感,相同吸烟量会导致女性患上更严重的疾病。
> (4) 生命早期不良因素暴露(婴儿时期下呼吸道感染、社会阶层、家庭拥挤和污染物暴露)及成年后吸烟均可导致肺功能的恶化。
> (5) 吸入的颗粒物和气体会增加肺脏总负担。室内空气污染是导致COPD的一个很重要的危险因素。
> (6) 较低的社会经济状态会增加COPD的风险。
> (7) 哮喘是发生慢性气流受限和COPD的危险因素,气道高反应在普通人群是COPD和呼吸死亡率的独立危险因素。
> (8) 慢性支气管炎增加COPD发生的风险、急性加重发作次数和重度急性加重的风险。
> (9) 幼年时有严重的呼吸道感染史与成年时肺功能下降及呼吸症状增加有关。
> (10) 许多发展中国家的女性可能因暴露于室内烹饪过程中使用的传统生物燃料而易发生COPD。

【问题2】　如何在COPD的普通人群和高危人群中进行社区健康管理?

　　思路1:针对COPD的普通人群,社区可提供COPD防控的宣传材料,COPD危险因素认知和预防措施等内容。

　　思路2:针对COPD高危人群,社区可提供健康管理方案,如建档、给予疾病危险性评估、制订健康管理计划、避免环境污染、告知到医院就诊时机、了解COPD临床表现等。

> **知识点**
>
> ### COPD的普通人群和高危人群
>
> 普通人群:无吸烟史、无呼吸系统疾病史和职业暴露史,希望获得COPD防控相关健康知识的人群。
> 高危人群:符合以下1个及以上特征的人群。
> (1) 年龄≥35岁。
> (2) 吸烟者或长期接触二手烟污染。

（3）患有某些特定疾病，如支气管哮喘、过敏性鼻炎、慢性支气管炎、肺气肿等。

（4）直系亲属中有 COPD 家族史。

（5）空气污染严重地区居民，尤其是二氧化硫有害气体污染地区。

（6）从事长期接触粉尘、有毒有害化学气体、重金属颗粒等工作的人。

（7）在婴儿时期反复患有下呼吸道感染。

（8）居住在气候寒冷、潮湿地区以及使用燃煤、木柴取暖。

（9）维生素 A 缺乏或者胎儿时期肺发育不良。

（10）营养状况较差，体重指数较低。

【问题 3】 如何提高社区居民 COPD 认知情况？

思路：开展健康教育，提高社区居民对 COPD 危害和防控知识的知晓水平。

知识点

COPD 社区健康教育核心内容

（1）提高公众对 COPD 疾病名称、肺功能检查、常见症状、危险因素的知晓率对预防 COPD 至关重要。

（2）戒烟是最经济、最有效的预防 COPD 的措施。

（3）加强劳动保护，减少职业性粉尘、化学物质或其他有害气体的吸入。

（4）改善厨房通风环境及减少空气污染。

（5）增强每日蔬菜、水果摄入量，是 COPD 的保护因素。

（6）加强身体锻炼。

【问题 4】 如何针对吸烟做好 COPD 的第一级预防？

思路 1：吸烟是 COPD 的主要诱因，吸烟是最可预防的导致人类早亡或致残的因素，对吸烟的干预比治疗任何慢性病的成本效益都好。因此，应提倡全社会，以社区、学校、医院、工厂等场所为载体，以全人群为干预对象，采取包括政策、环境改变为主的综合策略开展控烟工作，预防 COPD 的发生。

思路 2：健康教育宣传吸烟的危害，说明吸烟产生的危害具有渐进性、累积性、隐蔽性、依赖性等特点。通过传播媒介和行为干预，促使人们自愿采取有益健康的行为和生活方式消除影响健康的危险因素。通过烟草包装上的健康警示信息和媒体行动提供关于健康危害的必要信息，警示信息必须占据足够大的面积，图片及文字清晰易懂，特别适合低教育水平的吸烟者，通过健康教育降低人群吸烟率，预防 COPD 的发生。

思路 3：儿童及妇女被动吸烟也是引起该类人群 COPD 的重要危险因素，完全禁止在公共场所、工作场所、交通工具、电梯内吸烟是保护不吸烟者免受环境烟雾暴露的重要措施，公共场所的无烟立法可以促进家庭的无烟化，从而保护儿童和其他家庭成员免受被动吸烟危害。

思路 4：戒烟也是预防 COPD 的重要措施，有效的措施和足够的时间可以使戒烟成功率达到 25%，医疗卫生体系在治疗烟草依赖问题上肩负主要的责任。一些简单的干预措施能有效地帮助吸烟者戒烟，通常的干预措施有：融入初级卫生保健服务的戒烟咨询；便捷且免费的戒烟热线；提供低廉的药物治疗。

思路 5：执行烟草广告禁令可让烟草消费下降，有效预防 COPD 的发生。全面禁止所有烟草广告、促销和赞助，可以保护人们免受烟草企业营销手段的误导。禁令要产生效果，就必须全面执行，同时针对所有类型的营销和促销活动。全面禁止互联网和广告牌在内的所有渠道，还要警惕烟草公司打着社会公益的旗号进行烟草营销活动。

思路 6：提高烟草税让烟草产品价格大幅提升，是减少烟草使用、鼓励烟草使用者戒烟的最为有效方法。WHO 建议，在采取综合有效控烟措施的国家，理想的烟草税应该占其零售价的 67%～80%，将烟草价格提高 70%，可以避免全世界 1/4 吸烟相关的死亡。提高烟草税可以增加政府收入直接带来的效益，增加的收益可以用于烟草控制。提高烟草税对于遏制年轻人和贫困人口吸烟尤为重要。

知识点

控烟

（1）吸烟是一种慢性疾病，需要多年才能得到控制。

（2）所有吸烟者都应该得到评估、治疗和咨询的机会。

（3）家庭和工作场所的被动吸烟是 COPD 的重要危险因素。

（4）烟盒包装图片要突出危害性。

（5）限制烟草广告。

知识点

戒烟

（1）烟草依赖是一种慢性疾病，需要重复治疗才能达到长期永久的戒烟效果。

（2）对于烟草依赖存在有效的戒烟方法，应该向所有吸烟者提供这些戒烟方法。

（3）临床医生及健康管理机构应建立制度，对每位来访的吸烟者进行筛查、记录和治疗。

（4）简短的戒烟咨询是有效的，医护人员都应该向其接触的每一位吸烟者提供这种简单的戒烟咨询。

（5）戒烟咨询的力度与其效果关系明显。

（6）戒烟相关的经济激励项目可辅助患者戒烟。

（7）烟草依赖治疗具有同其他药物和疾病预防干预措施相当的成本效益。

【问题5】 如何针对室外空气污染做好 COPD 的第一级预防？

思路1：长期生活在室外受污染的区域可能是 COPD 发生的重要因素，减少室内外空气污染可以有效预防 COPD，但需要联合公共政策、地方和国家资源、文化改变和患者个体的保护性措施等多方面因素，室内外空气污染才能被有效缓解。减少来源于生物燃料的烟尘的暴露，是减少全世界 COPD 流行的决定性目标。有效通风、无污染厨灶，或者类似的干预都是可行和值得推荐的。

思路2：环境空气污染造成的过早死亡对经济造成的损失达到5.7万亿美元，占2016年全球国内生产总值的4.4%。为解决这一健康危机，需要采取大胆而迅速的行动。特别是需要避免运输和能源生产中的污染排放；停止过量燃烧固体废物和农业废物；减少农业中化肥的使用；发展清洁技术和燃料，促进建设绿色、清洁的城市；加强空气污染教育，使其成为改善健康和生活质量的关键因素，相关医学协会可以通过将空气质量纳入其教育计划，保护人群免受空气污染对健康的危害；卫生健康和其他相关部门、地方政府、联合国和其他国际组织、非政府组织、资助者和科学家需开展合作，共同制订并采取高效应对措施。

【问题6】 COPD 的其他第一级预防措施？

思路1：采取全人群及高危人群策略开展多种形式的健康教育，让大众了解 COPD 的高发人群、主要危险因素、常见诱因、家庭预防常识等，让大众认识到预防 COPD 的重要性及防治 COPD 的基本理论和方法。

思路2：营养不良、自主神经功能失调、温度变化等可能参与 COPD 的发生发展，而出生时低体重、喂养方式不当、儿童时期下呼吸道感染、气道反应与 COPD 发生有关，增强疾病抵抗力、戒除不良嗜好、加强儿童时期防护、定期做好健康体检，有利于 COPD 的一级预防。

思路3：幼年时有严重的呼吸道感染史与成年时肺功能下降及呼吸症状增加有关。有证据表明 HIV 感染可加速吸烟相关的肺气肿和 COPD 发生，已发现结核病是 COPD 的危险因素，流感、慢性支气管炎增加 COPD 发生的风险。因此，针对特定人群进行系统的预防接种，有助于预防 COPD 的发生。

思路4：较低的社会经济状态与 COPD 的风险增加有关，低社会经济状态与暴露于室内及室外空气污染物、拥挤、营养状态差、感染或其他因素相关，是促进 COPD 发病的重要因素。加大政策扶持力度，促进民生改善，提升社会经济水平，减少 COPD 的发生。

【问题7】 通过哪些预防服务落实 COPD 的第一级预防措施?

思路1:临床预防服务。在临床场所(如社区医院),家庭医生可以为签约的居民,以个体为对象实施的预防干预措施。实施主体是临床医务人员。

思路2:社区卫生服务。是以社区为范围,以群体为对象开展的预防工作(如社区基本公共卫生服务)。实施主体是公共卫生人员(如社区预防保健医生、疾病预防控制中心的工作者)。

二、慢性阻塞性肺疾病的第二级预防

【问题8】 如何在社区人群中发现 COPD 高危人群?

思路1:通过该社区居民健康档案和基本公共卫生服务过程中发现 COPD 高危人群。

思路2:通过肺功能筛查发现 COPD 高危人群。

思路3:通过问卷筛查发现 COPD 高危人群。

【问题9】 COPD 适宜的筛查方法是什么?

思路1:肺功能检查是常规方法,但基层社区不具备开展的条件。

思路2:应用支气管舒张剂后 $FEV_1 / FVC < 70\%$ 表明患者存在持续性气流阻塞,即 COPD。

思路3:可采用 COPD 评估测试(CAT)问卷。根据自身情况,对每个项目作出相应评分(0～5 分),CAT 分值范围是 0～40 分。

社区居民 COPD 筛查见图 23-1。

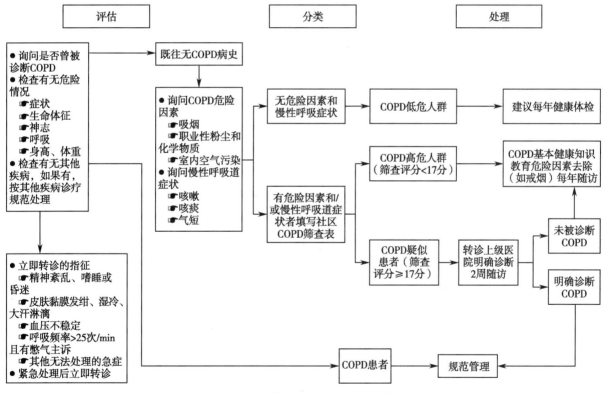

图 23-1 社区居民 COPD 筛查图

知识点

COPD 诊断

年龄在 40 岁以上人群,如果存在以下指标,就应该考虑到 COPD,并行肺功能检查。以下指标本身并不具有诊断性,但如果符合越多,COPD 的可能性越大(表 23-1)。确诊 COPD 则有赖于肺功能检查。

表23-1 慢性阻塞性肺疾病的诊断

症状	表现
呼吸困难	随时间进行性加重
	特征性表现为活动性加重
	持续存在
慢性咳嗽	可呈间歇性
	可不伴咳痰发作性喘息
反复下呼吸道感染危险因素	宿主因素
	吸烟
	家庭烹调和取暖燃料产生的烟雾
	职业粉尘、蒸汽、烟雾、气体,以及其他化学物质
	家族史
	低出生体重、幼年反复呼吸道感染等

知识点

肺功能检查注意事项

1. 准备

(1)使用前,肺功能仪需要按常规校正。

(2)肺功能数据应该有备份,或者能数字化显示呼气曲线以检测是否存在技术错误。

(3)或者能够自动快速检测不满意的结果及其相应原因。

(4)操作者应该训练有素,技术熟练。

(5)需告诉患者在做此检查时要用最大力气,以避免低估的数据导致错误诊断和治疗。

2. 支气管扩张试验 推荐吸入 400μg 短效 $β_2$ 受体激动剂、160μg 短效抗胆碱药物,或者二者联合;吸入短效 $β_2$ 受体激动剂后 10~15 分钟,吸入短效抗胆碱药物或者二者联合用药后 30~45 分钟后,重复测定 FEV_1。

3. 操作

(1)肺功能操作技术应符合标准流程。

(2)呼气容积/时间曲线应该是平滑的,避免不规则,吸气和呼气之间的暂停时间应 <1 秒。

(3)记录时间应足够长,以达到容量平台,在疾病严重时,这可能需要 15 秒以上。

(4)应该从任意三条满意的曲线中选择 FEV_1 和 FVC 最高值,而且三条曲线中 FEV_1 和 FVC 值变异不应超过 5% 或 150ml。

(5)从满意的曲线中选择最大的 FEV_1 和 FVC,来计算 FEV_1/FVC。

4. 评估

(1)测量值应该与根据年龄、身高、性别和种族计算的相应参考值评估占预计值的百分比。

(2)使用支气管扩张剂后 FEV_1/FVC<70%,可确定为存在气流受限。

知识点

COPD 评估测试(CAT)问卷

CAT 问卷(表 23-2)共包括 8 个问题,核心在于咳嗽、咳痰、胸闷、睡眠、精力、情绪这 6 项主观指标和运动耐力、日常运动影响这两项耐受力评价指标。患者根据自身情况,对每个项目作出相应评分(0~5 分),CAT 分值范围是 0~40 分。得分为 0~10 分的患者被评定为 COPD"轻微影响",11~20 分者为"中等影响",21~30 分者为"严重影响",31~40 分者为"非常严重影响"。患者 CAT 分值≥2 分的差异或改变量即可提示具有临床意义。

表23-2　慢阻肺评估测试（CAT）问卷

项目	分值/分	项目
我从不咳嗽	0 1 2 3 4 5	我一直咳嗽
我一点痰也没有	0 1 2 3 4 5	我有很多很多
我没有任何胸闷的感觉	0 1 2 3 4 5	我有很严重的胸闷
当我爬坡或上一层楼梯时,我没有气喘的感觉	0 1 2 3 4 5	当我爬坡或上一层楼梯我感觉非常喘不过气
我在家里能做任何事情	0 1 2 3 4 5	我在家里做任何事情都很受影响
尽管我有肺部疾病,但我对离家外出很有信心	0 1 2 3 4 5	由于我有肺部疾病,我对离家外出一点信心都没有
我的睡眠非常好	0 1 2 3 4 5	由于我有肺部疾病,我的睡眠相当差
我精力旺盛	0 1 2 3 4 5	我一点精力都没有

【问题 10】　如何开展 COPD 的第二级预防?

思路 1：COPD 的第二级预防可通过普查、筛查和定期检查,发现早期患者,并给予及时、合理的诊治,防止疾病的进一步发展。采用简单、实用、经济、有效、无创的技术和方法,针对 COPD 高危人群进行定期的普查、筛查,尽早检出早期病变者给予及时治疗。

思路 2：肺功能检查是确诊 COPD 的必备条件,应用支气管舒张剂后 FEV_1 / $FVC<70\%$ 表明患者存在持续性气流阻塞。所有的医务工作者在对 COPD 患者进行诊治的时候,必须参考肺功能结果。肺功能检查是判断气道阻塞和气流受限的主要客观指标,对 COPD 诊断、严重程度评价、疾病进展状况、预后及治疗反应判断等都有重要意义。气道阻塞和气流受限是以 FEV_1 / FVC 的降低来确定的,它是 COPD 的一项敏感指标,可检出轻度气流受限。第 1 秒用力呼气容积占预计值百分比（$FEV_1\%$预计值）是 COPD 严重程度分级的主要指标,它变异性小,易于操作,应作为 COPD 肺功能检查的基本项目。吸入支气管舒张剂后 FEV_1 / $FVC<70\%$ 者,可确定为持续性气道阻塞和气流受限。肺总量（TLC）、功能残气量（FRC）、残气容积（RV）和 RV/TLC 增高,肺活量（VC）减低,均为阻塞性肺气肿的特征性变化。

思路 3：利用遗传学指标、生化指标、肺功能指标构建筛选出适合中国国情的 COPD 密切相关的关键指标,构建理想的预警模型,针对早期无症状的 COPD 进行筛查,及早进行干预;另外,预警模型中相关指标检测建立符合临床流行病学的评分制度,可以筛选出早期患者,提高诊断率。

思路 4：小气道、肺实质及肺血管等慢性炎症导致的多种病理改变无法通过肺功能指标检测出来,需要寻找更为全面和敏感的检测手段早期评估肺结构的改变。COPD 早期胸部 X 线片可无异常变化,以后可出现慢性支气管炎和肺气肿的影像学改变。虽然胸部 X 线片改变对 COPD 的诊断特异性不高,但作为确定肺部并发症以及与其他肺脏疾病进行鉴别的一项重要检查,应该常规使用。CT 检查不作为 COPD 的常规检查项目,但其主要临床意义在于排除其他具有相似症状的呼吸系统疾病;高分辨率 CT 的广泛使用可以确切显示肺部细微的解剖结构,定量测定支气管管壁厚度、管腔直径的变化以及量化肺气肿的各项指标,可以成为 COPD 早期诊断的工具。

思路 5：主动筛查 COPD 的其他合并症有利于其早期诊断,在高血压、糖尿病、肺癌、骨质疏松、抑郁症、缺血性心脏病等患者中主动筛查 COPD,有助于 COPD 的早期诊断。

思路 6：高分辨率 CT 对辨别小叶中心型或全小叶型肺气肿以及确定肺大疱的大小和数量,有很高的敏感性和特异性,对预计肺大疱切除或外科减容手术等效果有一定价值。

思路 7：COPD 是一种常见且经常恶化的气道炎症性疾病,是可以预防和治疗的,但在早期往往存在诊断不足和治疗不足的问题,尽早采取药物干预,对大多数早期 COPD 患者有较好的预防效果。

三、慢性阻塞性肺疾病的第三级预防

患者,男,68 岁,主诉"反复咳嗽、咳痰 20 余年,活动后胸闷气促十余年,再发加重伴发热 1 周"。20 年前开始出现咳嗽、咳痰,为黄色浓痰,多在感冒或者天气突变后出现;10 年前出现活动后胸闷气促,渐进性加重,多在予以抗感染平喘治疗后减轻,无发热、胸疼、咯血、盗汗等不适;此后上述症状反复发作,冬春季加重,每年 2~3 次,多次到当地医院住院治疗,诊断为"慢性支气管炎,肺气肿"。近 1 周咳嗽、咳痰及胸闷气促症状加重,咳黄色脓痰,每日约 40ml。于门诊输液治疗后,痰量减少,每日约 5ml,痰色由黄转白,咳嗽次数减少,但气促症状于停药后再次加重。有"慢性乙型肝炎"5 年,否认冠心病、高血压、糖尿病等病史。有重度吸烟史,吸烟 40 年,每日 20 支,已戒烟 5 年。否认有饮酒史。患者来自农村地区,家里做饭烧柴。

慢性阻塞性肺疾
病急性加重期案
例分析

门诊查体记录:T 38.2℃,R 22 次 /min,P 90 次 /min,BP 130/85mmHg,神志清楚,精神萎靡,呼吸促,半卧位,口唇发绀,颈软,颈静脉充盈,桶状胸,两肺呼吸音减低,可闻及粗湿啰音,心率 90 次 /min,律不齐,可闻及期前收缩,约 6 次 /min,未闻及病理性杂音。腹平软,无压痛。双下肢轻度压陷性水肿。

慢性阻塞性肺疾
病影像特点
(图片)

辅助检查:近期(病情处于稳定期时)肺功能检查示,FEV_1 % 预计值 <39%,FEV_1/FVC<50%,支气管舒张试验阴性。胸部正位 X 线片和 CT 片。心脏超声检查结果提示:①右室流出道内径≥30mm;②右心室内径≥20mm;③右肺动脉内径≥18mm。

三级预防又称临床预防,可以防止伤残和促进功能恢复,提高生活质量,延长生存时间,降低病死率。COPD 进入后期阶段,机体对疾病已失去调节代偿能力,将出现伤残或死亡的结局,此时应采取对症治疗,减少患者痛苦,延长其生命,并实施各种康复工作,力求病而不残,残而不废,促进康复。

【问题 11】　如何开展 COPD 的第三级预防?

思路 1:药物治疗能减少症状,降低急性加重的风险和严重程度,并能够改善患者的健康状况和运动耐力。每一类药品的选择取决于该药品是否可以获得以及患者对药物治疗的反应与偏好。由于大多数此类药物是吸入型的,因此正确的操作方法对于发挥药效至关重要。常见的药物有:吸入药物,支气管扩张剂,抗炎药物。

知识点

吸入类药物

(1)吸入装置的选择需个体化,且取决于可及性、价格、处方医生,更重要的是患者的能力和偏好。

(2)给患者开吸入装置的处方时,应向其提供指导并示范恰当的吸入技巧,以确保患者使用吸入装置正确,并在每一次来访时,重新检查患者是否正确使用吸入装置。

(3)在确定当前治疗方案需要调整前应评估吸入技巧及治疗依从性。

知识点

支气管扩张剂

(1)长效 β_2 受体激动剂和长效抗胆碱能药物优于短效剂型,除非患者仅有偶发呼吸困难。

(2)患者可以一种或两种支气管扩张剂起始治疗。在一种支气管扩张剂治疗的情况下仍有持续呼吸困难的患者应升级为两种。

(3)相比口服支气管扩张剂,推荐吸入型支气管扩张剂。

(4)除非其他长期治疗的支气管扩张剂不可获得或负担不起,否则不推荐茶碱。

知识点

抗炎药物

(1)不推荐长期单用吸入性糖皮质激素治疗。

(2)对于有急性加重史的患者,除了给予长效支气管扩张剂适当治疗外,可以考虑吸入性糖皮质激素联合长效 β_2 受体激动剂长期治疗。

（3）不推荐长期口服糖皮质激素治疗。

（4）对于存在慢性支气管炎、重度到极重度气流阻塞，应用长效 β_2 受体激动剂联合吸入性糖皮质激素或长效 β_2 受体激动剂、长效抗胆碱能药物联合吸入性糖皮质激素仍然急性加重的患者，可考虑增加磷酸二酯酶 -4 抑制剂。

（5）在应用适当治疗仍有急性加重的既往吸烟者中，可考虑应用大环内酯类抗生素。

（6）他汀类治疗不推荐用于急性加重的预防。

（7）抗氧化剂及化痰剂只推荐用于经过选择的患者。

知识点

其他药物

（1）患有严重的遗传性抗 α-1 胰蛋白酶缺乏的肺气肿患者是接受 α-1 胰蛋白酶强化治疗的人选。

（2）不推荐应用止咳药物。

（3）批准用于原发性肺动脉高压的药物不推荐用于继发 COPD 的肺动脉高压。

（4）口服或胃肠外低剂量的阿片类长效激动剂药物可以用来治疗重度 COPD 患者的呼吸困难。

（5）评估了解治疗方案。

思路 2：戒烟是影响 COPD 自然病程最有力的干预措施，可以使吸烟者的 FEV_1 获得改善，并使 FEV_1 年下降速度减慢。成功戒烟可以显著保护那些具有 FEV_1 进行性下降速度减慢。因此，戒烟可以缓解 COPD 病情，提高其生活质量，应该对患者加强宣教，增强其戒烟和康复的信心。

知识点

戒烟的简单策略

（1）询问：在每次访视时系统询问发现吸烟者。建立一个工作系统用以保证每一位患者在每一次就诊，询问烟草使用情况并登记。

（2）建议：强烈地建议所有吸烟者戒烟。用清晰的、强烈的及个体化的方式劝说每一位吸烟者戒烟。

（3）评估：了解戒烟意愿以及愿意戒烟的理由。询问每一个吸烟者这段时间（例如 30 日内）是否愿意戒烟。

（4）协助：帮助患者戒烟。协助患者制订出一个戒烟计划：提供戒烟的咨询；提供治疗中的社会支持；帮助患者得到治疗之外的社会支持；除了特殊情况，推荐使用合适的药物；提供替代治疗。

（5）计划：制订随后的联系计划。包括面对面或通过电话联系。

思路 3：流感疫苗的应用可以减少 COPD 患者发生严重的疾病和死亡的概率。使用灭活的病毒疫苗，对 COPD 老年患者更有效。

知识点

流感疫苗

（1）流感疫苗降低 COPD 患者的疾病严重程度和死亡率。

（2）23 价肺炎链球菌多糖疫苗（PPSV23）显示能够降低年龄 <65 岁、FEV_1% 预计值 < 40% 和有共患疾病的 COPD 患者的社区获得性肺炎。

（3）13 价共轭肺炎链球菌疫苗（PCV13）在 ≥65 岁成年人中有效地降低菌血症和严重的侵袭性肺炎链球菌病。

思路 4：肺康复是改善呼吸困难、健康状况和运动耐力最有效的治疗策略。医护工作者为 COPD 提供信息和建议，使患者改变行为方式。教育内容包括戒烟、正确使用吸入装置、早期识别急性加重、作出决定、采取行动、何时寻求帮助、考虑遗嘱以及其他方面，这些内容通过自我管理干预能够更好地实现。COPD 自我管理干预是结构化的，同时也是个体化的，通常包含多种组分，目的在于促进、吸引和支持患者积极调整他们的健康行为，并提高技巧来更好的管理疾病。

> 知识点
>
> ### 肺康复
>
> （1）肺康复改善稳定期患者的呼吸困难、健康状况和运动耐力。
> （2）肺康复降低近期有急性加重的患者（距前一次住院≤4 周）的再入院率。

> 知识点
>
> ### 教育和自我管理
>
> （1）教育本身没有显示有效。
> （2）自我管理干预结合医疗专业人员可以改善健康状况，降低再入院率和急诊就诊率。

思路 5：采用支气管镜介入治疗或外科切除手术治疗，需要针对患者的生理状况进行评估。

> 知识点
>
> ### 治疗方法
>
> （1）应考虑在经过选择的上叶肺气肿患者中实施外科肺减容术。
> （2）可考虑在经过选择的晚期肺气肿患者中实施支气管镜肺减容术。
> （3）可考虑在经过选择的巨型肺大疱患者中实施外科肺大疱切除术。
> （4）在严重 COPD 患者中有以下至少一项者可考虑肺移植：①曾因急性高碳酸血症（$PaCO_2 > 50mmHg$）相关的急性加重需住院治疗；②尽管氧疗，仍有肺动脉高压和 / 或肺源性心脏病；③$FEV_1\%$ 预计值 <20% 或 DLCO<20% 或均质分布的肺气肿。

思路 6：随着时间的推移，即使得到了最好的护理，患者的肺功能依然可能会恶化，因此对 COPD 患者进行常规随访是必要的。相关症状、急性加重以及气流受限客观指标应被详细跟踪，以确定何时修改病情管理方案，识别任何并发症以及可能出现的共患疾病。综合性的自我管理或常规监测并没有表现出优于常规护理的远期效益。

【问题 12】 如何管理 COPD 患者？

思路：COPD 管理。戒烟对 COPD 的自然病程影响巨大。医务人员应督促吸烟患者戒烟。由内科医师和其他的医务工作者对患者进行教育督促能够显著提高患者主动戒烟率。即使短时间戒烟咨询（3 分钟）也能使戒烟率达到 5%～10%。

（1）尼古丁替代疗法：尼古丁口香糖、吸入剂、鼻喷雾剂、透皮贴、舌下含片或锭剂以及采用伐尼克兰、安非他酮或去甲替林的药物治疗能够有效提高长期戒烟率。

（2）避免吸入烟雾：鼓励制订全面烟草控制政策，开展相应项目，向公众传达清晰、一致和重复宣传不吸烟的信息。建设无烟学校，无烟公共场所和无烟的工作环境，鼓励患者不在家中吸烟。

（3）职业暴露：强调第一级预防的重要性，通过消除或减少工作环境中多种有害物质的暴露能够实现第一级预防。第二级预防同样重要，可以通过检测和早期发现来得以实现。

（4）室内和室外空气污染：采取措施降低或避免，在通风不良的地方，因烹饪和取暖而燃烧生物燃料所造成的室内空气污染。建议患者留意当地发布的空气质量结果,依据自身疾病的严重程度来避免剧烈的室外运动或在污染严重时期外出。

(5)体育活动:所有的COPD患者都能从规律的体育锻炼中获益,应鼓励患者保持一定量的体育活动。

【问题13】 COPD的合并症有哪些?

思路:COPD常见的合并症有心血管疾病、其他肺部疾病、精神神经系统异常、代谢性疾病、肾脏疾病、消化系统疾病。

知识点

COPD合并症

COPD常合并其他疾病(共患疾病),对预后有显著影响。

(1)总体来说,共患疾病不改变COPD的治疗方案,同时也应按照常规治疗共患疾病。

(2)肺癌经常在COPD患者中出现,是死亡的常见原因。

(3)心血管疾病是COPD最常见的和最重要的共患疾病。

(4)骨质疏松症和抑郁/焦虑是COPD常见的重要共患疾病,但经常漏诊,它们常与不良的健康状况和疾病预后相关。

(5)胃食管反流病与急性加重风险增加和较差的健康状态有关。

(6)当COPD作为多种共患疾病治疗计划中的一部分时,应保证治疗方法简单,减少药物种类。

四、知识拓展与问题延伸

COPD的评估目标是明确疾病的严重程度,疾病对患者健康状况的影响,以及某些事件的发生风险(急性加重、住院治疗和死亡),同时指导治疗。应分别对疾病的以下方面进行评估:症状、急性加重风险、合并症及综合方面。

(1)症状评估:推荐采用有效的问卷如慢阻肺评估测试(CAT)问卷或临床慢阻肺问卷(CCQ)来对症状进行全面的评估。采用肺功能检查来评估气流受限严重程度,表23-3为COPD患者气流受限严重程度的肺功能分级。改良版英国医学研究委员会呼吸困难问卷(mMRC)只能够用于呼吸困难的评估(表23-4)。

表23-3 慢阻肺患者气流受限严重程度的肺功能分级

肺功能分级	患者肺功能FEV_1占预计值百分比(FEV_1%预计值)
GOLD 1级:轻度	FEV_1%预计值≥80%
GOLD 2级:中度	50%≤FEV_1%预计值<80%
GOLD 3级:重度	30%≤FEV_1%预计值<50%
GOLD 4级:极重度	FEV_1%预计值<30%

表23-4 改良版英国医学研究委员会呼吸困难问卷(mMRC)

mMRC分级	呼吸困难症状
0级	只有在剧烈活动时出现呼吸困难
1级	在快走或上缓坡时感到呼吸困难
2级	由于呼吸困难比同龄人走得慢,或者以自己的速度在平地上行走时需要停下来呼吸
3级	平地行走100m左右或数分钟后即需要停下来喘息
4级	因为明显呼吸困难而不能离开房屋或者换衣服时也感到气短

(2)急性加重风险评估:COPD急性加重的定义为呼吸症状加重、变化超过正常的每日变异率,需要调整药物治疗的急性发作。频繁急性加重的最佳预测指标为(每年2次或更多)为既往急性加重病史。急性加重风

险会随着气流受限严重程度的升高而增加。需要入院治疗的 COPD 急性加重患者预后不良，死亡风险增加。

（3）合并症评估：心血管疾病、骨质疏松、抑郁和焦虑、骨骼肌功能下降、代谢综合征和肺癌常见于 COPD 患者。这些合并症会影响 COPD 的死亡率以及入院率，应对患者常规行相关检查，并选择合适的治疗方案。

（4）COPD 综合评估：理解 COPD 对个体患者的影响，需要将症状评估、肺功能分级和 / 或急性加重风险三者相结合。2017 年 GOLD 报告对 2011 年的评估系统进行了改进，把肺功能分级从旧版的 A、B、C、D 分组中分离出来，只根据患者的症状水平和急性加重史进行 A、B、C、D 分组，进而指导治疗药物的选择。肺功能、症状和急性加重史三者相结合，对于 COPD 的诊断、预后以及是否需要其他重要的治疗方法仍然至关重要。按照修订后的评估系统，患者应进行肺功能检查气流受限的严重程度（即肺功能分级），还需要用 mMRC 评估呼吸困难的评分，或者用 CATTM 评估所有症状的评分，最后详细记录既往的急性加重史（包括住院史）。

修订后的评估系统中，数字代表了气流受限的严重程度（肺功能 1～4 级），而字母（A 组～ D 组）包含了患者的症状负荷和急性加重史，用于指导治疗方案的选择。在整体人群水平，FEV_1 是预测重要临床结果（如死亡率和住院），以及指导非药物治疗（如肺减容或肺移植手术）的重要因素，但对于个体用药指导，FEV_1 准确性不足，并不能单独用于指导 COPD 治疗。此外，在一些情况下，例如患者在住院期间或紧急到门诊或急诊室就医时，临床医生不需要肺功能数据，只根据症状和急性加重史，就可以按照改进后的 A、B、C、D 分组启动治疗计划。这种新的评估系统既承认了 FEV_1 在指导个体化治疗方案的局限性，又强调了患者的症状和急性加重风险在指导治疗中的重要性。气流受限与另外两个临床参数的分离使得被评估的内容和先后顺序更加清晰。因此根据症状和病史，在任何特定时间，都有助于作出更精确的治疗建议。

慢性阻塞性肺疾病评估系统（图片）

五、小　结

COPD 居全球死亡原因的第 3 位，其患病率未来 40 年将持续上升。COPD 是一个可以预防和治疗的重要的公众健康问题，是全世界慢性致残和致死的主要原因之一。因此，对 COPD 开展三级预防非常重要。

第一级预防针对 COPD 常见的危险因素采取措施，COPD 常见危险因素有吸烟、生物燃料烟雾、社会经济状况、慢性支气管炎、哮喘、气道高反应、感染、遗传等，降低危险因素暴露是预防和控制 COPD 的重要措施。第一级预防需要社会和每个人充分合作，是最重要、最积极的预防措施。

第二级预防通过早发现、早诊断、早治疗，在 COPD 的发病初期，采取阻止病程进展、减缓疾病发展的有效措施，在疾病的形成和发展过程中限制由疾病所造成的脏器功能障碍。

第三级预防主要对症治疗，防止 COPD 的病情恶化，以及急性发作，同时预防并发症和脏器功能障碍。积极的康复训练能防止残疾向残障转变，保存患者创造经济价值和社会劳动价值能力。通过康复治疗，让已丧失劳动力或残废者可部分恢复劳动力，从而达到病而不残或残而不废的目的。

（何保昌）

推荐阅读文献

[1] 崔亚楠，陈平，陈燕. 2018 年版 COPD 全球倡议诊断及处理和预防策略解读. 中华结核和呼吸杂志，2018，41（3）：236-239.

[2] 冯雅靖，樊静，丛舒，等. 2014 年中国 40 岁及以上居民家庭污染燃料使用状况分析. 中华流行病学杂志，2018，39（5）：569-573.

[3] 诸葛毅，王小同，俎德玲. COPD 社区管理实务. 杭州：浙江大学出版社，2017.

[4] IVO MJ, CELLI BR, POBLADOR-PLOU B, et al. Chronic obstructive pulmonary disease（COPD）as a disease of early aging: evidence from the EpiChron Cohort. PloS one, 2018, 13（2）: e0193143.

[5] WOODRUFF PG, BARR RG, BLEECKER E, et al. Clinical significance of symptoms in smokers with preserved pulmonary function. N Engl J Med, 2016, 374（19）: 1811-1821.

[6] World Health Organization. Projections of mortality and causes of death, 2015 and 2030. [2019-06-01].http://www.who.int/healthinfo/global_burden_disease/projections/en/.

第二十四章　脑卒中的三级预防

脑卒中（cerebral stroke）又称"中风""脑血管意外"（cerebralvascular accident），是一种急性脑血管疾病，是由于脑部血管突然破裂或因血管阻塞导致血液不能流入大脑而引起脑组织损伤的一组疾病，包括缺血性和出血性脑卒中。缺血性脑卒中占所有脑卒中的 60%～70%，是指局部脑组织因血液循环障碍、缺血、缺氧而发生的软化坏死，其主要是由于供应脑部血液的动脉出现粥样硬化和血栓形成，使管腔狭窄甚至闭塞，导致局灶性急性脑供血不足而发病；也有因异常物体（固体、液体、气体）沿血液循环进入脑动脉或供应脑血液循环的颈部动脉，造成血流阻断或血流量骤减而产生相应支配区域脑组织软化坏死者。前者称为动脉硬化性血栓形成性脑梗死，后者称为脑栓塞。出血性脑卒中分为两种亚型：颅内出血（ICH）和蛛网膜下出血（SAH）。出血量决定了脑卒中的严重程度。出血性脑卒中的死亡率大大高于缺血性脑卒中。脑卒中是严重危害人类健康和生命安全的常见的难治性疾病，存在着明显三高（发病率高、致残率高、死亡率高）现象。

脑卒中是许多西方发达国家的第三位死亡原因，紧随心脏病和癌症之后。脑卒中的疾病负担重，仅在美国，脑卒中直接和间接费用估计超过 500 亿。在欧盟，每年超过 150 万人死于脑血管疾病，占死因 1/4 以上。在英国，12% 的死因为脑卒中，一般都死于脑卒中发生后的三周内。

在我国，心脑血管病已成为城市和农村人口的第一位致残原因和第一位死亡原因，且发病有逐年增多的趋势。根据《中国脑卒中防治报告（2019）》，中国脑卒中疾病负担有爆发式增长的态势，并呈现出低收入群体快速增长、性别和地域差异明显以及年轻化趋势。目前，中国 40～74 岁居民首次脑卒中标化发病率平均每年增长 8.3%。年龄≥40 岁居民脑卒中标化发病率由 2012 年的 1.89% 上升至 2018 年的 2.32%，推算年龄≥40 岁居民脑卒中现患人数 1 318 万，每年 190 余万人因脑卒中死亡。脑卒中的患者易再复发，且随复发次数增多逐渐加重。因此，需要采取有效措施预防复发。我国脑卒中的流行与环境、饮食习惯和气候等因素有关，呈冬春季多发，北高南低、西高东低的特征。

脑卒中的三级预防目标及策略要点：

1. 脑卒中防治中的三级预防目标

（1）第一级预防目标：控制脑卒中的危险因素，预防脑卒中的发生。

（2）第二级预防目标：对存在高危因素或已发生过一次或多次脑卒中的患者，给予早期诊断和早期治疗，防止严重脑血管病发生。

（3）第三级预防目标：对已患脑卒中的患者，加强康复护理，防止病情加重。

2. 第一级预防策略　对具有脑卒中危险因素的人群，积极治疗和消除危险因素，同时定期监测其他危险因素的发生并采取针对性措施，减少疾病发生；已经证明，禁烟、限制膳食中的盐含量、多食新鲜水果蔬菜、有规律地进行身体锻炼、避免过量饮酒可降低罹患心血管病的危险。此外，还需要对糖尿病、高血压和高血脂采取药物治疗，以减少心血管病的危险并预防脑卒中。

3. 第二级预防策略　指在糖尿病、高血压和高血脂等高危人群中开展疾病筛查和疾病自我管理，及早发现脑卒中先兆；对已发生过一次或多次脑卒中的患者，合理使用降压、降脂或降糖药物，以预防脑卒中的反复发作。

4. 第三级预防策略　对已经发生脑卒中者给予及时规范的治疗，疾病病情稳定后及时进行康复治疗，以减少伤残。

脑卒中三级预防的关键点

1. 改变不良饮食习惯、吸烟饮酒、缺乏运动等不健康的生活方式，积极主动地控制高血压、糖尿病、心脏病等各种危险因素，预防或延缓脑卒中的发生。

2. 对已经发生了脑卒中的患者通过采取控制危险因素、可靠持续的药物治疗来改善症状、防止脑卒中复发。

3. 对已发生脑卒中患者采取一切必要的治疗和康复措施，降低病死率及致残率，或减轻后遗症。

某市某居民区建于20世纪80年代，居民以本地人口为主，60岁以上老年人占总人口的19.2%。近年来该居民区脑卒中患病率逐年上升，脑卒中的发病率由2009年的29.88/万人上升到2018年的40.26/万人，同时该居民区老年人中高血压、糖尿病、心脏病等慢性病的患病率也较高。怎样预防该居民区人群脑卒中的发生，降低脑卒中的发病率？

一、脑卒中的危险因素

【问题1】　脑卒中有哪些危险因素？这些危险因素有何不同？

思路：脑卒中的危险因素可分为人口学因素（一般不可改变）、医学因素和生活方式因素。

1. 人口学因素

（1）年龄：年龄是脑卒中最重要的不可改变的危险因素之一。55岁以后每增长10年，男性和女性的脑卒中率都会翻倍。超过一半的脑卒中发生在75岁以上的年老者，超过80%的脑卒中发生在65岁以上的人身上。

（2）性别：男性缺血性脑卒中的发病率在85岁之前更高，而85岁以上的女性缺血性脑卒中的发病率则会增加，这是因为女性比男性活得更长。因此，女性脑卒中的平均发病时间为75岁，而男性脑卒中的平均发病时间为71岁。55～75岁的女性中，1/5的人患脑卒中的终生风险也高于男性。与所有其他女性相比，42岁之前绝经的女性脑卒中风险是其他女性的两倍。

（3）家族史：脑卒中家族史会增加脑卒中的风险。父母患脑卒中的后代患脑卒中的风险增加3倍。脑卒中家族史是腔隙性脑卒中的独立危险因素，尤其是年轻患者。缺血性脑卒中与急性冠状动脉综合征的相关性更高。

（4）社会经济地位：社会经济地位（socioeconomic status, SES）与脑卒中存在相关性，低SES人群为脑卒中的高危人群。SES越低，脑卒中的发病率和死亡率越高。这是因为低SES人群经济收入低，居住、卫生条件较差，他们比高SES人群遭受更多的不良刺激；教育水平的低下也降低了他们面对脑卒中时的处理能力，而高SES人群在脑卒中健康教育、经济水平和医疗资源享有等方面更具有优势。

2. 医学因素

（1）高血压：高血压是缺血性脑卒中和出血性脑卒中的主要可改变危险因素。2000年全球26%的人口患有高血压，到2025年这一比例将增至29%。所有一级或二级预防脑卒中的指南都强烈推荐定期监测血压和适当治疗高血压，因为通过正确管理血压，可以有效降低脑卒中风险。在通常血压范围内，血压越高脑卒中风险越大。此外，血压特别是收缩压，随着年龄的增长，相关的脑卒中风险也会增加。

（2）心脏病：除年龄与高血压之外，各种原因所致的心脏损害是脑卒中第三位公认的危险因素。在任何血压水平上，有心脏病的人患脑卒中的危险都要增加两倍以上。风湿性心脏病、冠状动脉粥样硬化性心脏病、高血压心脏病以及先天性心脏病，包括可能并发的各种心脏损害如心房颤动、房室传导阻滞、心功能不全、左心肥厚等、均可增加脑卒中特别是缺血性脑卒中的危险。

（3）糖尿病：对于脑血管功能障碍者，1型和2型糖尿病都会增加缺血性脑卒中的风险，1型是缺血性脑血管病的主要危险因素。与无糖尿病患者相比，1型糖尿病患者脑卒中的发生率高出5倍。在2型糖尿病患者中，脑卒中的发生率增加了2～6倍。糖尿病性脑卒中患者在脑卒中后1周、1个月和3个月的死亡率高于非糖尿病患者。糖尿病脑卒中幸存者恢复差，他们有更严重的神经功能缺损和残疾。糖代谢和血流动力学的异常在糖尿病患者脑卒中发病过程中起重要作用。

3．生活方式因素

（1）体育活动：缺乏体力活动是脑卒中独立的危险因素，有规律的体力活动可以减少心脑血管病的风险。运动能增强心脏功能，改善血管弹性，促进全身的血液循环，增加脑的血流量。运动能够扩张血管，使血流加速，并能降低血液黏度和血小板的聚集性，从而减少血栓形成。运动可以促进脂质代谢，提高血液中高密度脂蛋白胆固醇的含量，从而可以预防动脉硬化。中强度到高强度的体育活动可以预防男性缺血性脑卒中的风险，每日跑步≥8km 的男性和女性比每日跑步 <2km 的男性和女性风险低 60%。

（2）肥胖：肥胖也会增加脑卒中发生的风险。当 BMI 达到 $20kg/m^2$ 时，脑卒中风险与 BMI 呈线性关系增长：BMI 增加 $1kg/m^2$，则脑卒中风险增加 5%。中年人与老年人相比、缺血性脑卒中与出血性脑卒中相比，通过测量向心性肥胖（如腰围）要比测量普通型肥胖（如 BMI）更能体现肥胖和脑卒中风险之间的关系。

（3）饮食：不良饮食是脑卒中的潜在可改变的危险因素之一。含有抗氧化性植物化学物质（如维生素 C、维生素 E、类胡萝卜素和黄酮类）的水果和蔬菜的食用量增加，可以降低脑卒中风险。

（4）饮酒：每日饮酒少于 12～24g（以酒精计）的风险最低，而每日饮酒超过 60g（以酒精计）的风险最高。酗酒会通过增加血压、引发心律失常和凝血性异常来增加脑卒中的风险。

（5）吸烟：全世界 21.2% 的男性和 17.5% 的女性是吸烟者。吸烟已经显示出在男性和女性中都有增加出血性脑卒中、颅内出血和蛛网膜下腔出血的风险。

脑卒中发生的原理（微课）

二、脑卒中的第一级预防

脑卒中的第一级预防是指通过早期改变不健康的生活方式，积极主动地控制各种危险因素，从而达到使脑卒中不发生或推迟发病的目的。

【问题2】　如何开展脑卒中的第一级预防？

思路 1：2005 年发布的《中国脑血管病防治指南》包括了脑血管病的第一级预防建议。2010 年中华医学会神经病学分会脑血管病学组在《中国脑血管病防治指南》的基础上修订发布了《中国脑卒中一级预防指南 2010》。2015 年中华医学会神经病学分会脑血管病学组再次对"一级预防指南"进行了更新修订，发布了《中国脑卒中一级预防指南 2015》。2015 版指南对脑血管病相关危险因素进行了背景综述并提出推荐意见，推荐级别和证据级别的标准与《中国急性缺血性脑卒中诊治指南 2014》一致。近几年国内外一些大型人群研究结果陆续发表。基于此背景，中华医学会神经病学分会联合中华医学会神经病学分会脑血管病学组于2019 年发布了《中国脑血管病一级预防指南 2019》。指南针对目前中国的现状，提出减少脑血管病危害和疾病负担最有效方法是加强和重视患者首次发病前的一级预防，即针对脑血管病的危险因素积极地进行早期干预，努力减少脑卒中的人群发病率。

知识点

指南的证据和推荐级别

推荐级别：

　Ⅰ级推荐：基于 A 级证据或专家高度一致的共识。

　Ⅱ级推荐：基于 B 级证据和专家共识。

　Ⅲ级推荐：基于 C 级证据和专家共识。

　Ⅳ级推荐：基于 D 级证据和专家共识。

证据级别：

　A 级证据：多项 RCT 的荟萃分析或系统评价；多个 RCT 或 1 个样本量足够的 RCT。

　B 级证据：至少 1 个较高质量的 RCT。

　C 级证据：未随机分组但设计良好的对照试验，或设计良好的队列研究或病例对照试验。

　D 级证据：无同期对照的系列病例分析或专家意见。

思路 2：2015 年，《中国脑卒中一级预防指南 2015》增添首次脑卒中风险评估，《中国脑血管病一级预防指南 2019》推荐了脑卒中第一级预防风险评估工具。脑卒中首次发病风险评估与预警是第一级预防的重要内容和手段。使用风险评估工具有助于识别脑卒中高危人群，建立基于脑卒中发病风险的个体化预防策略，提高被评估者及医师的脑卒中风险意识，按照指南积极控制危险因素，必要时进行头颅 MRA/CTA/DSA 等专科检查评估及诊治，自觉采取预防措施。使用经过验证的脑卒中风险评估工具有助于识别脑卒中高风险人群和可能从干预治疗中获益的人群，但对于筛查出的高危个体，具体治疗还应根据其整体风险状况确定个体化方案。

知识点

脑卒中第一级预防风险评估工具

（1）改良的 Framingham 脑卒中量表：该量表为最早提出并得以广泛应用的简易脑卒中风险评估工具，用于预测未来 10 年脑卒中发病风险。2011 年，美国一级脑卒中预防指南推荐，对每一例具有脑卒中危险因素暴露的个体使用风险评估量表（如本量表）进行评估。

（2）汇集队列方程：通过运用在线计算器或手机软件，评估个体未来 10 年动脉粥样硬化性心血管疾病（致死性及非致死性心血管疾病）及脑卒中发生风险。

（3）脑卒中风险计算器：脑卒中风险计算器由新西兰奥克兰理工大学的学者于 2014 年提出，可利用手机软件进行操作，用于预测 20 岁以上人群的 5 年及 10 年脑卒中发生风险，同时兼具脑卒中教育功能。

（4）心房颤动患者缺血性脑卒中发生风险与抗凝出血风险评估量表：CHADS2 量表是目前应用最为广泛的预测非瓣膜性心房颤动患者发生缺血性脑卒中风险的评分量表。

（5）China-PAR 风险预测模型：整合了四项最新的中国人群前瞻性队列随访数据，总样本超过 12 万人，通过包括输入年龄、总胆固醇、高密度脂蛋白胆固醇、糖尿病等综合指标数据，借助数学模型计算出 10 年后个人动脉粥样硬化性心血管疾病发病风险。

思路 3：通过干预生活方式，可以有效降低人群脑卒中的发生。有研究表明，随着健康生活方式因子数的增加，总体脑卒中风险和各类脑卒中事件风险均随之下降。特别是在脑卒中风险较高的男性患者人群中，健康生活方式会使脑卒中风险大大降低。

知识点

预防脑卒中的健康生活方式

（1）减少能量，膳食平衡，增加运动，BMI 保持在正常水平。

（2）北方首先将每人每日平均食盐量降至 8g，以后再降至 6g；南方可控制在 6g 以下。

（3）总脂肪 < 总能量的 30%，增加新鲜蔬菜每日 400～500g，水果 100g，肉类 50～100g，鱼虾类 50g，蛋类每周 3～4 个，奶类每日 250g，食用油每日 20～25g，少吃糖类和甜食。

（4）科学运动，如运动后自我感觉良好，且能保持理想体重，则表明运动量和运动方式合适。

（5）通过宣传和咨询，提高人群自我防病能力。提倡选择适合个体的体育、绘画等文化活动，增加老年人社交能力，提高生活质量。

（6）不吸烟，限酒。嗜酒者男性每日饮酒量 <20～30g，女性 <15～20g，孕妇不饮酒。

思路 4：针对可干预的医学危险因素，例如高血压、糖尿病、心房颤动、血脂异常及无症状颈动脉狭窄，采取有效的措施降低脑卒中的发生。

（1）高血压：高血压的治疗目标主要是提高控制率以减少脑卒中等合并症的发生。患者收缩压与舒张压的达标同等重要，但对于预防脑卒中的重点应放在收缩压的达标上。健康的生活方式对防治高血压非常重要，特别是正常血压高值者（收缩压 120～139mmHg 或舒张压 80～89mmHg）建议应用非药物或调整生活方式以降低血压。早期或轻度高血压患者应首先采用改变生活方式治疗，3 个月效果仍不佳者，应加用抗高血压药物治疗。老年人患高血压相关疾病的发病率和死亡率都很高,60岁以上患者的高血压治疗,尤其是通过治疗收缩压(单纯收缩压、收缩压/舒张压)在一级预防中非常有效,可有效降低脑卒中的风险。对80岁及80岁以上的高血压患者进行的随机对照试验显示,通过降低血压,也可以降低脑卒中的风险。

知识点

针对高血压患者的脑卒中第一级预防措施

(1)建议各级医院建立成年人首诊测量血压制度;30岁以上者每年应至少测量血压1次;积极推荐家庭自测血压或24小时动态血压监测,有助于识别白大衣高血压或隐性高血压(Ⅰ级推荐,A级证据)。

(2)推荐进行心脑血管事件发病风险评估,有助于选择启动药物治疗高血压的时机(Ⅰ级推荐,A级证据)。

(3)正常血压高值者(收缩压120~139mmHg或舒张压80~89mmHg)应促进健康生活方式并每年筛查高血压(Ⅰ级推荐,A级证据);如伴有充血性心力衰竭、心肌梗死、糖尿病或慢性肾病者,应给予抗高血压药物治疗(Ⅰ级推荐,A级证据)。

(4)早期或轻度高血压患者首先采用改变生活方式治疗,3个月效果仍不佳者,应加用抗高血压药物治疗。中度以上高血压患者除应改进饮食习惯和不良生活方式外,应进行持续、合理的药物治疗(Ⅰ级推荐,A级证据)。

(5)降压目标:普通高血压患者应将血压降至<140/90mmHg(Ⅰ级推荐,A级证据);伴糖尿病或蛋白尿肾病的高血压患者应进一步降低至130/80mmHg(Ⅱ级推荐,B级证据)。65~79岁老年人可根据具体情况降至<150/90mmHg,如能耐受,还应进一步降低至<140/90mmHg(Ⅱ级推荐,B级证据);≥80岁的老年人血压一般降至<150/90mmHg(Ⅱ级推荐,B级证据)。

(6)若能有效降压,各类抗高血压药物均可使用,以降低脑卒中风险。具体药物选择应基于患者特点和药物耐受性进行个体化治疗(Ⅰ级推荐,A级证据)。

---

(2)糖尿病:糖尿病是缺血性脑卒中的独立危险因素之一,它不仅增加脑卒中的发生率和严重程度,而且使脑卒中的发生年龄提前。糖尿病可造成血管内皮细胞功能紊乱,加速动脉粥样硬化斑块形成,其合并高血压时,可形成恶性循环,增加脑卒中的危险性。因此,要适时发现糖尿病,定期检测血糖,严格控制血糖。糖尿病患者应改进生活方式,控制饮食,加强体育锻炼,若饮食控制后血糖仍不理想,应选用口服降糖药、胰岛素或以上两药联合治疗控制血糖在正常水平。

知识点

针对糖尿病的脑卒中第一级预防措施

(1)脑血管病高危人群应定期检测血糖,必要时检测糖化血红蛋白或做糖耐量试验,及早识别糖尿病或糖尿病前期状态(Ⅰ级推荐,A级证据)。

(2)糖尿病患者应改进生活方式,先控制饮食,加强身体活动,必要时口服降糖药或采用胰岛素治疗。推荐一般糖尿病患者血糖控制目标值为糖化血红蛋白<7.0%(Ⅰ级推荐,A级证据)。

(3)糖尿病患者的血压≥140/90mmHg时应开始使用药物降压治疗(Ⅰ级推荐,A级证据);糖尿病合并高血压患者的降压目标应低于130/80mmHg(Ⅱ级推荐,B级证据)。

---

(3)心房颤动:心房颤动是缺血性脑卒中主要的危险因素之一,多引起大面积脑梗死。心房颤动患者推荐使用华法林,并对患者进行密切的抗凝监测,可有效预防脑卒中。对不能接受华法林治疗的患者,可用氯吡格雷和/或阿司匹林抗血小板治疗。

知识点

针对心房颤动患者的脑卒中第一级预防措施

（1）成年人应定期体检，早期发现心房颤动。确诊为心房颤动的患者，应积极找专科医生治疗。对年龄 >65 岁的患者，建议在初级医疗保健机构通过脉搏评估联合常规心电图检查进行心房颤动筛查（Ⅱ级推荐，B级证据）。高危患者长时程心电监测可提高心房颤动检出率，但应结合经济状况考虑个体可接受的监测时长（Ⅱ级推荐，A级证据）。

（2）应根据心房颤动患者绝对危险因素分层、出血风险评估、患者意愿以及当地医院是否可以进行必要的抗凝治疗监测（INR），进行适合的个体化抗栓治疗（Ⅰ级推荐，C级证据）。

（3）瓣膜性心房颤动患者，如 CHA2DS2-VASc 评分≥2 分且出血性并发症风险较低的人群，建议长期口服华法林抗凝治疗（INR 目标值范围在 2～3）（Ⅰ级推荐，A级证据）。

（4）非瓣膜性心房颤动患者，CHA2DS2-VASc 评分≥2 分且出血性并发症风险较低的患者，建议口服华法林抗凝治疗（INR 目标值范围在 2～3）（Ⅰ级推荐，A级证据）；如有条件也可选择新型口服抗凝剂，如达比加群、阿哌沙班、利伐沙班或依度沙班（B级证据）；但对严重肾功能损害（肌酐清除率 <15ml/min）者或透析的非瓣膜性心房颤动患者，不推荐使用上述几种新型抗凝剂（C级证据）。

（5）非瓣膜性心房颤动患者 CHA2DS2-VASc 评分为 1 分，且出血风险较低，抗栓治疗可用可不用。如果选用抗凝治疗或阿司匹林治疗，治疗方案需根据个体化原则（出血风险、经济负担、耐受性等）确定（Ⅲ级推荐，C级证据）；对于 CHA2DS2-VASc 评分为 0 分的非瓣膜性心房颤动患者，不推荐抗栓治疗（B级证据）。

（6）对不适合长期抗凝治疗的心房颤动患者，在有条件的医疗机构可考虑行左心耳封堵术，但患者需能够承受至少 45 日的术后抗凝治疗（Ⅲ级推荐，B级证据）。

（4）血脂异常：血脂异常是脑卒中的一个重要危险因素。低密度脂蛋白胆固醇和总胆固醇水平的升高都与增加动脉粥样硬化的风险有关，而高密度脂蛋白胆固醇的升高却有着相反的效应。美国胆固醇教育计划确定将降低低密度脂蛋白胆固醇水平作为胆固醇治疗的目标。饮食调节是降低低密度脂蛋白胆固醇的首要方法，强调饮食以清淡为主，减少饱和脂肪酸和胆固醇的摄入。如饮食仍不能使血脂水平正常化，则可考虑用降血脂的药物治疗。调节血脂的药物包括他汀类、贝特类及烟酸，对于存在高危因素的患者推荐使用他汀类药物进行脑卒中的第一级预防。

知识点

针对血脂异常的脑卒中第一级预防措施

（1）在早发动脉粥样硬化患者的一级亲属中（包括 <20 岁的儿童和青少年），进行家族性高胆固醇血症的筛查，确诊后应考虑给予他汀治疗；40 岁以上男性和绝经后的女性应每年进行血脂检查；脑卒中高危人群建议定期（3～6个月）检测血脂（Ⅰ级推荐，C级证据）。

（2）推荐他汀类药物作为首选药物，将降低 LDL-C 水平作为防控 ASCVD 危险的首要干预靶点。根据 ASCVD 风险设定 LDL-C 目标值：极高危者 LDL-C<1.8mmol/L（70mg/dl）；高危者 LDL-C<2.6mmol/L（100mg/dl）（Ⅰ级推荐，B级证据）。LDL-C 基线值较高不能达标者，LDL-C 水平至少降低 50%（Ⅱ级推荐，B级证据）。极高危者 LDL-C 基线水平如果能达标，LDL-C 水平仍应降低 30% 左右（Ⅰ级推荐，A级证据）。

（3）可考虑烟酸用于 HDL-C 降低或脂蛋白（a）升高的患者，然而其对预防缺血性脑卒中的作用尚未得到证实，同时还有增加肌病的风险，故应谨慎使用（Ⅲ级推荐，B级证据）。

（4）可考虑贝特类药物用于糖尿病合并高甘油三酯血症患者，可能降低非致死性心肌梗死，但同时可能会增加血尿酸水平和痛风发病风险（Ⅲ级推荐，B级证据）；但其对缺血性脑卒中预防的有效性尚未得到证实，不推荐贝特类和他汀类药物常规联合应用（B级证据）。

（5）可以考虑在给予他汀类药物基础上联合使用依折麦布，用于急性冠脉综合征患者预防脑卒中；

对于合并糖尿病或其他高危因素的人可能获益更多（Ⅲ级推荐，B级证据）。

（6）对于不能耐受他汀治疗或他汀治疗未达标的患者，可考虑联合使用非他汀类降脂药物（如纤维酸衍生物、烟酸、依折麦布）或PCSK9抑制剂，但其降低脑卒中风险的作用尚未得到充分证实（Ⅲ级推荐，C级证据）。

（5）无症状颈动脉狭窄：颈动脉粥样硬化可引起颈动脉狭窄，导致脑血流量减少，是脑卒中不可忽视的危险因素。动脉硬化斑块使颈动脉狭窄率超过70%时，脑卒中风险是无颈动脉狭窄者的2倍。对无症状颈动脉狭窄患者，也要筛查脑卒中的危险因素，进行生活干预和治疗。治疗无症状颈动脉狭窄的目标是防止在现有的动脉粥样硬化斑块上形成血栓，且通过扩大颈动脉管腔来增加脑血容量。颈动脉狭窄的主要治疗方式包括药物治疗、血管内治疗和两者联合治疗。药物治疗主要包括抗血小板及他汀类治疗，血管内治疗主要包括动脉内膜切除术、球囊扩张术或血管内支架植入等。

> 知识点
>
> **针对无症状颈动脉狭窄患者的脑卒中第一级预防措施**
>
> （1）无症状颈动脉狭窄患者可服用他汀类药物和/或阿司匹林，并筛查其他可治疗的脑卒中危险因素，进行合理的治疗并改变不健康的生活方式，如戒烟、健康饮食、适当的身体活动（Ⅰ级推荐，C级证据）。
>
> （2）对无症状颈动脉狭窄患者（狭窄程度≥70%），在预期寿命大于5年的情况下，有条件的医院（围手术期脑卒中和死亡发生率<3%）可考虑行CEA或CAS（Ⅱ级推荐，B级证据）。行CEA或CAS的患者，如无禁忌证，围手术期与手术后应给予抗血小板治疗（Ⅱ级推荐，C级证据）。
>
> （3）对无症状颈动脉狭窄程度>50%的患者，建议在有条件的医院定期进行超声筛查和随访，评估狭窄的进展和脑卒中风险（Ⅱ级推荐，C级证据）。

三、脑卒中的第二级预防

脑卒中第二级预防，就是指对有脑卒中先兆或已经发生了脑卒中的患者采取防治措施，目的是改善症状、降低病死、病残率，同时防止脑卒中复发。脑卒中第二级预防的主要措施有两个：控制危险因素；规范的药物治疗。

【问题3】　如何开展脑卒中的第二级预防？

思路1：为了规范中国脑血管病第二级预防临床实践，中华医学会神经病学分会脑血管病学组的专家组通过复习相关研究证据，结合中国国情和临床现状，征求各方意见并充分讨论达成共识，制订了《中国缺血性脑卒中和短暂性脑缺血发作二级预防指南2014》，提供了针对缺血性脑卒中和短暂性脑缺血发作（TIA）合理、科学的第二级预防治疗策略。

思路2：缺血性脑卒中及TIA第二级预防风险评估工具

缺血性脑卒中及TIA后脑卒中复发风险高，早期识别高危患者有助于尽早开展脑卒中第二级预防。常用的复发风险评估工具包括ABCD评分系统、Essen量表（Essen stroke risk score）和脑卒中预测工具-Ⅱ（stroke prognostic instrument Ⅱ，SPI-Ⅱ）。

> 知识点
>
> **缺血性脑卒中及TIA第二级预防风险评估工具**
>
> （1）ABCD评分系统：2005年Rothwell等在OCSP（Oxfordshire community stroke project）研究（纳入209例疑似或者确诊的TIA患者）中提出总分为6分的ABCD评分系统以预测TIA后7天内脑卒中的风险。其后又不断改进，提出了ABCD2、ABCD3、ABCD3-I评分系统。
>
> （2）Essen量表：Essen量表是一个简便、易于临床操作的9分量表，该量表来源于氯吡格雷与阿司

匹林对比用于缺血事件高危患者的国际多中心随机双盲试验。

（3）SPI-Ⅱ：Kerman 等在 1991 年提出了 SPI-I 用以评估脑卒中患者的长期复发风险。该预测工具的危险因素包括：年龄 >65 岁、糖尿病、重度高血压、本次事件为脑卒中而非 TIA、冠心病。SPI-Ⅱ是由 Kerman 等在 2000 年在 SPI-I 评分基础上添加充血性心力衰竭和既往脑卒中 2 个评分项目，各计 3 分，并调整年龄计分标准，更改为年龄≥70 岁计 2 分，高血压由原来的 2 分更改为 1 分，最高得分 15 分。其评分注重心脑血管危险因素，并进行危险分层：0~3 分划定为低危组；4~7 分划定为中危组；8~15 分划定为高危组。

思路 3：对缺血性脑卒中及短暂性脑缺血发作患者危险因素进行控制。

1. **高血压** 高血压的规范治疗是缺血性脑卒中患者最重要的第二级预防措施。除了使用药物来降低血药水平外，所有指南都强调了生活方式改变的重要性与降低血压有关的生活方式介入，包括：减肥、多食用水果、蔬菜及低脂奶制品、地中海饮食、减少盐的摄入、有规律的有氧运动以及少喝酒等。

知识点

针对脑卒中的高血压的第二级预防推荐措施

（1）既往未接受降压治疗的缺血性脑卒中 /TIA 患者，发病数天后如果收缩压≥140mmHg 或舒张压≥90mmHg，应启动降压治疗（Ⅰ级推荐，A 级证据），对于血压 <140/90mmHg 的患者，其降压获益并不明确（Ⅱ级推荐，B 级证据）。

（2）既往有高血压病史长期接受降压药物治疗的缺血性脑卒中 /TIA 患者，如果没有绝对禁忌，发病后数天应重新启动降压治疗（Ⅰ级推荐，A 级证据）。

（3）由于颅内大动脉粥样硬化性狭窄（狭窄率 70%~90%）导致的缺血性脑卒中 /TIA 患者，推荐收缩压降至 140mmHg 以下，舒张压降至 90mmHg 以下（Ⅱ级推荐，B 级证据）由于低血流动力学原因导致的脑卒中或 TIA 患者，应权衡降压速度与幅度对患者耐受性及血流动力学影响（Ⅳ级推荐，D 级证据）。

（4）降压药物种类和剂量的选择以及降压目标值应个体化，应全面考虑药物、脑卒中的特点和患者三方面的因素（Ⅱ级推荐，B 级证据）。

---

2. **血脂异常** 控制血脂，如低密度脂蛋白胆固醇（LDL-C）的调节是减少 TIA 或缺血性脑卒中存活者发生二次脑卒中风险重要的策略。然而，尽管流行病学指出高水平的 LDL-C 与缺血性脑卒中高风险之间有一定的联系，但同时也表明较低的 LDL-C 也增加了颅内出血的风险。降低胆固醇水平要通过行为生活方式改变和使用他汀类药物。强化他汀类药物治疗可显著降低脑卒中和 TIA 的相对危险。

知识点

针对脑卒中的血脂异常的第二级预防推荐措施

（1）对于非心源性脑卒中 /TIA 患者，无论是否伴有其他动脉粥样硬化证据，推荐给予高强度他汀类药物长期治疗以减少脑卒中和心血管事件的风险（Ⅰ级推荐，A 级证据）。有证据表明，当 LDL-C 下降≥50% 或 LDL-C≤1.8mmol/L 时，第二级预防更为有效（Ⅱ级推荐，B 级证据）。

（2）对于 LDL-C≥2.6mmol/L 的非心源性脑卒中 /TIA，推荐强化他汀类药物治疗以降低脑卒中和心血管事件风险（Ⅰ级推荐，A 级证据），对于 LDL-C<2.6mmol/L 的脑卒中 /TIA 患者，目前尚缺乏证据推荐强化他汀类药物治疗（Ⅱ级推荐，C 级证据）。

（3）由颅内大动脉粥样硬化性狭窄（狭窄率 70%~90%）导致的缺血性脑卒中 /TIA 患者，推荐给予高强度他汀类药物长期治疗以减少脑卒中和心血管事件的风险，推荐目标值为 LDL-C≤1.8mmol/L（Ⅰ级推荐，B 级证据）颅外大动脉狭窄导致的缺血性脑卒中 /TIA 患者，推荐高强度他汀类药物长期治疗以减少脑卒中和心血管事件（Ⅰ级推荐，B 级证据）。

（4）长期使用他汀类药物总体上是安全的。有脑出血病史的非心源性缺血性脑卒中 /TIA 患者应

权衡获益和风险合理使用（Ⅱ级推荐，B级证据）。

（5）他汀类药物治疗期间，如果监测指标持续异常并排除其他因素影响，或出现指标异常相应的临床表现，应及时减药或停药观察；老年人或合并严重脏器功能不全的患者，初始剂量不宜过大（Ⅱ级推荐，B级证据）。

3. 糖尿病　严格的血糖控制，无论是通过饮食、口服降糖药物还是积极的胰岛素治疗，都可以降低脑卒中复发的风险。在已患有脑血管病的患者中，糖代谢紊乱和糖尿病普遍存在，有28%的患者患有糖尿病前期，25%～45%的患者有明显的糖尿病。在缺血性脑卒中患者中，60%～70%存在糖代谢异常或糖尿病。同时，糖尿病是脑卒中患者临床预后不良的重要危险因素，中国国家脑卒中登记（China national stroke registry，CNSR）数据显示，糖尿病是缺血性脑卒中患者发病6个月发生死亡或生活依赖的独立危险因素。中国脑卒中住院患者糖代谢异常患病率及结局前瞻性研究（abnormal glucose regulation in patients with acute stroke across China，ACROSS-China）结果显示糖尿病前期是缺血性脑卒中患者发病1年内发生死亡的独立危险因素。

知识点

预防脑卒中的糖尿病的第二级预防推荐措施

（1）缺血性脑卒中或TIA患者糖代谢异常的患病率高，糖尿病和糖尿病前期是缺血性脑卒中患者脑卒中复发或死亡的独立危险因素，临床医师应提高对缺血性脑卒中或TIA患者血糖管理的重视（Ⅱ级推荐，B级证据）。

（2）缺血性脑卒中或TIA患者发病后均应接受空腹血糖、HbA1c监测，无明确糖尿病病史的患者在急性期后应常规接受口服葡萄糖耐量试验来筛查糖代谢异常和糖尿病（Ⅱ级推荐，B级证据）。

（3）对糖尿病或糖尿病前期患者进行生活方式和/或药物干预能减少缺血性脑卒中或TIA事件，推荐HbA1c治疗目标为<7%（Ⅰ级推荐，B级证据）。降糖方案应充分考虑患者的临床特点和药物的安全性，制订个体化的血糖控制目标，要警惕低血糖事件带来的危害（Ⅱ级推荐，B级证据）。

【问题4】　如何使用药物治疗对缺血性脑卒中及短暂性脑缺血发作患者进行第二级预防？

思路：尽管脑小血管血栓形成如何导致腔隙性脑卒中的发生尚不清楚，但导致小血管闭塞的过程也可能涉及血小板聚集和血栓形成；因此，可以假设抗血栓药物有助于预防腔隙性脑卒中患者的脑卒中复发。随机对照试验的现有证据支持抗血小板治疗对腔隙性脑卒中患者进行第二级预防的益处：应用抗血小板药物对非心源性缺血性脑卒中或TIA进行第二级预防研究显示抗血小板治疗能显著降低既往伴有缺血性脑卒中或TIA患者严重血管事件的发生风险（非致命性心肌梗死、非致命性脑卒中和血管源性死亡）。目前循证医学证据充分的抗血小板药物包括阿司匹林、氯吡格雷、阿司匹林和双嘧达莫复方制剂、噻氯匹定。我国目前临床应用较多的是阿司匹林和氯吡格雷。

四、脑卒中的第三级预防

脑卒中的第三级预防是指对已发生的脑卒中患者采取一切必要的治疗和康复措施，以降低病死率、致残率，以及减轻后遗症。

【问题5】　何为卒中单元？

思路：卒中单元（stroke unit）是脑卒中有效的组织化医疗和康复管理模式，采取多学科、多专业人员的团队工作方式，注重早期康复是其特点，除脑卒中常规治疗外，能够为脑卒中患者提供肢体功能训练、语言训练、日常生活活动训练、认知训练、心理治疗和健康教育等全面的管理和系统的康复。卒中单元模式包括急性期卒中单元、综合卒中单元、卒中康复单元等，系统评价已证实卒中单元至少能降低20%的病死率和致残率。脑卒中早期病情不稳定以及需要进行早期康复，早期康复住院时间至少需要25日。卒中单元可为脑卒中患者提供药物治疗、肢体功能训练、语言训练、生活活动训练、认知训练、心理治疗和健康教育，既是脑卒中住院患者医疗管理的模式，又是提高康复疗效的系统。卒中单元的建立为脑血管病的第三级预防、抢救、治疗,以及早期心理、肢体、语言功能的康复建立了一种可行的模式。

【问题6】 何为脑卒中的三级康复?

思路:一级康复是指患者早期在医院急诊室或神经内科的常规治疗及早期康复治疗;二级康复是指患者在康复医学科或康复中心进行的康复治疗;三级康复是指在社区或家中的继续康复治疗。脑卒中的三级康复可以使患者获得更好的运动功能、日常生活活动能力、生活质量,减少并发症。

知识点

脑卒中的康复原则

(1)康复应尽早进行。脑缺血患者只要神志清楚,生命体征平稳,病情不再发展,48小时后即可进行,康复量由小到大,循序渐进。多数脑出血的患者可在病后10~14日开始进行。

(2)调动患者的积极性,要求患者理解并积极配合。

(3)康复应与治疗并进,除运动康复外,尚应注意语言、认知、心理、职业与社会等的康复。

(4)康复是一个持续的过程,要重视社区和家庭的康复。

【问题7】 如何开展脑卒中的三级康复?

思路1:脑卒中的一级康复即早期康复。脑卒中患者发病后的急性期治疗规范按照中华医学会神经病学分会提出的治疗指南进行。根据WHO提出的标准,当患者生命体征平稳,神经系统症状不再进展后48小时可开始介入康复治疗。在急性期最重要的是预防再发脑卒中和并发症,鼓励患者重新开始自理活动,并给予患者及其家属精神支持。初期康复评定包括患者的病情、营养状况、意识和认知状态、吞咽功能、膀胱直肠功能、皮肤情况、可能出现的并发症等。

一级康复多在发病后14日内开始。此阶段多为卧床期,主要进行肢位摆放、关节被动活动、早期床边坐位保持和坐位平衡训练。如果患者能够痊愈或者出院后只需康复指导,即可在家庭或社区进行康复训练,就可以直接出院回家。如果患者日常生活大部分需要他人帮助,或者出院后得不到康复指导或社区康复训练,建议患者转移至康复医学科或专门的康复中心继续进行康复。

脑卒中一级康复流程见图24-1。

思路2:二级康复一般在康复中心和综合医院中的康复医学科进行。患者转入康复中心和综合医院的康复医学科后,首先由康复医生采集病史,对患者进行全身查体和功能评价,在运动、感觉、交流、认知、日常生活活动能力及社会支持度等方面进行筛查。根据患者的筛查结果,决定康复小组的成员。康复小组成员应当由有经验的专业人员组成。小组成员分别对患者进一步检查,确定其障碍的性质和程度。康复小组召开评定会,综合患者的情况,制订康复计划并开始实施治疗。此阶段的训练内容主要是坐位平衡、移乘、站立、重心转移、跨步、进食、更衣、排泄、全身协调性训练、立位平衡、实用步行、手杖使用及上下楼梯等。经过一段时间的训练,再对患者康复效果进行评价。如果效果不好,需要查找无效原因,以便决定下一步措施。如果患者治疗有效且为进入社区康复做好了准备,就可以进入社区进行康复;如果不能回归社区生活,建议继续住院康复治疗。

脑卒中二级康复流程见图24-2。

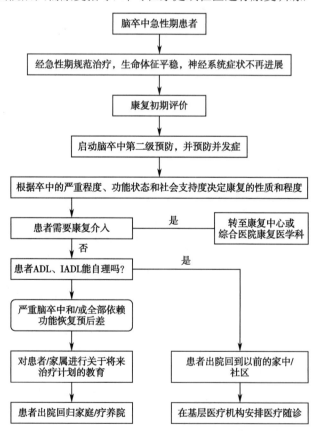

图24-1 脑卒中一级康复流程图
ADL. 日常生活活动;IAOL. 工具性日常生活活动

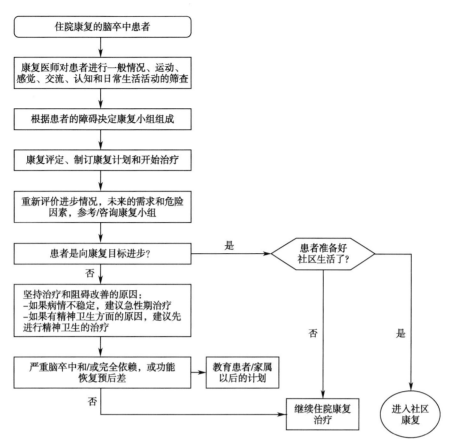

图 24-2　脑卒中二级康复流程图

　　思路 3：脑卒中的三级康复即社区康复。患者经过一段时间专业康复后，如果可以进行社区生活，就可以考虑让患者出院。康复医生应当准备一份患者诊治经过的总结，明确出院后的康复治疗计划。社区康复医生在二级康复的基础上，根据患者的居住环境制订康复计划并负责实施训练。如果患者功能恢复达到平台期，可以对患者及其家属进行康复宣教，使患者可以在家中进行常规的锻炼以维持功能。如果患者功能仍有改善的空间，建议重新评价患者的功能，制订新的康复计划并继续康复治疗。

　　脑卒中三级康复流程见图 24-3。

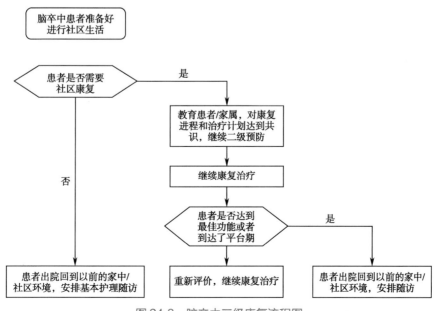

图 24-3　脑卒中三级康复流程图

五、知识拓展与问题延伸

【问题8】 如何对脑卒中患者进行综合评价?

思路:脑卒中患者的综合评价对于选择治疗方案及评价疗效都是十分必要的。美国卫生保健政策研究所(AHCPR)脑卒中后康复指南建议,评价脑卒中患者时尽可能使用效度好、标准化的量表,以保证得到可信的资料。美国国立卫生研究院脑卒中量表(National Institute of Health stroke scale,NIHSS)可用于指导急性脑卒中的治疗,根据评分可以判断脑卒中的严重程度和可能的预后,并对患者进行分层。NIHSS 得分与预后密切相关:16 分以上预后极可能是死亡或严重功能不全,而 6 分以下则预示恢复良好。根据 NIHSS 测试,神经功能缺损严重的脑卒中患者,其预后也很差。

美国国立卫生研究院脑卒中量表

六、小　结

脑卒中是致残率最高的疾病之一,一旦发病,可以选择治疗的手段不多,且效果也不够理想,给社会、家庭及个人带来沉重的负担。三级预防是减少脑卒中负担的最佳途径,早期干预一些可干预的危险因素是预防脑卒中的关键。但目前,脑卒中三级预防措施在我国还没有充分应用,临床工作中糖尿病、高血压以及其他心血管疾病的治疗率也不高。需要加强脑卒中的三级预防措施,普及人们对防治脑卒中知识的认识,及时预防脑卒中的发生。

（杨建洲）

推荐阅读文献

[1] 中华医学会神经病学分会,中华医学会神经病学分会脑血管病学组. 中国脑血管病一级预防指南 2019. 中华神经科杂志, 2019, 52(9): 684-709.

[2] 张晓曼. 脑血管病诊疗与进展. 郑州:河南科学技术出版社, 2014.

[3]《中国脑卒中防治报告 2019》编写组.《中国脑卒中防治报告 2019》概要. 中国脑血管病杂志, 2020, 17(5): 272-281.

[4] 中华医学会神经病学分会. 中国脑血管病一级预防指南 2015. 中华神经科杂志, 2015, 48(8): 629-643.

[5] 中华医学会神经病学分会. 中国脑卒中早期康复治疗指南. 中华神经科杂志, 2017, 50(6): 405-412.

[6] 中华医学会神经病学分会. 中国缺血性脑卒中风险评估量表使用专家共识. 中华神经科杂志, 2016, 49(7): 519-525.

[7] 中华医学会神经病学分会. 中国缺血性脑卒中和短暂性脑缺血发作二级预防指南 2014. 中华神经科杂志, 2015, 48(4): 258-273.

[8] 中华医学会神经病学分会神经康复学组,中华医学会神经病学分会脑血管病学组,卫生部脑卒中筛查与防治工程委员会办公室. 中国脑卒中康复治疗指南(2011 完全版). 中国康复理论与实践. 2012, 18(4): 301-318.

[9] MESCHIA JF, BUSHNELL C, BODEN-ALBALA B, et al. Guide-lines for the primary prevention of stroke: a statement for health care professionals from the American Heart Association/American Stroke Association. Stroke, 2014, 45(12): 3754-3832.

第二十五章　抑郁症的三级预防

抑郁症（depressive disorder）又称抑郁障碍，以显著而持久的心境低落为主要临床特征，是心境障碍的主要类型。临床可见心境低落与其处境不相称，情绪的消沉可以从闷闷不乐到悲痛欲绝，自卑抑郁，甚至悲观厌世，可有自杀企图或行为；甚至发生木僵；部分病例有明显的焦虑和运动性激越，严重者可出现幻觉、妄想等精神病性症状。每次发作持续至少 2 周以上、长者甚或数年，多数病例有反复发作的倾向，每次发作大多数可以缓解，部分可有残留症状或转为慢性。

迄今，抑郁症的病因并不非常清楚，但可以肯定的是，生物、心理与社会环境诸多方面因素参与了抑郁症的发病过程。生物学因素主要涉及遗传、神经生化、神经内分泌、神经再生等方面，与抑郁症关系密切的心理学易患素质是病前性格特征，如抑郁气质。成年期遭遇应激性的生活事件是导致出现具有临床意义的抑郁发作的重要触发条件。以上这些因素并不是单独起作用的，而是遗传与环境或应激因素之间的交互作用，这种交互作用的出现时点在抑郁症发生过程中具有重要作用。

抑郁症的三级预防目标及策略要点：

1. 抑郁症防治中的三级预防目标

（1）第一级预防目标：旨在消除或减少病因或诱因，以防止或减少抑郁症的发生。这是最积极、最主动的预防措施。

（2）第二级预防目标：早期发现，早期诊断，早期治疗。争取完全缓解与良好的愈后，防止复发。

（3）第三级预防目标：做好抑郁症患者的康复安排，最大限度地促进患者社会功能恢复，尽可能减少精神残疾的发生。

2. 第一级预防策略　在社区人群中开展心理健康教育，提高人群对抑郁症预防及治疗的认识，倡导合理作息、适当运功、心理平衡的健康生活方式，提高社区人群的心理疾病预防意识。

3. 第二级预防策略　在抑郁症高危人群（孕妇、老年人）中开展心理健康筛查，及早发现抑郁症，并进行心理干预等，指导其进行心理疏导。

4. 第三级预防策略　住院治疗是康复工作的开始。医院开放式的管理利于抑郁症患者的交往，各种文娱、体育活动有益于患者的身心康复，减少抑郁症患者的心理压力，促进抑郁症患者和周围的人交往。康复措施的最终目标是使抑郁症患者回归社会，尽可能恢复正常的社会功能。

5. 抑郁症三级预防措施的落实　可根据干预对象是群体或个体分为社区预防服务和临床预防服务。社区预防服务是以社区为范围，以群体为对象定期开展心理健康教育，实施的主体是公共卫生人员。临床预防服务是以个体为对象实施的预防干预措施，实施的主体是临床医务人员。

抑郁症三级预防的关键点

1. 应高度警示其自杀倾向。

2. 良好的社会交往　开拓社会交往范围和活动内容，增加社会活力，树立和谐的人际关系，营造良好的生活环境。

3. 良好的心理承受能力和社会适应能力　以正常的心态去适应社会的发展和变革，以及环境的变化、工作和生活上的压力，培养良好的抗压心理素质。

4. 良好的自我控制和调节能力　要能正确对待和处理工作和生活中遇到的各种不利因素，对自己的情绪要有一定的约束力，要能防御和抵制外来的各种消极影响。

---

5. 随时保持一种平静心态,处事不惊,心理平衡　及时清除心中的忧虑、苦闷、紧张、恐惧等烦心的杂念。让心态始终保持乐观、向上、豁达、开朗、幽默。

6. 妥善处理家庭问题　树立正确的婚姻观、人生观,正确对待和处理恋爱、婚姻当中遇到的各种问题。正确认识生老病死自然规律,注意培养精神创伤和疾病的自我康复能力。

7. 调整不健康心理,必要时寻求专业人员帮助。

一、抑郁症的概述

世界卫生组织预测,抑郁症将成为 21 世纪人类的主要杀手。全世界患有抑郁症的人数在不断增长,而抑郁症患者中有10%～15%面临自杀的危险。需要通过哪些问题认识抑郁症并减少抑郁症带来的危险?

【问题1】　抑郁症有哪几种类型?不同类型的抑郁症给人们带来的影响是什么?

思路:抑郁症的类型。

1. 青少年抑郁症　会导致学生产生学习困难,注意力涣散,记忆力下降,成绩全面下降或突然下降,厌学、恐学、逃学或拒学。

2. 内源性抑郁症　有懒、呆、变、忧、虑五种症状。

3. 隐匿性抑郁症　情绪低下和忧郁症状并不明显,常常表现为各种躯体不适症状,如心悸、胸闷、中上腹不适、气短、出汗、消瘦、失眠等。

4. 继发性抑郁症　如有的高血压患者,服用降压药后,导致情绪持续忧郁、消沉。

5. 产后抑郁症　其特点是对自己的婴儿产生强烈内疚、自卑、痛恨、不爱或厌恶孩子的反常心理。哭泣、失眠、吃不下东西、忧郁等是这类抑郁症患者的常见症状。

6. 白领抑郁症　患有抑郁症的青年女性神经内分泌系统紊乱,正常的生理周期被打乱,除精神压抑、情绪低落、无所事事、爱生闷气、思虑过度、失眠、多梦、头昏、健忘等主要的精神症状外,厌食、恶心、呕吐、腹胀等消化功能失调症状,月经不调、经期腹痛等妇科症状也不少见。

【问题2】　抑郁症需要和哪些疾病相鉴别?

思路1:抑郁发作首先需要与继发性心境障碍鉴别。①继发性心境障碍通常有明显的器质性疾病或精神活性物质使用史,体格检查和辅助检查常有阳性发现。②器质性心境障碍急性期可出现意识障碍,如谵妄等急性脑病综合征的表现,慢性期则可出现遗忘综合征及智力障碍。③器质性和药源性心境障碍的症状随原发疾病的病情消长而波动,原发疾病好转或在有关药物停用后,情感症状会逐渐好转或消失。④继发性心境障碍既往多数没有心境障碍的发作史,而原发性心境障碍可有类似的发作史。

思路2:起病于失恋之后的患者,需要与应激相关障碍鉴别。①创伤后应激障碍(post traumatic stress disorder,PTSD)常在严重的、灾难性的、对生命有威胁的创伤性事件(如强奸、地震、被虐待)后出现,多数有典型的三联症表现(闯入性回忆或闪回、警觉性增高、持续的回避)。②适应性障碍与一般生活事件(如工作失败、失恋等)以及敏感的个性特点、不当的应对方式等有关,可表现出抑郁、焦虑的症状,但一般不会达到能够独立诊断为抑郁发作的程度。ICD-10 的适应障碍中有"短暂的抑郁反应"亚型,所指为生活事件后出现的不超过 1 个月的轻度抑郁状态,"持久的抑郁反应"为长期的应激情景中出现的不超过 2 年的轻度抑郁状态。

思路3:患者出现动力缺乏、生活懒散,需与精神分裂症相鉴别。①精神分裂症可出现精神运动性兴奋或抑制症状,其情感症状并非是原发症状,而是以思维障碍和情感淡漠为原发症状。②精神分裂症患者的思维、情感和意志行为等精神活动是不协调的,常表现为言语凌乱、思维不连贯、情感不协调,行为怪异,没有感染力。③精神分裂症多数为发作进展或持续进展病程,病情缓慢期常有残留精神症状或人格缺损;而抑郁发作大多为间歇病程,患者在间歇期基本正常。④病前性格、家族遗传史、预后和药物治疗的反应等均有助于鉴别。最重要的鉴别要点是存在诊断为精神分裂症的特征性症状。

思路4:与恶劣心境相鉴别。恶劣心境是一种慢性、轻度、持续性的心境低落,一般病程标准在 2 年以上，其间从未符合过抑郁发作的诊断标准。病程中心情不好的时间远远多于心情正常的时间，即几乎没有间歇期。没有抑郁发作的特征性生物学症状（即"躯体综合征"）。如果在恶劣心境的病程中叠加1次以上典型的抑郁发作，则诊断为"双重抑郁"。

【问题3】　抑郁症有哪些表现？

思路1：心境低落。

主要表现为显著而持久的情感低落，抑郁悲观。轻者闷闷不乐、无愉快感、兴趣减退，重者痛不欲生、悲观绝望、度日如年、生不如死。典型患者的抑郁心境有晨重夜轻的节律变化。在心境低落的基础上，患者会出现自我评价降低，产生无用感、无望感、无助感和无价值感，常伴有自责自罪，严重者出现罪恶妄想和疑病妄想，部分患者可出现幻觉。

思路2：思维迟缓。

患者思维联想速度缓慢，反应迟钝，思路闭塞，自觉"脑子好像是生了锈的机器""脑子像涂了一层糨糊一样"。临床上可见主动言语减少、语速明显减慢、声音低沉、对答困难，严重者交流无法顺利进行。

思路3：意志活动减退。

患者意志活动呈显著持久的抑制。临床表现行为缓慢、生活被动、疏懒、不想做事、不愿和周围人接触交往、常独坐一旁，或整日卧床、闭门独居、疏远亲友、回避社交。严重时连吃、喝等生理需要和个人卫生都不顾，蓬头垢面，不修边幅，甚至发展为不语、不动、不食，称为"抑郁性木僵"。但仔细精神检查，患者仍流露痛苦抑郁情绪。伴有焦虑的患者，可有坐立不安、手指抓握、搓手顿足或踱来踱去等症状。严重的患者常伴有消极自杀的观念或行为，认为"结束自己的生命是一种解脱""自己活在世上是多余的人"，并会使自杀企图发展成自杀行为。这是抑郁症最危险的症状，应提高警惕。

思路4：认知功能损害。

研究认为抑郁症患者存在认知功能损害。主要表现为近事记忆力下降、注意力障碍、反应时间延长、警觉性增高、抽象思维能力差、学习困难、语言流畅性差、空间知觉、眼手协调及思维灵活性等能力减退。认知功能损害导致患者社会功能障碍，而且影响患者远期预后。

思路5：躯体症状。

主要有睡眠障碍、乏力、食欲减退、体重下降、便秘、身体任何部位的疼痛、性欲减退、勃起功能障碍、闭经等。躯体不适的主诉可涉及各脏器，如恶心、呕吐、心悸、胸闷、出汗等。自主神经功能失调的症状也较常见。病前躯体疾病的主诉通常加重。睡眠障碍主要表现为早醒，一般比平时早醒2～3小时，醒后不能再入睡，这对抑郁发作具有特征性意义。有的表现为入睡困难，睡眠不深；少数患者表现为睡眠过多。体重减轻与食欲减退不一定成比例，少数患者可出现食欲增强、体重增加。

【问题4】　如何诊断抑郁症？

抑郁症的诊断主要应根据病史、临床症状、病程及体格检查和实验室检查，典型病例诊断一般不困难。国际上通用的诊断标准一般有ICD-10和DSM-IV。国内主要采用ICD-10，抑郁症是指首次发作的抑郁症和复发的抑郁症，不包括双相抑郁。患者通常具有心境低落、兴趣和愉快感丧失、精力不济或疲劳感等典型症状。其他常见的症状：①集中注意和注意的能力降低；②自我评价降低；③自罪观念和无价值感（即使在轻度发作中也有）；④认为前途暗淡悲观；⑤自伤或自杀的观念或行为；⑥睡眠障碍；⑦食欲下降。病程持续至少2周。

知识点

抑郁症的十大前兆

（1）几乎每一天都情绪抑郁：抑郁情绪和泣不成声都是抑郁症症状。然而，很多抑郁症患者感觉麻木，并不伤心。

（2）胃口改变：抑郁症可导致胃口增加或减少，所以抑郁症患者的体重可能增加或降低。

（3）胸闷、心悸：可能常常感到胸闷、心悸去医院检查，但常常查不出原因。

（4）在日常活动中兴趣/乐趣缺乏和缺乏内驱力：抑郁症使人对平时被视为很重要的事情漠不关

心,或可能不得不强迫自己完成该做的事情,甚至连一桩小事情也成为一种负担。很多抑郁症患者说自己是厌烦和懒惰的;尽管他们无睡眠问题,但总是感到疲劳。性趣减弱也很普遍。

(5)睡眠问题:许多抑郁症患者失眠,常表现为入睡困难,浅眠多梦,易惊醒,以及早醒(凌晨2~3点便醒来,再难入睡),早醒往往是抑郁症患者的特征性症状之一,另外,一些抑郁症患者可能睡得太多,或他们除了正常的夜间睡眠之外还出现经常性的瞌睡。

(6)焦虑或坐立不安:抑郁症患者经常坐立不安和焦虑,有时达到激越的程度。焦虑可以引起缺乏耐心和愤怒,并且即使是低度的压力,也使人难以应付。

(7)负罪感,无用感和无安全感:抑郁症患者通常对自己、周围世界和未来感觉消极。他们可能对往事有负罪感。很多抑郁症患者感到自己无用,认为患抑郁症是对他们做过的或未做事情的一种惩罚。抑郁症可以导致不安全感和对他人的依赖,亦可以发现不修边幅和不讲个人卫生等不良行为。

(8)难以集中精力和正常思维。

抑郁症的流行病学调查显示,综合性医院抑郁症的患病率:门诊患者9%~20%,住院患者22%~33%,且呈逐年上升趋势。需要采取哪些措施才能遏制抑郁症的患病率不断上升的趋势?

二、抑郁症的第一级预防

第一级预防即病因预防。通过病因与发病机制来防止或减少精神障碍的发生,属于最积极、最主动的预防措施。

【问题5】 如何开展抑郁症的第一级预防?

思路:

1.加强身心健康的保健工作,充分加强精神卫生知识的普及和宣教,及时提供正确的心理咨询服务,提高人们对精神健康的自我保健,是减少与各种应激因素有关的心理障碍发生的有效途径。

2.加强防治抑郁症的健康宣传及咨询,减少抑郁症的发生率。

3.对一些具有易患精神障碍的"高危人群",包括具有特殊心理素质者和从事高心理压力职业者,应采取特殊的心理干预措施,提供心理宣泄的途径,预防和减少精神障碍的出现。

4.定期进行社区抑郁症的流行病学调查,研究抑郁症在人群的发生率、发病规律、影响因素和分布情况,结合地区人口构成的变化,为相关部门制订规划、进行决策,从宏观上预防精神障碍的发生提供依据。

三、抑郁症的第二级预防

第二级预防(secondary prevention)的重点是早期发现、早期诊断、早期治疗,并争取疾病缓解后有良好的预后,防止复发。由于许多精神障碍具有慢性或亚急性起病、症状隐匿、临床表现缺乏明确特征性等特点,往往失去及时干预的机会。因此,第二级预防是精神障碍防治工作中极为重要的环节。

【问题6】 如何开展抑郁症的第二级预防?

思路:

1.积极、深入并有计划地宣传精神障碍的有关知识,提高人们早期识别精神障碍的能力,尽早发现精神异常者。同时,要改善人们对精神障碍以及精神疾病患者的偏见,及时就医,把疾病控制在萌芽状态。

2.对确诊或可疑的精神障碍者,指导患者及家属及时就诊,明确诊断,积极治疗,争取使疾病达到完全缓解。同时,积极进行随访与巩固治疗,减少复燃和复发。

3.在综合医院内设立精神科和心理咨询科,做好多学科会诊联络和咨询及培训工作,帮助非精神科医师早期发现、早期治疗精神障碍患者。

四、抑郁症的第三级预防

第三级预防（tertiary prevention）的要点是做好抑郁症患者的康复训练，最大限度地促进患者社会功能的恢复，减少功能残疾，延缓疾病衰退的进程，提高患者的生活质量。

> 患者，女性，20岁，未婚，大二学生，因交替出现情绪低落与情绪高涨2年余，加重伴冲动、自残行为2个月，精神疾病家族史阴性，既往体健，否认食物药物过敏史。现病史：2年内患者无明显诱因交替出现情绪高涨及情绪低落体验，情绪高涨体验出现2次，情绪低落，心情差，烦躁，悲观绝望，感觉自卑，认为世界是灰色的，前途一片渺茫，平时做事、上课都难以集中注意力，话少，懒动，强烈的冲动自残想法及行为。为进一步治疗，门诊以"双相情感障碍"收入院。近日睡眠可，食欲差，大小便正常，体重未见明显变化。精神检查：可查及情感低落、兴趣减退、精力下降，集中注意力及注意的能力减退，自责，自我评价低，认为前途悲观暗淡，自伤观念及行为。既往明确躁狂发作。

【问题7】　如何开展抑郁症的第三级预防？

思路：

1. 积极谋求各级政府部门对精神疾病的重视和支持，协调各相关部门工作，构成精神障碍防治康复体系，为减少精神残疾、提高精神障碍患者的生活质量和生活保障提供帮助。

2. 对经过治疗，病情趋于稳定的患者，进行多种形式的心理治疗和康复训练。让患者正确认识疾病，进一步正确认识自己，克服性格弱点，正确应对现实生活中的各种心理社会问题和矛盾。同时，督促患者按时按量服药，防止疾病恶化、努力减少残疾，使患者最大限度地恢复心理和社会功能。

3. 建立各种工娱治疗站、作业站、娱乐站，对患者进行各种康复训练，同时进行健康教育和疾病咨询，使患者早日恢复家庭生活和社会功能。

4. 做好出院患者的定期随访工作，使患者能够接受及时而有针对性的医疗指导和服务。调整出院患者的生活环境，动员家庭成员支持和参与患者的康复活动，指导家庭成员为患者制订生活计划，努力解决患者的心理健康问题和日常生活中的实际困难。

5. 关心和满足伴发精神障碍患者的合理要求，重视心理、社会环境对疾病预后、复发的影响。想方设法妥善解决伴发精神障碍患者以及精神残疾者恢复工作或重新就业，让其投身于社会大环境接受锻炼有事半功倍功效。

【问题8】　对抑郁症患者如何治疗？

思路1：治疗目标。

治疗要达到3个目标：①提高临床治愈率，最大限度减少病残率和自杀率，关键在于彻底消除临床症状。②提高生存质量，恢复社会功能。③预防复发。

思路2：治疗原则。

①个体化治疗。②剂量逐步递增，尽可能采用最小有效量，使不良反应减至最少，以提高服药依从性。③足量足疗程治疗。④尽可能单一用药，如疗效不佳可考虑转换治疗、增效治疗或联合治疗，但需要注意药物相互作用。⑤治疗前知情告知。⑥治疗期间密切观察病情变化和不良反应并及时处理。⑦可联合心理治疗增加疗效。⑧积极治疗与抑郁共病的其他躯体疾病、物质依赖、焦虑障碍等。

思路3：药物治疗。

药物治疗是中度以上抑郁发作的主要治疗措施。目前临床上一线的抗抑郁药主要包括选择性5-羟色胺再摄取抑制剂（SSRI，代表药物氟西汀、帕罗西汀、舍曲林、氟伏沙明、西酞普兰和艾司西酞普兰）、5-羟色胺和去甲肾上腺素再摄取抑制剂（SNRI，代表药物文拉法辛和度洛西汀）、去甲肾上腺素和特异性5-羟色胺能抗抑郁药（NaSSA，代表药物米氮平）等。传统的三环类、四环类抗抑郁药和单胺氧化酶抑制剂由于不良反应较大，应用明显减少。

思路4：心理治疗。

对有明显心理社会因素作用的抑郁发作患者，在药物治疗的同时常需合并心理治疗。常用的心理治疗方法包括支持性心理治疗、认知行为疗法、人际治疗、婚姻和家庭治疗、精神动力学治疗等,其中认知行为疗法对抑郁发作的疗效已经得到公认。

思路5:物理治疗。

近年来出现了一种新的物理治疗手段——重复经颅磁刺激治疗,主要适用于轻中度的抑郁发作。

五、小　结

根据世界卫生组织报告,目前抑郁症是全球第四大疾病负担,也是导致患者功能残疾的主要原因之一,大约有1/7的人会在人生的某个阶段遭受抑郁症困扰。在中国,抑郁症的发病率约为6%,目前已确诊的抑郁症患者为3 000万人左右。调查显示,3 000万抑郁症患者只有不到10%得到专业的救助和治疗,同时,还有相当多的患者根本未意识到自己患有抑郁症,更没有进行过诊治。

抑郁症的治疗主要是减轻和消除症状,最终目标是恢复社会功能。抑郁症的治疗除了药物外,心理治疗非常重要。

对于抑郁症,也应防患于未然。由于慢性疾病容易合并抑郁症,因此,要避免过度饮酒、吸烟,培养健康的生活习惯,预防冠心病、癌症、脑卒中等疾病的发生。

(王　丰)

推荐阅读文献

[1] 方贻儒,刘铁榜. 双相障碍抑郁发作药物治疗专家建议. 中国神经精神疾病杂志,2013,39(7):385-390.

[2] 方贻儒,吴志国,陈俊. 双相障碍的诊治与研究:机遇与挑战. 上海交通大学学报(医学版),2014,34(4):413-416.

[3] 方贻儒. 抑郁障碍. 北京:人民卫生出版社,2012.

[4] 江开达,黄继忠. 双相障碍. 北京:人民卫生出版社,2012.

[5] 王祖承,方贻儒. 精神病学. 上海:上海科学教育出版社,2011.

[6] 赵靖平,方贻儒. 双相障碍的早期识别. 中华精神科杂志,2011,44(4):240-242.

中英文名词对照索引